Leopold Loewenfeld

Der Hypnotismus

Handbuch der Lehre von der Hypnose und der Suggestion

Verlag
der
Wissenschaften

Leopold Loewenfeld

Der Hypnotismus

Handbuch der Lehre von der Hypnose und der Suggestion

ISBN/EAN: 9783957004550

Auflage: 1

Erscheinungsjahr: 2015

Erscheinungsort: Norderstedt, Deutschland

Hergestellt in Europa, USA, Kanada, Australien, Japan
Verlag der Wissenschaften in Hansebooks GmbH, Norderstedt

Cover: Sandro Botticelli "die Geburt der Venus"

Der Hypnotismus.

DER HYPNOTISMUS

HANDBUCH

DER LEHRE VON

DER HYPNOSE UND DER SUGGESTION

MIT BESONDERER BERÜCKSICHTIGUNG
IHRER BEDEUTUNG FÜR

MEDICIN UND RECHTSPFLEGE.

VON

DR. L. LOEWENFELD,

SPECIALARZT FÜR NERVENKRANKHEITEN IN MÜNCHEN.

WIESBADEN.
VERLAG VON J. F. BERGMANN.
1901.

Vorwort.

Die Anregung zu der Arbeit, welche ich hiermit der Oeffentlichkeit übergebe, erhielt ich schon vor Jahren von mehreren
Seiten, darunter auch vom Herrn Verleger. Andere Obliegenheiten
verhinderten mich jedoch, der mir sympathischen Idee näher zu
treten. Erst wiederholte Mahnung des Herrn Verlegers und die
Erkenntnis, dass ein literarisches Bedürfnis vorliegt, da die vorhandenen Darstellungen des Hypnotismus dem derzeitigen Stande
dieser Disciplin nicht mehr entsprechen, bestimmten mich, der
Anregung Folge zu leisten Das Ziel, das ich bei meiner Arbeit
verfolgte, war eine möglichst vollständige Darstellung des Thatsächlichen und Wissenswerthen auf dem Gebiete des Hypnotismus.
Dieses Ziel gestattete mir weder ein breites Eingehen auf all die
Theorien, welche im Laufe der Zeit über die Hypnose und die
hypnotischen Phänomene ausgesonnen wurden, noch eine Berücksichtigung aller Irrthümer, zu denen die Beschäftigung mit dem
Hypnotismus einzelne Autoren geführt hat. Einen Ersatz für
diesen Ausfall habe ich dem Leser geboten durch die Behandlung
der pathologischen Hypnose (Kap. VIII), der Massensuggestionserscheinungen (Kap. XVIII) und zahlreiche Details in anderen
Kapiteln, die in den bisherigen Darstellungen keine Berücksichtigung
gefunden haben. Ich verweise in dieser Beziehung insbesonders
auf die Kapitel XI, XV und XVI.

Es ist nicht zu verkennen, dass die Zahl der Interessenten und Freunde des Hypnotismus stetig wächst und seine Bedeutung mehr und mehr zur Anerkennung gelangt. Aber gerade in jenen wissenschaftlichen Kreisen, von welchen er die meiste Förderung erhielt, den medicinischen, hat er noch lange nicht die ihm gebührende Würdigung gefunden. Die materialistische Richtung, welche die Medicin noch beherrscht, ist dem Hypnotismus nicht günstig: an officieller Anregung zum Studium desselben fehlt es gänzlich, und das Interesse der einzelnen Aerzte für den Gegenstand wird sehr häufig durch andere Interessen zurückgedrängt. Und doch bildet für jeden, der das Seelenleben des Menschen als eines der wichtigsten, wenn nicht das vornehmste der Objecte wissenschaftlichen Studiums erachtet, die Beschäftigung mit dem Hypnotismus eine ebenso anziehende als lohnende Aufgabe. Der Hypnotismus eröffnet uns ein Verständnis für eine Reihe der interessantesten Erscheinungen im geistigen Leben der Massen wie der Einzelindividuen, er führt uns hinab in die vom gewöhnlichen Bewusstsein nicht beleuchteten Tiefen unserer Seele und zeigt uns die Wurzeln vieler unserer Gedanken, Gefühle und Handlungen, er lehrt uns die Quelle zahlreicher Krankheiten kennen und weist uns den Weg zu ihrer Heilung.

Ich hoffe, dass der Leser den Beweis hiefür in meiner Darstellung finden und mir auch das Zeugnis nicht vorenthalten wird, dass ich bemüht war, in allen Theilen des behandelten Stoffes nüchterne Kritik walten zu lassen.

München, April 1901.

L. Loewenfeld.

Inhalts-Uebersicht.

Seite

I. Kapitel.

Geschichtliches.

Die wissenschaftliche Erforschung des Hypnotismus ist eine Frucht der Neuzeit. Während über diese Thatsache kein Zweifel besteht, sind die Ansichten der Autoren darüber sehr getheilt, wie weit die Kenntnis hypnotischer Phänomene und die Kunst, solche hervorzurufen, in die Vergangenheit zurückreicht. Nach den Aeusserungen mancher Schriftsteller auf hypnotischem Gebiete ist eine gewisse Bekanntschaft mit hypnotischen Zuständen bis in das graue Alterthum zu verfolgen und verfügten die Kulturvölker des Alterthums über verschiedene Mittel, solche hervorzurufen. Von anderer Seite wird dies bestritten, und insbesondere hat sich Regnier in seiner verdienstvollen Arbeit „Hypnotisme et croyances anciennes" gegen diese Annahme ausgesprochen.

Zu Gunsten derselben ist die Thatsache anzuführen, dass schon im Alterthum zu wahrsagerischen und religiösen Zwecken vielfach Proceduren angewandt wurden, welche nach unseren derzeitigen Kenntnissen geeignet sind, hypnotische Zustände herbeizuführen. So war zweifellos bei den alten Kulturvölkern bereits das Anstarren glänzender Gegenstände, von Metallflächen (sogenannter Zauberspiegel), Krystallen, Gefässen etc. in Gebrauch, um einen für prophetische Leistungen geeigneten Geisteszustand zu erzielen. Wir wissen gegenwärtig, dass die Fixation glänzender Gegenstände zu den Hypnose erzeugenden Mitteln gehört, und es liegt deshalb die Annahme sehr nahe, dass die durch das Anstarren bei den Alten bewirkten psychischen Veränderungen dem Gebiete der Hypnose angehörten.

Nach den Mittheilungen Brugsch-Pascha's, welche sich auf in dem sogenannten gnostischen Papyrus enthaltene Angaben stützten, wurden von den gnostischen Sekten in Aegypten im 2. Jahrhundert n. Chr. Schliessen der Augen und Streichungen zur Erzeugung von Hypnosen verwendet, die sie zu Wahrsagezwecken ausnützten. Die Anweisungen für die betreffenden Proceduren finden sich, eingeschachtelt in einem mystischen Formelkram, in den in dem erwähnten Papyrus enthaltenen Vorschriften für das „Befragen des Gefässes", ein Verfahren, das dazu dienen sollte, mittelst eines Gefässes, gewöhnlich einer metallenen oder thönernen Lampe, und eines Mediums von Göttern und Dämonen auf bestimmte Fragen Antwort zu erhalten. Als Medium diente gewöhnlich ein Knabe, welcher durch den Fragenden eingeschläfert wurde; während derselbe sich im hypnotischen Zustande befand, wurden ihm die zu beantwortenden Fragen von dem Hypnotiseur vorgelegt, und nach dem Erwecken hatte er über das zu berichten, was er im Schlafe hallucinatorisch gesehen und gehört hatte. Dies wurde als die von göttlicher oder dämonischer Seite ertheilte Auskunft erachtet. Brugsch-Pascha ist der Anschauung, dass die Kenntnis hypnotischer Zustände, welche die Aegypter in den ersten Jahrhunderten n. Chr. besassen, ein Erbtheil viel älterer Epochen bildete.

Von manchen Seiten wurde auch der Zustand, in welchem die delphischen Pythien und die Sibyllen des Alterthums ihre Orakelaussprüche ertheilten, als hypnotischer Somnambulismus betrachtet. Die Pythien und Sibyllen besassen nach dieser Auffassung als Somnambule die Gabe des zeitlichen Fernsehens, die auch manche Somnambule in neuerer Zeit gezeigt haben sollen. Von Regnier wird diese Annahme nachdrücklich bekämpft; nach diesem Autor charakterisirt sich der Zustand, in welchem sich die Pythia zum Behufe der Orakelertheilung nach verschiedenen anderen Vorbereitungen durch das Kauen von Lorbeerblättern und die der heiligen Quelle entströmenden Dünste versetzte, lediglich als wohlentwickelter hysterischer Anfall. Die Sibyllen der Römer waren ebenfalls hysterische Weiber und deren Prophezeiungsanfälle nach Regnier hysterische Krisen. Für die Beurtheilung des Zustandes der delphischen Pythien können die ihnen vielfach zugeschriebenen prophetischen Leistungen nicht in Betracht kommen.

Es ist bekannt, dass der Text der einzelnen, oft recht bemerkenswerthen Orakelsprüche von den delphischen Priestern herrührte und die Pythien, während sie auf dem Dreifusse sassen, nur unzusammenhängende Worte äusserten, welche angeblich von den Priestern zur Formulirung der Orakel benützt wurden. Die delphischen Priester waren aber eine sehr welterfahrene und verschmitzte Genossenschaft, welche Verbindungen mit einer Menge von Orden unterhielt und daher wohl in der Lage war, auf Grund ihrer Informationen manchen zutreffenden Ausspruch bezüglich der Zukunft zu thun, der dem Uneingeweihten in jener Zeit als Ausfluss göttlicher Inspiration erscheinen konnte. Zweifellos war auch der Zustand der Pythien bei der Orakelertheilung nicht ein rein hypnotischer Somnambulismus, der dieselben zu aussergewöhnlichen intellectuellen Leistungen befähigt hätte; die Pythien wurden, während sie auf dem Dreifusse sassen, gewöhnlich von hysterischen Zufällen, unter welchen Krampferscheinungen nicht mangelten, heimgesucht. Aehnliches gilt für den Zustand der römischen Sibyllen (speciell der Sibylle von Cuma) bei der Orakelertheilung. Trotz alledem lassen sich weder bei den Pythien, noch bei den Sibyllen hypnotische Zustände mit Sicherheit ausschliessen. Wir werden an späterer Stelle sehen, dass bei Hysterischen sich die Hypnose mit verschiedenen, dem Gebiete der Hysterie angehörenden krankhaften Erscheinungen compliciren kann, und es muss daher die Möglichkeit zugegeben werden, dass bei den Pythien und Sibyllen es sich wenigstens zum Theil um derart complicirte (pathologische) Hypnosen handelte[1]).

Auch an Hinweisen auf eine Verwerthung der Hypnose zu Heilzwecken mangelt es bei den Alten nicht gänzlich. So wird berichtet, dass Asklepiades aufgeregte Kranke durch Reibungen in Schlaf versetzte.

---

[1]) Nach Gauthier bestand zwischen den Sibyllen und den Pythien der Unterschied, dass erstere durch ihre Natur schon im Zustande der Inspiration sich befanden, während letztere erst nach dem Besteigen des Dreifusses in denselben geriethen. Ueber die Weissagungen der Sibyllen bemerkt St. Justin: „Sie sagen viele und grosse Dinge richtig und wahr, aber sie verstehen nicht, was sie sagen. Denn die Sibyllen haben nicht wie die Dichter das Vermögen, ihre Aussagen zu verbessern und gut zu setzen nach den Regeln des Versbaues, sondern zur Zeit der Begeisterung geben sie die Orakelsprüche, und wenn die Ekstase aufhört, so schwindet die Erinnerung des Gesagten." (cit. nach Minde).

Wichtiger ist die Thatsache, dass eine Sekte indischer Asketen, die Jogis (Yogins). sich wie noch gegenwärtig, so schon vor Jahrtausenden durch eine Reihe complicirter Proceduren in einen Zustand zu versetzen verstand, dessen Zugehörigkeit zur Hypnose nach den Ermittelungen der neueren Zeit nicht zu bezweifeln ist — den sogenannten Yogaschlaf. Wir werden uns mit diesem an späterer Stelle eingehender beschäftigen. Hier sei nur bemerkt, dass bei den Yogins die Herbeiführung des Yogaschlafes religiösen Zwecken (Befreiung von Mâyâ, Karma und Samsâra) dient.

Im Mittelalter erfuhren die jedenfalls spärlichen Kenntnisse hypnotischer Erscheinungen, welche das Alterthum überliefert haben mochte, keine Vermehrung. Es ist sogar wahrscheinlich, dass dieselben der grossen Masse der Gelehrten, welche geistig in die Fesseln der Scholastik eingezwängt ihre Denkkraft nur in Haarspaltereien ausnützten, gänzlich abhanden kamen [1]).

Auch in den ersten Jahrhunderten der neueren Aera wurde es mit dem Stand des Wissens auf hypnotischem Gebiete nicht besser. Dagegen entwickelte sich schon am Ausgange des Mittelalters aus den astrologischen Lehren, nach welchen alle irdischen Ereignisse und damit auch die menschlichen Schicksale von Einwirkungen der Gestirne abhängen sollten, und den vom Alterthum überlieferten Kenntnissen vom mineralischen Magnetismus die Anfänge einer magnetisch-fluidistischen Theorie, welche in den folgenden Jahrhunderten weiter ausgebildet und schliesslich die Grundlage der Mesmer'schen Lehre vom thierischen Magnetismus wurden.

Peter Pomponnazi (Mantua 1462—1521) verkündete, dass jeder Wunderakt in natürlicher Weise durch den wechselseitigen

---

1) Die religiösen Uebungen mancher christlichen Sekten und Mönchsorden mögen das Auftreten autohypnotischer Zustände begünstigt haben. Preyer glaubte. dass die Betäubungen der Montanisten oder Taskodrugiten, einer christlichen Sekte im 2. Jahrh. unserer Zeitrechnung, bei welchen der Zeigefinger in die Nase oder den Mund gesteckt wurde, zu autohypnotischen Zuständen geführt haben mögen. Während diese Vermuthung sehr unsicherer Natur ist, scheint es mir wenig zweifelhaft, dass die mittelalterlichen Mönche vom hl. Berge Athos (Hesichasten oder Omphalopsychiker), welche bei vollständiger Abkehrung von der Aussenwelt stundenlang ihren Nabel anstarrten, sich in einen autohypnotischen Zustand versetzten.

Einfluss sich erklären lasse, den die Sterne aufeinander und ebenso die Menschen ausüben; er meinte, es sei nicht schwieriger, an die Heilwirkungen der menschlichen Seele zu glauben, als an die der Kräuter und Pflaster. „Sie wirkt, indem sie den Körper beeinflusst, per vapores transmissos, die mit seinen guten und schlechten Eigenschaften geschwängert sind."

Noch bemerkenswerther sind die Lehren des genialen seiner Zeit viel verketzerten Arztes Philippus Aureolus Theophrastus Paracelsus Bombastus von Hohenheim, gewöhnlich Paracelsus genannt.

In seinen Schriften findet sich zuerst die Bezeichnung „Magnetismus" im Sinne der späteren mesmerischen Doctrinen gebraucht. Nach Paracelsus ist das Weltall von einer magnetischen Kraft erfüllt, die sich auch im menschlichen Körper in Folge einer Uebertragung von den Gestirnen (als ein siderisches Wesen) findet. Der Mensch wird nicht nur sichtbar durch Speisen, sondern auch durch die in der Natur verbreitete magnetische Kraft ernährt. Zwischen den Gestirnen und den menschlichen Körpern findet eine wechselseitige Anziehung statt. P. gab ferner die wechselseitige Einwirkung eines Individuums auf das andere zu; nach seiner Meinung kann der Wille eines Menschen durch die Kraft seiner Anstrengung auf das geistige Wesen eines andern einwirken, mit demselben kämpfen und dasselbe seiner Gewalt unterwerfen. Er erwähnt auch, dass es Zustände gebe, in denen man wisse, was sich in einer grossen Entfernung zutrage. Träume, Ahnungen, Vorgefühle und Aehnliches betrachtete P. als Aeusserung einer Thätigkeit des siderischen Wesens des Menschen, welche von den Gestirnen angeregt wird. Aehnlich phantastische Ansichten finden sich in seinen Schriften in reicher Fülle.

Die Paracelsus'schen Ideen fielen namentlich in Deutschland und England auf einen fruchtbaren Boden. Gloscenius liess 1608 ein dickleibiges Werk über die magnetische Kur der Wunden erscheinen, nachdem er einige Jahre vorher eine Abhandlung über das magnetisch-fluidistische System veröffentlicht hatte.

Van Helmont bezeichnete (1630) als Magnetismus den Einfluss, den die Körper aus der Entfernung durch Attraction oder Abstossung aufeinander ausüben. Das Mittel oder Vehikel dieses Einflusses sollte ein ätherartiger Geist, das magnale magnum, sein, das alle Körper durchdringt und die Massen des Weltalls in Bewegung setzt. Van H. glaubte, dass im Menschen die Kraft verborgen liege, „bloss durch den Wink und die Einbildungskraft" ausser sich zu wirken und anderen diese Kraft einzuprägen, welche auf die entferntesten Gegenstände einwirken sollte. Er betonte ferner den wechselseitigen Einfluss von Menschen und Thieren und war der Ansicht, dass man solche durch starkes Anblicken sogar töten könne [1]. Durch seinen Willen glaubte er auch Arzneien eine eigenthümliche Kraft mittheilen zu können.

Robert Fludd, ein anderer Adept der Paracelsus'schen Lehren, bekannte sich 1640 zu der Ansicht, dass jeder Körper durch einen bestimmten Stern beeinflusst werde, der Magnet durch den Polarstern, von dessen Strahlen er die in der Natur verbreitete magnetische Kraft ableitete.

Nach Fludd besitzt auch der Mensch magnetische Kraft und wie die Erde zwei Pole und üben zwei Personen bei Annäherung an einander wechselseitig eine anziehende oder abstossende Wirkung aus, je nach dem ihr Magnetismus negativ oder positiv ist. Thieren und Pflanzen schrieb Fludd ebenfalls einen Magnetismus zu, auf welchen ihre Antipathien und Sympathien beruhen sollten.

Diese Fludd'schen Ideen wurden von dem insbesondere durch sein experimentum mirabile bekannt gewordenen Jesuitenpater Kircher bekämpft, der übrigens selbst ein entschiedener Anhänger der magnetisch-fluidistischen Theorie war. Er definirt den Magnetismus als Inbegriff der Thätigkeitsäusserungen und Beschaffenheit der Kräfte, welche durch wechselseitige Strahlung auf einander einwirken, und war der Anschauung, dass alles Erschaffene durch ein von Gott ausgehendes magnetisches Band verknüpft sei. Der gelehrte Pater, welcher zahlreiche Experimente mit Magneten unternommen hatte, führt einen Magnetismus der Pflanzen, Thiere [2], Metalle, Elemente, der Sonne, des Mondes, des Meeres etc., auch einen Magnetismus der Einbildung, der Musik und der Liebe an.

---

[1] van H. erwähnt auch die Verlegung der Sinne in die Magengegend.
[2] Den Magnetismus der Thiere hat er schon als Zoomagnetismus bezeichnet.

Der schottische Arzt Maxwell (1679) nahm einen universellen ätherischen Lebensgeist an, welcher alle Dinge in ihrem eigenthümlichen Zustande erhält und die Thätigkeit der Materie bedingt. Dieser Lebensgeist. welcher mit dem Lichte identisch oder in demselben enthalten ist. lässt sich nach M. in geeigneten Körpern auch im Menschen auf künstlichem Wege anhäufen, wodurch grosse Vortheile namentlich in gesundheitlicher Beziehung erzielt werden können. „Wer durch den allgemeinen Lebensgeist auf den Menschen einzuwirken versteht. kann Heilungen selbst aus grossen Entfernungen bewirken.“ Maxwell leitete alle Krankheiten von Verminderung oder Erschöpfung des Lebensgeistes ab und betrachtete dieser Ansicht entsprechend den verstärkten Lebensgeist als Universalheilmittel.

In England erregten in der zweiten Hälfte des 17. Jahrhunderts die Wunderkuren eines irländischen Edelmannes Greatrakes grosses Aufsehen: Greatrakes, welcher eine göttliche Mission zu haben glaubte, heilte lediglich durch Handauflegen und Streichungen zahlreiche Kranke. und die Erfolge seines Verfahrens wurden durch das Zeugnis vieler glaubwürdiger Personen. worunter sich auch Aerzte befanden, bestätigt. Die Anhänger des thierischen Magnetismus haben nicht verfehlt, der Heilkraft dieses Agens die von Greatrakes zu Stande gebrachten Kuren zuzuschreiben. Gr. scheint jedoch nicht ausgesprochene hypnotische Zustände hervorgerufen zu haben. und seine Erfolge lassen sich lediglich als Wirkungen der Wachsuggestion bei Individuen von höherer Suggestibilität betrachten. Ein ähnliches Renommée als Wundermann wie Gr. in England, erwarb sich etwa ein Jahrhundert später in Deutschland und Oesterreich der schwäbische Priester Gassner. welcher Exorcismen anwandte. um den die Krankheit verursachenden Teufel auszutreiben. Gassner. geboren 1727, zuerst Pfarrer in Klösterle (Voralberg). später in Ellwangen. erregte durch seine exorcistischen Kuren einige Zeit hindurch so gewaltiges Aufsehen, dass viele Tausende Heilbedürftige und Neugierige nach Ellwangen strömten und exorcistische Kurversuche eine Art epidemischer Ausbreitung in geistlichen Kreisen gewannen. Nach Gassner rührten die Krankheiten entweder vom Teufel (Besessenheit) oder von natürlichen Ursachen her. Zur Ent-

scheidung der Frage, welcher Quelle die Krankheit entstammte,
wurde von Gassner das praeceptum probativum angewandt; der
Teufel musste, sofern er in dem Kranken hauste, auf Befehl die
verschiedenen Krankheitserscheinungen und andere Effecte produciren. That er dies und war somit seine verderbliche Wirksamkeit
in dem betreffenden Falle dargethan, so wurde ihm mit Exorcismen
zu Leibe gerückt, bis er nolens volens sein Domicil in dem Kranken
aufgab. Gassner verstand es offenbar sehr wohl, die Suggestibilität der bei ihm Hilfe Suchenden und damit auch deren Empfänglichkeit für seine exorcistisch-suggestiven Einwirkungen gewaltig
zu steigern, indem er von denselben festes Vertrauen in den hl.
Namen Jesu, mit dem er operirte, verlangte und sein Geschick
durch Erzählungen vollbrachter Kuren in das nöthige Licht setzte;
dabei verzichtete er aber nach den vorliegenden Berichten auch
nicht ganz auf Manipulationen, denen eine gewisse hypnosigene
Wirksamkeit zuerkannt werden muss (Reibungen, Streichungen am
Kopfe etc.). Die Befehle, durch welche er die einzelnen (hysterischen)
Krankheitserscheinungen hervorrief, gab er in äusserst gebieterischem
Tone, und das Verschwinden derselben bewirkte er durch ein
„Cesset“, dessen Sinn offenbar auch die des Lateinischen Nicht-
kundigen wohl verstanden.

Gassner wusste Katalepsie, Anasthesie, Lähmungen,
Zuckungen, Blindheit, Taubheit und eine Reihe anderer Suggestiverscheinungen mit einer Promptheit und Sicherheit hervorzurufen
und zu beseitigen, die von den Leistungen der späteren Magnetiseure
und Hypnotiseure kaum überboten wird. Bei seinen Kuren war
er bemüht, die einzelnen Krankheitssymptome nicht nur in vollster
Stärke, sondern zum Theil auch wiederholt hervorzurufen, was dafür
spricht, dass er wie später Mesmer und ein Theil seiner Anhänger
der Anschauung war, dass die Hervorrufung möglichst starker Erregungen des Nervensystems (Krisen etc.) die Heilung befördere.

Gassner's Praxis ist nicht ohne Einfluss auf jenen Mann[1])
geblieben, der in den letzten Decennien des vorigen Jahrhunderts

<hr>

[1]) Mesmer besuchte Gassner, dessen Verfahren er schon vorher kannte,
gelegentlich einer Reise in Regensburg 1775. Er schrieb wie manche Andere
Gassner's Heilerfolge dem thierischen Magnetismus zu und glaubte, dass
der schwäbische Priester mit diesem Agens in ganz besonderem Masse aus-
gestattet war.

das Interesse für den sogenannten animalischen Magnetismus stärker und nachhaltiger anregte als irgend ein Gelehrter vor ihm: Anton Mesmer, geb. 1734 zu Isnang am Bodensee, gest. 1815. In der Geschichte der Wissenschaften begegnen wir wenigen Männern, über deren Leben und Lehren die Urtheile der Zeitgenossen wie der Nachwelt so auffällig einander widersprechen, wie über Mesmer. Den Einen war er der geniale, gottbegnadete Entdecker und Verkünder neuer Wahrheiten von unermesslicher Tragweite, zugleich einer der grössten Wohlthäter der Menschheit, den Anderen ein gewissenloser Charlatan und Betrüger, der lediglich auf Füllung seines Beutels bedacht war. Unbefangene Prüfung seiner Schriften und der von anderer Seite über seinen Lebensgang vorliegenden Zeugnisse hat jedoch gelehrt, dass Mesmer die Verketzerungen und Schmähungen, die ihm zu Theil wurden, ebensowenig verdient als die Verhimmelungen. Mesmer zählt nicht zu den genialen, bahnbrechenden Forschern, welche unser Wissen um fundamentale Wahrheiten bereichert haben; er war lediglich ein vom Hange zum Mysticismus erfüllter Schwärmer vom Schlage jener alten Alchimisten und Kabbalisten, die voll phantastischer Ideen das Unergründliche ergründen und das Unmögliche herstellen wollten. Er unterschied sich von diesen Pflegern der Geheimwissenschaften nur dadurch, dass er mit seiner Weisheit nicht in der Stille seiner Studirstube verblieb, sondern dieselbe nachdrücklich urbi et orbi verkündete. Trotz aller Lobeserhebungen, welche Mesmer's wissenschaftlichen Leistungen von seinen Anhängern gespendet wurden, unterliegt es keinem Zweifel, dass er der Originalität wie des kritischen Sinnes bar war. Seine Lehre vom thierischen Magnetismus, dessen Entdeckung er sich zuschrieb, enthält kein wesentliches Detail, welches nicht Ideen älterer Schriftsteller (der oben erwähnten und anderer Vertreter der magnetisch-fluidistischen Theorien) entlehnt ist. Diese Ideen, die er, weil sie seinen mystischen Inclinationen entsprachen, ohne strenge Prüfung sich aneignete, hat er, wie zugegeben werden muss, schärfer formulirt und in mancher Beziehung weiter ausgebildet als seine Vorgänger und dergestalt zu einem System verarbeitet, das er mit dem Feuereifer eines Apostels vertrat und für jeden Einwand, jede Widerlegung taub bis an sein Ende unentwegt festhielt. Wie wenig Mesmer von ächtem

Forschergeiste besass, erhellt daraus, dass er von der Fülle von Erscheinungen, die er bei Kranken zu beobachten Gelegenheit hatte, das Wesentliche und Neue von dem Beiwerke in keiner Weise zu sondern wusste und deshalb die wichtigste Entdeckung, welche das Studium des sogenannten thierischen Magnetismus zu seiner Zeit zu Tage förderte, die des künstlichen Somnambulismus nicht ihm, sondern seinem Schüler Puységur zufiel. Dass er es gelegentlich, wenn sein Interesse es erheischte, mit der Wahrheit nicht allzustrenge nahm und seinem materiellen Vortheile nicht immer in ganz einwandfreier Weise nachging, ist ebenfalls nicht in Abrede zu stellen. Auf der anderen Seite kann aber als sicher betrachtet werden, dass Mesmer nur das lehrte und in der Praxis anwandte, was seiner Ueberzeugung entsprach: er glaubte auch von der Vorsehung zur Erfüllung einer hohen Mission ausersehen zu sein.

Franz Anton Mesmer studirte, nachdem er sich mit Theologie, Philosophie und Jurisprudenz beschäftigt hatte, in Wien Medicin, wo er auch seine ärztliche Laufbahn begann. Seine Dissertation: „de influxu planetarum in corpus humanum" 1766 bildet bereits ein Zeugnis seiner mystisch-phantastischen Neigungen. Zu Beginn seiner ärztlichen Thätigkeit wurde seine Aufmerksamkeit auf die therapeutische Verwerthbarkeit des Magneten durch den Astronomen Pater Hell gelenkt, und er gebrauchte dem zu Folge von dem Genannten in verschiedenen Formen angefertigte künstliche Magnete in seiner Praxis. Alsbald machte Mesmer jedoch die Wahrnehmung, dass sich die Heilerfolge, die er bei Anwendung der Magnete beobachtete, auch ohne solche erzielen liessen, und er gelangte daher zu der Anschauung, dass der Magnet nicht vermöge seiner physikalischen Eigenschaften, sondern lediglich als Leiter eines vom menschlichen Körper selbst ausgehenden magnetischen Einflusses bei Krankheiten wirke. Er fand, dass er die gleichen Effecte wie durch den Magneten dadurch herbeiführen konnte, dass er mit seinen Händen über den Körper des Kranken vom Kopfe zu den Füssen strich oder die Hände in einiger Entfernung über denselben hinweg bewegte. Allmählich kam er auch zu dem Glauben, dass er leblosen Gegenständen durch Berühren mit seinen Händen die Kraft, auf Nervenschwache einzuwirken. übertragen könne. Aehnlich den älteren Vertretern der magnetisch-fluidistischen Theorien nahm Mesmer ferner an. dass die magnetische Kraft überall in der Natur sich finde und die Wechselbeziehungen zwischen den Himmelskörpern, der Erde und den beseelten Körpern vermittle. Diese kosmisch-magnetische Kraft glaubte er, soweit sich dieselbe im thierischen Körper äussert, wegen ihrer Aehnlichkeit mit den Magnetwirkungen als thierischen Magnetismus im Gegensatz zum mineralischen bezeichnen zu müssen. Mesmer befasste sich in seiner Praxis nach seiner vermeintlichen Entdeckung des thierischen Magnetismus nur mit magnetischer Krankenbehandlung, wobei er jedoch auf den Gebrauch von Magneten anfänglich nicht völlig verzichtete. Im Jahre 1775 versandte er ein Rundschreiben an alle bedeutenderen Akademien, in welchem er in 27 Lehrsätzen seine Theorien darlegte, doch wurde er nur von der Berliner Akademie einer Antwort gewürdigt. Die fraglichen 27 Lehrsätze, die eine gewisse Berühmtheit erlangten, kennzeichnen zu sehr die Phantasterei, Kritiklosigkeit und Verblendung Mesmers, der sich schon zur Zeit ihrer Abfassung für einen grossen Entdecker hielt, als dass wir dieselben hier übergehen könnten.

1. „Es findet ein wechselweiser Einfluss unter den Himmelskörpern. der Erde und allen belebten Wesen statt.

2. Eine Flüssigkeit (Fluidum), die allgemein verbreitet und so ausgedacht ist, dass sie keinen leeren Raum verstattet. deren Feinheit mit Nichts verglichen werden kann. und welche ihrer Natur nach fähig ist, alle Eindrücke der Bewegung anzunehmen. fortzupflanzen und mitzutheilen. ist das Hülfsmittel bei diesem Einfluss.

3. Die wechselseitige Wirkung ist mechanischen Gesetzen unterworfen. die bis jetzt ganz unbekannt waren.

4. Aus dieser Thätigkeit entspringen abwechselnde Wirkungen. die man wie Ebbe und Fluth betrachten kann.

5. Diese Ebbe und Fluth ist mehr oder weniger allgemein, mehr oder weniger zusammengesetzt. nach der Natur der Ursachen. die sie bestimmen.

6. Durch diese Thätigkeit, die weit allgemeiner als jede andere in der Natur ist. erfolgt. dass eine Bezug habende (relative)

Thätigkeit zwischen den Himmelskörpern, der Erde und ihren Bestandtheilen stattfindet.

7. Die Eigenschaften der Materie und der organisirten Körper hängen von dieser Thätigkeit ab.

8. Der thierische Körper verspürt die abwechselnden Wirkungen dieses thätigen Wesens und, indem es unmittelbar in die Substanz der Nerven eindringt. setzt es dieselben unmittelbar in Bewegung.

9. In den menschlichen Körpern findet man Eigenschaften, die mit denjenigen des Magnets übereinstimmen. Man unterscheidet darin gleichfalls verschiedene entgegengesetzte Pole, welche mitgetheilt, verändert und zerstört werden können.

10. Die Eigenschaft des thierischen Körpers, welche ihn zu dem Einfluss der himmlischen Körper und zu der gegenseitigen Wirkung derjenigen. die ihn umgeben, fähig macht, durch die Aehnlichkeit mit dem Magnet dargethan. hat mich bestimmt, dieselbe den thierischen Magnetismus zu nennen.

11. Die auf diese Art beschriebene Kraft und Wirkung des thierischen Magnetismus kann anderen belebten und unbelebten Körpern mitgetheilt werden: beide sind aber jedoch mehr oder weniger hierzu fähig.

12. Diese Kraft und diese Wirkung können durch eben diese Körper gestärkt und fortgepflanzt werden.

13. Nach der Erfahrung bemerkt man einen Ausfluss einer Materie, deren Flüchtigkeit alle Körper durchdringt, ohne dass sie merklich etwas von ihrer Thätigkeit verliert.

14. Ihre Wirkung erstreckt sich auch auf die Entfernung ohne Beihilfe eines gewissen Zwischenkörpers.

15. Sie wird durch Spiegel, wie durch das Licht vermehrt und zurückgestrahlt.

16. Sie wird durch den Schall mitgetheilt, vermehrt und fortgepflanzt.

17. Diese magnetische Kraft kann angehäuft, verstärkt und fortgepflanzt werden.

18. Ich habe gesagt. die belebten Körper wären nicht alle gleich fähig. diese Kräfte anzunehmen. Ja, es giebt auch Körper,

obschon darunter sehr selten, die so entgegengesetzte Eigenschaften besitzen, dass ihre Gegenwart alle Wirkungen von diesem Magnetismus in den anderen zerstört.

19. Die entgegengesetzte Kraft durchdringt gleichfalls alle Körper, sie kann auf gleiche Art mitgetheilt, angehäuft und fortgepflanzt werden, sie strahlt von Spiegelflächen zurück und wird mit dem Schall fortgepflanzt. Dies verursacht nicht nur eine Beraubung, sondern auch eine entgegengesetzte, eine positive Kraft.

20. Der natürliche und künstliche Magnet ist wie die anderen Körper zu dem Thiermagnetismus und selbst zu dem entgegengesetzten fähig, ohne dass in beiden Fällen seine Wirkung auf das Eisen oder auf die Nadel die geringste Veränderung leidet. Dies beweist, dass der thierische Magnetismus vom mineralischen wesentlich verschieden sei.

21. Dieses System wird die Natur des Feuers und des Lichts, sowie auch die Lehre von der Anziehung, der Ebbe und Fluth, des Magnets und der Elektricität in ein helleres Licht setzen.

22. Es wird zeigen, dass der Magnet und die künstliche Elektricität in Rücksicht der Krankheiten bloss Eigenschaften besitzen, die sie mit anderen thätigen Wesen, welche uns die Natur darbietet, gemein haben, und dass, wenn einige nützliche Wirkungen aus ihrer Anwendung entspringen, sie dies dem thierischen Magnetismus verdanken müssen.

23. Aus Thatsachen nach den von mir festgesetzten und ausgeübten Regeln wird man leicht einsehen, dass dieses Princip unmittelbar Nervenkrankheiten heilen kann.

24. Durch seine Beihülfe bekommt der Arzt viel Licht bei der Anwendung der Arzneimittel, so dass er ihre Wirkung verbessern, heilsame Krisen herbeilocken und sie so leiten kann, dass er Herr davon bleibt.

25. Durch Vermittelung einer Methode werde ich durch eine neue Lehre (Theorie) der Krankheiten den allgemeinen Nutzen dieser Thätigkeit beweisen.

26. Bei dieser Kenntniss wird der Arzt ganz sicher den Ursprung, den Fortgang und die Natur selbst von den verwickeltsten Krankheiten beurtheilen können. Er wird davon die Zunahme

verhindern und die Heiluug bewerkstelligen können, ohne sich jemals den gefährlichen Wirkungen oder verdriesslichen Folgen auszusetzen, er mag von eiuem Alter, Geschlechte oder Temperamente sein, von welchem er will. Weiber geuiessen unter ihrer Schwangerschaft und unter der Geburt gleiche Vortheile davon.

27. Diese Lehre wird endlich den Arzt in den Stand setzen, genau von dem Grade der Gesundheit eines jeden Menschen urtheilen und ihn vor Krankheiten verwahren zu köunen, welchen er ausgesetzt ist. Die Kunst zu heileu würde auf diese Art den höchsten Grad der Vollkommenheit erlangen.

Mesmer verstaud es, durch seine magnetischen Kuren viel Aufsehen beim Publikum wie bei den Aerzten in Wien zu erregen, was ihm einen bedeutendeu Patientenzulauf verschaffte, aber auch fortgesetzte Anfeinduugen und Verdächtiguugen seitens seiner Collegen zuzog. Um sich dieseu zu entziehen, unternahm er 1775—76 eine Reise nach Bayern und der Schweiz. Nach seiner Rückkehr nach Wien wurde jedoch schon im folgeudeu Jahre und zwar nicht ohne sein Verschulden[1]) die Stimmuug in allen Kreisen gegen ihn so feindselig, dass er es vorzog, Wien zu verlasseu.

Im Februar 1778 tauchte Mesmer in Paris auf, woselbst er zunächst mit seinem Magnetismus wenig Anklang fand, jedoch schon im Herbst dieses Jahres in Dr. d'Eslon, dem Leibarzte des Grafen Artois, einen überaus eifrigen Anhäuger seiuer Lehre erwarb. Einige glückliche Kuren, die ihm gelangen, erregten Aufsehen und erweckten speciell in den Kreisen der vornehmeu Pariser Gesellschaft ein lebhaftes Interesse für den thierischen Magnetismus, welches ihm in der Folge ein reiches Krankenmaterial zuführte. Die Aerzte verhielten sich dagegen zumeist ablehnend gegen seine Lehren, insbesonders seine pathologischen und therapeutischen Theorien; es fehlte ihm daher auch in Paris keineswegs an Anfeindungen, die ihn schliesslich veranlassten,

---

[1]) Insbesonders soll der Fall der erblindeten Musikschülerin Paradis, für welche sich alle Kreise, auch die Kaiserin interessirten, ihn völlig discreditirt haben. Mesmer behauptete, dass die Patientin von ihrer Blindheit durch ihn befreit worden sei, während dieselbe thatsächlich unverändert fortbestand.

für einige Zeit nach Spaa sich zu begeben. Durch seine Freunde liess er sich jedoch alsbald zur Rückkehr nach Paris bewegen; nach dieser gründete er eine geheime Gesellschaft, die Harmonie, an deren Mitglieder er gegen eine Entschädigung von 100 Louisd'or das Geheimnis seiner Kunst verkaufte, bezüglich dessen dieselben ewige Verschwiegenheit geloben mussten. Die Anhänger, welche Mesmer auf diese Weise gewann, begründeten in der Folge verschiedene magnetische Secten oder Schulen, die zum Theil in Bezug auf die Behandlung der Kranken von einander abwichen. Mesmer und seine Anhänger strengster Observanz curirten durch Berührung mit den Händen oder metallischen Conductoren, verwendeten auch magnetische Wannen (baquet's), magnetisirte Bäume etc. und hielten die Hervorrufung starker Reactionen (Krämpfe) für vortheilhaft; sie erblickten in diesen die Heilung fördernde Vorgänge — Krisen — im älteren Sinne. In der Behausung Mesmer's spielte die Baquetbehandlung, welche gleichzeitige Einwirkung auf eine grössere Anzahl von Personen gestattete, eine ganz besondere Rolle. Die Kranken sassen um eine eigenthümlich construirte, verdeckte Wanne, von welcher aus durch Conductoren die magnetische Heilkraft auf dieselbe übergeleitet werden sollte. Um den Effect dieser Einrichtung zu verstärken, war der mit Spiegeln überreich versehene Kursaal verdunkelt, es herrschte auch tiefe Stille in dem Raume, nur zeitweilig unterbrochen durch die Töne einer Glockenharmonika, welche Mesmer meisterhaft spielte, oder die Accorde eines Flügels. Es ist begreiflich, dass bei den (zumeist hysterischen) Patienten unter diesen Einflüssen häufig leichtere und schwerere Zufälle (Krämpfe etc.) auftraten, und Mesmer hatte einen eigenen als salle de crises bezeichneten Raum in seinem Hause, dessen Fussboden und Wände mit Matratzen belegt waren, um die von Krisen befallenen Patienten vor Beschädigung zu schützen. Die Ausbreitung, welche das mesmerische Verfahren binnen wenigen Jahren in Frankreich erlangt hatte, und wohl auch die Missbräuche, welche dabei zu Tage traten, veranlassten 1784 die französische Regierung, die medicinische Facultät in Paris zur Ernennung von Commissarien zur Untersuchung des thierischen Magnetismus aufzufordern. Es wurden zwei Commissionen gebildet, welchen hervorragende Aerzte und Physiker angehörten. Da sich Mesmer weigerte, seine Lehre und Praxis dem schiedsrichterlichen Urtheile irgend einer Commission zu unterstellen, waren die Commissäre genöthigt, ihre Untersuchung unter d'Eslon's Beihilfe vorzunehmen. Ihr Bericht fiel entschieden zu Ungunsten der Lehre Mesmer's aus [1]). Dieser war jedoch schlau genug, gegen die Schlussfolgerungen, welche die Commission aus ihren Untersuchungen bei d'Eslon bezüglich seiner Lehre gezogen hatte, energisch zu protestiren: doch konnte dies den Eindruck des Commissionsberichtes nicht genügend abschwächen. In dem folgenden Jahre verliess Mesmer Paris. Das Interesse für den thierischen Magnetismus schwand in Frankreich unter den Stürmen und Gräueln der Revolution alsbald völlig. Zu den begeistertsten Anhängern Mesmer's in Frankreich zählten die beiden Brüder Grafen von Puységur, von welchen der eine (Herr von Buzancy) 1784 den künstlichen Somnambulismus entdeckte. Beide Brüder verzichteten auf den Gebrauch des Baquet's und verwarfen die Hervorrufung von Krampfkrisen. Bei der Behandlung von Krankheiten ging ihr Bestreben dahin, die Kranken zu beruhigen und in eine Art Schlafzustand, i. e. Hypnose zu versetzen. Sie berichteten auch über Erscheinungen angeblicher Clairvoyance, die sie bei Magnetisirten gemacht hatten, und diese Mittheilungen trugen wesentlich dazu bei, das Interesse für den thierischen Magnetismus in und ausserhalb Frankreich zu verbreiten. In der Folge spielte eine Anzahl Decennien hindurch die Clairvoyance eine Hauptrolle in den Berichten über die Phänomene des thierischen Magnetismus. Petétin in Lyon beschrieb 1787 jene Form der Katalepsie, welche in neuerer Zeit als Suggestivkatalepsie bezeichnet wurde.

Während in Frankreich der thierische Magnetismus von der Bildfläche verschwand, fand derselbe in Deutschland eine neue

[1]) Den zur Prüfung der Mesmer'schen Theorien eingesetzten Commissionen gehörten u. A. an: Lavoisier, Franklin, Bailly, Guillotin, Poisonnier, Mauduyt, Jussieu. Von diesen hat sich nach den vorliegenden Berichten nur Jussieu eingehend mit dem Studium der Angelegenheit beschäftigt, der in einem Sonderberichte auch über den thierischen Magnetismus sich günstig äusserte, während die übrigen Commissionsmitglieder die Untersuchung sehr flau betrieben.

Pflegestätte. 1787 (nach anderen Angaben 1786) machte Lavater bei einem Besuche in Bremen mehrere dortige Aerzte insbesonders Bicker, Olbers und Wienholt mit der Anwendung des animalischen Magnetismus nach der Puységur'schen Methode bekannt. Fast zu gleicher Zeit wurden Böckmann in Karlsruhe und Gmelin in Heilbronn von Strassburg aus in die Lehre vom thierischen Magnetismus eingeweiht. Die von Bremen ausgehenden Anregungen veranlassten Aerzte auch an anderen Orten Deutschlands, insbesonders in Berlin, sich mit dem Mesmerismus zu beschäftigen; doch fand dieser auch zahlreiche und energische Gegner unter den deutschen Aerzten. Das abfällige Urtheil letzterer verhinderte jedoch nicht, dass der thierische Magnetismus mehr und mehr Anhang in Deutschland fand. Gegen Ende des 18. und in den ersten Decennien des 19. Jahrhunderts beschäftigten sich eine stattliche Anzahl angesehener Gelehrter, Aerzte, Physiologen und Philosophen zum Theil in experimentellen Untersuchungen und in der Behandlung von Kranken, zum Theil auch lediglich theoretisch mit dem thierischen Magnetismus. Wir wollen von den verschiedenen Richtungen, die in den Ansichten und Bestrebungen dieser Männer sich kundgaben, absehen und hier nur die Namen der bedeutenderen unter denselben erwähnen: Nasse, Treviranus, Kieser, Kluge, Passavant, Pfaff, Hufeland, Wolfarth, Nees van Esenbeck, Ennemoser, Eschenmeyer, Justinus Kerner. Das Interesse, welches staatlicherseits dem thierischen Magnetismus gewidmet wurde, geht daraus hervor, dass Wolfahrt 1812 von der preussischen Regierung zu Mesmer behufs Studiums des thierischen Magnetismus geschickt wurde. Wolfahrt kehrte als begeisterter Anhänger der mesmerischen Lehre zurück; mehrere Zeitschriften dienten ausschliesslich der Förderung der Kenntnis vom thierischen Magnetismus. Die Versuche und Beobachtungen in Deutschland führten mehr und mehr zu Abweichungen von der ursprünglichen mesmerischen Lehre: man kam allmählich dahin, den animalischen Magnetismus für unabhängig vom Siderismus und lediglich der organischen Natur angehörig zu betrachten (Kluge). Ganz besonders war aber die Aufmerksamkeit der Magnetiseure und der theoretischen Anhänger des animalischen Magnetismus den

Erscheinungen der Clairvoyance und verwandten Phänomenen (Sinnesverlegung, prophetischen Leistungen etc.) zugewandt, die man als reguläre Symptome der allerdings seltener vorkommenden höheren Grade des magnetischen Schlafes (Somnambulismus) betrachtete. Man bemühte sich, die zweifelhaftesten und abenteuerlichsten Beobachtungen dieser Art zusammenzutragen und mit grösster Umständlichkeit zu erzählen. Ein wahrhaft monumentales Document dieser Geistesrichtung bildet Justinus Kerner's „Seherin von Prevorst."

Nach Mesmer soll sich im somnambulen Zustande eine Fähigkeit des Nervensystems offenbaren, durch welche der Mensch unabhängig von den Sinnen mit der Natur in Verbindung tritt. Mesmer bezeichnete dieselbe als „inneren Sinn oder Instinkt" Für die Leistungen des inneren Sinnes der Somnambulen gab es nach der Meinung der alten Mesmeriker keine Schranken; er befähigte die Somnambulen, ihre eigenen Körper- und Seelenzustände, wie die anderer Personen klar zu erkennen. Nahes und Fernes, Vergangenes und Zukünftiges musste sich demselben offenbaren. Selbst Forscher, welche sonst sich von Phantastereien fern hielten, ergaben sich den abenteuerlichsten Speculationen über den Zustand der Seele im Somnambulismus (so z. B. Döllinger und Walther, von Philosophen Schopenhauer).

In Frankreich trat erst nach dem Sturze des Kaiserreiches wieder mehr Interesse für den thierischen Magnetismus zu Tage, doch sollte dort alsbald Mesmer's Lehre eine gewaltige Erschütterung erfahren. Der portugiesische Abbé de Faria, welcher 1814 von Indien nach Paris gekommen war, bestritt mit aller Entschiedenheit die Existenz eines magnetischen Fluidums und erklärte, dass die bei den Magnetisirten zu beobachtenden Erscheinungen nicht durch eine von dem Magnetiseur übertragene Kraft, sondern lediglich durch die Einbildung des Subjectes zu Stande kommen, die Ursache dieser Erscheinungen also in dem Subjecte selbst liegt. Faria sprach sich auch schon für die Gleichartigkeit des somnambulen und des natürlichen Schlafes aus. Den Somnambulismus machte er von einer besonderen Veranlagung

des Individuums abhängig, die nach seiner Ansicht insbesonders
in einer gewissen Dünnflüssigkeit des Blutes begründet sein sollte.
Seinen theoretischeu Ansichten entsprechend, verwarf Faria die
Proceduren, deren sich die Mesmeriker zur Einschläferung bedienten.
Individuen, die er nach gewissen Anzeichen für geeignet hielt,
schläferte er dadurch ein, dass er sie auf einen Stuhl setzte und
ihnen das Wort „Dormez" mit Nachdruck zurief oder sie seine
offene Hand andauernd fixiren liess [1] „Faria kannte und würdigte
wie aus seinem Einschläferungsmodus und den Versuchen, die er
gelegentlich an den Eingeschläferten austellte [2]), hervorgeht, die
Bedeutung der Suggestion und hat zweifellos den Anstoss zur
Entwicklung der heutigen Suggestionslehre gegeben. Die Anhänger
der mesmerischen Lehre vermochte er jedoch trotz der Schärfe
seiner Beweisführung nicht zu bekehren. Unter Dupotet fand
der Mesmerismus 1821 Eingang in die Pariser Spitäler. Die gelehrten Körperschaften in Frankreich verharrten jedoch noch,
wenn auch durch Faria kaum beeinflusst, in ihrer ablehnenden
Haltung gegen den Mesmerismus; erst 1826 liess sich die Pariser
medicinische Academie durch einen Vorschlag Foissac's und
einen günstigen Bericht Husson's nach vielen Kämpfen dazu
bestimmen, eine Commission zur Prüfung des thierischen Magnetismus einzusetzen. Diese liess nach mehr als fünfjähriger Arbeit
der Academie wieder durch Husson ein umfangreiches Referat
vorlegen. welches die Schlüsse, zu welchen ihre Untersuchungen
geführt hatten, enthielt. Der mit grosser Sorgfalt ausgearbeitete
Bericht Husson's, welcher zu Gunsten des Mesmerismus lautete,
machte jedoch auf die grosse Mehrzahl der Mitglieder der Academie
keinen Eindruck. Dieser Misserfolg ist wohl hauptsächlich dem
Umstande zuzuschreiben, dass in dem Berichte neben zweifellos
an Magnetisirten beobachteten Thatsachen (wie Anästhesie,
Amnesie nach dem Erwacheu etc.) als gleichstehende Vorkommnisse

---

[1] Faria veröffentlichte die Ergebnisse seiner Untersuchungen erst 1819
in einer Schrift betitelt: „De la cause du sommeil lucide ou étude de la nature
de l'homme."

[2] Er liess z. B. wie die Hypnotiseure der Neuzeit seine Somnambulen
Wasser als Liqueur trinken.

2*

Erscheinungen der Clairvoyance angeführt werden. Die Abneigung der Academie, die den Somnambulen zugeschriebenen Wunderleistungen als Facta hinzunehmen, übertrug sich auf das ganze Gebiet des thierischen Magnetismus. Die Auffassung der Academie erfuhr auch durch eine erneute, 1837 auf Berna's Anregung hin, durch eine Commission unternommene Untersuchung keine Veränderung. Die Versuche, durch welche Berna insbesonders die Erscheinungen des Hellsehens demonstriren wollte, misslangen so gründlich, dass selbst Husson nicht im Stande war, den hierüber von Dubois erstatteten ungünstigen Bericht irgendwie abzuschwächen. Das Hellsehen beschäftigte noch in der Folge die Academie; nachdem es jedoch keinem der Bewerber um den von Burdin 1838[1]) für hellseherische Leistungen ausgesetzten Preis gelungen war, die Thatsächlichkeit solcher Leistungen nachzuweisen, beschloss die Academie sich in Zukunft nicht mehr mit dem thierischen Magnetismus zu befassen. Das Interesse für diesen wurde jedoch hiedurch in Frankreich keineswegs erstickt. 1842 veröffentlichte Gauthier sein verdienstvolles, auf umfassenden Studien basirendes Werk „Histoire du somnambulisme", welches werthvolle geschichtliche Beiträge zur Kenntnis des Somnambulismus und verwandter Zustände lieferte.

In England hatte der thierische Magnetismus noch wenig Beachtung gefunden, als die öffentliche Vorführung mesmerischer Experimente durch den französischen Msgnetiseur Lafontaine in Manchester 1841 die Aufmerksamkeit des Chirurgen James Braid erregte und denselben zur Untersuchung der mesmerischen Phänomene veranlasste. Der Umstand, dass Lafontaine bei seinen Experimenten zur Einschläferung neben Streichungen auch Fixation der Augen des Subjectes anwandte, veranlasste Braid, speciell die Einwirkung des Fixirens zu studiren, und er kam hierbei zu der Ueberzeugung, dass die Ermüdung der Augen beim Anstarren insbesonders eines glänzenden, vor- und etwas oberhalb der Augen gehaltenen Objectes genügt, den magnetischen Schlaf herbeizu-

---

[1]) Wir werden auf diesen Burdin'schen Preis an späterer Stelle zurückkommen.

führen. In seinem 1843 veröffentlichten „Neurypnology‘ [1] betitelten Hauptwerke trat er wie **Faria** mit aller Entschiedenheit der Ansicht entgegen, dass beim Magnetisiren eine physische Kraft vom Magnetiseur auf den Magnetisirten übertragen und hierdurch die Veränderung in dem Zustande des letzteren verursacht werde. Er zeigte, was wohl für seine Auffassung ausschlaggebend war, dass ein Individuum sich selbst einschläfern kann, zur Herbeiführung des magnetischen Schlafes es also nicht einmal der Anwesenheit eines Magnetiseurs bedarf. **Braid** wies ferner die Abhängigkeit einer Reihe hypnotischer Erscheinungen (Anästhesie, Hyperästhesie, Erhöhung der Muskelkraft etc.) von suggestiven Einwirkungen nach und machte von der Hypnose in zahlreichen Krankheitsfällen mit grossem Erfolge Gebrauch. Hierbei fand er, dass durch die hypnotische Suggestion eine Reihe nervöser Störungen sich beseitigen lässt; auch zur schmerzlosen Ausführung chirurgischer Operationen wurde die Hypnose von **Braid**, wie schon früher von einer Anzahl anderer Aerzte, benützt. **Braid** hat sich unleugbar grosse Verdienste um die Weiterentwicklung der Lehre von den hypnotischen Erscheinungen erworben; seine Arbeiten fanden jedoch lange Zeit in und ausserhalb England sehr wenig Beachtung, obwohl hervorragende Forscher, wie der Physiologe **Carpenter**, die Aerzte **Bennet**, **Simpson**, **Laycock** u. A., seine Ergebnisse bestätigten. Auch seine Bemühungen, die Aerzte zur therapeutischen Verwerthung der Hypnose anzuregen, hatten keinen merklichen Erfolg. Man hielt in den ärztlichen Kreisen Englands, als **Braid** seine Untersuchungen begann, die Beschäftigung mit dem thierischen Magnetismus noch für eine Art von Charlatanerie und daher eines Arztes unwürdig, und **Braid**'s Bemühungen waren nicht im Stande, an dieser Auffassung etwas zu ändern.

In Nordamerika hatte sich **Grimes** einige Jahre später als **Braid** und unabhängig von diesem mit dem Mesmerismus be-

---

[1] **Braid** gebrauchte bald darauf schon für das von ihm behandelte Gebiet die Bezeichnung „Hypnotismus“. Wegen seiner Verdienste um diesen Wissenszweig wurde in der Literatur in der Folge häufig die Bezeichnung „Braidismus“ als gleichbedeutend mit Hypnotismus angewandt. Manche Autoren haben auch als „Braidismus“ die von **Braid** gebrauchte Hypnotisationsmethode (Fixation eines glänzenden Objectes) benannt.

schäftigt, wobei er zu ähnlichen Resultaten gelangte wie der englische Forscher, jedoch nichts Neues von Belang zu Tage zu fördern vermochte.[1]) Das Gleiche gilt für Azam in Bordeaux, welcher auf die Braid'schen Arbeiten aufmerksam gemacht 1858 bis 1860 zahlreiche hypnotische Versuche anstellte, dabei aber auch nicht über eine Bestätigung der Braid'schen Angaben hinauskam. Braid starb 1860 und hatte nicht die Befriedigung, seine Leistungen auf hypnotischem Gebiete seitens auch nur eines kleineren Theiles der zeitgenössischen Aerzte gebührend gewürdigt zu sehen. Erst nahezu zwei Decennien später wurde, und zwar insbesonders in Folge der Bemühungen Preyer's, seinen Forschungen die verdiente Anerkennung zu Theil.

Sechs Jahre nach Braid's Ableben (1866) erschien Liébeault's Werk „Der künstliche Schlaf und die ihm ähnlichen Zustände", ein Buch, das in der Entwicklung des Hypnotismus und insbesonders der Hypnotherapie einen neuen Abschnitt bezeichnen sollte. Liébeault bildet eine der interessantesten Erscheinungen unter den Männern, deren Forschungen wir den derzeitigen Stand der Lehre von der Hypnose und Suggestion zu verdanken haben.

Auguste Ambroise Liébeault, geboren 16. September 1823 in Javière (Depart. Meurthe et Moselle), von bäuerlicher Abkunft und ursprünglich für den geistlichen Stand bestimmt, studirte in Strassburg Medicin, wo er sich schon mit dem Hypnotismus, auf welchen seine Aufmerksamkeit durch einen Freund gelenkt wurde, beschäftigte. Alsbald nach dem Bestehen der medicinischen Examina liess sich Liébeault in Pont St. Vincent, einem 13 km

---

[1]) In Nordamerika und zum Theil auch in England wurden die Erscheinungen des Mesmerismus vielfach unter dem Titel „Electrobiology" beschrieben (so auch noch in Carpenter's „Mental Physiology" 1872). Wie wenig Beachtung Braid's Arbeiten seiner Zeit fanden, erhellt genügend aus der Thatsache, dass, wie Carpenter erzählt, 1850 zwei herumziehende Amerikaner, welche sich „Professoren der Electrobiology" nannten, durch geschickte Vorführung electrobiologischer Experimente in England ungeheures Aufsehen zu erregen und eine wahre Electrobiologisationsepidemie zu entfachen vermochten. Ihre Experimente enthielten jedoch nichts, was nicht schon Braid demonstrirt hatte.

von Nancy entfernten Marktflecken, als Arzt nieder, und es gelang
ihm hier rasch, eine sehr ausgedehnte Praxis zu erwerben. Unter
den Mühen dieser landärztlichen Thätigkeit fand er 10 Jahre lang
keine Zeit, seinen Lieblingsgegenstand weiter zu verfolgen. Nachdem er jedoch eine gewisse materielle Unabhängigkeit sich er-
rungen hatte, nahm er das Studium des Hypnotismus mit grösstem
Eifer wieder auf, und er wusste sich hierbei Subjecte in grösserer
Zahl dadurch zu verschaffen, dass er die magnetische Behandlung
allen Patienten, die sich zu einer solchen verstanden, kostenfrei
gewährte. 1864 siedelte er nach Nancy über, wo er sofort daran
ging, das bis dahin von ihm gesammelte Beobachtungsmaterial zu
verarbeiten, und nach zwei Jahren (1866) das bereits erwähnte
Werk „Du sommeil et des états analogues considérés surtout au
point de vue de l'action du moral sur le physique" veröffentlichte.
In diesem legte er seine Ideen über den natürlichen und künstlichen Schlaf, für deren Wesensgleichheit er wie Faria eintrat,
sowie die subjective Natur der hypnotischen Phänomene dar, womit er eine Schilderung seines hypnotherapeutischen Verfahrens
verband. Liébeault machte mit diesem Buche noch trübere Erfahrungen als Braid seiner Zeit mit seinen Schriften: das Buch
blieb gänzlich unbeachtet (nur ein einziges Exemplar fand einen
Käufer), und was noch niederdrückender für den Autor war —
dessen Freunde fingen an, seinen Geisteszustand als zweifelhaft zu
betrachten, da er seine ganze Arbeitskraft an eine Sache wandte,
von welcher die medicinische Welt nichts wissen wollte. All dies
vermochte Liébeault jedoch nicht davon abzuhalten, seine
hypnotischen Studien fortzusetzen und auch seine hypnotherapeutische Praxis wieder aufzunehmen. Die ärmere Bevölkerung Nancy's
und der Umgebung lieferte ihm alsbald ein reiches Krankenmaterial,
welchem der menschenfreundliche Gelehrte seine Dienste ohne jeden
Anspruch auf materielle Entschädigung fortgesetzt widmete.
Während er dergestalt in gewissen Bevölkerungskreisen die grösste
Popularität gewann, nahmen die officiellen Vertreter der wissenschaftlichen Medicin und die Collegen in Nancy von ihm und
seiner Behandlungsmethode keinerlei Notiz. Dieser Stand der
Dinge änderte sich erst, als Dr. Dumont, chef de travaux physiques
à la faculté de Nancy, 1880 durch einen Freund Liébeault's

veranlasst dessen hypnotische Sitzungen besuchte und durch die hiebei beobachteten Thatsachen für Liébeault's Verfahren gewonnen wurde. Dumont behandelte in der Folge mit Unterstützung von Dr. Sizaret mehrere Kranke der Irrenanstalt Marville bei Nancy nach Liébeault's Methode mit einem Resultate, das ein gewisses Aufsehen verursachte und auch die Aufmerksamkeit des Professor Bernheim von der medicinischen Facultät in Nancy erregte. Bernheim besuchte zu Beginn des Jahres 1882 Liébeault's Poliklinik und das, was er dort wahrnahm, machte ihn, der gegen Liébeault's Verfahren anfänglich mit dem grössten Skepticismus erfüllt war, alsbald zu einem begeisterten Schüler und Anhänger Liébeault's. Er machte in der Folge auch in seiner Klinik von der Hypnotherapie nach Liébeault's Methode eifrigst Gebrauch und veröffentlichte schon 1884 den ersten Theil, 1886 den zweiten Theil seines Werkes „De la Suggestion et de ses applications à la Therapeutique", in welchem er die Erscheinungen der Hypnose auf Grund eigener Untersuchungen schilderte und die Bedeutung des von Liébeault begründeten Suggestivverfahrens durch zahlreiche Krankengeschichten erläuterte. Diesem Werke ist es zu verdanken, dass die Verdienste Liébeault's alsbald in der medicinischen Welt die ihnen gebührende Anerkennung fanden und zahlreiche Aerzte nach Nancy wanderten, um in Liébeault's Poliklinik sich mit dessen Methode bekannt zu machen. Nachdem Bernheim Liébeault entdeckt hatte, wurde auch bei anderen Angehörigen der Nancyer Universität das Interesse für den Hypnotismus rege. Der Physiologe Beaunis beschäftigte sich insbesonders mit der physiologischen, der Professor der Rechte Liégeois mit der gerichtlich-medicinischen Seite desselben, und so wurde die sogenannte Schule von Nancy begründet, deren Hauptlehre dahin zusammenzufassen ist, dass die Suggestion die Quelle aller Erscheinungen der Hypnose mit Einschluss des Schlafes bildet.

Wir müssen, nachdem wir die Entwicklung des Hypnotismus in Nancy so weit verfolgt haben, unseren Blick nach anderen Richtungen wenden. In England beschäftigte sich der Physiologe Carpenter in seinen „Principles of mental physiology" 1872 mit den hypnotischen Erscheinungen in mehreren

Kapiteln, wobei er den Einfluss der Suggestion in weitgehendem Maasse würdigte Im Jahre 1875 veröffentlichte Ch. Richet hypnotische Studien unter dem Titel „Du Somnambulisme provoqué‟ Drei Jahre später begannen Charcot und seine Schüler Untersuchungen über den Hypnotismus, die ausschliesslich an mit der sogenannten „grande Hystérie‟ (Hystéro-Epilepsie) behafteten Kranken angestellt wurden. Die Ergebnisse dieser Untersuchungen wurden in zahlreichen Einzelarbeiten und zusammenhängend in Paul Richer's grossem Werke „Études cliniques sur la grande hystérie ou Hystéro-Epilepsie‟, 1. Aufl. 1881, 2. Aufl. 1885, veröffentlicht.

Der nervöse Zustand der im Ganzen nicht sehr zahlreichen Versuchsobjecte und das Verfahren, dessen sich der Meister der Salpêtrière und seine Schüler bei ihren Studien bedienten, führten zu Ergebnissen, welche von den Befunden an anderen Orten, insbesonders in Nancy, in auffälligster Weise abwichen. Die Eigenartigkeit der Charcot'schen Lehre vom Hypnotismus, an deren Grundzügen noch gegenwärtig manche seiner Schüler festhalten, betrifft sowohl die Phänomenologie der einzelnen Zustände als die Verursachung derselben.

Die Schule der Salpêtrière unterscheidet einen grossen und einen kleinen Hypnotismus. Der grosse, lediglich bei mit grande Hystérie Behafteten zu erzeugende Hypnotismus verhält sich nach derselben zu dem kleinen (der Hypnose der Nancyer Schule) wie die typische grosse hysterische Attaque zu den alltäglichen hysterischen Anfällen. Der grosse Hypnotismus repräsentirt die typische, vollkommene Hypnose, der kleine lediglich eine unvollkommene, mehr oder minder abgeschwächte Form derselben. Charcot und Richer unterscheiden an dem grossen Hypnotismus drei Phasen oder Zustände, von welchen jeder seine eigene Symptomatologie hat: a) einen kataleptischen Zustand, b) einen lethargischen Zustand, c) einen somnambulen Zustand. Diese Phasen lassen sich sowohl primär durch verschiedene hypnosigene Proceduren, als auch secundär durch Umwandlung einer Phase in die andere hervorrufen.

a) Der kataleptische Zustand entsteht primär durch plötzliche Einwirkung intensiven Schalles, grellen Lichtes, bei manchen Personen durch mehr oder minder prolongirte Fixation irgend eines Objectes; secundär aus dem lethargischen entwickelt er sich, wenn in einem erleuchteten Raum die bis dahin geschlossenen Augen der Versuchsperson sich öffnen. Bei prolongirter Fixation (Braid-schem Verfahren) entwickelt sich die Katalepsie allmählich, bei plötzlicher Einwirkung intensiver Licht- und Schallreize mit einem Schlage.

Bei den kataleptischen Hypnotisirten sind die Augen geöffnet: da die Lider sich nur selten bewegen, fliessen Thränen über die Waugen. Der Blick ist starr, das Gesicht ausdruckslos, der Körper verharrt regungslos wie eine Statue in seiner Position: man kann dabei die Glieder in jede beliebige Stellung bringen, ohne einen Widerstand wahrzunehmen, und die ertheilte Stellung wird, auch wenn dieselbe lästig oder schwierig ist, längere Zeit ohne Zeichen von Ermüdung beibehalten. Die Sehnenreflexe mangeln oder zeigen erhebliche Abschwächung. Die cutane Empfindung ist er-loschen, die höheren Sinne bewahren dagegen zum Theil ihre Thätigkeit. Man kann auch durch Einwirkung auf die Muskeln einen suggestiven Einfluss ausüben: i. e. die Stellungen, welche man den Gliedern giebt, ziehen, wenn dieselben gewisse emotionelle Vorgänge ausdrücken, die entsprechende Veränderung der Physiognomie nach sich. Faltet man die Hände des Hypnotisirten wie zum Gebete, so nimmt alsbald das Gesicht einen ekstatischen Ausdruck an.

b) Der lethargische Zustand des grossen Hypnotismus charakterisirt sich durch folgende Umstände: die Augen sind ganz oder halb geschlossen, die Lider in schwingender, zitternder Bewegung, die Muskeln vollständig erschlafft. Die Athmung ist nicht ganz regelmässig, der Schlaf aber trotzdem ruhig. Es besteht vollständige Unempfindlichkeit der Haut und der Schleimhäute nebst Ausfall der Thätigkeit der höheren Sinne, vollständiger Hirntorpor, daher auch Unempfindlichkeit für Suggestionen — les phenomènes psychiques sont presque nuls, Richer. Die als neuromuskuläre Uebererregbarkeit von Charcot eingehend beschriebene Erscheinung ist in verschiedener Ausprägung vorhanden, i. e. die Muskeln können durch mechanische Reize, die auf sie selbst, ihre Sehnen oder die sie versorgenden Nerven einwirken, in den Contracturzustand versetzt werden. Eingeleitet wird die hypnotische Lethargie zumeist durch gewisse epileptoide Erscheinungen: Leichte Starre der Glieder, Schluckbewegungen von einem Geräusche begleitet. pfeifende Respiration. etwas Schaum vor dem Munde. Primär soll sich der fragliche Zustand durch Fixation eines in gewisser Entfernung befindlichen Objectes oder Druck auf die Augäpfel, im Anschlusse an die Katalepsie durch einfachen Schluss der Lider, im Gefolge des Somnambulismus durch Druck auf die Augen erzeugen lassen (R i c h e r).

c) Der somnambule Zustand des grossen Hypnotismus entspricht in der Hauptsache dem als Somnambulismus von den Vertretern der Nancyer Schule bezeichneten tiefen hypnotischen Schlafe. Derselbe lässt sich direct durch Fixation. Einwirkung schwacher gleichförmiger Sinnesreize und verschiedene andere Proceduren, bei lethargischen oder kataleptischen Hysterischen durch Ausübung eines Druckes auf den Scheitel oder leichte Reibung desselben herbeiführen. Die Augen sind hiebei geschlossen. halb oder ganz geöffnet. die Schmerzempfindlichkeit der Haut und der Schleimhäute ist (anscheinend) aufgehoben. Die höheren Sinne sind dagegen thätig, sie zeigen sogar mitunter eine auffallende Schärfe. Durch leichte mechanische Reizung der Haut werden Muskelcontracturen hervorgerufen, die neuromuskuläre Uebererregbarkeit fehlt. In psychischer Beziehung wird der Zustand durch Mangel an Spontanität bei erhöhter Empfänglichkeit (Suggestibilität) für die von dem Hypnotiseur ausgehenden Suggestionen charakterisirt. Die von dem Hypnotiseur eingegebenen -- suggerirten — Vorstellungen stossen bei dem Somnambulen auf keine Kritik. keinen Widerstand. Das Denken desselben bewegt sich lediglich in den Bahnen. die der Hypnotiseur bestimmt.

Die Phänomene des grossen Hypnotismus. wie sie von C h a r c o t und R i c h e r geschildert wurden (ganz besonders die erwähnte neuromuskuläre Uebererregbarkeit) erregten in den wissenschaftlichen Kreisen allenthalben lebhaftes Interesse. zum Theil selbst Staunen. zumal als es ausserhalb der Salpêtrière noch Niemand gelungen war, die drei Phasen mit ihren verschiedenen Symptomen zu beobachten. Allmählich im Laufe der Jahre verwandelte sich jedoch das Staunen über die Thatsachen in ein Staunen über die Entdecker derselben; mehr und mehr drängte sich die Ueberzeugung auf, dass die Forscher der Salpêtrière trotz ihres bewährten Scharfsinnes und Verwerthung aller Hilfsmittel der experimentellen Methode einer Täuschung erlegen sein mussten, dass die ganze mit so grosser Mühe und Sorgfalt ergründete Symptomatologie des grossen Hypnotismus lediglich ein Product des Forschereifers ihrer Entdecker darstellt. Zwar wollen auch einzelne italienische Aerzte von Ruf (Tamburini und Sepilli in Reggio, Rummo und Vizioli in Neapel) die drei Stadien des grossen Hypnotismus beobachtet haben, Tamburini und Sepilli lieferten sogar eine eingehende, auf eigenen experimentellen Untersuchnngen beruhende Darstellung der Funktionsverschiedenheiten (der Respiration, Circulation etc.) in den einzelnen Stadien. Allein eine vollständige Bestätigung der Charcot-Richer'schen Angaben von Seite irgend eines ausserhalb der Salpêtrière thätigen Beobachters liegt nicht vor, und die ungeheure Ueberzahl der Forscher, die sich mit Hypnotismus beschäftigen, konnte überhaupt nichts von den drei Stadien der Salpêtrière und zwar sowohl bei Hysterischen als anderen Individuen wahrnehmen. Ich habe ebenfalls bei den von mir in Hypnose Versetzten hievon nie etwas zu entdecken vermocht. Es frägt sich nun, wie sich die Befunde Charcot's und seiner Schüler erklären lassen. Denn darüber, dass die Beobachter der Salpêtrière das, was sie beschrieben, auch wirklich gesehen haben, kann nicht der leiseste Zweifel bestehen. Die deutschen Aerzte, welche Gelegenheit hatten, die von Charcot zu seinen Studien benützten Hysterischen zu sehen, gewannen überwiegend den Eindruck, dass es sich um präparirte Individuen handle und die von denselben dargebotenen hypnotischen Phänomene Producte einer gewissen Dressur oder auch zum Theil des Nachahmungstriebes der betreffenden leicht zu beeinflussenden Personen darstellen. Den Vertretern der Nancyer Schule (Bernheim vor Allen) gelang es, wenigstens für die meisten der von Charcot beschriebenen hypnotischen Phänomene [1] in überzeugender Weise darzulegen, dass

---

[1] Die Erscheinungen der cutano- und neuromuskulären Uebererregbarkeit lassen sich, wie wir an späterer Stelle sehen werden, kaum von suggestiven Einwirkungen abhängig machen; dieselben gehören jedoch, wie wir zeigen werden, nicht dem Erscheinungsgebiete der Hypnose, sondern der Hysterie an.

dieselben theils auf bewusste, theils auf unbewusste Suggestionen sich zurückführen lassen und die drei Stadien des grossen Hypnotismus lediglich suggestive Artefacte sind. Berillon (Paris) hat durch eine Reihe von Versuchen dieser Auffassung eine weitere Stütze verschafft. Bei Hysterischen, die von der Hypnose nichts Näheres wussten und denen gegenüber man auch jede Suggestion bezüglich der Gestaltung dieses Zustandes vermied, zeigte die Hypnose die drei Stadien Charcot's nicht. Liess man jedoch eine dieser Versuchspersonen einer Hypnose mit den drei Stadien beiwohnen oder schilderte man ihr während der Hypnose die Symptome der drei Stadien, so stellten sich dieselben (u. A. auch die neuromuskuläre Uebererregbarkeit) bei ihr ebenfalls bei der nächsten Hypnose ein.[1]

---

[1] Man könnte speciell bezüglich der lethargischen Periode des grossen Hypnotismus einwenden, dass die Phänomene derselben nicht auf Suggestion sich zurückführen lassen, da — nach Angabe Charcot's — während dieser Periode ein Zustand der Bewusstlosigkeit und daher auch Unempfänglichkeit für Suggestionen besteht. Die von Charcot angenommene Bewusstlosigkeit existirt jedoch nach den Wahrnehmungen anderer Beobachter nicht. Die Schnelligkeit, mit welcher die Lethargischen, wenn sie Charcot nur an den Augenlidern berührte, in Katalepsie verfielen, hat z. B. bei Moll den Eindruck hervorgerufen, „dass diese scheinbar bewusstlosen Personen mit grösster Aufmerksamkeit den Moment erwarten, wo sie in Katalepsie kommen sollen.‘ Auch manche andere Umstände sprechen gegen die supponirte Bewusstlosigkeit. Richer erwähnt, dass er à force d'insistance eine Lethargische dahin brachte, dass sie sich erhob und einige Schritte machte. Brémaud zeigte, dass man sich mit einer Lethargischen verständigen kann, wenn man derselben ein Hörrohr in den äusseren Gehörgang oder an die Hohlhand bringt. Sie versteht alsdann das zu ihr Gesprochene, ist aber unfähig, zu sprechen. Die von Tamburini und Sepilli untersuchte Kranke bekundete im Zustande der Lethargie eine ausgesprochene Hyperästhesie des Gehörsinnes. Sie beantwortete oftmals vorgelegte Fragen, zählte auf Aufforderung etc. Blanc-Fontenille, der seine Untersuchungen auf der Klinik von Pitres in Bordeaux vornahm, fand, dass die Kranken im lethargischen Zustande zwar völlige Muskelerschlaffung und Unfähigkeit zu willkürlicher Bewegung, aber weder neuromuskuläre Uebererregbarkeit, noch totale Anästhesie zeigen. Obwohl dieselben selbst auf unangenehme Sinnesreize in keiner Weise reagiren, fehlt ihnen die Empfindung keineswegs, und sie wissen sich auch der Eindrücke, die während der Lethargie auf sie einwirken, nach dem Erwachen genau zu erinnern.

Das Beobachtungsmaterial, an welchen Charcot und seine Schüler ihre hypnotischen Erfahrungen gewannen, bestimmte dieselben, auch in der Hypnose lediglich einen pathologischen Zustand und zwar eine artificiell hervorgerufene Neurose (eine Modification der Hysterie) zu erblicken. Mit dieser Auffassung wurde die Anschauung verknüpft, dass nur Hysterische oder zur Hysterie Disponirte zu hypnotisiren seien. Diesen Ansichten gegenüber traten die Nancyer Forscher mit Nachdruck dafür ein, dass die Hypnose keine artificielle Neurose, überhaupt keinen krankhaften Zustand darstellt und die Disposition zu derselben sich durchaus nicht auf Hysterische beschränkt. In der literarischen Fehde, die sich in der Folge zwischen den Vertretern der beiden Schulen entspann, blieb die Nancyer entschieden Siegerin.[1]

Kein Anhänger dieser Schule wurde für die Charcot'sche Lehre gewonnen, während manche Forscher, welche anfänglich mehr oder weniger entschieden auf Charcot's Seite standen, sich im Laufe der Jahre zur Auffassung der Nancyer bekehrten, so insbesonders Dumontpallier. Ausser den Nancyern sowie Charcot und seinen Schülern, von denen wir hier noch Babinski, Binet, Féré, besonders aber Gilles de la Tourette erwähnen wollen, welch letzterer Autor sich mit der gerichtlich-medicinischen Bedeutung der Hypnose und der ihr verwandten Zustände in einer grösseren Arbeit eingehend beschäftigte, haben noch verschiedene andere Forscher in Frankreich schon in den 80er Jahren unsere Kenntnisse der hypnotischen Erscheinungen zu fördern sich bemüht, so insbesonders Prosper Despine, Chambard, Dumontpallier und Magnin, Cullerre, Pitres in Bordeaux und seine Schüler. Letzterer Autor bekannte sich in seinen Arbeiten zu einem zwischen der Charcot'schen und der Nancyer Schule vermittelnden Standpunkte.

Von deutschen Forschern hatte der Physiologe Czermak in zwei Abhandlungen 1872/73 hypnotische Erscheinungen bei Thieren beschrieben. Preyer beschäftigte sich mit den gleichen Erscheinungen

---

[1] Auch auf dem Congresse, der im August 1889 in Paris sich mit der Erörterung der wichtigsten Fragen auf dem Gebiete des Hypnotismus beschäftigte, fanden die Ansichten der Nancyer die Zustimmung der grossen Mehrzahl der Theilnehmer.

1873 (ausführlicher noch 1878) und kam zu der schon von Schwenter geäusserten Ansicht, dass es sich hiebei um Wirkungen der Angst handle, weshalb er den fraglichen Zustand als Kataplexie (Schreckstarre) bezeichnete. Diese Arbeiten erweckten kein Interesse für den Hypnotismus. Erst nachdem der dänische Magnetiseur Hansen durch seine öffentlichen Productionen Ende der 70er Jahre die Aufmerksamkeit auch der gelehrten Kreise wieder auf den Hypnotismus gelenkt hatte, begann auch in Deutschland eine grössere Anzahl von Forschern, denselben in den Bereich ihrer wissenschaftlichen Studien zu ziehen.[1]) Schon das Jahr 1880 brachte eine Reihe von Publicationen über den Gegenstand: unter diesen sind insbesonders die Arbeiten der Breslauer Forscher Heidenhain, Berger und Grützner zu erwähnen, von welchen der erstgenannte, wohl beeinflusst durch Charcot'sche Ideen, bei seinen experimentellen Untersuchungen zu einer Bestätigung mancher in der Salpêtrière beobachteten Erscheinungen gelangte. Die Ergebnisse der hypnotischen Studien Heidenhain's haben jedoch zum allergrössten Theile einer strengeren Kritik nicht Stand zu halten vermocht.

Mit dem Hypnotismus im Allgemeinen oder einzelnen hypnotischen Phänomenen haben sich ungefähr gleichzeitig mit den Breslauer Forschern Benedict, Eulenburg, Meyersohn, Hellenbach und Weinhold (Chemnitz), in den folgenden Jahren Bäumler, Rieger, Preyer[2]), Binswanger, v. Krafft-

---

[1]) In dem Sachregister des Virchow-Hirsch'schen Jahresberichtes vom Jahre 1879 findet sich das Wort „Hypnotismus" nicht einmal angeführt, während in dem Berichte für 1880 unter diesem Titel sich bereits 18 Arbeiten verzeichnet finden.

[2]) Preyer, welcher zuerst die Bezeichnung „Hypnose" für die artificiell hervorzurufenden Schlafzustände gebrauchte, hat seine hypnotischen Studien 1890 zusammenhängend (über den „Hypnotismus". Vorlesungen etc.) veröffentlicht. Das Verdienst dieses Autors liegt zweifellos mehr in der Anregung, die er insbesonders durch Vorlesungen über den Hypnotismus sowie durch Uebersetzungen und Herausgabe Braid'scher Schriften gab, als in seinen eigenen positiven Leistungen. In dem genannten Werke nimmt er noch eine eigenthümliche Stellung ein. Bezüglich der Entstehung der Hypnose bekennt er sich noch zu einer der Braid'schen verwandten Anschauung; die Bedeutung der Suggestion für die Einleitung der Hypnose wie die Herbeiführung der einzelnen hypnotischen Phänomene ist er weit entfernt, zutreffend zu würdigen.

Ebing. Obersteiner. Freud und Baierlacher beschäftigt. Doch unterliegt es keinem Zweifel, dass viel weniger von deu Arbeiten der genannten Forscher, als von der Nancyer Schule die Anregung ausging, welche in Deutschlaud sowohl als in anderen Culturländern eine erhebliche Anzahl von Aerzten bestimmte, sich mit dem Hypnotismus ernsthaft zu beschäftigen und insbesouders denselben in der ärztlichen Praxis in Anwendung zu ziehen. Abgesehen von Beruheim, welcher die medicinische Verwerthbarkeit der Hypnose in zahlreichen späteren Publicationen (insbesonders dem Werke „Neue Studieu über Hypuotismus. Suggestion und Psychotherapie", deutsche Ausgabe 1892) darlegte, fand die Lehre der Nancyer Schule einen ebenso beredteu als eifrigen Verkünder in Forel, dessen Arbeit „Der Hypnotismus" in wenigen Jahren 3 Auflagen erlebte. Ein weiteres unbestreitbares Verdieust der Nancyer Schule ist, dass durch dieselbe die Rolle der Wachsuggestion in unserer gegenwärtigen Therapie den Aerzten in eiuer Weise klar gestellt wurde, welche zu einer gründlichen Aenderung in der Auffassung des therapeutischen Werthes vieler Heiluittel führen musste. Der Eifer der Nancyer Forscher in suggestiver Umwerthung gebräuchlicher Heilagentien ist, wie wir noch sehen werden, wohl da und dort etwas zu weit gegaugen, er hat aber jedenfalls einen überaus heilsamen Einfluss dem Denkschlendrian gegenüber geübt, der als ein von Alters her ererbtes Uebel bei Beurtheilung therapeutischer Resultate in den ärztlichen Kreisen sich nur allzu gerne geltend macht.

Wir nähern uns der Gegenwart. In dem vergangenen Decennium haben zahlreiche Männer in deu verschiedeuen Culturländern an dem Weiterausbau des Hypnotismus gearbeitet uud hat auch die medicinisch-praktische Verwerthung desselben, wenn auch noch lange nicht in dem wünschenswerthen Maasse, entschieden an Boden gewonnen; dementsprechend ist die hypuotische Literatur gewaltig angewachsen. Auf die Leistuugeu der einzeluen Forscher hier näher eiuzugehen, würde uns zu weit führen; wir müssen uns darauf beschränken, die Nameu derjenigen zu erwähnen, welche durch Studiuu von Detailfragen, Mittheilung hypnotherapeutischer Beobachtungen, sowie durch Gesammtdarstellungeu um die Förderung des Hypnotismus besonders bemüht wareu. Von deutscheu

Schriftstellern sind hier zu nennen: Moll, welcher den Hypnotismus in Berlin sozusagen einführte und in seinem 1889 in erster Auflage erschienenen Werke „Der Hypnotismus“ eine auf eingehende Studien basirte Darstellung dieses Wissensgebietes gab: Dessoir, Grossmann, Max Hirsch in Berlin, Hirt, Nonne, Schmidkunz, Gerster, Minde, v. Corval, v. Schrenk-Notzing, Brügelmann, Döllken, Tatzel, Hilger, Ewald Hecker, Stadelmann, Hirschlaff. In den letzten Jahren haben sich insbesonders Vogt und dessen Schüler, von welchen wir Brodmann, van Straadten und Marzinowsky erwähnen wollen, um die psychologische Vertiefung unserer hypnotischen Kenntnisse besonders verdient gemacht. In Ungarn haben Jendrassik, Laufenauer, Högyes, Schaffer, Donath und Ranschberg die Förderung des Hypnotismus sich angelegen sein lassen, in der Schweiz neben Forel insbesonders Bleuler, Ladame und Ringier, in Belgien der verstorbene Delboeuf sowie Crocq, in Holland de Yong, van Eeden und van Renterghem, in Dänemark und Skandinavien u. A. Johanessen, Sell, Karlsen, Reiersen, Velander und ganz besonders Wetterstrand, dem sehr werthvolle Anregungen auf hypnotherapeutischem Gebiete zu danken sind, in Russland v. Bechterew, Stembo, Tokarski, Rossolimo, Rybalkin, Danilewski, in Italien Lombroso, Morselli, Tonoli, Ellero.

In England hat schon Hack Tuke in seinem bekannten Werke „Mind and Body“ (2. Aufl. 1883) auf die Bedeutung des Hypnotismus hingewiesen. Die in den 80er Jahren gegründete Society for Psychical Research, die, wie wir später sehen werden, sich besonders mit dem Studium occulter Phänomene beschäftigte, hat durch ihre Untersuchungen sich auch um den Hypnotismus manches Verdienst erworben. Von ihren Mitgliedern sind hier insbesonders Gurney, F Myers und Sidgwick zu nennen. Des Weiteren sind hier zu erwähnen: Felkin, Vincent, Kingsburg, Lloyd Tuckey und Bramwell, welch' letztere insbesonders für die therapeutische Verwerthung der Hypnose eintraten.

In Nordamerika beschäftigte sich schon Anfangs der 80er Jahre eine Anzahl von Aerzten mit dem Hypnotismus, von welchen in erster Linie B e a r d, ferner H a m m o n d, B e a c h und M i l l s zu erwähnen sind. In den letzten 15 Jahren ist das Interesse für psychologische Studien in Amerika bedeutend gewachsen und hat eine grössere Anzahl von Forschern bestimmt, auch dem Hypnotismus näher zu treten. Von diesen seien hier nur angeführt: H a m i l t o n O s g o o d, H u l s t, B o o t h, W i l l i a m L e e H o w a r d, C o c k e, in neuerer Zeit insbesonders S i d i s.

Auch in Frankreich ist die Zahl der Forscher, welche dem Studium des Hypnotismus und der medicinischen Verwerthung desselben sich zuwandten, erheblich gewachsen. Wir wollen hier erwähnen: G r a s s e t, V o i s i n, B é r i l l o n, D é j è r i n e, L u y s (†). N i z e t, L a l o y. D u r a n d d e G r o s, A g a t h o n d e P o t t e r, R e g n a u l t, B a l l e t, P i e r r e J a n e t, A z a m, M e s n e t, B o i r a c. T i s s i é, D e s p l a t s, J o i r e. Die Arbeiten der genannten Autoren haben, wie sich nicht verkennen lässt, nicht durchwegs die Sache des Hypnotismus gefördert. Ich will hier nur auf einzelne Veröffentlichungen von L u y s verweisen, der u. A. wie B u r o t und B o u r r u eine Action à distance von Medicamenten nachgewiesen zu haben glaubte, thatsächlich aber nur für seine Kritiklosigkeit Zeugnis ablegte.

Wenn wir zum Schlusse noch einen kurzen Blick auf den Entwicklungsgang des Hypnotismus im letzten halben Jahrhundert werfen, so sehen wir, dass die Hauptarbeit auf diesem Gebiete von Aerzten geleistet wurde: B r a i d, L i é b e a u l t, C h a r c o t, B e r n h e i m, F o r e l. M o l l, V o g t. Die Psychologen von Fach konnten begreiflicher Weise den Hypnotismus nicht ignoriren; sie haben sich jedoch zumeist darauf beschränkt, sich mit der Theorie der Hypnose zu beschäftigen, und sich von der Bearbeitung von Einzelfragen ferne gehalten, in erster Linie vielleicht aus dem Grunde, weil den Hauptproblemen auf hypnotischem Gebiete mit den sogenannten exacten psychologischen Experimentalmethoden nicht beizukommen ist. An der Bearbeitung der forensen Seite des Hypnotismus haben dagegen ausser Aerzten auch Juristen hervorragenden Antheil genommen. Ausser L i é g e o i s, den wir bereits erwähnten, ist hier insbesonders L i l i e n t h a l, v. B e n t i v e g n i und H e b e r l e zu erwähnen.

Ich habe im Vorstehenden es vermieden, die Geschichte der Suggestiverscheinungen mit der des Hypnotismus zu verquicken, wie dies zum Theil von anderen Autoren geschehen ist. Die Suggestiverscheinungen bilden ein weites Gebiet, in welchem die hypnotischen einen gesonderten Platz einnehmen, und wir begegnen diesen Phänomenen im religiösen und politischen Leben und in der Heilkunde aller Zeiten und Völker. Von den Wundern, welche die Bibel M o s e s zuschreibt, bis zu denen des neuen Testaments und den in den Heiligenlegenden berichteten, von der Selbstmordepidemie der milesischen Jungfrauen bis zu den Kinderkreuzzügen und den Thaten der Heilsarmee in neuester Zeit, von den Heilungen, welche die Priester bei den alten Sumeriern, Indern und Aegyptern durch Beschwörungen und Zauberformeln zu Stande brachten, bis zu den Wunderkuren der Könige von Frankreich und England und den Leistungen der modernen Suggestivbehandlung im Wachen haben wir es überall mit der gleichen Gruppe von Erscheinungen zu thun. Auch bei den Naturvölkern der Gegenwart hat sich eine Fülle von Suggestiverscheinungen nachweisen lassen. Der Ethnologe S t o l l in Wien hat in einer sehr gründlichen Arbeit „Suggestion und Hypnotismus in der Völkerpsychologie“ eine Uebersicht über die wichtigeren, diesem Gebiete angehörenden Thatsachen von den ältesten Zeiten bis zur Gegenwart gegeben. Wir müssen uns begnügen, auf die Darstellung dieses Autors hier zu verweisen.[1]

---

[1] Für ein begrenzteres Gebiet hat M. F r i e d m a n n in jüngster Zeit in seiner trefflichen Abhandluug „Die Wahnideen im Völkerleben“ (Grenzfragen des Nerven- und Seelenlebens No. 6 u. 7, Wiesbaden 1901) die Rolle der Suggestion in der Völkerpsychologie dargelegt, indem er den suggestiven Ursprung der Volksmassen und Völker beherrschenden Wahnideen nachwies.

II. Kapitel.

Suggestion.

Wir haben, wenn wir den Begriff der Suggestion feststellen wollen, mehrere Momente zu unterscheiden, deren ungenügende Auseinanderhaltung schon zu mancherlei Verwirrung Anlass gegeben hat: 1) Den Vorgang, durch welchen die als Suggestion bezeichneten psychischen Erscheinungen hervorgerufen werden; 2) diese psychischen Erscheinungen selbst; 3) das Verhalten der Psyche oder des Bewusstseins beim Auftreten, resp. der Erweckung der fraglichen psychischen Erscheinungen. Man bezeichnet gewöhnlich als „Suggeriren" den äusseren Vorgang, durch welchen die als Suggestion benannten seelischen Erscheinungen hervorgerufen werden. Die Suggestion ist bei dieser Auffassung eine Wirkung des Suggerirens, die ihrem Inhalte nach diesem entspricht. Unter Suggeriren (Eingeben, Einflüstern, Andeuten) verstehen wir eine besondere Art der Beeinflussung eines Menschen, nämlich das Erwecken einer Vorstellung bei einer Person nicht auf dem Wege logischer Auseinandersetzung, sondern lediglich durch die Ankündigung ihres Eintrittes. Beim Suggeriren tritt im Gegensatz zu anderen Arten der Beeinflussung (der Bitte, dem Rathe, Befehl etc.) die persönliche Einwirkung des Beeinflussenden in den Hintergrund; sie wird verhüllt, indem anscheinend lediglich eine Thatsache constatirt wird. Häufig wird jedoch der Ausdruck „Suggestion" auch als gleichbedeutend mit Suggeriren angewendet, indem man z. B. von der Suggestion einer Erinnerung, einer Zu- oder Abneigung, einer Empfindung oder Erfolglosigkeit einer Suggestion spricht. Diesen Gebrauch der Bezeichnung Suggestion, welcher auf die Unterscheidung zwischen dem Acte des Suggerirens und dem seelischen Effecte desselben verzichtet, können wir hier, wo es sich um Feststellung des Begriffes der Suggestion handelt, um so weniger berücksichtigen, als der Act des Suggerirens zur Hervorrufung einer Suggestion zwar führen kann, aber nicht führen muss. Sage ich z. B. meinen zwei Tischnachbarn A und B bei einem Mahle, dass die vor uns stehende Suppe ungeniessbar ist, so kann diese Aeusserung verschiedene Erfolge haben. Sie kann bei A die Vorstellung (den Glauben) erwecken, dass die Suppe ungeniessbar ist, von B dagegen zurückgewiesen oder nur mit Zweifel hingenommen werden. Ersterer wird die Suppe nicht oder nur mit Widerwillen verzehren, während Letzterer, wenn die Suppe thatsächlich gut zubereitet ist, sich dem Genusse derselben ohne jedes Vorurtheil hingibt. Erkläre ich einer vor mir stehenden, im wachen Zustande befindlichen Person B, deren Arm ich erhoben habe: „Sie können Ihren Arm nicht mehr bewegen, er muss in dieser Stellung bleiben,“ so wird dieselbe in der Regel mir durch thatsächliche Bewegung ihres Armes beweisen, dass meine Behauptung unrichtig ist. Sage ich das Gleiche einem Hypnotisirten A, so kann es der Fall sein, dass bei demselben der Arm in der gegebenen Stellung unbeweglich verharrt. In den erwähnten Fällen wurden durch die gleiche verbale Einwirkung, den gleichen suggestiven Act ungleiche Wirkungen erzielt, allerdings jedoch nicht zunächst. Zweifellos wurde durch meine Bemerkung im ersten wie im zweiten Falle bei beiden Personen je die gleiche Vorstellung hervorgerufen; das Schicksal dieser ist jedoch in beiden Fällen ein verschiedenes: bei A erweckt die Vorstellung keine Kritik, sie wird einfach passiv, gläubig hingenommen, erhält sich daher im Bewusstsein und äussert einen ihrem Inhalte entsprechenden Einfluss, während sie bei B sofort Gegenvorstellungen erweckt, durch welche sie verdrängt oder wenigstens ihre associative Wirksamkeit wesentlich eingeschränkt wird. In welchem Falle handelt es sich hier um Suggestion? Wenn wir die Suggestion als Resultat des Suggerirens betrachten, so kann offenbar in den beiden Fällen nur bei A von einer Suggestion die Rede sein, da bei B das Suggeriren keinen entsprechenden Erfolg hatte. Wir ersehen zugleich, dass nicht die Art der Vorstellungserweckung und nicht der Inhalt der Vorstellung für deren Charakter als Suggestion in Betracht kommt, dieser daher durch andere Momente bedingt sein muss. Offenbar ist es das Verhalten des Bewusstseins oder, genauer gesagt, der associativen Thätigkeit, was einer durch Suggeriren erweckten Vorstellung den Charakter der Suggestion verleiht. Führt die Vorstellung zur Reproduction der ihrem Inhalte entsprechenden, durch Erfahrung und Denkgewohnheiten mit ihr associativ verknüpften Gegenvorstellungen, so wird dieselbe keine aussergewöhnliche Wirkung äussern und sich im Bewusstsein nicht länger, als andere auf associativem Wege oder durch äussere Eindrücke hervorgerufene Vorstellungen erhalten. Aeussert die Vorstellung dagegen keine reproductive Wirkung, bleibt dieselbe isolirt und deshalb von associativer Correctur unbeeinflusst, so kann dieselbe nach anderer Richtung eine aussergewöhnliche Wirkung hervorrufen, indem sich ihr Inhalt realisirt. Wir sehen also, dass dasjenige, was eine Vorstellung zur Suggestion macht, das Verhalten der associativen Thätigkeit derselben gegenüber ist; auf dieses Moment wurde auch schon von anderer Seite bei der Definition der Suggestion (Wundt, Lipps, Schaffer, v. Schrenk-Notzing) besonderes Gewicht gelegt. Wir haben also unter Suggestion die Vorstellung eines psychischen oder psycho-physischen Thatbestandes zu verstehen, welche in Folge von Beschränkung oder Aufhebung der associativen Thätigkeit durch Herbeiführung dieses Thatbestandes eine aussergewöhnliche Wirkung äussert. Dabei ist noch ein Umstand zu berücksichtigen: Demjenigen, bei welchem eine Suggestion sich bildet, erscheint die Wirkung der betreffenden Vorstellung wenigstens sehr häufig nicht als solche, sondern umgekehrt die Vorstellung als die Folge ihrer Wirkung. Suggerire ich z. B. einem Hypnotisirten, dass er seinen Arm nicht bewegen kann, und tritt in Folge meines Suggerirens Bewegungsunfähigkeit des Armes ein, so erscheint ihm dieser Zustand nicht als Folge der primär hervorgerufenen Vorstellung der Bewegungsunfähigkeit, sondern letztere als die Ursache der betreffenden Vorstellung. Die Vorstellungswirkung wird als ein Thatbestand hingenommen, der die entsprechende Vorstellung hervorruft. In dieser Beziehung sind insbesonders die Erfahrungen auf pathologischem Gebiete lehrreich. Wir sehen in zahlreichen Fällen Krankheitserscheinungen als Wirkungen gewisser Vorstellungen (Autosuggestionen) auftreten,

von deren Vorhergehen und ursächlicher Bedeutung der Kranke
kein oder wenigstens kein deutliches Bewusstsein hat, so dass er
sich völlig berechtigt erachtet, die Zurückführung der fraglichen
Erscheinungen auf Einbildung etc. zu bestreiten.

Liébeault bezeichnet die Erzeugung einer Vorstellung durch Wort und
Geberde in einem Schlafenden, um die Abwicklung eines körperlichen oder
geistigen Vorganges zu veranlassen, als Suggestion. — Bernheim definirt
die Suggestion im weitesten Sinne als den Vorgang, durch welchen eine Vor-
stelluug in das Gehirn eingeführt und von ihm angenommen wird. — Nach,
Moll nennt man Suggestion einen Vorgang, bei dem man die Wirkung dadurch erzielt, dass man die Vorstellung von deren Eintritt in der Person erweckt. — Forel sieht in der Suggestion die Erzeugung einer dyuamischen
Veränderuug des Nervensystems eines Menschen mittels Hervorrufung der
Vorstellung, dass jeue Veränderung stattfindet, bereits stattgefunden hat oder
stattfindeu wird. — William Hirsch bezeichnet die Suggestion als Erzeugung von Empfindungen, Stimmungen und Vorstellungen, welche sich zu
ihren Erregern in einem inadäquaten Verhältnisse befinden, d. h. die Suggestion
ist eine inducirte Wahnvorstellung. — Paul Janet erklärt: Suggestiou nennt
man die Handlung, durch die man bei Hypnotisirten oder in näher zu be-
stimmenden Zuständen des Wachens, mit Hilfe gewisser Sinnesbeeinflussungen,
besonders unter Zuhilfenahme des Wortes, in eiuem nervösen Individuum, das
die Anlagen dazu hat, eine Reihe von Erscheinungen hervorrufen kann, die
mehr oder weniger automatisch ausgeführt werden, ihn sprechen, handeln,
empfinden lassen kann wie mau will — mit einem Worte, das Individuum
zur Maschine machen kaun. — Nach Bérillon ist die Suggestion die Kunst,
die Fähigkeit eines Iudividuums zur Umsetzung von empfangenen Ideen in
Handlungen zu verwerthen. — Lipps sagt: „Die Suggestiou ist die Hervorrufung einer über das blosse Dasein einer Vorstellung hinausgehenden psychischen Wirkung in einem Individuum durch Weckung einer Vorstellung
seitens einer Person, oder eines von dem Individuum verschiedenen Objectes,
sofern diese psychische Wirkung durch eine in ausserordentlichem Maasse
stattfindende Hemmung oder Lähmung der über die nächste reproducirende
Wirkung der Suggestion hinausgehenden Vorstellungsbewegung bedingt ist.“ —
Bechterew bezeichnet die Suggestion als eine besondere Art der Beeinflussung
eines Individuums durch ein anderes, welche von letzterem mit oder ohne
Absicht, ohne Vorwissen oder auch in bestimmtem Einverständnisse mit
ersterem ausgeübt wird. Die Suggestion dringt nicht durch den Haupteing-
gang, den Weg logischer Ueberzeugung in die Psyche ein, sondern von der
Hintertreppe aus sozusagen, unter Umgehung des „Ich“ des persönlichen Bewusstseins und des Willens, uud der Vorgang ist der gleiche in der Hypnose,
wie im wachen Zustande. — Nach Dubois ist die Suggestion schlechtweg
eine Eingebung oder Einflüsterung, die auf Schleichwegen stattfindet. Daneben unterscheidet er noch eine „rationelle Suggestion“, bei welcher,

wenigstens in der Absicht, die logische Ueberzeugung die Hauptrolle spielt.
Wundt versteht unter Suggestion: Association mit gleichzeitiger Einengung
des Bewusstseins auf die durch Association angeregten Vorstellungen, so dass
widerstrebende seelische Verbindungen nicht zur Geltung kommen. — von
Schrenk-Notzing versteht unter Suggestion die Einschränkung der Associationsthätigkeit auf bestimmte Bewusstseinsinhalte lediglich durch Inan-
spruchnahme der Erinnerung und Phantasie in der Weise, dass der Einfluss
entgegenwirkender Vorstellungsverbindungen abgeschwächt oder aufgehoben
wird, woraus sich eine Intensitätssteigerung des suggerirten Bewusstseinsinhaltes über die Norm ergiebt. Bei Individuen, die im Augenblicke der Erzeugung eines psychischen Inhaltes noch nicht über Gegenvorstellungen verfügen (Thieren, Kindern, Wilden, Ungebildeten), kennzeichnet sich der betr.
psychische Inhalt erst dann als suggerirt, sobald er seine Intensität gegenüber den erst nachträglich gebildeten (im Sinne der Correctur und Hemmung)
entgegenwirkenden Vorstellungen in der oben genannten Weise behauptet. —
Sidis definirt die Suggestion als das Eindringen einer Vorstellung in den
Geist, die auf mehr oder weniger Widerstand seitens der Person stösst,
schliesslich ohne Kritik acceptirt und ohne Ueberlegung, fast automatisch
ausgeführt wird. — Nach Parish kann man unter Suggestion verstehen:
„jede beliebige Sinneswahrnehmung, insofern sie Vorstellungen erweckt, insofern sie bestehende Vorstellungsgänge inhaltlich beeinflusst, kurz insofern sie
reproducirendes Moment ist." — Vincent definirt: „Unter Suggestion verstehen wir im gewöhnlichen Leben einen Rath oder eine Andentung; im Hypnotismus verstehen wir unter Suggestion einen auf den Geist gemachten Eindruck, welcher eine unmittelbare Anpassung des Gehirns und alles von ihm
Beherrschten an diesen Eindruck zur Folge hat." — Nach Schaffer ist die
Suggestion nichts Anderes, als eine unmittelbare Association; Suggestion und
Reflex sind Erscheinungen, welche durch ein und dieselbe Veränderung des
Associationsmechanismus bedingt sind; beide repräsentiren unmittelbare Associationen mit Ausschluss controllirender Associationen. — Lehmann versteht unter Suggestion eine durch Sinnesreiz bewirkte Reproduction eines
psycho-physischen Zustandes, von dem das Individuum sich nicht freimachen
kann. — Nach Bergmann nennt man Suggestion eine Vorstellung, welche
in Folge ihrer Intensität mit triebartiger Nothwendigkeit sich realisirt. —
Vogt versteht unter Suggestion solche psycho-physische Phänomene, die abnorm
intensive Folgewirkungen von Zielvorstellungen darstellen.

Wenn wir die im Vorstehenden angeführten Definitionen über-
blicken, so sehen wir, dass ein Theil der Autoren (Liébeault,
Bernheim, Moll, Forel, W Hirsch, Paul Janet, Bérill-
lon, Lipps, Bechterew, Dubois) unter Suggestion einen
Vorgang versteht, durch welchen bestimmte psycho-physische
Phänomene erzeugt werden. Andererseits aber wird, wie wir bereits

erwähnten, der äussere Vorgang, durch welchen die Suggestion hervorgerufen wird, auch als „Suggeriren" bezeichnet, die Suggestion als die Wirkung dieses Vorganges aufgefasst. Die Definitionen der genannten Autoren leiden daher, von Einzelheiten abgesehen, durchwegs an dem Mangel, dass in denselben die Unterscheidung zwischen Suggeriren und Suggestion nicht zum Ausdruck gelangt und die äusseren und inneren Vorgänge, welche zur Bildung der als Suggestion zu bezeichnenden psycho-physischen Phänomene führen, als das Wesentliche der Suggestion hingestellt werden. Gegen die Definition einer zweiten Gruppe von Autoren (Wundt, v. Schrenk-Notzing, Sidis, Parish) ist andererseits der Einwand zu erheben, dass dieselben die inneren Vorgänge, von welchen die Bildung der Suggestion abhängt, als das Wesentliche derselben bezeichnen. Dieser Einwurf lässt sich gegen die Definitionen einer dritten Gruppe (Vincent, Schaffer, Lehmann, Bergmann und Vogt) nicht geltend machen, nach welchen als Suggestion lediglich bestimmte psychische, resp. psychophysische Phänomene zu betrachten sind. In Betreff der Vogt-schen Definition ist zu berücksichtigen, dass dieser Autor von der Suggestion die Zielvorstellung derselben unterscheidet, d. h. die Vorstellung von dem Auftreten eines psycho-physischen Vorganges, deren abnorm starke Wirkung die Suggestion darstellt. Die Zielvorstellung Vogt's bildet einen Theil jener psychischen Momente, welche die Autoren der letzten Gruppe in den Begriff der Suggestion einschliessen. Man kann dieselbe von den psycho-physischen Elementen, welche ihre Wirkung darstellen und nach Vogt allein die Suggestion ausmachen sollen, zwar analytisch trennen, weil die Zielvorstellung die Realisirung ihres Inhaltes zur Folge haben kann, aber nicht haben muss. Allein die Beschränkung des Begriffes Suggestion im Vogt'schen Sinne durch Ausschliessung der Zielvorstellung von derselben entfernt sich dermassen von der Bedeutung, welche der allgemeine Gebrauch bisher diesem Ausdruck beizulegen pflegte, dass wir dieselbe nicht acceptiren können. Sage ich einem Hypnotisirten, dessen Hand ich gefasst habe: „Ihre Hand bewegt sich jetzt unwiderstehlich gegen den Kopf", und tritt in Folge meiner Aeusserung diese Bewegung ein, so würde diese nach der Vogt'schen Definition eine Suggestion bilden.

da sie die Folgewirkung der durch mich bei dem Hypnotisirten erweckten Zielvorstellung — der Vorstellung, dass die Hand sich unwiderstehlich gegen den Kopf bewegt —, darstellt. Tritt bei einem Individuum, das sich z. B. im Theater befindet, in Folge einer irgendwie angeregten Vorstellung (Autosuggestion), dass es von dem Bedürfnis zu uriniren befallen werden könne, thatsächlich Harndrang ein, so wäre dieser nach Vogt ebenfalls Suggestion, ebenso das Herzklopfen, der Schweissausbruch, das Erröthen, das Erbrechen, der Durchfall und andere körperliche Vorgänge, die in Folge der Erwartung ihres Eintrittes sich thatsächlich einstellen. Solche rein körperliche Vorgänge als „Suggestion" aufzufassen, wozu die Vogt'sche Definition führen müsste, können wir uns nicht entschliessen, weil damit die Suggestion ihren Charakter als psychisches Phänomen, an dem wir unbedingt festhalten müssen, verlieren würde.

Zu einer eigenartigen Auffassung der Suggestion hat sich in neuester Zeit Hirschlaff bekannt. Dieser Autor erachtet als wesentlich für die Suggestion:

> a) seitens des Hypnotiseurs: Aufstellung einer unmotivirten, der Wirklichkeit nicht entsprechenden Behauptung;
>
> b) seitens des Hypnotisirten: Realisirung dieser Behauptung.

Hirschlaff glaubt, dass nur, wenn man an dieser strengeren Formulirung des Begriffes der Suggestion festhält, dieselbe ein von den übrigen seelischen Vorgängen abzugrenzendes Phänomen bildet. Seiner Definition entsprechend betrachtet H. die therapeutischen Suggestionen nicht als echte Suggestionen, sondern als Rathschläge, Hoffnungen, Wünsche etc. Die H.'sche Fassung des Begriffes der Suggestion ist jedoch entschieden zu eng; dieselbe würde die ganze Klasse von Vorstellungen, die wir als Gegensuggestionen bezeichnen und zur Beseitigung von Suggestionen benützen, von dem Gebiete der Suggestion ausschliessen, weil dieselben inhaltlich der Wirklichkeit entsprechen. Die Gegensuggestionen können auch motivirt werden, ohne deshalb ihren suggestiven Character einzubüssen.

Der bisherige mehrsinnige Gebrauch des Ausdruckes „Suggestion" ist hauptsächlich darauf zurückzuführen, dass man für die Vorstellung, welche auf dem Wege des Suggerirens einem Individuum beigebracht wird und bei diesem zur Suggestion werden soll, bisher eine besondere, allgemein gebräuchliche Bezeichnung nicht hatte. Ich halte es daher für zweckmässig, diese Vorstellung als „Eingebung" zu bezeichnen und hiedurch von der Suggestion zu unterscheiden. Die Eingebung wird zur Suggestion erst dann, wenn sie von dem Individuum, dem sie beigebracht wurde, kritiklos acceptirt wird.

Der derzeitige Sprachgebrauch in Bezug auf den Ausdruck „Suggestion" bedarf dementsprechend einer Revision. Man spricht von „eine Suggestion geben", „eine Suggestion zurückweisen", „einer Suggestion Widerstand leisten." Was gegeben i. e. eingegeben wird, ist jedoch zunächst noch keine Suggestion, und das Zurückweisen einer Suggestion bedeutet im Grunde eine contradictio in adjecto, da nach unserer Auffassung eine Vorstellung, welche zurückgewiesen wird, keine Suggestion sein kann. Dagegen kann man bei der Unterscheidung von Eingebung und Suggestion im obigen Sinne sehr wohl von der Zurückweisung einer Eingebung sprechen.

Die Suggestionen werden nach ihrem Erzeugungsmodus, ihrem Verhalten zum Bewusstsein und zur Hypnose und anderen Momenten in verschiedene Klassen eingetheilt. Man unterscheidet zunächst Fremdsuggestionen (Heterosuggestionen von Bentivegni) und Autosuggestionen. Ersterer Gruppe gehören diejenigen Suggestionen an, die von aussen durch eine Person oder ein Objekt angeregt werden, letzterer Gruppe die Suggestionen, deren Bildung durch die eigene associative Thätigkeit des Individuums ohne directe äussere Veranlassung zu Stande kommt. Bedient sich die suggerirende Person der Rede zur Hervorrufung der Suggestion, so haben wir es mit einer verbalen Suggestion zu thun; wird die Suggestion durch eine Handlung oder einen Vorgang erweckt, so spricht man von einer realen Suggestion. Geht die Anregung zur Suggestion von einem Objecte aus, so kann dieselbe als Objectsuggestion bezeichnet werden (Schmidkunz).

Man unterscheidet ferner directe und indirecte Suggestionen. Erkläre ich einem Hypnotisirten: „Ihr Arm ist gefühllos", und tritt in Folge dieser Aeusserung bei demselben Gefühllosigkeit des linken Armes ein, so liegt eine directe Suggestion vor. Die Suggestion und ihr specieller Inhalt wurde hier direct durch meine verbale Eingebung bestimmt. Bei einer gewissen Klasse von Kranken (Hysterischen) kann es aber auch vorkommen, dass Gefühllosigkeit eines Armes oder einer ganzen Körperseite (Hemianaesthesie) ohne jede dahinzielende Aeusserung, lediglich durch die Untersuchung des Verhaltens der Sensibilität an dem betreffenden Theile seitens des Arztes hervorgerufen wird. Die Untersuchung erweckt bei der Kranken die Vorstellung von einem abnormen Verhalten der Empfindung an dem untersuchten Theile, durch welche Gefühllosigkeit herbeigeführt wird. In diesem Falle haben wir es mit einer indirecten Suggestion zu thun. Genauer gesagt handelt es sich um eine Autosuggestion des Individuums, deren Bildung durch ein äusseres Moment, in speciellem Falle die Untersuchung des Arztes, veranlasst wurde. Die indirecten Suggestionen spielen eine erhebliche Rolle als Quelle von Krankheitserscheinungen, insbesondere bei hysterischen und hypochondrischen Individuen. Wenn schon die blosse Untersuchung ohne jede verbale Andeutung zu Autosuggestionen mit pathogenen Wirkungen führen kann, so werden solche begreiflicher Weise noch leichter hervorgerufen, wenn der Einfluss der Untersuchung durch entsprechende Fragen unterstützt wird. So genügt es bei vielen Hysterischen, einen Druck auf eine gewisse Stelle auszuüben und zu fragen, ob derselbe Schmerzen verursacht, um eine Hyperaesthesie der betr. Stelle momentan herbeizuführen, ja, die Frage allein nach dem Vorhandensein eines Symptomes oder das Hören von dem Vorkommen desselben kann schon bei manchen Kranken dasselbe hervorrufen. Ein sehr prägnantes Beispiel letzterer Art führt Bernheim an. Dieser Autor erklärte den seine Klinik besuchenden Studenten in Gegenwart einer Patientin, die in Folge eines Unfalles an Schwindel, Brust- und Rückenschmerzen litt und bei welcher Intactheit der Sensibilität festgestellt war, dass nach Unfällen die Empfindung auf einer Körperhälfte oft aufgehoben ist, dass dabei die Kranken auf der betr. Seite nicht riechen, nicht sehen etc. Als nach dieser Erörterung bei der Kranken die Sensibilität wieder geprüft wurde, fand man — zum grössten Erstaunen der Hörer — eine sehr deutlich ausgeprägte linksseitige Hemianaesthesie mit Analgesie, Verlust des Muskelsinnes, linksseitiger Anosmie u. s. w. Durch Suggestion während der Hypnose wurde diese Hemianaesthesie am nächsten Tage wieder aufgehoben. Von Charcot wurde die indirecte Suggestion auch zur Erklärung gewisser hysterischer, im Gefolge von Unfällen auftretender Lähmungen (hystero-traumatischer Lähmungen) und Empfindungsstörungen herangezogen. Charcot ermangelte auch nicht, für seine Auffassung experimentelle Beweise beizubringen. Er versetzte einer Hysterischen in der Hypnose unversehens einen Schlag an die hintere Schultergegend mit der flachen Hand und zwar nur mit mässiger Kraft. Die Kranke fuhr zusammen, stiess einen Schrei aus und erklärte, in dem betr. Arme ein Gefühl von Taubheit, Schwere und Schwäche zu haben; es schien ihr, als gehöre ihr der Arm nicht mehr. Fast gleichzeitig war eine Lähmung vorhanden, die rasch ihre grösste Intensität erreichte und alle Charaktere der hysterischen Paralysen darbot. Nach Charcot suggerirten hier die durch den localen Shock bewirkten Parästhesien (Gefühle von Taubsein und Schwere) die Vorstellung des Gelähmtseins, so dass also eine indirect erzeugte Suggestion (Autosuggestion) den Ausgangspunkt der Lähmung bildete.

Die Klasse der indirecten Suggestionen hat eine ungeheure Ausdehnung, und ihr Einfluss im normalen Leben, wie auf pathologischem Gebiete ist von der grössten Tragweite. Was wir von der Einwirkung des Milieus, des Beispiels oder Vorbildes auf das Individuum kennen, gehört in das Gebiet der indirecten Suggestionen. Mehr als alle Ueberredungsversuche bewirkt oft ein einzelnes beweisendes Vorkommnis. Von pathologischen Erscheinungen verdienen hier noch besondere Erwähnung die so häufigen Autosuggestionen, die durch das Hören von Erkrankungen und Todesfällen bei suggestiblen und ängstlichen (hypochondrischen) Individuen hervorgerufen werden.

Die Gestaltung eines grossen Theiles der indirecten Suggestionen, die sich bei näherer Prüfung als von aussen angeregte Autosuggestionen erweisen, zeigt schon, dass die übliche Unterscheidung zwischen Fremd- und Autosuggestion, wenn dieselbe auf den inneren oder äusseren Entstehungsmodus der Suggestion allein sich stützen will, nicht aufrecht zu erhalten ist. Wir sind in der Lage, für einen grossen, ja sogar den grössten Theil der Autosuggestionen äussere veranlassende Momente aufzufinden, und können sogar bei einzelnen Individuen bestimmte Autosuggestionen nach Belieben hervorrufen. Ich darf z. B. dem hypochondrischen Herrn X. nur die Wirbelsäule untersuchen, um bei ihm die Autosuggestion zu erwecken, dass er rückenmarksleidend sei. Die Wirkung der sogenannten aesthesiogenen Stoffe bei Hysterischen beruht darauf, dass durch dieselben bestimmte Autosuggestionen hervorgerufen werden. Andererseits sehen wir vielfach, dass die Fremdsuggestion in ihren Details nicht durch die von aussen kommende Eingebung, sondern lediglich durch die associative Thätigkeit des Individuums bestimmt wird. Ich gebe z. B. einer Lehrerin in der Hypnose ohne jede weitere Erläuterung die Suggestion, sie befinde sich in der Schule. Die Hypnotisirte versetzt sich sofort im Geiste in die Schule und zwar offenbar in ein bestimmtes, ihr bekanntes Schulzimmer. Sie sieht bestimmte Kinder vor sich, spricht mit diesen. sieht ihre Hefte. kritisirt ihre schriftlichen Leistungen, rügt unartiges Verhalten einzelner Kinder etc. All' das ist Product ihrer eigenen Phantasiethätigkeit, die lediglich durch meine Suggestion angeregt, aber inhaltlich in keiner Weise näher bestimmt wurde. Erkläre ich dieser Hypnotisirten. sie befinde sich zu Hause, so versetzt sie sich in ihre Behausung, sieht dort ihre Mutter und unterhält sich mit dieser etc. In beiden Fällen handelt es sich um Fremdsuggestionen, deren Details ganz und gar durch die individuellen Erinnerungen und Denkgewohnheiten der Hypnotisirten bestimmt wurden.

Wie wir sehen. lassen sich durchgreifende Kriterien für die Unterscheidung von Fremd- und Autosuggestionen nicht feststellen. Diese Unterscheidung muss noch hinfälliger erscheinen. wenn wir die Umwandlungen und Ergänzungen erwägen, welche die von fremder Seite erfolgende Eingebung in der Psyche des Percipienten erfahren muss. soll dieselbe zur Bildung einer Suggestion führen. Sage ich einem Hypnotisirten: „Ihr Arm ist gefühllos", so vernimmt er die gesprochenen Worte als Gehörseindruck, sowie dieselben lauten. Diese Gehörswahrnehmungen sind noch keine Suggestion: eine solche liegt erst vor, wenn bei dem Angesprochenen an die betreffenden Gehörwahrnehmungen die Vorstellung sich knüpfte: Mein Arm ist gefühllos. Sage ich einem Hypnotisirten: „Hier haben Sie eine Rose", so verhält es sich ähnlich. Eine Suggestion liegt erst vor, wenn bei dem Hypnotisirten der vernommene Gehörseindruck die Vorstellung auslöst: „Ich habe eine Rose". und diese Vorstellung sich mit dem hallucinatorischen Bilde einer bestimmten Rose, deren Farbe, Grösse etc. lediglich von der Phantasie des Individuums abhängt, associirt. Mit anderen Worten, die Fremdsuggestion. genauer gesagt die Fremdeingebung, wird erst dann wirksam, wenn sie die Umgestaltung in eine Autosuggestion erfahren hat. Wir müssen uns daher, wenn wir der Unterscheidung zwischen Fremd- und Autosuggestion überhaupt noch einen Sinn beilegen wollen, in Anlehnung an Forel damit begnügen, als letztere im Allgemeinen diejenigen Suggestionen zu betrachten, die sich auf Zustände des eigenen Körpers beziehen und nicht von der beabsichtigten Einwirkung eines anderen Menschen herrühren.[1])

Das verschiedene Verhalten der Suggestionen zum Bewusstsein nöthigt uns ferner, eine Eintheilung derselben in bewusste und unbewusste (oder unterbewusste) vorzunehmen. Sage ich einem Hypnotisirten: „Sie sind heiser, Sie können nicht mehr laut sprechen", und tritt in Folge dieser Eingebung bei dem Hypnotisirten Stimmlosigkeit (Aphonie) ein, so ist demselben die Eingebung, welche die Quelle seiner Heiserkeit bildet, bekannt. Die Worte, welche ich an den Hypnotisirten richtete, erweckten in demselben die bewusste Vorstellung, nicht mehr laut sprechen zu können, und diese Vorstellung bildet einen Bestandtheil seines Bewusstseins, bis ich dieselbe durch eine neue gegentheilige Eingebung wieder aufhebe.[2]) In diesem Falle haben wir es demnach zweifellos mit einer bewussten Suggestion zu thun. Pathogene Wirkungen können aber auch durch Suggestionen hervorgerufen werden, von deren Existenz dem Individuum nichts bekannt ist, die sonach ausserhalb seines Bewusstseins liegen müssen.

Ein hysterisches Mädchen befindet sich in einem Saale in der Nähe einer Kranken, welche an einer Contractur des Kopfnickers und dadurch bedingter Schiefhaltung des Kopfes (caput obstipum)

---

[1]) Die Autosuggestion ist nach der Definition Forel's die gewöhnlich unbewusste Erzeugung von Wirkungen im Nervensysteme, welche den Wirkungen von Suggestionen Anderer identisch oder sehr ähnlich sind, sei es durch Wahrnehmungen, sei es durch Vorstellnngen, sei es durch Gefühle, welche aber nicht von der beabsichtigten Einwirkung eines anderen Menschen herrühren. Auch diese Definition ist nicht ganz einwandfrei, weil, wie wir sahen, Autosuggestionen bei manchen Individuen sich von fremder Seite willkürlich hervorrufen lassen; da jedoch dieser Erzeugungsmodus bei den thatsächlich vorkommenden Autosuggestionen jedenfalls nur ausnahmsweise vorliegt, kann obige Definition als im Allgemeinen ausreichend angesehen werden.

[2]) Hiemit ist keineswegs gesagt, dass der Hypnotisirte die Vorstellung als Ursache seiner Heiserkeit erkennt, er mag dieselbe im Gegentheil lediglich als die Folge ihrer Wirkung, wie wir schon oben Seite 38 erwähnten, betrachten.

leidet. Nach einiger Zeit findet sich bei dem hysterischen Mädchen die gleiche abnorme Kopfstellung. Fragen wir das Mädchen nach der Ursache, so weiss dasselbe nichts anzugeben, doch unterliegt es keinem Zweifel, dass lediglich die Wahrnehmung der abnormen Kopfstellung bei der Kranken zu der gleichen Störung wie bei ihrer Nachbarin geführt hat. Diese Wahrnehmung muss daher die Bildung einer ausserhalb der Sphäre des Bewussten liegenden Autosuggestion angeregt haben, welche eine Contractur des Kopfnickers verursachte. In diesem Falle haben wir es demnach mit einer unbewussten (unterbewussten) Suggestion zu thun, und wir wollen hier sogleich beifügen, dass Autosuggestionen dieser Art eine nicht unwichtige Rolle als Quelle pathologischer Erscheinungen spielen.

Man unterscheidet ferner Wachsuggestionen und hypnotische Suggestionen. Bei ersteren erfolgt die Eingebung im Wachzustande, bei letzterer in der Hypnose. Wird die hypnotische Eingebung derart formulirt, dass deren Wirkung die Hypnose überdauert oder deren Realisirung überhaupt erst im Wachzustande eintreten soll, so spricht man von posthypnotischer Suggestion.

Den Vorstellungen, welche wir als „Suggestionen" bezeichnen, kommen gewisse allgemeine Eigenschaften zu, die zum Theil bisher noch nicht genügend gewürdigt wurden. Vor Allem ist zu betonen, dass den Suggestionen durchwegs ein gewisser, allerdings in den einzelnen Fällen sehr verschieden ausgeprägter Zwangscharakter anhaftet, d. h. die Eigenschaft, dass sie sich mit einer besonderen, anderen Vorstellungen nicht zukommenden Gewalt in das Bewusstsein, genauer gesagt in den Verlauf der psychischen Processe eindrängen und darin auch erhalten und der Wille des Individuums gegen dieselben direct nichts vermag. Diese Eigenschaft bedingt es, dass die voll entwickelte Suggestion nicht wie andere Vorstellungen durch associative Vorgänge — logische Erwägungen — ohne Weiteres corrigirt oder aus dem Bewusstsein verdrängt und beseitigt werden kann.

Im Allgemeinen zeigen, wenn wir von der Hypnose absehen, die Fremdsuggestionen den Zwangscharakter in ungleich geringerem Maasse als die Autosuggestionen, und selbst in der Hypnose ist

der Zwangscharakter vieler Fremdsuggestionen sehr wenig entwickelt. die Intensität desselben mehr scheinbar als wirklich:
Hirschlaff hat sich dahin ausgesprochen. dass den hypnotischen
Suggestioneu in zahlreichen Fällen der Zwangscharakter überhaupt
fehlt und die Eingebungen des Hypnotiseurs häufig nur aus Gehorsam oder Gefälligkeit gegen diesen oder in Folge der Ueber-
redung desselben mehr oder minder willkürlich ausgeführt werden.
Es lässt sich auch thatsächlich nicht läugnen, dass die Realisirung
vieler Eingebungen in der Hypnose nicht deshalb geschieht, weil
dieselbe für den Hypnotisirten unvermeidlich ist, dessen Wille
derselben sich nicht widersetzen könnte: die Realisirung der Eingebung setzt vielmehr, wenigstens in einem grossen Theile der
Fälle, wie der gelegentliche Widerstand gegen einzelne Eingebungen
zeigt, eine gewisse Zustimmung seiteus des Hypnotisirten voraus.
ohne welche die Eingebung erfolglos bleibt. Allein diese Zustimmung kann gewöhnlich nicht als das eigentlich ursächliche Moment
der Realisirung, sondern nur als ein Umstand betrachtet werden,
welcher der Eingebung. wo diese nicht an sich schon die nöthige
Realisirungstendenz besitzt, zu Hilfe kommt. Der Hypnotisirte
dreht seine Hände automatisch umeinander, nicht lediglich weil
der Hypnotiseur dies wünscht und er diesem sich gefällig erweisen
will. sondern weil die Erklärung des Hypnotiseurs: „Ihre Hände
drehen sich umeinander". bei dem Hypnotisirten thatsächlich eine
ausgesprocheue Bewegungstendenz hervorruft. der entgegenzuwirken
derselbe keine Veranlassung findet.

Die Zustimmung des Hypnotisirten zu dem suggestiv hervorgerufenen Bewegungsimpulse bedingt hier. dass letzterer bei aus-
reichender Stärke sich ohne Weiteres in Bewegung umsetzen kann.
bei ungenügender Entwicklung dagegen die zur Realisirung erforderliche Verstärkung durch Willeuserregungen erhält. In vielen
Fällen erheischt die Realisirung der hypnotischen Eingebung nicht
lediglich Zustimmung zu dem Inhalte derselben, sondern specialisirte
Willensacte. Sage ich einem Hypnotisirten: „Hier ist Papier, Sie
schreiben eineu Brief" und schreibt der Hypnotisirte auf diese
Weisung einen Brief an einen Freund. so setzt diese Handlung
einen bestimmten Willensact voraus. weil in meiner Eingebung
von dem Freunde keine Rede war und der Hypnotisirte die Person,

an welche er schrieb, nach eigenem Ermessen wählte. Die Handlung des Hypnotisirten ist hier, wenn auch durch meine Eingebung angeregt, doch zugleich in gewissem Maasse willkürlich. Der Einfluss des Willens muss im Allgemeinen bei der Realisirung von Eingebungen um so mehr sich geltend machen, je weniger bestimmt der Inhalt derselben ist. Daneben muss aber auch zugegeben werden, dass die Ausführung mancher Eingebungen in der Hypnose auch ausschliesslich willkürlich, i. e. lediglich aus Gefälligkeit für den Hypnotiseur oder anderen Gründen geschieht. In diesen Fällen handelt es sich jedoch nur scheinbar um Suggestionen, die Eingebung hat nicht zur Bildung einer Vorstellung geführt, der die Charaktere einer Suggestion anhaften, und man müsste jede im gewöhnlichen Leben auf eine Aufforderung oder Bitte hin erfolgende Handlung als Suggestionswirkung betrachten, wollte man die Vorstellungen, welche in den fraglichen Fällen für die Ausführung der Handlungen bestimmend sind, als Suggestionen auffassen. Bei den Autosuggestionen ist stärkere Ausprägung des Zwangscharakters eine so regelmässige Erscheinung, dass man dieselben nicht mit Unrecht zu den Zwangsvorstellungen zählt. Die beträchtliche Entwicklung der Zwangseigenschaft bei dieser Klasse von Suggestionen erklärt sich aus mehreren Umständen. Fremdsuggestionen können speciell im hypnotischen Zustande auch bei geistig völlig normalen Individuen sich bilden; zur Entwicklung von Autosuggestionen kommt es dagegen ganz vorzugsweise bei Personen, bei denen eine krankhafte psychisch-nervöse Disposition das Auftreten von psychischen Zwangserscheinungen begünstigt (Hysterie, Hystero-Neurasthenie, psychische Neurasthenie, Zwangsvorstellungskrankheit). Die Autosuggestionen sind wenigstens sehr häufig mit Zwangsvorstellungen, die sich nicht auf den Körperzustand beziehen, Zwangsaffecten und anderen Zwangserscheinungen vergesellschaftet. Auch der Entstehungsmodus vieler Autosuggestionen ist für die Entwicklung ihres Zwangscharakters von Bedeutung. Freud hat zuerst den Satz ausgesprochen, dass eine Vorstellung dadurch zwangsartig wird, dass sie mit einem disponiblen Affecte sich verknüpft. Meine Erfahrung lehrt, dass Autosuggestionen häufig zum ersten Male in Zuständen stärkerer gemüthlicher Erregung, speciell in Angstzuständen, auftauchen. Es hat den Anschein, dass die unter solchen Verhältnissen auftretenden Vorstellungen etwas von dem bestehenden Affecte an sich reissen, was ihnen verbleibt und dauernden Zwangscharakter verleiht. In physiologischer Sprache lässt sich dies dahin erklären, dass die einzelnen Vorstellungen entsprechenden Erregungsvorgänge bei Zuständen allgemeiner corticaler Erregung eine Intensität gewinnen, in Folge welcher dieselben bei späterer Auslösung eine abnorme Andauer gewinnen.

Neben stärkerer Entwicklung des Zwangscharakters zeigen die Autosuggestionen den Fremdsuggestionen gegenüber auch eine erheblich grössere Neigung, sich im Wechsel der Vorstellungen zu erhalten, ihre individuelle Existenz zu behaupten. Die Fremdsuggestionen können sehr flüchtiger Natur sein. Sage ich einem Hypnotisirten, indem ich seinen Arm erhebe: „Ihr Arm ist steif und bleibt in dieser Stellung", so kann es sehr wohl sein, dass der Arm thatsächlich in der ihm gegebenen Lage zunächst verbleibt. Häufig ist jedoch, wenn man die Eingebung nicht erneuert, der Arm nach einigen Minuten herabgesunken. Die Suggestion hat sich spontan oder unter dem Einflusse der Ermüdung verflüchtigt. Reiche ich einem Hypnotisirten ein Glas Wasser mit dem Bemerken: „Hier ist Bier, trinken Sie", so kann es ebenfalls sein, dass er das Wasser als Bier trinkt. Reiche ich demselben Hypnotisirten das Glas Wasser ohne weitere Bemerkung ¹ Stunde später, so wird er das Wasser nicht mehr als Bier hinnehmen, und noch weniger ist daran zu denken, dass er nach der Hypnose Wasser mit Bier verwechselt. Die hypnotischen Fremdsuggestionen schwinden in der Regel, wenigstens soweit sich dieselben auf äussere Objekte beziehen, auch ohne Gegensuggestion mit der Aufhebung der Hypnose; nur ausnahmsweise bestehen sie im Wachen fort, ohne dass ihre Andauer speciell suggerirt wurde. Hat sich dagegen ein Individuum in Folge irgend welcher zufälliger Umstände die Autosuggestion gebildet, dass ihm der Genuss von Wasser nach gewissen Speisen Magenbeschwerden verursache, so kann sich diese Autosuggestion ganz unbegrenzte Zeit erhalten und dazu führen, dass thatsächlich bei dem Genusse von Wasser nach gewissen Speisen Magenbeschwerden bei ihm auftreten. Eine ähnliche Hartnäckigkeit zeigen auch viele Autosuggestionen, die sich auf Zustände oder Leistungen des Körpers beziehen. Diese Beharrlichkeit erklärt sich zum Theil wenigstens aus dem Umstande, dass die Autosuggestionen häufig durch die Denkrichtung des Individuums, öfters auftretende körperliche Gefühle und die Erinnerung an frühere Erlebnisse verstärkt und mehr und mehr fixirt werden, und es begreift sich, dass unter diesen Verhältnissen die von dem Arzte ausgehende Eingebung (Heilsuggestion), die in dem psychischen Leben des Patienten keine weitere Stütze findet, gegen die Autosuggestion schwer aufkommt. Die Wirkungen einer Suggestion können bedingt sein:

    a) durch den Inhalt derselben,

    b) durch das derselben anhaftende Gefühl,

    c) durch diese beiden Factoren.

Erkläre ich einer Hypnotisirten: „Sie empfinden an ihrem rechten Beine ein lebhaftes Wärmegefühl", und tritt dieses Gefühl in Folge meiner Eingebung thatsächlich auf, so haben wir es mit einer Wirkung zu thun, welche lediglich durch den Inhalt der suggerirten Vorstellung verursacht wurde, da der geringen Gefühlsbetonung derselben ein Einfluss nicht zugeschrieben werden kann. Ein mit verschiedenen Topophobien behafteter Neurastheniker leidet unter Anderem an der Autosuggestion, es in grösserer Gesellschaft nicht aushalten zu können. Ist er genöthigt, in solcher zu verweilen, so stellen sich bei ihm in Folge der erwähnten Vorstellung alsbald Kopfeingenommenheit, Herzklopfen und Schwächegefühl im ganzen Körper ein: diese Erscheinungen können durch den Inhalt der Autosuggestion nicht verursacht sein: dieselben sind lediglich auf den Angstzustand zurückzuführen, mit welchem die Autosuggestion verknüpft ist. Ein anderer Neurastheniker ist mit der Autosuggestion behaftet, herzleidend zu sein, in deren Gefolge Schmerzen oder Beklemmungsgefühle in der Herzgegend, auch Unregelmässigkeiten der Herzthätigkeit bei ihm auftreten. Auch diese Erscheinungen sind in der Hauptsache durch die mit der Autosuggestion vergesellschaftete Angst hervorgerufen, ihre specielle Localisation jedoch durch den Vorstellungsinhalt der Autosuggestion bedingt. Eine Dame leidet zeitweilig an der Autosuggestion, dass bei ihr nach den Mahlzeiten Leibschmerzen auftreten. Diese

Schmerzen stellen sich denn auch nach den Mahlzeiten gewöhnlich ein und zwar in geringem Maasse, wenn die Patientin dabei ruhigen Gemüthes ist, in viel stärkerem Grade, wenn sie ängstlich erregt. d. h. die Autosuggestion von deutlichen Angstgefühlen begleitet ist. Die Schmerzen werden in letzterem Falle primär durch die Autosuggestion hervorgerufen, durch die dieser anhaftenden Angstgefühle dagegen in ihrer Intensität bedeutend gesteigert.

Die Suggestionen sind trotz ihres mehr minder ausgesprochenen Zwangscharakters und ihrer sonstigen Qualitäten der Beeinflussung durch andere Vorstellungen und zwar nicht lediglich solche vom Charakter der Suggestionen zugänglich. Die Suggestion fügt sich zwar nicht in den Verlauf der associativen Vorgänge wie andere Vorstellungen; sie verhält sich mehr wie ein fremdes Element, ein Eindringling den normaler Weise sich aneinander reihenden Vorstellungen gegenüber. Allein diese Eindringlingsnatur schützt dieselbe nicht gegen die von anderen Vorstellungen, Gegensuggestionen, logischen Erwägungen, Erinnerungen etc. ausgehenden Einwirkungen. Jede Suggestion lässt sich durch eine Gegensuggestion von gleicher Stärke der intellectuellen und Gefühlselemente direct beseitigen. Die Suggestion, dass der Arm gelähmt ist, wird durch die Suggestion, dass der Arm wieder völlig beweglich ist, aufgehoben, die Suggestion der Gefühllosigkeit durch die Suggestion des Wiederempfindens an dem betreffenden Theile. Einen sehr wesentlichen Umstand bei dem Kampfe zwischen Suggestion und Gegensuggestion bildet die Gefühlsbetonung der betr. Vorstellungen. Eine mit sehr lebhaften Gefühlselementen verknüpfte (gefühlsstarke) Vorstellung kann durch eine mit geringer Gefühlsbetonung versehene (gefühlsschwache) nicht überwunden werden; andererseits wird eine gefühlsschwache durch eine gefühlsstarke Suggestion mit Leichtigkeit verdrängt. Therapeutische Suggestionen können durch von der Umgebung des Patienten ausgehende suggestive Einflüsse (lobende oder abfällige Aeusserungen über die Behandlung, den Arzt etc.) sowohl verstärkt und befestigt, als abgeschwächt und aufgehoben werden. Das Gewicht rein logischer Erwägungen macht sich insbesonders posthypnotischen Suggestionen gegenüber geltend. Ich suggerire z. B. einem Hypnotisirten, dass er am nächsten Vormittag um 10 Uhr seinen Freund H. besuchen werde. Um die angegebene Zeit tritt auch bei dem betr. Herrn die diesem unerklärliche Idee auf, Freund H. zu besuchen. Die Neigung, dieser Idee Folge zu leisten, ist sehr lebhaft, sie wird jedoch durch die Erwägungen überwunden, dass eine Unterbrechung der momentanen Beschäftigung nicht ohne Nachtheil statt haben kann und Freund H. voraussichtlich um die fragliche Zeit nicht zu Hause zu treffen ist. Der Besuch unterbleibt daher.

Auch den Autosuggestionen gegenüber sind, wie die täglichen ärztlichen Erfahrungen zeigen, logische Darlegungen (Gründe) nicht ohne Einfluss. So erweist sich die Erklärung, dass z. B. eine Störung, deren Ursache bisher dem Leidenden unbekannt war, auf einer Autosuggestion, i. e. einer Vorstellung beruht, oft nützlich, indem dieselbe die Autosuggestion abschwächt oder auch ganz verdrängt.

Die Erinnerung an frühere Autosuggestionen kann gegen bestehende ähnlich wirken. So wurde eine mir bekannte Dame, welche wegen Ausbleibens der Menses das Bestehen einer Schwangerschaft für möglich hielt, in Folge dieser Idee öfters von einer lediglich autosuggestiv bedingten Brechneigung heimgesucht. Diese schwand alsbald, nachdem die Dame sich erinnert hatte, dass früher unter ähnlichen Verhältnissen die gleiche Erscheinung als Folge einer „Einbildung" bei ihr aufgetreten war.

Schliesslich wollen wir noch des wechselseitigen Einflusses von Autosuggestionen hier kurz gedenken. Vereinzelte Autosuggestionen können bei Personen, bei welchen die Neigung zur Bildung solcher gering ist, wie wir schon erwähnten, unbegrenzte Zeit sich erhalten. Bei Individuen mit beträchtlicher Autosuggestibilität und dementsprechender reichlicher Production von Autosuggestionen findet dagegen in diesen ein häufiger Wechsel statt. Die heute bestehenden Autosuggestionen sind in einigen Tagen durch andere verdrängt und diese schwinden alsbald wieder, um neuen oder auch solchen Platz zu machen, die bereits früher vorhanden waren. Die Verdrängung der einen Autosuggestion durch die andere geschieht hier nicht direct durch einen Einfluss, welchen der Inhalt der einen Vorstellung auf die andere ausübt. Die älteren Autosuggestionen werden durch die neueren zum Schwinden gebracht, indem diese die Aufmerksamkeit für sich in Anspruch nehmen und dadurch ersteren entziehen, in Folge welchen Umstandes diese mehr und mehr sich verflüchtigen.

III. Kapitel.

Suggestibilität.

Der Begriff der Suggestibilität wird von der Mehrzahl der Autoren zum Theil zu weit und zum Theil zu eng aufgefasst: man versteht darunter vielfach die Neigung eines Menschen, sich von Anderen beeinflussen zu lassen — in diesem Sinne fasst z. B. M. Hirsch die Suggestibilität auf —, oder die Empfänglichkeit für Suggestionen seitens Dritter. Es giebt aber verschiedene Arten der Beeinflussung der Denkvorgänge und Handlungen eines Menschen, die nicht in das Gebiet der Suggestion gehören, und die Empfänglichkeit für derartige Beeinflussungen lässt sich nicht als Suggestibilität bezeichnen. Die Zugänglichkeit einer Person für die Vernunftsgründe, die ihr von fremder Seite vorgeführt werden, die Neigung, auf Wünsche und Anschauung Anderer Rücksicht zu nehmen, oder lediglich durch persönlichen Vortheil bestimmt zu werden, der Gehorsam gegen Vorgesetzte etc., all dieses lässt sich nicht als Aeusserung einer Suggestibilität betrachten. Wenn wir von dem früher festgestellten Begriffe der Suggestion ausgehen, so können wir als Suggestibilität lediglich die Neigung zur Bildung von Suggestion auf äussere oder innere Anregungen erklären. Die Definition der Suggestibilität als Empfänglichkeit für Suggestionen seitens Dritter lässt die Autosuggestionen unberücksichtigt, die bei vielen Menschen eine viel grössere Rolle spielen als die Fremdsuggestionen. Da für die Entstehung von Suggestionen, wie wir sahen, das Verhalten der associativen Thätigkeit (Einschränkung oder völlige Hemmung derselben) von wesentlicher Bedeutung ist, so muss dasselbe auch für die Suggestibilität bestimmend sein. Man kann daher diese auch als eine Disposition der Psyche betrachten, welche sich in Ausfall oder Abschwächung der associativen Thätigkeit gewissen Vorstellungen gegenüber, d. h. in kritikloser Annahme gewisser Vorstellungen äussert. Einen gewissen Grad von Suggestibilität in diesem Sinne besitzt jeder Mensch, und es ist ein Glück, dass dem so ist. Mit Recht bemerkt Sidis: „Suggestibilität mangelt nicht in dem Zustande, welchen wir als den normalen bezeichnen, und um sie zu enthüllen, müssen wir nur den richtigen Schlüssel anwenden. Das suggestible Element ist ein Bestandtheil unserer Natur, es verlässt uns nie, ist immer in uns gegenwärtig. Nicht Geselligkeit oder Vernunft, sondern Suggestibilität characterisirt das durchschnittliche Menschenkind (the average specimen of humanity) — der Mensch ist ein suggestibles Thier.‘

Dass Suggestibilität zu den allgemeinen seelischen Eigenschaften des Menschen zählt und mit völliger Geistesgesundheit vereinbar ist, ist bisher nicht von allen Autoren zugegeben worden; insbesonders hat sich Pierre Janet gegen diese Auffassung gewendet. Nach diesem Autor lassen sich bei geistig völlig normalen Personen keine Suggestionen, sondern nur denselben psychologisch nahestehende Phänomene hervorrufen. „Versichere ich einer solchen Person“, bemerkt Janet, „dass ein kleiner Hund auf der Tischecke sitzt, so wird mir dieselbe ins Gesicht lachen und keine Hallucination haben.“ Diesem Einwande mangelt jedoch jede Beweiskraft. Die Realisirung von Eingebungen der in Frage stehenden Art erheischt nicht nur Suggestibilität überhaupt, sondern eine sehr bedeutende Entwicklung dieser Eigenschaft, wie sie selbst keineswegs bei allen Hypnotisirten, an deren Suggestibilität auch Janet nicht zweifelt, sich findet. Nicht nur zahlreiche Erfahrungen des alltäglichen Lebens, sondern auch der Umstand, auf den wir später noch des Näheren zu sprechen kommen werden, dass jeder geistig Gesunde durch Suggestion in den hypnotischen Zustand zu versetzen ist, zeugen zur Genüge dafür, dass Suggestibilität durchaus nicht der Ausfluss einer abnormen geistigen Verfassung sein muss. Wenn wir bei gewissen Wahrnehmungen uns eines Eindruckes nicht erwehren können, so besagt dies, dass diese Wahrnehmungen uns ein gewisses Urtheil über Personen, Dinge oder Verhältnisse suggerirten, das richtig oder unrichtig sein mag, aber zunächst nicht zurückgewiesen werden kann. Aermliche Einrichtung einer Wohnung suggerirt auch den geistig normalsten Menschen Dürftigkeit der Insassen, feine Kleidung und selbstbewusstes Auftreten Wohlsituirtheit des Mannes. Es bedarf besonderer und unwiderleglicher Argumente, um diese zunächst feststehenden Urtheile zu beseitigen. Das Aeussere, ja selbst die Sprechweise eines Arztes genügt häufig, um einem Patienten Vertrauen zu suggeriren, eine zufällig vernommene Aeusserung kann ein Urtheil (Vorurtheil) über den Charakter einer Person suggeriren. Sympathien für, wie Antipathien gegen eine bestimmte Person werden nicht selten durch ganz untergeordnete Aeusserlichkeiten oder zufällige Umstände (den Ton der Stimme, die Haarfarbe, gewisse Züge im Gesichte, die Kleidung, gewisse Liebhabereien derselben etc.) hervorgerufen. All das wird bei geistig völlig normalen Menschen beobachtet. Die Neigung zur Bildung von Suggestionen überhaupt und von Suggestionen einer gewissen Gattung im Besonderen zeigt sich jedoch bei den einzelnen Individuen ausserordentlich verschieden entwickelt, so dass wir genöthigt sind, nicht nur verschiedene Grade, sondern auch verschiedene Arten der Suggestibilität zu unterscheiden. Die bei geistig normalen Menschen im Wachzustande bestehende Suggestibilität ist im Allgemeinen geringer als die in der Hypnose und bei gewissen krankhaften Zuständen nachweisbare. Wir bezeichnen erstere daher als normale Suggestibilität, letztere als abnorme oder gesteigerte.

Strenge Grenzen zwischen diesen beiden Abstufungen der Suggestibilität lassen sich nicht festsetzen: das, was noch im Bereich des Normalen liegt, geht durch unmerkliche Nüancirungen in das Abnorme über. Man kann im Allgemeinen nur sagen, dass abnorme Suggestibilität bei einem Individuum vorliegt, wenn bei demselben im Wachzustand suggestive Erscheinungen sich hervorrufen lassen, welche gewöhnlich beim gesunden Durchschnittsmenschen nur in der Hypnose herbeizuführen sind[1]).

[1]) Dieser Satz gilt jedoch uneingeschränkt nur für eine Mehrzahl von Suggestiverscheinungen, nicht für ein einzelnes Phänomen. In dieser Beziehung sind die Erfahrungen Vogt's über die Erzielbarkeit suggestiver Anästhesie im Wachzustande lehrreich. Von 150 Personen gelang es V. 60 (11 Männer, 49 Frauen) in der ersten Sitzung in Somnambulismus zu versetzen. Von diesen 60 Personen prüfte er 50 (42 Frauen, 8 Männer) auf Erzielbarkeit von Anaesthesie im Wachen, und es gelang ihm auch, 46 mal Anästhesie (7 Männer, 39 Frauen), 2 mal Analgesie (1 Mann, 1 Frau) und 2 Mal nur Hypalgesie (2 Frauen) herbeizuführen.

Auf die Entwicklung der normalen Suggestibilität sind verschiedene Umstände von Einfluss. Was zunächst das Alter anbelangt, so sind Kinder im Allgemeinen entschieden suggestibler als Erwachsene, was mit der geringen Lebenserfahrung und Urtheilsfähigkeit und der lebhafteren Phantasie im Kindesalter zusammenhängt. Unter den Erwachsenen sind Greise weniger suggestibel als Menschen im mittleren Lebensalter. Es erklärt sich dies aus dem Umstande, dass im höheren Alter die Zugänglichkeit für Anregungen von aussen überhaupt verringert ist und die Lebhaftigkeit der Phantasie abnimmt. Die beiden Geschlechter verhalten sich ebenfalls in Bezug auf Suggestibilität nicht völlig gleich. Jene seelischen Eigenschaften, welche das Weib vom Manne unterscheiden, und die Grundzüge des specifisch weiblichen Charakters bilden — stärkere Entwicklung des Gefühlslebens, Zurücktreten der kalt abwägenden Intelligenz (Ueberwiegen des Herzens über den Verstand) und geringere Willensenergie — bedingen auch, dass dasselbe im Allgemeinen suggestibler ist als der Mann. Dass Intelligenz und Bildungsstufe ebenfalls den Grad der Suggestibilität beeinflussen, liegt nahe; geistige Beschränktheit und Unwissenheit begünstigen die Entwicklung der Suggestibilität in hohem Maasse, darauf ist es zurückzuführen, dass das Auftreten von Massenhallucinationen und geistigen Epidemien in neuerer Zeit fast ausschliesslich auf dem Lande und in von der Cultur noch wenig berührten Bevölkerungskreisen beobachtet wurde. Höhere Intelligenz und insbesonders die Gewohnheit kritischen Denkens sind andererseits im Allgemeinen der Suggestibilität entschieden abträglich.[1]

[1] Man kann dabei O. Vogt beipflichten, wenn dieser erklärt, „dass die Stärke der Suggestibilität durchaus nicht in einem umgekehrt proportionalen Verhältnis zur Urtheilsfähigkeit im Allgemeinen und zur Fähigkeit psychologischer Selbstbeobachtung im Speciellen steht.“ Nach Vogt ist die Suggestibilität als eine Eigenthümlichkeit sui generis zu betrachten, die in gewissen Beziehungen zur attentionellen Concentrationsfähigkeit und noch mehr zur Lebhaftigkeit der Erinnerungsbilder steht. Dies Alles zugegeben, bleibt doch das oben Bemerkte zu Recht bestehen. Es kann nur von einer durchgehenden Proportionalität zwischen Intelligenz und Urtheilsfähigkeit einerseits und Suggestibilität andererseits keine Rede sein, so dass im Einzelfalle ein Individuum von geringerer Intelligenz weniger suggestibel sein mag als ein anderes von grösserer Intelligenz. Dagegen ist zweifellos die Suggestibilität bei Personen höherer Intelligenz und Bildung durchschnittlich geringer als bei beschränkten und geistig wenig cultivirten Individuen.

Bei von Haus aus wenig suggestiblen Personen kann die Suggestibilität vorübergehend oder dauernd eine Steigerung durch Umstände erfahren. welche erschöpfend auf das Gehirn wirken und dadurch die Willensenergie und die intellectuelle Leistungsfähigkeit herabsetzen. In gleichem Sinne wirken starke gemüthliche Erregungen depressiver Art. insbesonderes die jäh auftretenden Affectzustände des Schreckens und der Angst. Während jedoch erhöhte (abnorme) Suggestibilität bei geistig völlig normalen Menschen nur vorübergehend als Begleiterscheinung psychischer Ausnahmszustände sich zeigt. finden wir dieselbe bei psychisch abnorm veranlagten — psychopathisch minderwerthigen — Individuen nicht selten als dauernde seelische Eigenthümlichkeit. Innerhalb der abnormen Suggestibilität existiren jedoch wieder mannigfache Abstufungen. und den leichteren Graden derselben begegnen wir ungleich häufiger als den höchsten. Bernheim bemerkt: „Es giebt Menschen. bei denen die einfache Affirmation ohne Schlaf und ohne vorhergehende ihn begünstigende Manipulationen alle sogenannten hypnotischen Phänomene hervorruft. Durch das einfache Wort schafft man bei ihnen Anästhesie. Contractur. Hallucinationen. Impulse. die verschiedensten Handlungen“ Bei derartigen Individuen geht der Wachzustand durch unmerkliche Abstufungen in die Hypnose über (Forel Eine so bedeutende Entwicklung der Suggestibilität im Wachen treffen wir insbesonders bei Hysterischen. doch auch bei diesen nur selten. und man darf dieselbe auch in den Fällen. in welchen andere ausgesprochene Krankheitserscheinungen mangeln. als Ausfluss einer erheblichen geistigen Anomalie betrachten.

Auch im natürlichen Schlafe sind (ähnlich wie in der Hypnose) die Bedingungen für eine gesteigerte Suggestibilität gegeben. Die Vorstellungen unseres Traumlebens nehmen wenigstens zum Theil durch ihre sinnliche Stärke und ihre körperlichen Rückwirkungen die Charaktere der Suggestion an. ein Verhalten. welches durch den Ausfall des controllirenden Willenseinflusses auf die associative Thätigkeit und das damit zusammenhängende freie Walten der Phantasie bedingt wird. Der Schlafende. resp. Träumende ist in gewissem Maasse directen Suggestionen zugänglich. doch ist die Traumsuggestibilität in der Hauptsache eine indirecte. Die Realisirung directer Eingebungen bei Schlafenden setzt gewöhnlich die vorhergehende Herstellung eines Rapportverhältnisses voraus, wodurch der Schlaf in einen hypnotischen Zustand verwandelt wird. Mitunter gelingt es jedoch, Schlafende auch ohne Einleitung eines solchen Verhältnisses zur Ausführung eines Befehls zu bestimmen. Es kann z. B. vorkommen, dass Jemand, der einen Gegenstand unter seinem Kopfkissen verborgen hält, auf eine Aufforderung hin im Schlafe denselben ausliefert, während er dies im wachen Zustande sicher nicht thun würde. Insbesonders gelingt es bei Kindern, sie ohne vorhergehende Präliminarien im Schlafe zu beeinflussen, z. B. sie zum Aufstehen und zur Verrichtung eines Bedürfnisses zu bestimmen. Indirect suggestiv können sowohl von aussen als vom Körper stammende Eindrücke wirken. In beiden Fällen ist eine höchst phantastische Umdeutung (Allegorisirung) des Eindrucks das Gewöhnliche. Man bezeichnet die auf diesem Wege entstandenen Träume als N e r v e n r e i z - t r ä u m e. Kälteempfindung an einem Körpertheile erweckt das Bild einer Winterlandschaft und eisigen Schneesturms, plötzliche ruckartige Bewegung eines Beines führt zu der Vorstellung des Herabstürzens von schwindelnder Höhe; unbequeme Lage im Bett giebt den Anstoss zu den so häufigen Verlegenheitsträumen. Schmerzen in der Herzgegend führen zu einem Traume von einem räuberischen Ueberfall und Durchbohrung des Herzens durch Dolchstiche, Erschwerung des Athmens (Beklemmung) ist die Quelle der unter der Bezeichnung „Alp" zusammengefassten Angstträume etc.

Den Typus eines Zustandes gesteigerter Suggestibilität repräsentirt die Hypnose; in dieser kann die Suggestibilität eine Entwicklung erreichen, wie sie kein anderer in den Bereich der Norm oder des Pathologischen fallender Zustand aufweist. Wir werden uns bei Besprechung der Symptomatologie der Hypnose mit der Suggestibilität in diesem Zustande eingehend zu beschäftigen haben. Hier sei nur bemerkt, dass der Grad der hypnotischen Suggestibilität in den einzelnen Fällen bedeutend schwankt und diese Abstufungen nicht lediglich von der Tiefe des Schlafzustandes abhängen.

Berücksichtigen wir die verschiedenen Klassen der Suggestion, so haben wir zunächst Fremdsuggestibilität und Autosuggestibilität zu unterscheiden, die in ihrer Entwicklung durchaus nicht immer parallel gehen. Im Bereiche der normalen Suggestibilität tritt im Allgemeinen die Autosuggestibilität entschieden zurück, ja es kann sich von Autosuggestibilität keine Spur finden, wo die Fremdsuggestibilität recht deutlich ist. Diese kann sich hinwiederum sehr specialisiren. Es giebt Menschen, die für Eingebungen von Seite ihnen fernstehender Personen so gut wie unzugänglich und gegen alles von aussen Kommende misstrauisch sind, dagegen durch ihre nächsten Angehörigen oder einzelne Freunde mit Leichtigkeit beeinflusst werden. Der Arzt findet oft eine Behandlungsmethode, die er in suggestiver Absicht unternimmt, erfolglos, bis dieser oder jener Freund dem Patienten erklärt, dass dieselbe ihm oder einem anderen Bekannten geholfen hat.

Die Suggestibilität beschränkt sich mitunter auch auf das Verhältnis des Lehrers zum Schüler, des Vorgesetzten zu seinem Untergebenen, des Apostels oder Agitators zu seinen Anhängern. Dem blinden Glauben, der den Aussprüchen des Einen entgegengebracht wird, steht die Unzugänglichkeit für Eingebungen jeder Art, die von anderer Seite kommen, gegenüber. Im Bereiche der abnormen Suggestibilität ist das Verhältnis zwischen Auto- und Fremdsuggestibilität ein sehr wechselndes. Bei bedeutender Steigerung der Fremdsuggestibilität mangelt in der Regel auch ein erheblicher Grad von Autosuggestibilität nicht; umgekehrt kann jedoch neben sehr bedeutender Autosuggestibilität eine sehr geringe Fremdsuggestibilität bestehen.[1]

Letzterer Umstand macht sich uns Aerzten oft genug bei Behandlung gewisser Kranker in unangenehmster Weise fühlbar. Es giebt eine grosse Klasse von Nervenpatienten, die mit massenhaften Autosuggestionen behaftet sind und die Anregung zur Production solcher den verschiedensten Quellen entnehmen, dagegen Fremdsuggestionen, speciell den Heilsuggestionen des Arztes so gut wie unzugänglich sich zeigen.

---

[1] Forel bemerkt, dass die Erscheinung der pathologischen Autosuggestibilität zweifellos tiefer pathologisch ist, als die der pathologischen Suggestibilität (Fremdsuggestibilität).

Abgesehen von diesen gewöhnlich als „hypochondrisch‟
bezeichneten Naturen begegnet man auch anderen, deren Empfänglichkeit für Fremdsuggestionen jedenfalls nicht über das Normale hinausgeht. während ihre Autosuggestibilität entschieden gesteigert ist.
Derartige Personen können von hoher intellektueller Begabung
und die nüchternsten. kritischsten Köpfe sein, dabei jedoch sich
der Macht ihrer Einbildungen. soweit diese körperliche Zustände
betreffen. nicht entziehen.

Auch die Empfänglichkeit für directe und indirecte Eingebungen — directe und indirecte Suggestibilität — zeigt. wie
Sidis hervorhebt. im Bereiche der normalen und abnormen Suggestibilität keine gleichmässige Entwicklung. Im normalen Zustande ist
eine Eingebung um so wirksamer. je indirecter sie ist; im Zustande
abnormer Suggestibilität verhält es sich umgekehrt. die Eingebung
gewinnt an Aussicht. sich zu realisiren, je directer sie ertheilt wird.

Von den krankhaften Zuständen mit abnormer Suggestibilität
wollen wir hier nur die Hysterie näher berücksichtigen. weil bei
dieser das Verhalten der Suggestibilität eine bedeutendere Rolle
spielt als bei irgend einem anderen Leiden.

In der Beurtheilung des den Hysterischen eigenthümlichen
Geisteszustandes ist in neuerer Zeit eine bedeutsame Wandlung
eingetreten. Man hat demselben früher einen besonderen „Cha-
rakter‟ zugeschrieben. dessen Grundzüge abnorme Empfindlichkeit, Launenhaftigkeit und Unbeständigkeit. Egoismus. sowie
Neigung zur Uebertreibung und Simulation bilden sollten. Da
diese Eigenschaften zweifellos nur bei einem Theile der Hysterischen
sich finden. war man genöthigt. das Charakteristische des hysterischen
Geisteszustandes in anderer Richtung zu suchen. Die Erkenntnis.
dass bei Hysterischen sich sehr verschiedene Krankheitssymptome durch
die Erweckung entsprechender Vorstellungen hervorrufen lassen.
musste das Augenmerk der Forscher auf die Suggestibilität lenken.
und von einer Anzahl von Autoren (Moebius. Blocq, Gilles de la
Tourette. Forel) wurde denn auch gesteigerte Suggestibilität
als die wesentliche Eigenthümlichkeit in dem psychischen Verhalten der Hysterischen angenommen. Die erhöhte (abnorme)
Suggestibilität ist jedoch, wie ich anderen Orts [1] dargelegt habe.

---

[1] Löwenfeld. Pathologie und Therapie der Neurasthenie und Hysterie
1894 S.. 56 u. f.

keine oder nur zum geringen Theile eine selbständige, originäre
Erscheinung, sie hängt vielmehr mit anderen, wenigstens bei einem
sehr grossen Theile der Hysterischen sich findenden seelischen
Eigenschaften — Zurücktreten des kalt abwägenden Verstandes,
geringere Ausbildung der Willensenergie, Emotivität — zusammen
und lässt sich auch nicht bei allen Hysterischen als beständig vorhandener Zustand nachweisen.

Die Beobachtung lehrt vielmehr, dass bei den einzelnen
Kranken die Entwicklung der Suggestibilität ausserordentlich
schwankt. Wollten wir bei einer der Hysterischen, mit welchen
wir alltäglich zu thun haben, die oben erwähnte Eingebung
P. Janet's versuchen, indem wir ihr erklärten, ein Hündchen sitze
auf der Tischecke, so würde diese Eingebung sich nicht realisiren,
wohl aber würden die meisten Hysterischen geneigt sein, den
Suggerirenden als Spassvogel oder als verrückt zu betrachten.
Und doch giebt es Hysterische, deren Suggestibilität im wachen
Zustande so bedeutend ist, dass sich derartige Eingebungen bei
ihnen mit Erfolg anwenden lassen. Gilles de la Tourette
erwähnt einer Kranken, bei der man es im wachen Zustande „avec
un peu d'insistance" dahin bringen konnte, dass sie imaginäre
Blumen annahm. Aehnliche Beobachtungen theilt P. Janet mit.

Auf der anderen Seite fehlt es aber auch nicht an Kranken,
die im Allgemeinen sehr wenig von Suggestibilität bekunden, die
nur schwer in Hypnose zu versetzen sind und im Wachen sich für
suggestive Einflüsse nicht empfänglicher erweisen als der Durch-
schnittsgesunde. Breuer und Freud, welche als das Grundphänomen der Hysterie das Auftreten hypnoider Zustände mit gesteigerter Suggestibilität betrachten, nehmen an, dass auch bei
diesen Personen es nicht an solchen transitorischen, psychischen
Veränderungen fehlt, während welcher die verschiedensten
Krankheitserscheinungen durch Suggestion hervorgerufen werden
können.[1])

---

[1]) Diese transitorischen hypnoiden Zustände erklären nach der Ansicht
der genannten Autoren die Thatsache, dass man unter den Hysterischen die
geistig klarsten, willensstärksten, charakterfestesten und kritischsten Menschen
findet. Die fragliche Charakteristik trifft für das normale Denken der Betreffenden zu, in ihrem hypnoiden Zustande sind sie dagegen suggestibel, ähnlich
wie jeder Mensch im Traum.

Dass in der grossen Mehrzahl der Fälle die Suggestibilität der Hysterischen im Wachen nicht entfernt an die der tieferen hypnotischen Zustände heranreicht, unterliegt wohl keinem Zweifel. Die Suggestibilität ist vorherrschend nur für eine gewisse Gattung von Suggestionen erhöht, nämlich für Vorstellungen, die sich auf Zustände des eigenen Körpers beziehen, und zwar Autosuggestionen: es handelt sich mit anderen Worten hauptsächlich um eine gesteigerte Autosuggestibilität, die ihre Wirksamkeit bei den einzelnen Kranken unter sehr verschiedenen Verhältnissen entfaltet.

In einem Theile der Fälle macht sich die erhöhte Autosuggestibilität nur in durch heftige gemüthliche Erregungen bedingten hypnoiden Zuständen geltend. Nach dem Ablaufe dieser kehrt ihre Suggestibilität zur Norm zurück, während die krankhaften Erscheinungen, welche durch die im hypnoiden Zustande gebildeten Autosuggestionen hervorgerufen wurden (Lähmungen, Anästhesien etc.), unbegrenzte Zeit fortbestehen können. Bei vielen Hysterischen bedarf es jedoch keiner seelischen Erschütterung, um den zur Entwicklung von Autosuggestionen erforderlichen Grad von Suggestibilität hervorzurufen. Die Wahrnehmung einer Krankheitserscheinung an einer anderen Person genügt, um die betreffende Autosuggestion und damit die Imitation des Symptomes herbeizuführen. Man beobachtet diese Entwicklung der Suggestibilität vorzugsweise bei Kindern, die auch am häufigsten von Epidemien hysterischer Affectionen heimgesucht werden, doch mangelt dieselbe auch bei Erwachsenen und zwar selbst bei Männern nicht.

Ein weiterer bemerkenswerther Umstand ist, dass der Grad der Suggestibilität keineswegs mit der Schwere der Erkrankung immer parallel geht: geringe Suggestibilität kann sich ebensowohl in leichten als in schweren Fällen finden und bildet nicht immer ein Anzeichen geistiger Integrität der Patienten. Gewisse Hysterische sind, wie P. Janet betont, wenig suggestibel, weil sie zu krank sind und deshalb nicht längere Zeit einen Gedanken festhalten können. Bei derartigen Patienten realisiren sich auch die in der Hypnose ertheilten Eingebungen zumeist nicht. Auf der anderen Seite kann aber Herabsetzung der Suggestibilität auch als Folge vorübergehender oder dauernder Besserung des Krankheitszustandes eintreten.

Die hysterische Suggestibilität bildet nicht lediglich einen Boden, der viele hysterische Symptome zeitigt, sie erweist sich auch für deren Andauer, Rückgang und gänzliche Beseitigung von grösster Bedeutung. Die Erfahrung lehrt, dass die verschiedensten Mittel und Vorgänge sowohl vor Kurzem aufgetretene als schon seit Jahren bestehende hysterische Symptome zum Schwinden bringen können. Medikamente von entschiedenem Einflusse auf das Nervensystem, wie Brodpillen und Aqua colorata, elektrische Ströme und stromlose elektrische Scheinbehandlung, Kneipp'sche Güsse, Sympathiemittel und die absonderlichsten Quacksalbereien. Scheinoperationen und Aehnliches können die gleichen Heilerfolge erzielen wie die Suggestion in der Hypnose und im wachen Zustande. Immer handelt es sich nur darum, dass durch die betreffende Einwirkung die Vorstellung der Heilung lebhaft erregt wird und diese Vorstellung ungehemmt ihre Wirkung entfaltet. Je grösser die Suggestibilität, um so einfachere Mittel genügen im Allgemeinen, um diese Vorstellung zu erwecken.

Es kommt aber auch nicht selten vor, dass alle die angegebenen Factoren, zielbewusste, ernsthafte und andauernde Behandlung wie Scheinkuren, ärztliches wie quacksalberisches Eingreifen ohne Erfolg bleiben und irgend ein aussergewöhnliches Ereignis, ein heftiger Affect, mächtige Anfachung des religiösen Glaubens, erst den Kranken die ersehnte Hilfe bringt. Die hysterische Suggestibilität ist eben nicht blos eine Quelle von Heilwirkungen, sondern unter Umständen auch von Heilhemmnissen, sofern sie die Bildung und Unterhaltung von Autosuggestionen (von Vorstellungen der Unheilbarkeit oder der Machtlosigkeit medicinischer Mittel etc.) begünstigt, welche die Annahme und Wirksamkeit von therapeutischen Eingebungen verhindern.

Ringier unterschied nach dem Verhalten der Suggestibilität 2 Klassen von Hysterischen: a) solche mit sehr hoher Autosuggestibilität und geringer Fremdsuggestibilität, b) solche mit sehr entwickelter Fremdsuggestibilität. Nach Forels Ansicht gehören der ersten Kategorie insbesonders die Mischformen der Hysterie mit schweren constitutionellen Psychopathien an. Auch nach meinen Erfahrungen lässt es sich nicht leugnen, dass in den Fällen, in welchen krankhafte Autosuggestibilität in ganz besonderem Maasse hervortritt und das Krankheitsbild beherrscht, es sich gewöhnlich nicht um reine Hysterie, sondern um Complicationen von Hysterie mit anderen psychopathischen Zuständen, psychischer Neurasthenie, Zwangsvorstellungskrankheit, Angstneurose, Melancholie, periodischen Depressionszuständen etc. handelt.

Die uncomplicirte Hysterie ist, sofern bei derselben überhaupt ein höherer Grad von Suggestibilität als dauernde Eigenschaft sich findet, mehr durch Fremdsuggestibilität ausgezeichnet, neben welcher jedoch, wie ich Ringier gegenüber betonen muss, ein gewisser Grad von Autosuggestibilität nie mangelt.

Mit der Suggestibilität der Kinder haben sich in den letzten Jahren verschiedene Autoren speciell beschäftigt. Bérillon fand, dass idiotische, geistesschwache und hysterische Kinder viel weniger hypnotisirbar und suggestibel sind als gesunde Kinder ohne erbliche Belastung. Nach Ansicht dieses Autors steht der Grad der Suggestibilität bei Kindern in keiner Beziehung zu irgend einem neuropathischen Zustande, dagegen in directem Verhältnisse zur Entwicklung der Intelligenz und der Einbildungskraft. Suggestibilität ist nach seiner Auffassung gleichbedeutend mit Erziehungsfähigkeit.

Zur Feststellung der Suggestibilität benützt Bérillon bei Kindern folgendes Verfahren: Er fordert das zu untersuchende Kind auf, einen in einer gewissen Entfernung befindlichen Stuhl mit gespannter Aufmerksamkeit zu betrachten. Sodann suggerirt er Folgendes: „Sieh aufmerksam diesen Stuhl an, du wirst trotz deines Widerstrebens das unwiderstehliche Bedürfnis fühlen, dich darauf zu setzen. Du wirst gewungen sein, meinem Befehle zu gehorchen, welches Hindernis sich auch seiner Verwirklichung entgegen stellen mag.“ Nach Verlauf von 1—2 Minuten sieht man auch gewöhnlich das Kind, wie von einer unwiderstehlichen Gewalt getrieben, gegen den Stuhl hin sich bewegen. Nach Bérillon's Auffassung sind die Kinder, bei welchen dieses Resultat eintritt, als intelligent, gelehrig, leicht erziehbar und sehr leicht hypnotisirbar zu betrachten, diejenigen dagegen, bei denen die Eingebung wirkungslos bleibt, als intellectuell schlecht veranlagt; man soll bei letzteren auch leicht ausgeprägte Stigmata der Degeneration auffinden.

Binet betont Bérillon gegenüber, dass der Zustand der Suggestibilität durch Aufhebung des kritischen Sinnes und Manifestation des automatischen Lebens charakterisirt ist und deshalb der Automatismus nicht als ein Beweis von Intelligenz betrachtet werden kann. Dieser Autor stellte mit Henri bei Schulkindern folgendes einfache Experiment an:

Eine Linie von ungefähr 40 mm Länge wurde dem Kinde gezeigt, welches dieselbe unter einer Mehrzahl von Linien nach dem Gedächtnis oder durch directen Vergleich herauszufinden hatte. In dem Augenblicke, in welchem das Kind die Linie bezeichnete, wurde ihm Folgendes suggerirt:

„Bist du ganz sicher, ist es nicht die Linie nebenan?“

Unter dem Einflusse dieser Eingebung bezeichnete die Mehrzahl der Kinder statt der zuerst gewählten Linie eine andere, und zwar zeigte sich, dass die jüngsten Kinder leichter durch die Eingebung beeinflusst wurden als die älteren. Die Resultate waren in den verschiedenen Klassen folgende:

Elementarklasse: 81,5 % positive Resultate,
Mittelklasse:　　76,5 %　　　 „　　　　 „
Oberste Klasse: 51,0 %　　　 „　　　　 „

Binet und Henri fanden schon, dass bei directem Vergleiche der Linien eine suggestive Beeinflussung des Urtheils weniger leicht statthat als bei der Schätzung nach dem Gedächtnis. Vitale Vitali, der ähnliche Versuche in den Schulen der Romagna anstellte, ermittelte, dass bei Benützung des Gedächtnisses eine Aenderung des Urtheils doppelt so häufig als bei directem Vergleiche bewirkt wird. Er constatirte auch, dass die Suggestibilität erheblich mit dem Alter abnimmt. Binet und Vaschide beobachteten auch bei Versuchen, in welchen eine vorgelegte Linie nachgezeichnet wurde, dass die jüngsten Kinder sich als die suggestibelsten erwiesen. Die Autoren fanden ferner, dass eine wiederholt ertheilte Eingebung weniger wirksam ist als eine erstmalige, während bei den Hypnotisirten die Suggestibilität mit den Wiederholungen der Hypnotisirung wächst. Bezüglich des Verhältnisses der Suggestibilität zur Intelligenz kamen sie zu wesentlich anderen Resultaten als Bérillon. Bei einer Eintheilung der Kinder in 3 Gruppen, solche von lebhafter, mittlerer und schwacher Intelligenz, zeigte sich, dass die mittlere Suggestibilität in den 3 Gruppen nahezu die gleiche war. Binet stellte ferner in mehreren Pariser Schulen an zahlreichen Eleven Versuche an, bei denen durch die Anordnung des Experiments die Bildung einer Autosuggestion bei dem Subjecte veranlasst wurde, welche eine Urtheilstäuschung z. B. über die Länge vorgezeigter Linien zur Folge hatte.[1] Aus den Versuchsergebnissen konnte ermittelt werden, wie weit das Subject in seinem Urtheile durch eine Autosuggestion (vorgefasste Idee) sich beeinflussen liess. Der Autor untersuchte ferner in eingehender Weise die suggestive Bedeutung der verschiedenen Arten der Fragestellung und den Einfluss der Imitation bei collectiv angestellten Versuchen, und er legt grosses Gewicht darauf, dass die von ihm benutzten Methoden eine Messung der individuellen Suggestibilität gestatten. Dabei muss er jedoch zugestehen, dass seine Versuche nur eine specielle Art der Suggestibilität feststellen und die Frage, ob und in wie weit dieselben Aufschlüsse über das allgemeine Verhalten der Suggestibilität bei den Einzelindividuen geben können, noch ungelöst ist.

[1] Es handelt sich hiebei um Versuche, ähnlich den von Lipps in seiner Arbeit „Raumästhetik und geometrisch-optische Täuschungen" beschriebenen.

IV. Kapitel.

Hypnose und Schlaf.

Wenn wir das Wesen eines körperlichen oder geistigen Zustandes feststellen wollen, müssen wir die Erscheinungen ermitteln, welche denselben charakterisiren, und zusehen, inwieweit dieselben mit anderen bereits bekannten und classificirten Phänomenen übereinstimmen. Wenden wir diesen Satz auf den als Hypnose bezeichneten Zustand an, so finden wir, dass die Erscheinungen desselben einerseits in erheblichem Maasse Uebereinstimmung mit denen eines zweifellos physiologischen Zustandes, des natürlichen Schlafes, zeigen, andererseits zum Theil aber auch der Aehnlichkeit mit denen eines pathologischen Zustandes, der Hysterie, nicht ermangeln. Dieser Umstand bedingt es, dass sich gegenwärtig noch in den Auffassungen der Autoren vom Wesen der Hypnose — um zunächst von untergeordneten Meinungsverschiedenheiten abzusehen — zwei Hauptrichtungen bemerkbar machen. Eine allerdings kleine Gruppe von Beobachtern betrachtet die Hypnose als etwas Pathologisches und zwar in der Hauptsache als eine artificiell erzeugte Hysterie. Hypnotisiren heisst für diese Autoren künstlich hysterisch machen. So bemerkt Gilles de la Tourette: „L'hypnotisme n'est pas autre chose qu'un paroxysme hysterique, qui est provoqué au lieu d'être spontané." Eine ähnliche Anschauung wird in Deutschland insbesonders von Strümpell vertreten. Auch zur künstlich erzeugten Psychose hat man die Hypnose stempeln wollen (Mendel, Semal).

Die grosse Mehrzahl der Forscher, die sich eingehender mit dem Hypnotismus beschäftigten, die Schule von Nancy voran, vertritt dagegen die Anschauung, dass die Hypnose mit der Hysterie nichts zu thun hat, überhaupt keinen krankhaften, sondern nur einen artificiell erzeugten, eigenartigen physiologischen Zustand darstellt, der durch gesteigerte Suggestibilität ausgezeichnet ist und dem natürlichen Schlafe nahe steht, resp. mit demselben mehr oder minder übereinstimmt.

Wir wollen zunächst den Quellen der zuerst erwähnten Auffassung nachgehen. Charcot und seine Schüler haben nicht ganz mit Unrecht jenen Complex von hysterischen und hypnotischen Phänomenen, welche sie als grand hypnotisme beschrieben, als artificiell hervorgerufene Neurose (Neurose hypnotique) — eine künstlich modificirte Hysterie — betrachtet: eine Folgerung dieser Auffassung war es, dass sie auch die Hypnose der Nancyer Schule (le petit hypnotisme), i. e. die gewöhnliche, durch hysterische Erscheinungen nicht complicirte Hypnose der Hysterie einverleibten. Der grosse Hypnotismus entsprach nach ihrer Ansicht der typischen grossen hysterischen Attaque, der kleine Hypnotismus den weniger entwickelten alltäglichen hysterischen Anfällen. Der Schluss, welchen Charcot und seine Schüler bezüglich des Wesens der gewöhnlichen Hypnose aus dem pathologischen Charakter des grossen Hypnotismus ableiteten, ist jedoch aus mehreren Gründen hinfällig. Schon der Umstand, dass die Hypnotisirbarkeit sich keineswegs auf Hysterische oder zur Hysterie Disponirte beschränkt, spricht gegen die von der Schule der Salpêtrière vertretene Anschauung, nicht minder der Umstand, dass der natürliche Schlaf sich durch Suggestion in Hypnose überführen lässt und letztere in den natürlichen Schlaf übergeht, wenn man den Hypnotisirten sich selbst überlässt. Das Hauptphänomen des hypnotischen Zustandes, die gesteigerte Suggestibilität, findet sich allerdings auch in der Hysterie; allein wir sahen, dass in den meisten Fällen dieser Erkrankung die Suggestibilität sich nicht nur dem Grade, sondern auch der Art nach von der in tieferen hypnotischen Zuständen zu constatirenden entfernt; indes würde selbst völlig gleiches Verhalten dieser psychischen Eigenschaft in beiden Zuständen noch kein Argument für einen pathologischen Charakter der Hypnose liefern, da ein und dieselbe Erscheinung je nach ihrer Entstehung sowohl physiologischer als pathologischer Natur sein kann. Das Gefühl der Ermüdung ist ein physiologisches Phänomen, wenn dasselbe nach körperlichen oder geistigen Anstrengungen auftritt, da-

gegen als pathologisch zu betrachten, wenn es durch derartige
Momente nicht verursacht ist. Wir dürfen ferner nicht übersehen,
dass auch im natürlichen Schlafe die Suggestibilität erhöht ist und
der Traumzustand, der doch ebenfalls noch im Bereiche des
Physiologischen liegt, Analoga unter den Erscheinungen der
Hysterie hat (die Delirperiode der grande attaque und manche
Formen des hysterischen Somnambulismus). Die thatsächlichen
Beziehungen der Hypnose zur Hysterie liefern daher jener Ansicht,
welche der Hypnose den Charakter eines pathologischen Zustandes
verleihen will, durchaus keine Stütze.

Wenden wir uns nun zu der an zweiter Stelle erwähnten Auffassung des Wesens der Hypnose, so finden wir, dass die einzelnen
Autoren, welche an der physiologischen Natur der Hypnose fest-
halten, doch insbesonders über die Beziehungen dieses Zustandes
zum natürlichen Schlafe sehr abweichenden Ansichten huldigen.
Um zunächst die Extreme zu erwähnen, so steht eine Gruppe von
Beobachtern, welche den hypnotischen Zustand als im Wesentlichen mit dem natürlichen Schlafe übereinstimmend betrachtet
(Liébeault, Forel, Lehmann, Vogt), einer anderen gegenüber, nach deren Ansicht die Hypnose einen von dem natürlichen
Schlafe qualitativ wesentlich verschiedenen Zustand darstellt, (M.
Hirsch, Döllken, Hirschlaff insbesonders). Daneben fehlt
es nicht an solchen, welche einen mehr vermittelnden Standpunkt
einnehmen, die Hypnose nur als eine dem natürlichen Schlafe verwandte seelische Veränderung betrachten oder die Schlafartigkeit
nur für einen Theil der hypnotischen Zustände zugeben (Bernheim, Kraepelin, Moll, Delboeuf u. A.). Diese Meinungsverschiedenheiten haben in der Literatur zu zahlreichen und weit-
läufigen Auseinandersetzungen geführt, bei welchen gewisse, für
die Beurtheilung der Beziehungen zwischen Schlaf und Hypnose
gewichtige Umstände zumeist keine genügende Berücksichtigung
fanden: Einerseits die Verschiedenartigkeit der hypnotischen Zustände, andererseits die Varietäten des natürlichen Schlafes mit
Einschluss der das Gebiet des Normalen überschreitenden Abweichungen. Die Umstände, welche zu Gunsten einer Wesensverschiedenheit von natürlichem Schlafe und Hypnose geltend gemacht
wurden, sind sehr verschiedenartig und beziehen sich auf die Vor-

gänge des Einschlafens und Erwachens ebensowohl als die psychischen Veränderungen während des Bestehens beider Zustände. Bezüglich des Einschlafens wurde als unterscheidendes Moment hervorgehoben, dass dasselbe beim natürlichen Schlafe mehr oder minder langsam. bei der Hypnose dagegen nicht selten blitzartig schnell erfolgt (Hirschlaff). Dieses Argument wird durch alltägliche Erfahrungen völlig hinfällig gemacht. Auch der Eintritt des natürlichen Schlafes kann sich äusserst rasch, von einem Momente zum anderen, vollziehen; bei Individuen mit sehr gutem Schlafe ist in Zuständen grösserer Ermüdung dieses plötzliche Einschlafen durchaus keine Seltenheit. Auch die Herbeiführung der Hypnose durch suggestive Einwirkungen bildet dem natürlichen Schlafe gegenüber kein constantes Kriterium, da sich bei manchen Individuen nach Belieben durch Suggestion Schlaf oder Hypnose hervorrufen lässt (Döllken, Vogt). M. Hirsch fand den Hauptunterschied der Hypnose vom natürlichen Schlafe darin, dass in letzterem die Aufmerksamkeit gleichmässig vertheilt, d. h. keinem Sinne und keiner Vorstellung zugewandt, in der Hypnose dagegen auf die Vorstellung des Schlafes concentrirt ist.[1]) Diese Annahme erweist sich nach beiden Richtungen hin unstichhaltig. Bliebe in der Hypnose die Aufmerksamkeit des Eingeschläferten auf die Schlafvorstellung concentrirt, so würde es um die Auffassung äusserer Eindrücke und die Realisirung der von dem Hypnotiseur ertheilten Eingebungen sehr schlimm bestellt sein. Wir wissen jedoch, dass in der Hypnose selbst sehr schwache, unter gewöhnlichen Verhältnissen sich der Wahrnehmung entziehende Sinneseindrücke percipirt und die complicirtesten Eingebungen realisirt werden können, was ohne intensive Concentration der Aufmerksamkeit auf die betreffenden Reize, resp. Vorstellungen nicht möglich wäre.

Die gesteigerte Suggestibilität des Hypnotisirten ist mit einer Concentration seiner Aufmerksamkeit auf die Schlafvorstellung

---

[1]) M. Hirsch hat seine ursprüngliche Ansicht von der völligen Wesensverschiedenheit von Schlaf und Hypnose später modificirt. Im Allgemeinen handelt es sich nach seiner Meinung bei der Hypnose nicht um Schlaf. sondern um eine Schlafillusion. Nur für sehr leicht Hypnotisirbare und in Somnambulismus gerathene Personen nimmt er Uebereinstimmung von Schlaf und Hypnose an.

völlig unvereinbar. Auf der anderen Seite ist aber eine gleichmässige Vertheilung der Aufmerksamkeit im Schlafe nicht immer
vorhanden. Wenn eine Mutter bei im Uebrigen festem Schlafe
durch jedes von ihrem in der Nähe befindlichen Kinde ausgehende
Geräusch geweckt wird, eine schlafende Wärterin den leisen Ruf
des Kranken vernimmt, so spricht dies dafür, dass auch im natürlichen Schlafe die Aufmerksamkeit noch in gewissem Maasse einem
einzelnen Sinnesgebiete zugewendet bleiben kann. Man hat ferner
auf das in der Hypnose bestehende und dem natürlichen Schlafe
mangelnde Rapportverhältnis als Unterscheidungszeichen beider
Zustände hingewiesen. Das Rapportverhältnis bildet jedoch, wie
von Hirsch und Vogt mit Recht betont wird, nichts der Hypnose
Eigenthümliches. Man kann bei geschicktem Vorgehen auch
mit dem im natürlichen Schlafe befindlichen Individuum sich
in Rapport setzen, insbesonders bei somnambulen Träumen, wenn
es gelingt, den Inhalt derselben zu erfassen. Vogt fand, dass
bei den Individuen, bei welchen er das Rapportverhältnis für die
tiefe Hypnose eingeübt hatte, dasselbe auch im tiefen spontanen
Schlaf bestehen blieb, und M. Hirsch erwähnt, dass er etwa
10 $^0/_0$ der Menschen beim ersten Versuch in tiefe Hypnose versetzen konnte und bei den betreffenden Individuen auch im
natürlichen Schlafe das Rapportverhältnis nicht mangelte.

Einen gewichtigeren Einwand gegen die Annahme einer
Wesensgleichheit von Schlaf und Hypnose bildet ein anderes
Moment, auf welches von Dölken und Hirschlaff hingewiesen
wurde, die tiefergehende Veränderung des psychischen Verhaltens
im natürlichen Schlafe, die sich in der Desorientirung über Raum
und Zeit und der Unempfindlichkeit für äussere Eindrücke kund
gibt, eine Veränderung, die in der Hypnose fehlen soll. Auch
dieser Einwand kann nicht als unantastbar betrachtet werden.

Die Zugänglichkeit für äussere Reize fehlt auch im natürlichen Schlafe nicht völlig, wie aus dem an früherer Stelle bei
Besprechung der Suggestibilität im Schlafe Erwähnten hervorgeht.
Die Orientirung über die Zeit ist bei Hypnotisirten oft recht
mangelhaft. Nicht selten glauben dieselben nach dem Erwachen
nur kurze Zeit — 5—10 Minuten — geruht zu haben, während
sie thatsächlich $^1/_2$ oder $^3/_4$ Stunde und länger schliefen. Auch

die Orientirung über den Raum geht wahrscheinlich in der Hypnose nicht selten verloren. Ich kann dem Hypnotisirten einen Traum suggeriren, der ihn an einen ganz fernen Ort versetzt. Er unternimmt auf meine Suggestion eine Velocipedfahrt, besteigt einen Berg, sitzt in der Kneipe mit seinen Freunden. Wenn dieser Traum eine gewisse Lebhaftigkeit erreicht. ist doch kaum anzunehmen, dass dem Hypnotisirten im Bewusstsein die Vorstellung von dem Raume und der Umgebung. in welcher er sich thatsächlich befindet, verbleibt.!

Der Hypnotisirte kann auch ohne Suggestion, wenn er sich selbst überlassen wird, träumen und verliert hiebei die Orientirung über Raum und Zeit ebenso wie im spontanen Schlafe. Von Moll wurde behauptet, dass choreatische und andere krampfhafte Bewegungen im Schlafe aufhören, während der Hypnose aber fortdauern. Vogt konnte auf Grund seiner Erfahrungen die Unrichtigkeit der Moll'schen Angabe nachweisen. Ich war ebenfalls in der Lage. das Cessiren choreatischer und anderer krankhafter Bewegungen während der Hypnose zn constatiren, so dass von einem verschiedenen Verhalten dieser Störungen im Schlafe und in der Hypnose, wie es Moll annimmt, keine Rede sein kann.

Man hat ferner bemerkt, dass das Erwachen aus dem spontanen Schlafe langsam und allmählich geschieht, während die tiefste Hypnose durch einen erweckenden Zuruf momentan beendigt werden kann. Auch dieses Unterscheidungsmerkmal kann nicht anerkannt werden. Das Erwachen aus dem natürlichen Schlafe kann ebenfalls durch einen entsprechenden Zuruf momentan bewirkt werden. und auf der anderen Seite erfolgt dasselbe bei tief Hypnotisirten auf die entsprechende Eingebung nicht selten nur ganz allmählich.

Wenn nun auch die Argumente. welche man zu Gunsten einer Wesensverschiedenheit von Schlaf und Hypnose vorgebracht hat, zum Theil überhaupt nicht stichhaltig sind. zum Theil nicht die ihnen zugeschriebene Beweiskraft besitzen. so dürfen wir uns dadurch noch keineswegs bestimmen lassen, die Hypnose mit dem gewöhnlichen Schlafe ohne Weiteres zu identificiren. Nach Bernheim, dessen reiche Erfahrung auf hypnotischem Gebiete bekannt ist. gibt es eine Hypnose ohne Schlaf. eine solche mit

Schlaf und eine Hypnose mit Illusion des Schlafes. Den geistigen Zustand jener Personen, bei denen ohne jede Schlafsuggestion alle jene Eingebungen sich realisiren, die bei anderen nur nach vorgängiger Einschläferung sich verwirklichen, ist man berechtigt, als Hypnose ohne Schlaf, d. h. ohne äussere Schlafähnlichkeit des Zustandes aufzufassen.[1])

Der schlafartige Charakter mangelt indes auch bei einem Theile jener hypnotischen Zustände, welche durch einschläfernde Suggestionen herbeigeführt werden, und zwar nicht bloss in den Fällen leichtester oder leichterer hypnotischer Beeinflussung, da die äussere Schlafähnlichkeit der Hypnose keineswegs mit der Tiefe derselben stetig zunimmt. Die suggestive Einschläferung kann deutliche Zeichen hypnotischer Beeinflussung zur Folge haben, z. B. Augenschluss und Unfähigkeit, die Augen willkürlich zu öffnen, auch Unfähigkeit zur willkürlichen Ausführung anderer Bewegungen, Müdigkeit, Schläfrigkeit etc., während das Bewusstsein keine Veränderung zeigt, die der im gewöhnlichen Schlafe entspricht. Derart Hypnotisirte bezeichnen ihren Zustand als eine gewisse Schläfrigkeit oder als eine Art Bann, wenn sie sich tiefer beeinflusst fühlten. Die in tiefster Hypnose Befindlichen gleichen ebenfalls zum Theil keineswegs Schlafenden. Den Zustand jener Somnambulen, die mit offenen Augen umhergehen, auf Fragen Antwort geben, auf Suggestion declamiren etc., kurz bei der Ausführung complicirter Eingebungen eine erhebliche geistige Regsamkeit bekunden, kann man jedenfalls nicht dem normalen Schlafe gleichstellen; derselbe lässt sich nur mit dem Nachtwandeln in Parallele bringen.

Haben wir nun nach alledem in ihrem Wesen verschiedenartige hypnotische Zustände anzunehmen, solche, welche auf den Charakter eines Schlafzustandes Anspruch erheben können, und solche, bei denen dies nicht der Fall ist, oder lassen sich dieselben trotz ihrer mannigfaltigen Gestaltung dennoch lediglich als Varianten

[1]) Von manchen Seiten ist die Zugehörigkeit dieser Zustände zum Gebiete der Hypnose in Abrede gestellt und denselben unter der Bezeichnung „Fascination oder Captivation" eine Sonderstellung zugeschrieben worden. Wir werden auf diesen Punkt noch zu sprechen kommen.

eines und desselben Grundzustandes, welcher der Beziehung zum
natürlichen Schlafe nicht entbehrt, deuten? Nach meiner Ansicht
ist das Letztere der Fall. Wir müssen aber, um dies darlegen zu
können, zunächst etwas auf die Verschiedenheiten in der Gestaltung
des natürlichen Schlafes eingehen. Im Schlafe ist die Erregbarkeit
der Grosshirnrinde, an welche die Vorgänge des geistigen Lebens
gebunden sind, herabgesetzt und damit die dem wachen Zustande
eigenthümliche Thätigkeit derselben gehemmt. Diese Hemmung
wechselt jedoch hinsichtlich ihres Grades und ihrer Ausdehnung
im Gebiete der Rinde; der Schlaf kann, wie wir wissen, oberflächlich oder tiefer sein. Bei beiden Graden des Schlafes können
einzelne Abschnitte oder Complexe von Nervenelementen der Rinde
in gewissem Maasse wach bleiben, so dass eine Thätigkeit derselben
— Wahrnehmung und Traumbildung — möglich ist. Die Träume
des oberflächlichen Schlafes unterscheiden sich, wie von Liébeault
und Vogt hervorgehoben wurde, in mehrfacher Hinsicht von denen
des tiefen Schlafes. Der Inhalt der ersteren Gruppe von Träumen
zeichnet sich im Allgemeinen durch Mangel logischen Zusammen-
hanges, Sinnlosigkeit und Flüchtigkeit aus: die logischen Gedankenverbindungen des Wachzustandes kommen hier nicht zur Geltung,
in schnellster Folge reiht sich Bild an Bild, und der Träumende
verhält sich dem Walten seiner Phantasie gegenüber vollständig
kritiklos. Die Schranken des Raumes und der Zeit existiren für
ihn nicht mehr, er nimmt das Unwahrscheinlichste, selbst das
Unmögliche wie selbstverständlich hin, die Erfahrungen seines
bisherigen Lebens, seine Denkgewohnheiten und sittlichen Grundsätze bleiben bei seinen Traumerlebnissen unausgenützt. Nur
ausnahmsweise zeigt der Inhalt dieser Träume einen geordneten,
vernünftigen Charakter. Im Allgemeinen äussern sich dieselben
nicht in Bewegungen und nach dem Erwachen bleibt von denselben
eine mehr oder minder weitgehende Erinnerung. Allem Anscheine
nach liegt bei den Träumen des oberflächlichen Schlafes eine ausgebreitete, aber geringere Erregbarkeitsherabsetzung der Grosshirnrinde vor, welche noch zahlreichen zerstreuten Rindenelementen
eine gewisse ungeordnete Thätigkeit gestattet. Im tiefen Schlafe
sind die Träume viel seltener als im oberflächlichen: die Erregbarkeitsherabsetzung der Rindenelemente ist hier eine stärkere und

gleichmässigere, dabei können aber einzelne Systeme von Elementen ihre Thätigkeit völlig beibehalten, welche in gewissem Maasse geordnete, logische Gedankenoperationen ermöglicht; mit anderen Worten: der tiefe Schlaf kann sich mit einem partiellen, mehr oder minder eingeengten Wachsein — Träumen — vergesellschaften. Den Hauptinhalt dieser Träume, die sich der normalen Geistesthätigkeit des wachen Zustandes ungleich mehr nähern als die des oberflächlichen Schlafes, bilden Vorstellungsreihen, welche das Individuum auch im Wachen lebhaft und anhaltend beschäftigen. Ausserdem äussern sich die in Frage stehenden Träume durch Bewegungen, und nach dem Erwachen mangelt die Erinnerung für dieselben gewöhnlich. Man kann die Bewegungen, in welchen die Träume des tiefen Schlafes — somnambulen Träume nach Vogt — sich kund geben, in 2 Gruppen sondern:

a) Ausdrucks-Bewegungen und sprachliche Aeusserungen (Sichumherwerfen, Lachen, Weinen, Schmatzen, Faustballen, Sprechen einzelner unzusammenhängender Worte, zusammenhängendere Reden etc.);

b) complicirte Handlungen, die mit dem Verlassen des Bettes, resp. der zum Schlafe benützten Stätte ihren Anfang nehmen. Individuen, welche „unruhig‟ schlafen, d. h. während des Schlafes Bewegungen der ersterwähnten Art häufig zeigen, müssen deshalb noch nicht dem Schlafwandeln verfallen; auf der andern Seite sind aber die Schlafwandler in der Regel Personen, welche an unruhigem Schlafe leiden.

Wir ersehen aus dem Angeführten, dass im natürlichen Schlafe und zwar sowohl im oberflächlichen als im tiefen in Folge ungleichmässiger Ausbreitung der Erregbarkeitsherabsetzung im Rindengebiete es nicht an bewusster psychischer Thätigkeit mangelt, mit anderen Worten, der Zustand des Schlafes sich mit einem partiellen Wachsein vergesellschaftet. Man kann mit Vogt je nach der Ausbreitung und Localisation der Erregbarkeitsveränderungen, welche den Schlaf bedingen, verschiedene Arten des partiellen Wach- resp. Schlafzustandes unterscheiden:

a) diffuses partielles Wachsein,

b) localisirtes partielles Wachsein (Wachsein einzelner Rinden-
centren. z. B. des Gehörcentrums),

c) systematisches partielles Wachsein. i. e. Wachsein derjenigen Rindenelemente, an deren Thätigkeit bestimmte
Vorstellungsgruppen geknüpft sind.

Die geistigen Veränderungen. welche wir in den einzelnen
hypnotischen Zuständen finden. sind trotz der ausserordentlich
wechselnden Gestaltung derselben in ihrer Art nicht wesentlich
verschieden. In den Fällen leichter hypnotischer Beeinflussung.
wie im tiefsten Somnambulismus liegt eine Einschränkung der
associativen Vorgänge (des geistigen Horizontes), eine Herabsetzung
der Willensthätigkeit und damit auch des Willenseinflusses auf
den Ablauf der Denkprocesse. sowie eine mit diesen Faktoren zusammenhängende Steigerung der Suggestibilität vor. Diese Modificationen des Geisteszustandes sind jedoch in den einzelnen Fällen
hypnotischer Beeinflussung ausserordentlich verschieden entwickelt.
und es ist daher wohl begreiflich, dass die Hypnose äusserlich
sehr verschiedenartige Bilder liefert.

Die Entstehung der in Frage stehenden geistigen Veränderungen
lässt sich am Ungezwungensten erklären, wenn man dieselben mit
L e h m a n n und V o g t auf einen partiellen systematischen Schlafzustand zurückführt, wie er auch im Bereich des spontanen Schlafes
vorkommt. Die verschiedene Ausbreitung des Schlaf- und Wachzustandes ist geeignet, nicht nur die grössere oder geringere
Schlafähnlichkeit der einzelnen hypnotischen Zustände. sondern
auch die Verschiedenheiten in der Intensität der psychischen Veränderungen in denselben zu erklären. Auch die Annahme einer
Hypnose o h n e Schlafähnlichkeit ist mit dieser Auffassung nicht
unvereinbar. Wenn das partielle Wachsein eine gewisse Grenze
überschreitet. so dass die Schlaferscheinungen demselben gegenüber
zurücktreten, dann verliert die Hypnose die äussere Schlafähnlichkeit. wie es z. B. im Somnambulismus häufig der Fall ist. Es ist
auch sehr wohl denkbar. dass bei einzelnen Individuen in Folge
krankhafter Zustände der Wachzustand unter gewöhnlichen Verhältnissen kein völlig gleichmässiger und normaler ist. so dass

man bei ihnen einen partiellen Schlaf als Dauerzustand annehmen kann. Bei derartigen Individuen müssen sich hypnotische Phänomene ohne vorhergehende Einschläferung, i. e. Hypnose ohne Schlaf hervorrufen lassen.[1])

Wir sind demnach berechtigt, die Hypnose, ob sich dieselbe äusserlich unter dem Bilde eines Schlafzustandes präsentirt oder nicht, als eine Form partiellen Schlafes zu betrachten, die zwar zumeist durch Schlafeingebungen herbeigeführt wird, jedoch auch ohne Einwirkung solcher entstehen kann. Es liegt des Weiteren kein Grund zu der Annahme vor, dass die Art der corticalen Erregbarkeitsveränderungen im spontan eintretenden partiellen Schlafe sich von der im hypnotischen Zustande unterscheidet oder dass der Entstehungsmodus dieser Veränderungen in beiden Fällen ein verschiedener ist. Die Uebereinstimmung, welche verschiedene Vorgänge beim Eintritt des suggestiv erzeugten wie des spontanen Schlafes aufweisen, spricht vielmehr entschieden dafür, dass beide Formen des Schlafes durch den gleichen Mechanismus zu Stande kommen. Vogt fand, dass die Veränderungen des Muskeltonus, welche beim spontanen Einschlafen sich einstellen, auch beim Eintritt der Hypnose nachzuweisen sind. Beim spontanen Einschlafen erfährt der Muskeltonus anfänglich parallel mit einer zunehmenden Hautanästhesie eine Steigerung, um später wieder abzunehmen und sogar geringer als im Wachsein zu werden. Die Stadien des gesteigerten und verringerten Muskeltonus zeigen in den einzelnen Fällen verschiedene Entwicklung und Dauer, und Vogt konnte nicht nur das Auftreten derselben auch beim suggerirten Einschlafen, sondern auch die Uebereinstimmung der individuellen Schwankungen der zwei Stadien bei beiden Formen des Einschlafens nachweisen. Vogt fand ferner, dass bei beiden Arten des Einschlafens bei den einzelnen Individuen immer die gleichen plethysmographisch nachweisbaren Schwankungen des Armvolumens auftreten (im Moment des Augenschlusses zumeist kurz dauernde Volumverminderung, dann Vermehrung des Volumens,

---

[1]) Sollier vertritt die Anschauung, dass bei den Hysterischen beständig ein pathologischer Schlafzustand, eine Art Vigilambulismus vorliegt: diese Ansicht hat auch Havelock Ellis acceptirt.

gefolgt von einer abermaligen Verminderung desselben.) Selbst Eigenthümlichkeiten von zufälligem Charakter können in gleicher Weise in der Hypnose wie im spontanen Schlafe sich zeigen; so beobachtete Vogt, dass bei Individuen, welche in der Hypnose die Augenlider nur halb schlossen, die gleiche Erscheinung im spontanen Schlafe vorhanden war. Ich selbst fand, dass Personen. welche in ihrem spontanen Schlafe sich gewöhnlich viel bewegen, das gleiche unruhige Verhalten auch in der Hypnose, selbst bei sonst wohlausgebildetem Schlafzustande, darboten.

Nach dem vorstehend Dargelegten müssen wir bezüglich des Wesens der Hypnose und deren Beziehungen zum natürlichen Schlafe zu folgenden Schlüssen gelangen: Die Hypnose ist ein Zustand partiellen Schlafes, dem dieselben physiologischen Veränderungen in dem functionellen Verhalten der corticalen Elemente zu Grunde liegen wie dem natürlichen Schlafe, und die verschiedenen Formen und Grade des hypnotischen Zustandes sind lediglich durch die Schwankungen in der Ausbreitung der in Frage stehenden Veränderungen in den einzelnen Fällen bedingt.

V. Kapitel.

Hypnotisirbarkeit.

Die Fähigkeit, durch Hypnotisirungsproceduren mehr oder minder beeinflusst, d. h. in irgend einen Grad des hypnotischen Zustandes versetzt zu werden, — die Hypnotisirbarkeit — ist eine seelische Eigenschaft, welche jedem geistig gesunden Menschen zukommt. Diese Erkenntnis ist zuerst von Forel mit Nachdruck hervorgehoben worden und hat sich in neuerer Zeit wohl den meisten mit der Hypnose praktisch sich beschäftigenden Aerzten aufgedrängt. Damit soll nun keineswegs gesagt sein, dass Hypnotisirungsversuche bei jedem geistig gesunden Menschen jederzeit von Erfolg sein müssen. Wenn wir die Resultate der erfahrensten und routinirtesten Hypnotiseure berücksichtigen, so finden wir, dass auch diese unter ihrem Beobachtungsmateriale eine, wenn auch nur kleine Anzahl Refractärer zu verzeichnen haben. Eine Ausnahme in dieser Beziehung bildet nur Vogt, dessen Erfolge, wie wir sehen werden, auch in anderer Hinsicht vereinzelt dastehen.

Der Grad der seelischen Veränderung, welche die Einzelindividuen unter der Einwirkung hypnosigener Proceduren erfahren, ist nach den vorliegenden Beobachtungen sehr wechselnd, und man darf daher auf die allgemeine Verbreitung einer gewissen Hypnotisirbarkeit weniger Gewicht legen als auf die Häufigkeit einer bestimmten Entwicklung dieser Eigenschaft. In dieser Beziehung scheint ein wesentlicher Unterschied zwischen den in Europa vertretenen Volksrassen nicht zu bestehen. Das Lebensalter äussert nur insofern einen Einfluss, als Kinder (mit Ausnahme solcher in den ersten Lebensjahren) und junge Leute im Allgemeinen leichter einzuschläfern und auch in höhere Grade des hypnotischen Schlafes zu versetzen sind als ältere Leute. Das Geschlecht ist nach meiner

Wahrnehmung ohne ausgesprochene Bedeutung; ich kann höchstens zugeben, dass bei weiblichen Personen die tieferen Schlafzustände (Somnambulismus) leichter als bei Männern zu erzielen sind.

In Bezug auf den körperlichen Zustand wurde früher vielfach angenommen, dass schwächliche oder wenigstens zart organisirte Personen leichter zu hypnotisiren seien als robuste, muskelkräftige Menschen. Ich muss übereinstimmend mit Moll diese Ansicht als der Begründung entbehrend bezeichnen. Dagegen ist ein Umstand, der wenigstens sehr häufig mit der allgemeinen Constitution im Zusammenhange steht, von grosser Bedeutung: die Art des Einschlafens. Individuen, welche, sobald sie sich zur Ruhe begeben haben. leicht und rasch einschlafen, sind im Allgemeinen leichter zu hypnotisiren als solche, bei welchen das Einschlafen längere Zeit erheischt und durch geringfügige Einwirkungen erschwert oder verhindert wird.

Von sehr grossem Einflusse ist das geistige Verhalten des zu Hypnotisirenden, und zwar kommen sowohl dauernde seelische Eigenschaften, als vorübergehende psychische Zustände hier in Betracht. Was zunächst die Intelligenz und Bildung anbelangt, so erweisen sich bedeutende geistige Begabung und höhere Bildung eben so wenig als ein Erschwernis wie Beschränktheit und Unwissenheit als besondere Vortheile für die Erzielung einer Hypnose. Man kann zwar im Allgemeinen sagen, dass Leute ohne grössere geistige Cultur, Personen, die nicht viel zu denken pflegen und durch ihre Lebensverhältnisse an einen gewissen passiven Gehorsam gewöhnt sind, leichter sich hypnotisiren lassen als die Angehörigen der höheren Bildungsklassen, weil es diesen schwerer fällt, sich kritischer Reflexionen zu enthalten und in den für den Eintritt einer Hypnose nöthigen passiven Zustand zu versetzen.[1] Dieser Unterschied macht sich jedoch nur bei den ersten Hypnotisirungsversuchen bemerklich, da höher Gebildete, welche überhaupt in der Lage sind, ihren Gedankenlauf zu beherrschen, und die Erzielung

---

[1] Zum Theil macht sich hiebei auch die gewohnte Art des Einschlafens geltend; das rasche und leichte Einschlafen findet sich sicher häufiger bei den geistig weniger cultivirten Menschen als bei den auf höherer Bildungsstufe stehenden und geistig arbeitenden Personen.

der Hypnose wünschen, es gewöhnlich sehr bald lernen, die bei der Einschläferung störenden Vorstellungen zu bannen. Die Fähigkeit, die Aufmerksamkeit dauernd auf einen bestimmten Gedankenkreis zu concentriren, dadurch die associativen Vorgänge in gewissen Bahnen zu erhalten und sich eindrängende ungewollte Vorstellungen abzuweisen, ist für die Hypnotisirbarkeit von grosser Bedeutung. Ist dieselbe gut entwickelt, so gelingt es dem Individuum unschwer, sich den Einwirkungen der Einschläferungsproceduren hinzugeben und die diesen entgegenwirkenden psychischen Momente auszuschalten, wodurch der Eintritt der Hypnose sehr erleichtert wird. Bei Personen, bei welchen in Folge angeborener Veranlagung oder von Krankheitszuständen andauernde Fixirung der Aufmerksamkeit in einer bestimmten Richtung erschwert oder unmöglich ist und daher ein fortwährendes Wandern der Gedanken statthat, ist die Herbeiführung einer Hypnose immer höchst schwierig, wenn überhaupt möglich.

Ein hinderndes Moment für die Hypnotisirung bildet ferner allzu intensive Richtung der Aufmerksamkeit (Neugierde) auf die zu erwartenden psychischen Vorgänge. Ebenso störend erweist sich mitunter der Einfluss gewisser Gedanken, die das Individuum beherrschen und von demselben nicht willkürlich gebannt werden können. Ein Mann, dessen Kopf von geschäftlichen Gedanken völlig eingenommen oder von Sorgen um ein Familienglied erfüllt ist, die er auch bei Einschläferungsversuchen nicht zu bannen weiss, ist wenigstens temporär kaum zu hypnotisiren.

Häufiger als im Bereiche des Normalen liegende erweisen sich gewisse krankhafte Vorstellungen, Zwangsvorstellungen, als erhebliche, zum Theil unüberwindliche Schwierigkeiten für die Hypnotisirung. Zwangsvorstellungen verschiedensten Inhaltes können dadurch, dass sie sich während des Hypnotisirungsversuches in das Bewusstsein eindrängen und in demselben erhalten, die Wirksamkeit der einschläfernden Eingebungen verringern oder ganz verhindern; besonders häufig begegnen wir jedoch als störendem Elemente der Zwangsvorstellung des Nichteinschlafen- oder Nichthypnotisirtwerdenkönnens; dieselbe findet sich insbesonders bei Patienten, welche mit noch anderen Zwangsvorstellungen des Nichtkönnens (Nichtarbeiten-, Nichtschlafen-, Nichtessenkönnens etc.) behaftet sind. Die Vorstellung des nicht Einschlafenkönnens tritt jedoch mehr oder weniger mit Zwangscharakter bei Hypnotisirungsversuchen mitunter auch bei Personen auf, welche sonst nicht an Zwangsvorstellungen leiden, sondern lediglich durch zufällige Umstände veranlasst wurden, sich diese Vorstellung zu bilden; dieselbe kann auch in Fällen sich geltend machen, in welchen die Hypnotisirung lebhaft gewünscht wird.

Mitunter habe ich als bedeutendes Erschwernis der Hypnotisirung eine unüberwindliche Neigung zum Lachen gefunden. Man begegnet dieser Schwierigkeit namentlich bei der verbalen Einschläferung und zwar auch bei Personen, die an der Hypnotisirung durchaus nichts Lächerliches finden und bemüht sind, ernst zu bleiben. Stärkere gemüthliche Erregungen, insbesonders solche depressiver Art, können ebenfalls die Hypnotisirbarkeit sehr verringern oder selbst ganz aufheben. Zu solchen Erregungen führt häufig der erste Hypnotisirungsversuch, indem die Einzuschläfernden in Folge irrthümlicher Vorstellungen über Wesen und Wirkung der Hypnose Nachtheile für ihre körperliche oder geistige Gesundheit von der Hypnotisirung befürchten und sich in diesem Punkte nicht völlig beruhigen lassen oder sich wegen sonstiger Folgen ängstigen (z. B. der Möglichkeit, dass man ihnen ein gewisses Geheimnis durch Ausfragen entreissen könne). Indes nicht blos ausgesprochene Furcht und Angst vor irgendwelchen Nachtheilen, auch schon ein gewisses Misstrauen bezüglich der Harmlosigkeit der Hypnose und bei therapeutischer Verwendung derselben bezüglich ihres Heilwerthes kann für die Hypnotisirung ein erschwerendes Moment bilden. Das Gleiche gilt für körperliche Beschwerden verschiedener Art, wie Schmerzen, Husten, Jukreiz, Muskelzuckungen, die auch geeignet sind, das Einschlafen des Nachts zu verzögern oder zu verhindern. Körperliche und geistige Ermüdung steigert hingegen die Hypnotisirbarkeit. Aus diesem Grunde ist wenigstens bei Personen, deren Disposition zur Hypnose an sich nicht sehr bedeutend ist, dieser Zustand in den Nachmittag- und Abendstunden leichter zu erzielen als Vormittags und wird andererseits durch einen unmittelbar vorhergehenden Schlaf, z. B. eine Nachmittagssiesta, die Hypnotisirbarkeit herabgesetzt. Bei leicht hypnotisirbaren Personen macht dagegen die Tageszeit im Allgemeinen keinen Unterschied: solche können des Morgens nach einem langen und guten Nachtschlafe ebenso rasch in Hypnose versetzt werden als zu irgend einer anderen Tageszeit.

Mässiger Alkoholgenuss kann bei Personen, die an solchen gewöhnt sind, die Einschläferung erleichtern.[1]) Was den Einfluss narkotischer und sedativer Mittel anbelangt, von denen man selbstverständlich nur bei an sich schwer hypnotisirbaren Personen Gebrauch macht, so zeigen sich dieselben nach meiner Erfahrung im Allgemeinen mehr von Nutzen in den Fällen, in welchen körperliche Störungen, wie Schmerzen, Husten etc. die Hypnotisirung erschweren, als in denjenigen, in welchen rein psychische Momente das Hindernis bilden. Wir werden auf diesen Punkt später bei Besprechung der Hypnotisationsmethoden näher eingehen. Unter den Momenten, welche die Hypnotisirbarkeit beeinflussen, spielt ferner die Häufigkeit des Einschläferungsversuches eine erhebliche Rolle. In vielen Fällen, in welchen die Hypnotisirungsprocedur anfänglich erfolglos bleibt oder nur leichtere Grade der Hypnose und diese auch nur schwer erzielt, gelingt es bei öfterer Wiederholung des Versuches schliesslich doch noch, Hypnose, resp. einen tieferen Schlafzustand herbeizuführen. Das Individuum lernt es eben mehr und mehr, von den den Eintritt der Hypnose erschwerenden psychischen Momenten, Aengstlichkeit, allzu gespannter Erwartung etc., sich frei zu machen. Indess wird, wenn auch erheblich seltener, auch das Umgekehrte beobachtet: dass nämlich bei Personen, die anfänglich leicht und tief zu hypnotisiren waren, später nur leichtere Grade der Hypnose und auch diese nur schwer herbeizuführen sind. Mitunter wird auch ein Schwanken der Hypnotisirbarkeit gefunden, indem bei gleicher

---

[1]) Die Ansichten über den Einfluss des Alkoholgenusses lauten nicht übereinstimmend; so soll derselbe nach Maack der Hypnotisirbarkeit nicht förderlich sein, nach Bremaud dagegen dieselbe steigern. Ich habe wenigstens beim Genusse bescheidener Bierquantitäten ($\frac{1}{2}$ Liter) öfters eine gewisse Steigerung der Hypnotisirbarkeit, nie dagegen eine ungünstige Beeinflussung derselben gesehen. Bei schwer hypnotisirbaren Personen äussert jedoch nach meinen Beobachtungen Aufnahme geringerer Quantitäten alkoholischer Getränke zumeist keinen ausgesprochenen Einfluss in dem einen oder anderen Sinne.

Hypnotisirungsmethode bald tiefere, bald leichtere Hypnosen erzielt werden. Die Umstände, welche ein derartiges Schwanken der Hypnotisirbarkeit bedingen, sind nicht immer klar zu stellen. Bei Kranken, die ja zumeist die Objecte häufiger Hypnotisirung bilden, steht die zeitweilige oder andauernde Herabsetzung der Hypnotisirbarkeit häufig im Zusammenhange mit Aenderungen ihres Leidenszustandes. So kann z. B. stärkeres Hervortreten von Zwangsvorstellungen sich als Erschwernis geltend machen, ebenso können andauernde gemüthliche Erregungen einen ungünstigen Einfluss äussern. In manchen Fällen bildet eine allmählich sich entwickelnde Autosuggestion die Ursache des späteren Misslingens der Hypnotisirungsversuche; auf diesen Umstand wurde schon von Moll hingewiesen. Es kommt nämlich vor, dass Personen, die mit sehr gespannten Erwartungen zur Hypnotisirung kommen, wenn bei ihnen nur ein leichterer hypnotischer Zustand erzielt wird, sich enttäuscht sehen und für unbeeinflussbar halten. Diese Vorstellung wird mitunter durch Wiederholungen des Versuches mit gleich geringem Erfolge mehr und mehr befestigt. Wenn die betreffende Person sich überhaupt dann noch weiteren Hypnotisirungsversuchen unterzieht, so geschieht es nur mit der Ueberzeugung von der Erfolglosigkeit derselben, die denn auch nicht ausbleibt.

Was den Einfluss einzelner Krankheitszustände anbelangt, so ist zunächst zu betonen, dass es keine Erkrankung gibt, welche eine Steigerung der Hypnotisirbarkeit regelmässig bedingt. Man hat dies früher vielfach von der Hysterie angenommen, ja die Disposition zur Hypnose wurde mitunter ausschliesslich den Hysterischen zugesprochen, eine Auffassung, der wir auch schon bei den alten Magnetiseuren begegnen. Thatsächlich zeigen die Hysterischen jedoch sehr verschiedene Grade von Hypnotisirbarkeit. Wir finden unter denselben allerdings viele, die nicht nur ausserordentlich leicht zu hypnotisiren, sondern auch in die tiefsten Schlafzustände zu versetzen sind, daneben aber auch wieder andere (aufgeregte, ängstliche, von Autosuggestionen beherrschte Individuen), bei denen selbst leichtere Grade der Hypnose schwer herbeizuführen sind und die sich auch zeitweise ganz refractär erweisen. Letzterem Verhalten begegnen wir

insbesonders bei den Hysterischen, bei welchen die Merkmale
der psychopathischen Degeneration sehr ausgesprochen sind, bei
den Individuen mit dem sogenannten hysterischen Charakter, mit
welchen, wie ich gezeigt habe, nur ein Theil der Hysterischen behaftet ist. Auch Moll äussert sich dahin, dass unsere alltägliche
Hysterie mit Kopfschmerz, Globus, dem hysterischen Charakter,
der Neigung zur Uebertreibung etc. eine geringe Disposition zur
Hypnose gibt. Auch die in der Literatur mitgetheilten Erfahrungen
bezw. der Hypnotisirbarkeit der Neurastheniker lauten vorwaltend
ungünstig. Bernheim fand insbesonders die mit hereditärer
Neurasthenie Behafteten oft schwer hypnotisirbar, und v. Schrenk-
Notzing erklärte, dass mit Ausnahme der Geisteskranken die
Hypnotisirung der Neurastheniker für jeden Suggestionstherapeuten
die schwierigste Aufgabe darstellt. v. Krafft-Ebing bezeichnet
die Neurastheniker im Allgemeinen ebenfalls als schwer hypnotisirbar, „da sie nur selten in ruhige Gemüthsstimmung und zur
Fixirung ihrer Aufmerksamkeit, unerlässliche Bedingungen zum Gelingen der Hypnose, gelangen“ Besonders ungünstig waren Binswanger's Erfahrungen; diesem Autor gelang es nur in ganz
vereinzelten Fällen bei Neurasthenikern einen hypnotischen Schlafzustand herbeizuführen.

　　Ich kann nach meinen Beobachtungen mich dem Urtheile der
vorstehend erwähnten Autoren über die geringe Hypnotisirbarkeit
der Neurastheniker im Allgemeinen nicht anschliessen; selbst bei
der hereditären Neurasthenie mit vorwaltend psychischen Symptomen
(Angstzuständen, Zwangsvorstellungen, Depressionszuständen etc.)
habe ich in zahlreichen Fällen bei der Hypnotisirung keinerlei
Schwierigkeiten gefunden. Von wesentlicher Bedeutung ist bei
Neurasthenikern einerseits das Vertrauen zu dem hypnotisirenden
Arzte, andererseits das Verhalten des Schlafes; der Patient, welcher
allen Anordnungen des Arztes volles Vertrauen entgegen bringt,
erweist sich gewöhnlich auch bei der Hypnotisirung als gefügiges
Subject, wodurch die Einschläferung wesentlich erleichtert wird.
Das Verhalten des Schlafes, auf dessen Bedeutung wir schon an
früherer Stelle aufmerksam gemacht haben, äussert bei Neurasthe-
nischen denselben Einfluss wie bei Gesunden oder Kranken anderer
Art. Neurasthenische, die schlecht schlafen und insbesonders

schwer einschlafen, sind im Allgemeinen auch schwer hypnotisirbar, weil die Umstände, welche den Eintritt des natürlichen Schlafes bei ihnen verzögern, auch bei der Hypnotisirung sich geltend machen. Dass bei dem weitaus grössten Theile der Geisteskranken die Hypnotisirung überhaupt nicht oder nur sehr schwer gelingt, bezeugt die übereinstimmende Erfahrung der Irrenärzte, die Hypnotisirungsversuche an ihren Patienten unternahmen. Voisin, der in dieser Richtung besondere Mühe und Geduld aufwandte, fand nur 10 % der Geisteskranken hypnotisirbar, Forel über 10 %. Unter den Psychosen finden sich jedoch einzelne, welche die Hypnotisirbarkeit nicht wesentlich herabsetzen. Hierher gehören insbesonders die leichten Melancholien und gewisse Formen des hysterischen Irrseins. Manche Nervenkrankheiten erschweren durch die Muskelunruhe, die sie bedingen, die Einschläferung, so die verschiedenen Tics und andere localisirte Krämpfe, auch Chorea. Bei umsichtigem Vorgehen gelingt jedoch die Hypnotisirung in diesen Fällen zumeist. Ich war im Stande, sogar eine von schwerster Chorea heimgesuchte schwangere junge Frau, die von Zuckungen beständig hin- und hergerissen wurde, einzuschläfern. Bernheim fand die Tuberkulösen auffallend leicht hypnotisirbar.

Auch eine Reihe äusserer Momente beeinflusst die Hypnotisirbarkeit im günstigen oder ungünstigen Sinne. Ich möchte hier die Persönlichkeit des Hypnotiseurs an erster Stelle nennen. Die Bedeutung derselben bekundet sich am klarsten dadurch, dass es einem Hypnotiseur A. trotz allen Bemühens nicht gelingen kann, eine Person zu hypnotisiren, deren Einschläferung ein Hypnotiseur B. unschwer zu Stande bringt. A. und B. mögen in Bezug auf Beherrschung der Hypnotisirungstechnik und Routine völlig gleich stehen: so ist es mir verschiedenfach gelungen, Personen zu hypnotisiren, bei welchen andere erfahrene Hypnotiseure vergebliche Einschläferungsversuche unternommen hatten. Wodurch diese ungleichen Resultate bedingt werden, ist nicht immer klar zu stellen. Dass hiebei nicht ein vom Körper des Hypnotiseurs ausgehendes Agens, eine magnetische oder vitalelektrische Kraft oder Force neurique rayonnante der modernen französischen Mesmeriker im Spiele ist, unterliegt wohl keinem Zweifel. In erster Linie kommt wohl das Vertrauen in Betracht, das der Einzuschläfernde dem

Hypnotiseur im Allgemeinen und damit auch seiner Hypnotisirungs-
fähigkeit im Besonderen entgegenbringt. Dieses Vertrauen,
welches durch das Aeussere des Hypnotiseurs, die Art seines
Auftretens, den Ruf, den er geniesst, und andere, zum Theil
zufällige Einflüsse bestimmt wird, spielt bei schwer hypnotisirbaren Personen eine bedeutende Rolle, während leicht Hypnotisirbare mit oder ohne Vertrauen von jedem Beliebigen eingeschläfert werden können, wie der in manchen Gesellschaften zur
Unterhaltung betriebene Hypnotisirungsunfug zur Genüge zeigt.
Es ist aber auch nicht zu leugnen, dass neben dem Vertrauen,
das sich der Hypnotiseur bei dem Einzuschläfernden in der einen
oder anderen Weise erwirbt, auch die Kunst des Individualisirens,
die nur durch Erfahrung überhaupt und von den einzelnen Hypnotiseuren je nach ihrer Begabung in ungleichem Maasse gewonnen
wird, für den Erfolg des Hypnotisirungsversuches keine untergeordnete Rolle spielt. Der Hypnotiseur muss sein Vorgehen der
geistigen Eigenart, den Gewohnheiten, der Beschäftigung und
Bildungsstufe der Versuchsperson anpassen. und je mehr er dies versteht, um so bessere Erfolge wird er im Allgemeinen erzielen. Er muss
auf Grund seiner Kenntnis der Individualität des Subjectes die Einschläferungsmethode wählen und den Erfolg in gewissem Maasse
vorherbestimmen können. Wer z. B. es unternehmen wollte, Personen. die durch ihren Beruf genöthigt sind, ihre Augen andauernd
anzustrengen, durch Fixation zu hypnotisiren, würde gewöhnlich
nichts erreichen: bei solchen kann stundenlanges Fixiren resultat-
los bleiben. während bei anderen das gleiche Verfahren in wenigen
Minuten zum Ziele führt. Wer sehr aufgeregten oder miss-
trauischen Patienten sofort tiefen Schlaf in Aussicht stellt, wird
ebenfalls zumeist Enttäuschungen erleben.

Von nicht zu unterschätzendem Einflusse ist auch die Umgebung, die geistige Atmosphäre, in welcher die Hypnotisirung
vorgenommen wird. Eine Person. welche sieht, wie verschiedene
Andere ohne jedes Bedenken sich der Hypnotisirung unterziehen
und mit Leichtigkeit eingeschläfert werden, ist sicher leichter zu
hypnotisiren. als eine andere. der im Vorzimmer des Arztes von
Mitanwesenden allerlei Bedenken gegen die Hypnose eingeflösst
werden. Man hat sicher nicht mit Unrecht die ausserordentlich

günstigen Procentverhältnisse Hypnotisirbarer, über welche die
Nancyer Autoren und Wetterstrand berichten, zum Theil
auf die Verhältnisse zurückgeführt, unter welchen die Hypnotisirung von diesen Beobachtern vorgenommen wird (siehe hierüber Kapitel VI), Verhältnisse, durch welche eine die Hypnotisirbarkeit steigernde Suggestivatmosphäre hergestellt wird. Ich
selbst habe im Laufe meiner Praxis den Eindruck gewonnen,
dass Personen mit nicht sehr erheblicher Hypnotisirbarkeit in
meiner Wohnung leichter eingeschläfert werden als in ihrer, selbst
wenn die äusseren Verhältnisse in letzterer in Bezug auf Geräusch-
mangel günstiger als in der meinigen sind. Letzterer Umstand
ist bei geringerer Disposition zur Hypnose von erheblichem Ge-
wichte, insbesonders bei den ersten Hypnotisirungsversuchen: völlige
Ruhe der Umgebung fördert hier das Einschlafen entschieden,
während andauernde oder nur zeitweilig auftretende Geräusche,
z. B. schon das Ticken einer Uhr, entferntes Wagenrasseln, die
Einschläferung erschweren oder verhindern können.

Der Einfluss des Willens erweist sich für den Eintritt der
Hypnose von ähnlicher Bedeutung wie für den des natürlichen
Schlafes. Der Wille kann bekanntlich direct, wie die vergeblichen
Bemühungen vieler Schlafloser zur Genüge zeigen, den Schlaf nicht
herbeiführen; er kann nur insofern den Eintritt desselben bewirken
oder begünstigen, als er die inneren und äusseren Bedingungen
herstellt, die für das Einschlafen erforderlich sind. Wo dies dem
Wollen nicht gelingt, z. B. durch dasselbe gewisse aufregende
Gedanken nicht verscheucht werden können, bleibt selbst das lebhafteste Herbeiwünschen des Schlafes erfolglos. Im Allgemeinen
ist für das Einschlafen das Schlafenwollen in dem eben erwähnten
Sinne erforderlich, doch wissen wir, dass der Schlaf auch ohne
gewünscht zu werden und selbst gegen den Willen der Person
eintreten kann. Mit der Hypnose verhält es sich ebenso. Der
Wille kann den Eintritt derselben nicht direct, sondern nur dadurch
herbeiführen, dass er die für die Wirksamkeit der Einschläferungs-
proceduren erforderlichen äusseren und seelischen Verhältnisse zu
Stande bringt. Derjenige, der weiss, dass es sich bei der Hypnose
um einen Schlafzustand handelt, muss auch im Allgemeinen einschlafen wollen, d. h. bemüht sein, sich in die für den Eintritt

eines Schlafes nöthige Verfassung zu bringen. Die Erzielung einer Hypnose ist jedoch durchaus nicht davon abhängig, dass deren Eintritt thatsächlich gewünscht wird. Die Hypnotisirung gelingt auch bei Personen, welche von Hypnose durchaus nichts wissen und denen über die Wirkung der angewandten Einschläferungs-proceduren keinerlei Aufklärung gegeben wird, sodass sie einen Wunsch bezüglich einer Hypnose gar nicht hegen können. Es ist hiebei nur nöthig, dass die betreffenden Personen sich der Ein-wirkung der hypnosigenen Maassnahmen ohne jegliches Misstrauen hingeben und auch sonst in der nöthigen geistigen Verfassung sich befinden. Eine Reihe anderer Erfahrungen zeigt ebenfalls, dass eine Hypnose ohne jeden bezüglichen Wunsch des Subjectes zu Stande kommen kann. Personen, welche öfters durch die Ein-wirkung gewisser Sinnesreize hypnotisirt wurden, können durch dieselben auch zufällig in Hypnose versetzt werden. Es kann z. B. Jemand, der öfters durch Fixation allein oder unter Bei-hilfe dieser Procedur hypnotisirt wurde, beim Alleinsein, ohne an die Möglichkeit einer Hypnose zu denken, zufällig längere Zeit einen Gegenstand fixiren und dadurch in Hypnose (Auto-hypnose) gerathen. Preyer erwähnt, dass bei Photographen zuweilen Personen starr sitzen bleiben, nachdem die photographische Aufnahme beendet ist: hiebei handelt es sich wohl auch um einen durch Fixation unabsichtlich erzeugten hypnotischen Zustand. Einzelne in der Litteratur mitgetheilte Fälle, in welchen Hypnose zufällig durch plötzliche Gehörseindrücke herbeigeführt wurde, sind besonders bemerkenswerth.

In der Salpêtrière in Paris wurde vielfach das Geräusch eines Tamtams zur Hypnotisirung Hysterischer angewandt. Eine der Hysterischen, welche öfters auf diese Weise hypnotisirt worden war, war eines Tages im Begriffe, aus einem Schubfache Photographien zu entwenden, als sie durch das zufällige Ertönen eines Tamtams in Katalepsie versetzt wurde, so dass sie in der ihre Absichten verrathenden Stellung verharrte und entdeckt wurde. Schlimmer war der Ausgang in einem Falle, von welchem Kuh berichtete. Eine junge Frau war von einem hervorragenden Irrenarzte ver-schiedene Male durch den Schall eines Gong's hypnotisirt worden, und im Laufe der Zeit kam es dazu, dass sie durch Einwirkung

irgend eines eintönigen Geräusches in Hypnose verfiel. Eines
Tages war sie im Begriffe, eine Strasse zu überschreiten, als die
plötzlich ertönenden Glocken einer benachbarten Kirche sie in
Hypnose versetzten; sie wankte in diesem Zustande weiter und
gerieth unter einen Wagen, was ihren Tod herbeiführte. [1] Ferner
ist von einer Anzahl von Beobachtern (Berger. Bernheim.
Forel, Moll u. A.) mit Erfolg der Versuch unternommen
worden, den natürlichen Schlaf in Hypnose überzuführen. Diese
Versuche gelangen zum Theil auch bei Personen, die im Wachzustande nicht hypnotisirt werden konnten. Ich war in der Lage.
durch mesmerische Striche nicht nur den natürlichen Schlaf.
sondern auch hysterische Schlafzustände in Hypnose umzuwandeln
und zwar bei Personen, bei welchen vorher nie Hypnotisirungsversuche unternommen worden waren. v. Schrenk-Notzing konnte
in einem Falle post-epileptisches Coma in Hypnose überführen.

Aus allen diesen Thatsachen ergiebt sich zur Genüge. dass
zum Zustandekommen einer Hypnose ein dahin zielender Wunsch
des Subjectes durchaus nicht erforderlich ist. Ein Anderes ist
jedoch die Frage. ob auch eine Person selbst gegen ihren ausgesprochenen Willen in Hypnose versetzt werden kann. Man hat
dies vielfach bezweifelt. [2] doch liegen einzelne Erfahrungen vor,
die uns nicht gestatten, diese Möglichkeit in Abrede zu stellen.
So hat Heidenhain Soldaten zu hypnotisiren vermocht, denen das
Einschlafen von ihren Vorgesetzten ausdrücklichst verboten worden
war und die dasselbe daher jedenfalls auch zu vermeiden trachteten.
Indes dürfte eine Hypnotisirung wider den Willen einer Versuchsperson
nur ausnahmsweise und nur bei sehr beträchtlicher Disposition zur
Hypnose oder momentaner erheblicher Schlafneigung gelingen.

Die Erfolglosigkeit mehrerer, selbst einer grösseren Anzahl von Hypnotisirungsversuchen beweisen in Bezug auf die Hypnotisirbarkeit des Individuums nichts, und zwar auch dann, wenn ein sehr erfahrener Hypnotiseur
sich vergebens bemüht hat. In der Literatur ist eine Anzahl von Fällen mitgetheilt, in welchen erst nach einer grossen Anzahl von Versuchen sehr

[1] Schaffer berichtet über den Fall einer 18jährigen hysterischen
Patientin. welche durch den Schall. den das Zusammenschlagen seiner Hände
verursachte. während des Krankenexamens momentan in Hypnose versetzt wurde.

[2] Noch in jüngster Zeit hat sich Vogt zu der Ansicht bekannt. dass
Niemand gegen seinen Willen hypnotisirt werden könne.

competenter Aerzte ein hypnotischer Zustand erreicht wurde. So gelang Wetterstrand bei einer 40 jährigen Dame die Erzielung einer Hypnose erst nach 70 erfolglosen Versuchen. Dr. M. Bramwell gelang das Gleiche bei einer Dame erst nach 150 Versuchen. Vorher hatten diese auch Tuckey und Voisin vielleicht 50 Mal vergebens einzuschläfern versucht. Eine andere Dame hypnotisirte Bramwell 65 Mal vergeblich, bis endlich ein Erfolg eintrat. Moll berichtet, dass er bei mehreren Personen 40 und mehr Versuche machte, ohne Hypnose zu erreichen, jedoch mehrfach selbst nach 40 vergeblichen Versuchen Erfolg erzielte.

Von Ochorowicz wurde ein als Hypnoskop bezeichnetes Instrument construirt, das zur Bestimmung der Hypnotisirbarkeit dienen soll. Dasselbe besteht aus einem 8 cm langen Stahlmagneten von der Form eines Hohlcylinders in dessen Lichtung ein Finger sich einführen lässt. Nach Ochorowicz sollen bei Personen, welche zur Hypnose disponirt sind, mehrere Minuten nach Einschiebung eines Fingers in das Instrument gewisse Sensationen (Gefühl eines kühlen Hauches, Prickeln etc.) auftreten, während bei nicht Hypnotisirbaren solche sich nicht zeigen. Verschiedene Forscher, welche sich der Mühe unterzogen, diese Angaben näher zu prüfen (Obersteiner, Gessmann, Bottey, Grasset) konnten dieselben jedoch in keiner Weise bestätigen. So fand Obersteiner, dass Personen, welche beim Anlegen des Hypnoskops die in Frage stehenden Empfindungen hatten, nicht hypnotisirt werden konnten und Andere, die absolut nichts fühlten, sich als treffliche Medien erwiesen. Der Autor erwähnt ferner, dass Niemand mit voller Sicherheit das magnetische Hypnoskop von einem gleich construirten, aus einfachem Stahl angefertigten unterscheiden konnte. Es unterliegt wohl keinem Zweifel, dass die bei manchen Personen bei Anwendung des Hypnoskops auftretenden Empfindungen lediglich auf Autosuggestionen beruhen und das Instrument daher nur geeignet ist, in gewissem Maasse Aufschlüsse über die Autosuggestibilität der Untersuchten, nicht aber über deren Hypnotisirbarkeit zu verschaffen. Ueber die Disposition der Kinder zur Hypnose lauten die Angaben der Beobachter nicht übereinstimmend. So erklärt Wetterstrand, dass alle Kinder von 3 oder 4 bis zu 15 Jahren ohne Ausnahme empfänglich seien; auch Liébeault hatte nach der von Beaunis veröffentlichten Statistik unter den Kindern im Alter bis zu 14 Jahren keine Refractären. Moll dagegen berichtet, dass Kinder unter 3 Jahren gar nicht, aber auch noch ältere, etwa bis zu 8 Jahren schwer hypnotisirbar sind, während M. Hirsch wiederum Kinder von 6—15 Jahren zumeist, aber nicht ausnahmslos leicht hypnotisirbar fand. Meine Erfahrungen bezüglich der Hypnotisirbarkeit der Kinder stimmen mit denen von Hirsch überein; auch bei Kindern können momentan psychische Verhältnisse der Hypnotisirung erhebliche Schwierigkeiten bereiten, dieselbe auch zeitweise ganz unmöglich machen.

So konnte ich z. B. einen 10 jährigen hysterischen Knaben, dessen Mutter vor einiger Zeit behufs Vornahme einer Operation chloroformirt worden war, nicht hypnotisiren, weil er befürchtete, man wolle bei ihm etwas Aehnliches wie bei seiner Mutter vornehmen. und ihm dieser Gedanke. der ihn zum Widerstreben gegen die Einschläferung bestimmte. nicht auszureden war.

Unter den für die Hypnotisirbarkeit in Betracht kommenden seelischen Momenten führt M. Hirsch auch den Charakter des Individuums an. Er erklärt Skeptiker. Realisten und sarkastisch angelegte Naturen für schwer beeinflussbar. schwärmerisch veranlagte Menschen. Idealisten. weichherzige und zartbesaitete Personen dagegen für besonders disponirt. Der Charakter hat jedoch nach meinem Dafürhalten durchaus keinen nothwendigen Einfluss auf die Hypnotisirbarkeit. der Skeptiker und Realist kann. wenn er ernsthaft hypnotisirt zu werden wünscht und sich deshalb in die nöthige geistige Verfassung bringt. unter Umständen sehr leicht eingeschläfert werden. und bei dem Idealisten hinwiederum mögen Zerstreutheit. Aengstlichkeit etc. der Hypnotisirung erhebliche Schwierigkeiten bereiten.

Der Thatsache gegenüber. an der wir festhalten müssen, dass wenigstens keinem geistesgesunden Menschen die Fähigkeit, in Hypnose zu gelangen, gänzlich mangelt. verlieren die Angaben der verschiedenen Autoren über das Procentverhältnis Hypnotisirbarer und Refractärer, das sich bei ihrem Beobachtungsmateriale ergab. erheblich an Werth. Dieses Verhältnis drückt im Wesentlichen nur das Maass der Geschicklichkeit im Hypnotisiren der einzelnen Beobachter aus. Es ist daher begreiflich, dass diejenigen Autoren. welche von der Hypnose den ausgedehntesten Gebrauch machen und für Hypnotisirungsversuche über ein grosses Material verfügen. im Allgemeinen günstigere Procentverhältnisse verzeichnen als auf dem Gebiete der Hypnose weniger erfahrene Beobachter. Aus nachstehender Liste erhellt, wie weit die Hypnotisirungsresultate verschiedener Autoren von einander sich entfernen. Es fanden hypnotisirbar:

Bottey .	30 %,
Binswanger .	50 %,
Morselli . .	70 %,
Peronnet . . .	75 %,
Lloyd-Tuckey | Delboeuf } . . .	80 %.
Forel . . .	83 %,
Bernheim . . .	90 %,
Liébeault	92 %,
v. Schrenk-Notzing .	94 %.

$$
\left.
\begin{array}{l}
\text{Wetterstrand} \\
\text{Ringier}
\end{array}
\right\} \quad 95\,\%.
$$

Renterghem . . . 97 %.

Velander . . . . 98 %.

Vogt . . . . 100 %.

Nachstehende Tabelle I giebt eine Uebersicht über das Häufigkeitsverhältnis der einzelnen Grade hypnotischer Beeinflussung, welche verschiedene Autoren bei ihrem Materiale erzielten.

Tabelle II giebt eine von Beaunis unter Zugrundelegung des Liébeault'schen Materials hergestellte Uebersicht über die Schwankungen in der Häufigkeit der verschiedenen Grade der Hypnose in den einzelnen Altersstufen.

Tabelle I.[1])

Berichtet von:	Personenzahl	Somnolenz	Hypotaxis	Somnambulismus	Refractär
Velander (Yönköping)	1000	320	530	120	20
Wetterstrand (Stockholm)	3209	1143	1540	421	105
Lloyd-Tuckey (London)	220	108	62	20	30
Liébeault (Nancy) 1888 .	429	101	292	20	16
Liébeault (Nancy) 1889 .	461	104	324	21	12
Liébeault (Nancy) 1880 .	1011	133	720	131	27
Liébeault (Nancy) 1884/85	753	219	333	141	60
Peronnet (Algier)	467	51	89	211	116
van Renterghem (Amsterdam) . .	414	217	135	47	15
Forel (Zürich) . . .	275	63	100	64	48
v. Schrenk-Notzing (München) vom November 1890 . .	240	42	100	69	29
Vogt	119	2	15	99	0
Hilger . .	351	19,66 %	41,59 %	32,19 %	6,55 %

3 Fälle von Psychosen lässt Vogt unklassificirt.

[1]) Die obige Tabelle ist in der Hauptsache einer Zusammenstellung v. Schrenk-Notzing's (Eulenburg's Realencyclopädie der gesammten Heilkunde 3. Aufl.) entnommen.

Tabelle II
nach Beaunis (Bernheim „de la Suggestion" S. 29).

Alter	Somnambulismus	Weniger tiefer Hypnotismus	Refractär
bis zu 7 Jahren . . .	26,5	73,7	—
von 7—14 Jahren .	55,3	44,4	—
„ 14—21 „ . . .	25,2	64,2	10,3
„ 21—28 „	13,2	77,4	9,1
„ 28—35 „	22,6	71,2	5,9
„ 35—42 „	10,5	81,1	8,2
„ 42—49 „	21,6	65,9	12,2
„ 49—56 „	7,3	87,9	4,4
„ 56—63 „ .	7,3	78,0	14,4
„ 63 und älter	11,8	74,3	13,5

Am bemerkenswerthesten an Tabelle I ist offenbar die Differenz, welche zwischen der von Vogt erreichten Zahl Somnambuler und den betreffenden Zahlen anderer Autoren besteht. Bernheim nahm an, dass unter 100 Personen sich 15—18 Somnambule finden und sich diese Zahlen erheblich steigern lassen, wenn man während der Hypnose Amnesie für die Zeit nach dem Erwachen suggerirt. Vogt glaubt dagegen, auf Grund seiner Erfahrungen behaupten zu können, dass bei jedem geistig gesunden Menschen Somnambulismus sich erzielen lässt und temporär störende Momente mit Geduld immer zu beseitigen sind.

Nach meinen Erfahrungen ist Somnambulismus in manchen Fällen ungemein leicht, in andern dagegen trotz aller Bemühungen, den Schlaf zu vertiefen, nicht zu erzielen. Dies differente Verhalten kann nach meinem Dafürhalten nicht durch die Gegenwart oder den Mangel momentan störender Einflüsse, sondern nur durch die Verschiedenheiten des geistigen Naturells der einzelnen Individuen bedingt sein. Ich bin daher nicht in der Lage, der Ansicht Vogt's mich anzuschliessen; dieselbe hat bisher auch die Zustimmung anderer Autoren nicht gefunden.

VI. Kapitel.

Die Technik der Hypnotisirung.

Ueberblicken wir die Mittel, welche von den ältesten Zeiten
bis zur Gegenwart zur Hervorrufung hypnotischer Zustände mit
Erfolg angewandt wurden und noch in Gebrauch sind, so gewinnt
man zunächst den Eindruck, dass eine Hypnose auf ausserordentlich
verschiedenen Wegen zu Stande kommen kann. Indes lassen sich
alle die Hypnose erzeugenden — hypnosigenen — Mittel trotz ihrer
scheinbar ausserordentlichen Mannigfalt in nur zwei Gruppen
sondern: a) sensorielle Reize, b) die directe Erweckung von Schlaf-
vorstellungen (durch verbale Eingebung oder auf anderem Wege).

Als hypnosigene sensorielle Reize kommen hauptsächlich
andauernde einförmige Reize in Betracht, die auf das Auge, das
Ohr oder die äussere Haut einwirken: die Fixation äusserer,
glänzender oder nicht glänzender Objecte von kleinerem Umfange
oder von Theilen des eigenen Körpers, das Horchen auf das Ticken
einer Uhr, das Rauschen eines Gewässers, einförmige Musikweisen,
Striche, die mit den Händen in einiger Entfernung vom Körper
über diesen hinweg oder mit directer Berührung desselben ausgeführt werden. Gemeinschaftlich allen diesen Einwirkungen ist,
dass sie zunächst einen gewissen Zustand geistiger Leere
herbeiführen, indem sie eine Concentration der Aufmerksamkeit
— unter Ablenkung derselben von anderen Vorstellungen — auf
einen indifferenten, weitere Associationen nicht anregenden Eindruck veranlassen, dann aber auch bei längerer Andauer des einförmigen Eindruckes Gefühle der Ermüdung hervorrufen, mit
welchen sich die Schlafvorstellung gerne associirt. Ausser den
einförmigen und andauernden wurden auch bisher, jedoch nur
selten, auch plötzliche und heftige Sinneseindrücke als hypnosigene
Mittel verwendet. Insbesonders geschah dies in der Salpêtrière

Charcot und seine Schüler benutzten Aufblitzen eines Drummond'schen Kalklichtes, elektrischer Funken, Schläge auf ein Tamtam und andere starke Geräusche. Man hat die auf diesem Wege erzielten Hypnosen nicht mit Unrecht als Schreckhypnosen bezeichnet, da der durch den plötzlichen mächtigen Sinneseindruck hervorgerufene Affect als die Hauptursache der Hypnose in diesen Fällen zu betrachten ist. Es unterliegt wohl auch keinem Zweifel, dass die in Frage stehenden sensorischen Reize nur bei einzelnen Hysterischen in Folge einer gewissen Dressur oder anderer Umstände eine hypnosigene Wirksamkeit entfalten.

Man hat den sensoriellen Reizen früher vielfach eine rein nervöse Wirkung zugeschrieben und auf Grund dieses Umstandes somatische und psychische hypnosigene Mittel unterschieden. Seitens der Nancyer Autoren und Forel's wird jedoch angenommen, dass alle die verschiedenen in der Praxis zur Herbeiführung der Hypnose verwendeten Proceduren nur durch den einen Umstand eine hypnosigene Wirksamkeit erlangen, dass sie die Vorstellung des Schlafes oder der Hypnose bei dem zu Beeinflussenden erwecken. Nach dieser Auffassung ist die Trennung der hypnosigenen Mittel in somatische und psychische gegenstandslos; es giebt im Grunde nur ein Mittel, die Hypnose zu erzielen: die Suggestion.

Ich muss nach dem, was ich oben bezüglich der Wirkungsweise der sensoriellen Reize dargelegt habe, die Bernheim-Forel'sche Anschauung im Grossen und Ganzen für völlig berechtigt erachten. Im Betreff der mesmerischen Striche gestatten mir jedoch meine Erfahrungen nicht, mich der Deutung dieser Autoren anzuschliessen, wie wir an späterer Stelle sehen werden.

Unter den sensoriellen Hypnotisirungsmethoden ist die Fixation die älteste und auch noch in neuerer Zeit am meisten verwendet. Die indischen Fakire (Jogis) fixirten schon vor Jahrtausenden wie noch gegenwärtig ihre Nasenspitze, die der mittelalterlichen Secte der Hesychasten angehörenden Mönche vom Berge Athos ihren Nabel. Das Anstarren glänzender Metallflächen (sogenannter Zauberspiegel), von Krystallen, stehenden Wassers etc. bildete vom Alterthum bis in die Neuzeit eine jener von dem Scheine des Ausserordentlichen (Magischen) umgebenen Praktiken, durch welche man allerdings unabsichtlich hypnotische oder der Hypnose nahestehende Zustände herbeiführte. In den ersten Decennien dieses Jahrhunderts trat unter dem Einflusse der fluidistischen Theorien Mesmers die Fixationsmethode gegenüber dem Gebrauche der mesmerischen Striche zwar in den Hintergrund, sie wurde jedoch durch denselben nicht völlig verdrängt. Der seiner Zeit berühmte Magnetiseur Lafontaine[1]), welcher durch seine öffentlichen Vorträge Braid zum Studium des Hypnotismus anregte, bediente sich zur Erzielung der Hypnose einer combinirten Methode, indem er von der Fixation neben den mesmerischen Strichen Gebrauch machte. Ein besonderer Impuls zur Anwendung des Fixations-verfahrens wurde durch Braid gegeben, nach welchem man in neuerer Zeit diese Hypnotisationsmethode auch als Braid'sche Methode bezeichnet hat. Braid berichtet über sein Vorgehen in folgender Weise:

„Dem bequem sitzenden oder stehenden Kranken wird irgend ein kleiner, glänzender Gegenstand 10—12 Zoll vor und über die Mitte der Stirn gehalten, so dass es seinerseits einer kleinen Anstrengung bedarf, um das Object gleich-mässig und ruhig und mit möglichst concentrirter Aufmerksamkeit zu fixiren. Gleichzeitig ermahne ich den Kranken, sobald er Neigung zum Schlaf ver-spürt, derselben nachzugeben. Gewöhnlich benütze ich mein zwischen Daumen und den beiden ersten Fingern der linken Hand gehaltenes Lanzettfutteral, indessen thut ein anderer kleiner glänzender Gegenstand dieselben Dienste. Wenn sich innerhalb 3—4 Minuten die Augenlider nicht von selbst schliessen, so nähere ich die ausgestreckten und etwas von einander entfernten zwei ersten Finger der rechten Hand rasch und mit einer zitternden Bewegung den Augen und veranlasse dadurch den Kranken, dieselben zu schliessen. Ist derselbe sehr empfindlich, so bleiben die Lider entweder starr geschlossen, oder gerathen in eine vibrirende Bewegung und lassen in Folge des gleich-zeitigen Aufwärtsdrehens des Augapfels etwas vom Weissen durch die nicht ganz geschlossenen Lider durchschimmern; wenn dagegen bei geringer Empfänglichkeit der Kranke die Augen wieder öffnet, so muss man ihn ver-anlassen, denselben Gegenstand abermals zu fixiren, und falls auch nach diesem zweiten Versuche die Augen nicht geschlossen bleiben, bittet man den Kranken sie geschlossen zu halten und veranlasst ihn, Bewegungen vorzunehmen, durch welche seine Aufmerksamkeit gefesselt wird. Man lässt

---

[1]) Lafontaine fixirte den auf einem erhöhten Stuhle ihm gegenüber sitzenden Patienten, dessen Daumenspitzen er mit den seinen berührte, 15—20 Minuten und zu gleicher Zeit musste dieser ihn unverwandt ansehen. Erst nach eingetretenem Augenschluss begann er mit den mesmerischen Streichungen.

ihn zu diesem Zwecke den Arm erheben, wenn er steht, oder Arme und Beine, wenn er sitzt, und diese Bewegungen so langsam ausführen, dass das Gefühl der Muskelthätigkeit zur deutlichen Perception gelangt, ohne dass aber dadurch die geistige Concentrirung und Abstraction unterbrochen wird, in welcher alle die weiter zu beobachtenden Erscheinungen wurzeln."

In den letzten Decennien ist die Fixation weniger als selbstständige Hypnotisirungsmethode denn als unterstützende Procedur bei der Einschläferung durch verbale Suggestion verwerthet worden. Als Fixationsgegenstände wurden und werden zum Theil noch die verschiedensten Objecte benützt, insbesonders Glaskugeln, Metallknöpfe und andere kleine glänzende Gegenstände. Von Luys wurde die Verwendung eines rotirenden Spiegels empfohlen, von dessen Gebrauch de Yong und Andere in einzelnen Fällen günstige Erfolge sahen. Preyer fand anhaltendes Anstarren einer Kerzenflamme mit etwas gehobenem Blicke und möglichst starker Convergenz der Blicklinien besonders wirksam, Hansen liess bei seinen Schaustellungen sogenannte falsche, auf dunkle Holzplatten gefasste Brillanten fixiren. Auch die Augen oder Finger des Hypnotiseurs wurden oft als Fixationsobjecte gewählt, ferner kleine Hufeisenmagnete (nach Baierlachers Vorschlag). Von letzterem Objecte mache ich, wo ich die Fixation rathsam finde, ganz vorwaltend Gebrauch und zwar derart, dass ich das als Anker dienende nicht glänzende Eisenstück fixiren lasse. Man kann natürlich im Einzelfalle die Fixationsmethode je nach der Stellung, die man dem Objecte zum Auge gibt, und der Dauer der Fixation mehr oder minder anstrengend gestalten. Wenn man trotzdem in neuerer Zeit wenigstens in ärztlichen Kreisen davon abgekommen ist, die Fixation als selbständige Hypnotisationsmethode zu verwerthen, so ist dies darin begründet, dass das Verfahren überaus häufig im Stiche lässt und bei längerer Anwendung nicht selten nervöse Beschwerden, insbesonders Kopfschmerzen, herbeiführt.

Der Gebrauch der sogenannten mesmerischen Streichungen — Striche, „Passes" der Franzosen — ist nicht, wie man aus der Bezeichnung schliessen möchte, auf Mesmer selbst, sondern Anhänger seiner Theorien zurückzuführen. Wir finden dieselben ausführlich zuerst bei Wienholt beschrieben. In den Werken über thierischen Magnetismus aus den ersten Decennien dieses Jahrhunderts und zum Theil in den Schriften über Nervenkrankheiten aus dieser Zeit finden wir äusserst complicirte Vorschriften für die Anwendung dieses Verfahrens, deren Details jedoch ausserordentlich variiren. Wir müssen uns hier begnügen, die Vorschriften, welche Deleuze für das mesmerische Verfahren gab, und auch diese nur unvollständig wiederzugeben:

„Wenn du dich gesammelt hast, nimm seine Daumen zwischen deine zwei Finger, so dass das Innere seiner Daumen das Innere der deinigen berührt, und hefte deine Augen auf ihn. Dann bleibe zwei bis fünf Minuten in dieser Stellung oder so lange, bis du fühlst, dass sich zwischen seinen und deinen Daumen eine gleiche Wärme hergestellt hat; ist das geschehen, so ziehe deine Hände zurück und entferne sie links und rechts auf die Seite, so dass die innere Handfläche nach aussen sieht, und hebe sie so hoch als das Haupt; dann lege sie auf beide Schultern, lasse sie hier ungefähr eine Minute liegen und führe sie dann längs der Arme bis zu den Fingerspitzen mit leiser Berührung. Diesen Strich musst du fünf- bis sechsmal erneuern und dabei immer deine Hände abwenden und ein wenig vom Körper fern halten, um hinauf zu fahren; dann lege deine Hände auf das Haupt, lasse sie hier einen Augenblick liegen und fahre alsdann damit am Gesicht herunter, auf eine Entfernung von einem oder zwei Zoll bis zur Herzgrube, da bleibe noch ungefähr zwei Minuten, indem du mit dem Daumen über die Herzgrube und mit den andern Fingern an den Seiten herunterfährst. Dann streiche langsam am ganzen Körper herunter bis zu den Knieen oder noch besser, wenn du es ohne Unbequemlichkeit thun kannst, bis zu den Fussspitzen. Dieses Verfahren musst du während des grössten Theils der Sitzung wiederholen.

Auch musst du dich einigemale dem Kranken nähern, so dass du deine Hände hinter seine Schultern hältst, langsam am Rückgrat herunterfährst und von da über die Hüften, längs der Schenkel bis zu den Knieen oder bis zu den Füssen. Nach den ersten Strichen brauchst du die Hände nicht mehr auf den Kopf zu legen und kannst die folgenden Striche über die Arme machen, indem du an den Schultern, und über den Leib, indem du am Magen beginnst. Wenn du die Sitzung endigen willst, musst du die Fingerspitzen und die Fussspitzen anziehen, indem du deine Striche über diese Spitzen hinaus machst und jedesmal deine Finger abschüttelst. Endlich musst du vor dem Gesicht und auch vor der Brust in einer Entfernung von drei bis vier Zoll einige Querstriche machen. Diese Striche macht man, indem man die beiden Hände einander nähert und sie dann rasch auseinanderzieht, wie um das überflüssige Fluidum abzuschütteln, mit welchem der Kranke beladen.

Ihr seht, dass es wesentlich ist, beim Magnetisiren immer vom Kopf bis zu den Extremitäten herunterzufahren und nie von den Extremitäten zum Kopf hinaufzusteigen. Darum kehrt man die Hände um, wenn man sie von den Füssen zum Kopf hinaufbringt. Die Striche, die man abwärts macht, sind magnetische, d. h. sie sind von der Absicht begleitet, zu magnetisiren. Die Bewegungen, die man zurückmacht, sind nicht magnetisch. Viele Magnetiseure schütteln nach jedem Striche leicht ihre Finger. Dieses Verfahren, welches niemals schadet, ist in gewissen Fällen vortheilhaft und aus diesem Grunde ist es gut, sich dasselbe anzugewöhnen. Obgleich man gegen das Ende der Sitzung Sorge tragen muss, um das Fluidum über die ganze Oberfläche des Körpers zu verbreiten, ist es doch am Platze, zuletzt einige Striche über die Beine zu machen, von den Knieen bis zu den Fussspitzen. Diese Striche befreien das Haupt; um sie bequemer machen zu können, kniet man sich der Person, die man magnetisirt, gegenüber. Diese Art, mit Längsstrichen zu magnetisiren, indem man das Fluidum vom Kopf zu den Extremitäten leitet, ohne auf einem Theile länger zu verweilen als auf dem andern, heisst man mit **grossen Zügen** (à grands courants) **magnetisiren.** Sie passt mehr oder weniger in allen Fällen, und man muss sie bei den ersten Sitzungen anwenden, wenn man keinen Grund hat, eine andere zu wählen. Das Fluidum wird so in allen Organen vertheilt und häuft sich von selbst in denjenigen an, die seiner bedürfen. Mit den Strichen, die in einer kleinen Entfernung gemacht wurden, verbindet man zuletzt einige Striche in einer Entfernung, von drei bis vier Fuss. Sie bewirken gewöhnlich Ruhe, Frische und merkliches Wohlbefinden"

Wir wissen heutzutage, dass die complicirten Manipulationen, auf deren detaillirte, sorgfältige Durchführung die alten Magnetiseure so viel Gewicht legten, völlig überflüssig sind und dass, was durch mesmerische Striche überhaupt zu erreichen ist, auch durch ein ganz einfaches Verfahren sich erzielen lässt. Man beschränkt sich daher ärztlicherseits darauf, mit den Handflächen langsam, sanft und in gleicher Richtung über einem Theil der Körperoberfläche, insbesonders das Gesicht oder auch nur die Augengegend zu streichen oder die Hände in geringem Abstande vom Körper vom Kopfe nach abwärts bis zur Hüftgegend oder darüber hinaus zu bewegen, um dann im Bogen zum Kopfe wieder zurückzukehren, welch letzteres Verfahren etwa 5—10 Minuten fortgesetzt wird. Ich habe mesmerische Striche bisher nur bei Kindern und weiblichen Personen und zwar zumeist in Verbindung mit der verbalen Einschläferung angewendet. Ich fand hierbei Striche über das Gesicht (mit directer Berührung desselben), in zweiter Linie solche über die Hände und Vorderarme am wirksamsten. Der Einfluss, den diese Procedur äussert, ist jedoch in den einzelnen Fällen sehr verschieden. Bei einem Theile der

Personen erweist sich das Streichen eher als ein Hindernis denn als ein Förderungsmittel für das Einschlafen: bei anderen hinwiederum bekundet dasselbe keine ausgesprochene Wirkung in der einen oder anderen Richtung, während bei einer dritten Gruppe ein hypnosigener Effect mehr oder minder deutlich, zum Theil sogar in markantester Weise zu Tage tritt. Bei letzterer Klasse von Individuen erleichtern die Striche nicht nur die Einschläferung durch verbale Suggestion, sie tragen auch oft wesentlich zur Vertiefung des Schlafes bei: mitunter genügen sie auch allein, namentlich nach öfterer Hypnotisirung, um hypnotischen Schlaf herbeizuführen.

Was die Wirkungsweise des Verfahrens anbelangt, so will ich nicht bestreiten, dass dasselbe analog den übrigen einförmigen Sinnesreizen in gewissem Masse geeignet ist, Ermüdungsgefühle und damit die Vorstellung des Schlafes hervorzurufen, dass aber auf diesen Umstand allein der hypnosigene Einfluss der Striche zurückzuführen ist, kann ich nach meinen eigenen Erfahrungen und manchen Beobachtungen anderer Forscher nicht annehmen. Die einschläfernde Wirkung der Striche zeigt sich oft sehr rasch, bevor noch von einer Ermüdung die Rede sein kann: dieselbe tritt auch ein, wenn der zu Hypnotisirende sich in einer Position befindet, welche die Hervorrufung von Schläfrigkeit durchaus nicht begünstigt, so bei aufrechter Stellung desselben und bei Beschäftigungen, welche die Aufmerksamkeit ganz in Anspruch nehmen. Ich habe dies in einer Reihe von Versuchen festgestellt: die Striche versagten ihre Wirkung nicht, ob die Versuchsperson stand oder sass, mit Lectüre, rechnerischen oder anderen schriftlichen Aufgaben, Handarbeiten etc. beschäftigt war.

Noch bemerkenswerther ist der schon früher erwähnte Umstand, dass es mir wie anderen Beobachtern gelang, den natürlichen Schlaf durch mesmerische Striche in Hypnose überzuführen und zwar auch bei Individuen, welche vorher nie hypnotisirt worden waren. Wie ebenfalls schon erwähnt wurde, konnte ich auch nachweisen, dass sich der hysterische Schlaf wenigstens unter gewissen Bedingungen durch mesmerische Striche in einen hypnotischen Zustand umwandeln lässt. Zur Entdeckung dieser Thatsache führte mich der Umstand, dass bei einer von mir behandelten, mit hysterischen Schlafattaquen behafteten Kranken alle Versuche missglückten, vom wachen Zustande aus eine Hypnose zu therapeutischen Zwecken einzuleiten. Die diversen hypnosigenen Proceduren, die ich bei der Patientin anwandte, führten, soferne sie überhaupt einen Erfolg hatten, nur einen lethargischen Zustand herbei. Ich versuchte deshalb, diesen in Hypnose überzuführen, und dies gelang mir auch durch Anwendung mesmerischer Striche, wenn die spastischen Erscheinungen während des Anfalles nicht sehr ausgeprägt waren oder sich durch Morphiumeinverleibung beseitigen liessen.

Dem Eintritt der Hypnose in dem in Frage stehenden Falle ging immer eine Erscheinung vorher, aus welcher in sehr prägnanter Weise die rein somatisch-nervöse Wirkung der Procedur sich ergab. Vollständige Erschlaffung der während des lethargischen Zustandes mehr oder minder von Spasmen ergriffenen Extremitätenmuskulatur. Wo dieses Phänomen durch das Streichen nicht zu erzielen war, blieben die Erscheinungen der Hypnose aus, oder es war höchstens ein Mittelzustand zu erzielen, eine gewisse Suggestibilität, die sich jedoch sofort wieder verlor, sobald man mit dem Streichen aussetzte. Um die Veränderungen zu illustriren, welche in dem Zustand der Patientin durch mesmerische Striche herbeigeführt wurden, will ich in Folgendem meine Notizen von einem Beobachtungstage anführen:

15. Dezember 1889, Vormittags 11 3/4.

Die Patientin liegt zu Bette; mässige Steifigkeit der Arme und Beine. Anrufen mit dem Namen, Rütteln an den Armen, Befehl, die Augen zu öffnen etc., Alles völlig erfolglos. Nach mehrfachem Streichen des Gesichts und der Stirne zunächst Schwinden der Steifigkeit der Glieder. Der erhobene Arm fällt herab wie eine träge Masse. Die Patientin öffnet und schliesst auf Befehl die Augen, zeigt die Zunge, giebt mir ihre Hand und führt andere verlangte Bewegungen mit den Armen aus. Sie antwortet auf die Frage, ob sie weiter schlafen wolle, durch Nicken und giebt ebenso auf die weiteren Fragen, wie lange sie noch schlafen will, (1, 1/2, 1/4 Stunde) zu verstehen, dass sie nur 1/4 Stunde schlafen will. Es wird ihr suggerirt, dass sie alsbald erwachen, nach dem Erwachen ganz freien Kopf haben, Mittags mit gutem Appetit speisen und nicht vor 5 Uhr einschlafen werde. Da die Patientin nicht spricht, wird sie aufgefordert, die Stunde des nachmittagigen Einschlafens durch Klopfen mit dem Finger zu bezeichnen. Sie führt 4 Schläge aus und ist selbst durch wiederholte dringliche Aufforderung nicht zu bestimmen, die

Zahl 5 zu markiren. Sie lehnt also die Suggestion, bis 5 Uhr wachzubleiben, entschieden ab. Nach etwa 10 Minuten erwacht die Patientin auf Befehl. Sie erklärt den Zustand ihres Kopfes für ganz befriedigend (während sonst in der Regel heftige Eingenommenheit, Schwindel etc. vorhanden ist); von den Vorgängen während der Hypnose weiss sie nichts; sie glaubt, wie gewöhnlich spontan erwacht zu sein, und isst Mittags ganz gegen ihre Gewohnheit reichlich, doch schläft sie Nachmittags bereits um ½4 Uhr ein.

Die im Vorstehenden mitgetheilten Thatsachen lassen es als ausgeschlossen erscheinen, dass die mesmerischen Striche lediglich auf suggestivem Wege durch Erweckung der Vorstellung des Schlafes oder der Hypnose hypnosigen wirken. Weder bei dem im natürlichen, noch bei dem im hysterischen Schlafe befindlichen Individuum kann von der Hervorrufung einer Schlafvorstellung durch das Verfahren die Rede sein: die Erweckung dieser Vorstellung würde auch die Umwandlung des vorhandenen Zustandes in Hypnose in keiner Weise erklären. Wir sind daher genöthigt, den mesmerischen Strichen neben ihrer suggestiven auch eine somatisch-nervöse hypnosigene Wirksamkeit zuzuerkennen.[1] Von welchen Factoren diese abhängt, ob von Temperaturreizen, wie Heidenhain und Berger vermutheten, tactilen Eindrücken, Erregung schwacher elektrischer Hautströme (Tarchanoff) oder anderen Vorgängen, muss vorerst völlig dahingestellt bleiben.[2]

Die Anwendung schwacher Gehörreize als selbständige Hypnotisirungsmethode hat sehr wenig Verbreitung gefunden. Dagegen hat man sehr häufig die Einwirkung einförmiger Gehörreize mit der verbalen Einschläferung in der Weise combinirt, dass der Hypnotiseur die einschläfernden Eingebungen mit möglichst monotoner Stimme zu sprechen sich bemühte.

---

[1] Auch Moll nimmt für die mesmerischen Striche eine combinirte psychisch-physische Wirksamkeit, allerdings mit Ueberwiegen des psychischen Factors an.

[2] Die Annahme einer physischen Wirkung der mesmerischen Striche wird auch durch Versuche von Bubnoff und Heidenhain gestützt. Diese Autoren fanden bei morphinisirten Hunden, dass schwache Hautreize die Erregbarkeit der nicht gereizten motorischen Centren steigern, andererseits aber auch bei gewissen Hirnzuständen tonische Erregungen der motorischen Centren aufheben.

Die gegenwärtig verbreitetste und für die Praxis zweifellos bedeutsamste Hypnotisationsmethode ist die suggestive, d. h. die Methode absichtlicher directer Anwendung der Suggestion zur Erzielung eines hypnotischen Zustandes. Dieselbe wird gewöhnlich in der Form der Einschläferung durch verbale Eingebung geübt. Der modus operandi bei diesem Verfahren besteht darin, dass man bei dem zu Hypnotisirenden durch Einreden möglichst lebhaft die Vorstellungen jener Erscheinungen, welche dem Einschlafen vorherzugehen pflegen, und damit dieses selbst hervorzurufen sucht. Das Verdienst, diese Methode in die Praxis eingeführt zu haben, gebührt Liébeault, welcher in der Verwerthung der verbalen Suggestion[1]) für die Herbeiführung hypnotischer Zustände in Faria einen Vorgänger hatte. Die Verbreitung, welche die Methode im Laufe der letzten 15 Jahre erlangt hat, ist jedoch der nachdrücklichen Empfehlung derselben durch Bernheim zuzuschreiben. Das Verfahren gestattet mannigfache Modificationen, wird auch von den einzelnen auf hypnotherapeutischem Gebiete thätigen Aerzten zum Theil in sehr verschiedener Weise gehandhabt.

Bevor wir auf die Details der hier in Betracht kommenden Technik näher eingehen, müssen wir uns jedoch mit den Maassnahmen beschäftigen, welche als Vorbereitung für den Hypnotisirungsact erforderlich sind, und deren Vernachlässigung ein technisch völlig correctes Vorgehen unwirksam machen kann.

Die Vorbereitung muss sowohl das zu hypnotisirende Individuum, als die Umgebung, in welcher die Einschläferung stattfinden soll, betreffen. Unter den Maassnahmen ersterer Art bildet die wichtigste die Aufklärung des zu Hypnotisirenden über Wesen und Wirkung der Hypnose, resp. der Proceduren, die man mit ihm vorzunehmen beabsichtigt. Bei Kranken ist natürlich auch der Nutzen, welchen das Verfahren für ihren Zustand haben kann, auseinanderzusetzen. Derartige Darlegungen sind bei Gebildeten selbstverständlich, da man ihnen nicht zumuthen kann, sich einem Verfahren zu unterziehen, von dessen Wesen und

---

[1]) Man kann diese Methode auch als directe Suggestivmethode bezeichnen, im Gegensatz zu den vorstehend angeführten Hypnotisationsmethoden, durch welche indirect die Vorstellung (Suggestion) des Schlafes hervorgerufen wird.

Wirkung sie keine Vorstellung haben. Indess ist auch bei Ungebildeten eine gewisse Aufklärung durchaus rathsam. Man könnte zwar glauben, dass eine solche bei diesen Personen unter Umständen eher schädlich als nützlich sich erweist, soferne hiedurch die Hypnotisirung des geheimnisvollen, magischen Charakters, den sie in den Vorstellungen Ungebildeter öfters annimmt, beraubt wird. Meine Erfahrung lehrt jedoch, dass diese Annahme unstichhaltig ist. Ich habe verschiedenfach versucht, Personen aus den niederen Ständen ohne vorhergängige Erklärung zu hypnotisiren; die Erfolge waren jedoch so wenig ermuthigend, dass ich dieses Vorgehen durchaus nicht empfehlen kann. Die Unterlassung einer Aufklärung über die Art und den Zweck der vorzunehmenden Procedur kann aus verschiedenen Gründen den Hypnotisirungsact unwirksam machen. Manche Individuen, die ganz aussergewöhnlichen Geschehnissen entgegensehen, finden sich in ihren Erwartungen getäuscht und gelangen deshalb nicht zu der für den Eintritt der Hypnose erforderlichen geistigen Passivität; bei anderen wird diese dadurch verhindert, dass ihre Neugierde in Bezug auf das mit ihnen zu Geschehende allzu rege ist. Bei einer dritten Gruppe von Individuen macht sich eine gewisse Angst vor der unbekannten Procedur, der sie unterworfen werden sollen, geltend, wodurch ebenfalls das Einschlafen erschwert oder ganz unmöglich gemacht wird.

Die Aufklärung muss natürlich im Einzelfalle sich nach dem Bildungsgrade der Person richten und den Vorstellungen Rechnung tragen, welche dieselbe bereits auf anderem Wege betreffs der Hypnose erlangt hat. Sehr häufig hat man irrthümliche oder ganz verkehrte Anschauungen zu bekämpfen, die — leider muss dies gesagt werden — zum Theil auf ärztliche Mittheilungen zurückzuführen sind. Bei therapeutischer Anwendung der Hypnose müssen dem aufzuklärenden Patienten gegenüber noch einige Punkte besonders betont werden, die unter allen Verhältnissen zur Beruhigung beitragen. Es muss dem zu Hypnotisirenden die Versicherung gegeben werden, dass mit ihm in der Hypnose keinerlei Experimente vorgenommen werden, überhaupt nichts geschehen soll, was nicht im Interesse der Behandlung erforderlich ist, sein Wille durch die Hypnose nicht geschwächt und daher auch keine

Abhängigkeit vom Hypnotiseur eintreten wird, endlich, dass eine Erweckung aus dem hypnotischen Schlafe jederzeit möglich ist.

An die theoretische Aufklärung kann man mit Vortheil die praktische Demonstration des Verfahrens anreihen, unter Umständen erstere auch durch letztere ersetzen, indem man in Gegenwart des zu Hypnotisirenden eine oder mehrere Personen einschläfert. Begreiflicherweise wirkt das, wovon sich der zu Hypnotisirende durch den Augenschein unmittelbar überzeugt, auf diesen in Bezug auf Belehrung und Beruhigung eindringlicher als die blosse Rede. Die Anwesenheit bei aufeinander folgenden Hypnotisirungen regt auch bei dem Zuschauer, diesem unbewusst, den Nachahmungstrieb an, welcher dessen Einschläferung wesentlich erleichtert. In den Anstalten, in welchen seitens der Aerzte das System der Massen- oder Gruppenhypnotisirung befolgt wird, hat natürlich die demonstratio ad oculos keine Schwierigkeit. Weniger einfach liegt die Sache für die weitaus grössere Mehrzahl der Aerzte, welche dem Princip der Einzelhypnotisirung huldigen, da man nicht immer Personen findet, die bereit sind, sich in Gegenwart Anderer hypnotisiren zu lassen, wenn sie dies vermeiden können. Selbst die Demonstration bereits Eingeschläferter ist nicht immer durchführbar. Ich habe öfters die Wahrnehmung gemacht, dass in tiefer Hypnose Befindliche, welche in keiner Weise reagirten, wenn ich allein in ihrem Zimmer aus- und einging, erwachten oder wenigstens Anstalten hiezu machten, sobald ich mich ihnen in Begleitung einer fremden Person näherte, auch wenn dies ganz geräuschlos geschah. Glücklicherweise ist die demonstratio ad oculos für die Erzielung einer Hypnose durchaus nicht nothwendig. Zu den vorbereitenden Maassnahmen, die unter Umständen zur Beruhigung des zu Hypnotisirenden dienen, zählt auch die Beschaffung eines Zeugen, resp. einer geeigneten Begleitperson für die Hypnotisirung. Von einer Anzahl von Autoren wird gefordert, dass man Niemanden ohne Zeugen hypnotisiren soll. In Ungarn hat diese Vorschrift sogar Gesetzeskraft erlangt. Dieses Postulat ist indessen nicht im Interesse der Patienten, sondern in dem des Arztes aufgestellt worden, um denselben gegen unbegründete Beschuldigungen gewisser Art seitens der Patienten zu schützen.

Bei dem System gemeinschaftlicher Hypnotisirung erledigt sich diese Forderung ohne Weiteres, während bei der Einzelhypnotisirung deren Durchführung häufig auf Hindernisse stösst. Viele Patienten und zwar nicht lediglich mit Sexualstörungen Behaftete perhorresciren geradezu die Anwesenheit eines Dritten, weil sie mit den Details ihres Leidens Niemand als den behandelnden Arzt bekannt machen wollen. Da bei Männern und älteren Frauen jenen Eventualitäten, welche die Anwesenheit eines Zeugen im ärztlichen Interesse wünschenswerth machen, nicht Rechnung zu tragen ist, kann man bei diesen gewöhnlich auf die Beiziehung eines Dritten verzichten. Bei jüngeren Angehörigen des weiblichen Geschlechtes und selbst solchen mittleren Alters ist dies jedoch im Allgemeinen nicht rathsam. Indes begegnet man auch bei den in Frage stehenden Patientinen nicht selten dem Umstande, dass sie gegen das Verweilen einer dritten Person im Hypnotisirungsraum und zwar selbst, wenn es sich um nahe Angehörige, Mutter oder Schwester, handelt, Einwände erheben und die Gegenwart einer Zeugin auch thatsächlich ein Erschwernis für die Hypnotisirung bildet. Man hilft sich in derartigen Fällen am Besten dadurch, dass man die Begleiterin der Patientin oder sonstige Zeugin in einen anstossenden Raum verweist und die in das Hypnotisirungszimmer führende Thüre offen lässt.

Da es sich bei der Hypnotisirung um Herbeiführung eines dem natürlichen Schlafe gleichartigen Zustandes handelt, muss man auch darauf Bedacht nehmen, die äusseren Verhältnisse, unter welchen die Hypnotisirung statt hat, in einer Weise zu gestalten, dass dieselben das Einschlafen begünstigen oder wenigstens nicht erschweren. Man thut daher immer gut, ein ruhig gelegenes Zimmer zu wählen, dessen Beleuchtung gedämpft werden soll. Des Weiteren hat man Störungen, welche durch die Umgebung verursacht werden können, thunlichst vorzubeugen. Den zu Hypnotisirenden lässt man in bequemer Kleidung auf einem Fauteuil, Sofa oder dergleichen Platz nehmen. Dabei ist es nothwendig, dass man den individuellen Schlafgewohnheiten möglichst Rechnung trägt. Personen, die gewohnt sind, ihr Nachmittagschläfchen nur in einem Fauteuil abzumachen, lässt man in einem solchen Platz nehmen, andere, die nur bei tiefer

Kopflage schlafen können, müssen in einer Weise placirt werden, welche diese Kopflage ermöglicht, und dergl. mehr. Bei Individuen, die gewohnt sind, ein Mittagsschläfchen zu halten, ist dieses zu untersagen, wenn die Hypnotisirung Nachmittags oder Abends stattfinden soll.

Indem wir nun zu der Technik der verbalen Einschläferung übergehen, wollen wir zunächst die Schilderung folgen lassen, welche Bernheim in seinem Werke „Die Suggestion und ihre Heilwirkung" von seinem Verfahren gibt. „Wenn ich einen Kranken habe," bemerkt der Autor, „bei dem ich mir von der Anwendung der Suggestion eine heilsame Wirkung erwarte, gehe ich auf folgende Weise vor, um ihn in Hypnose zu versetzen: Ich sage ihm zunächst, dass er durch die Hypnose der Heilung oder der Besserung entgegengeführt werden kann, dass es sich dabei um keine schädliche oder aussergewöhnliche Beeinflussung handelt, sondern um einen einfachen Schlaf- oder Betäubungszustand, der sich bei jedermann hervorrufen lässt, dass dieser Zustand einer wohlthätigen Ruhe das Gleichgewicht im Nervensystem wieder herstellt und Aehnliches mehr. Wenn es nothwendig ist, hypnotisire ich vor ihm eine oder zwei Personen, zeige ihm, dass die Hypnose weder Gefahren, noch unangenehme Empfindungen mit sich bringt, und es gelingt mir so in der Regel, das Vorurtheil zu brechen, welches sich bei ihm an die Vorstellung des Magnetismus knüpft, und die Furcht zu zerstreuen, die er vor diesem geheimnisvollen Unbekannten empfindet. Hat er überdies Kranke gesehen, welche ich durch dieses Verfahren geheilt oder gebessert habe, so gewinnt er Zutrauen und liefert sich mir in die Hände. Ich sage ihm dann: „Schauen Sie mich fest an und denken Sie ausschliesslich an's Einschlafen. Sie werden gleich eine Schwere in den Augenlidern fühlen, dann eine Müdigkeit in den Augen; Ihre Augen blinzeln schon, sie werden feucht; Sie sehen nicht mehr deutlich, jetzt fallen die Augen zu." Bei einigen Personen tritt dies sofort ein, sie schliessen die Augen und versinken in Schlaf. Bei anderen Personen muss ich diese Versicherungen wiederholen und mit Nachdruck wiederholen; ich füge noch eine Manipulation hinzu, die von verschiedener Art sein kann. Ich bringe z. B. zwei Finger meiner rechten Hand vor die Augen der betreffenden Person und lasse dieselben fixiren, oder ich streife mit meinen beiden Händen mehrmals in der Richtung von oben nach abwärts über ihre Augen, oder ich fordere sie auf, fest in meine Augen zu schauen, während ich gleichzeitig alle ihre Gedanken auf die Vorstellung des Einschlafens zu richten suche. Ich thue dies etwa mit folgenden Worten: „Ihre Lider schliessen sich, Sie können sie nicht mehr öffnen; Sie verspüren eine Schwere in den Armen und in den Beinen; Sie hören nichts mehr; Ihre Hände sind wie gelähmt; Sie können nichts mehr sehen, der Schlaf kommt über Sie,‘ und dann füge ich mit gebieterischem Tone hinzu: „Schlafen Sie!‘ Häufig entscheidet dieser Befehl; der Kranke schliesst die Augen, schläft oder ist wenigstens beeinflusst.‘ [1])

Das im Vorstehenden mitgetheilte, wegen seiner Anlehnung an das Liébeault'sche gewöhnlich als Liébeault-Bernheimsches bezeichnete Verfahren fand in mannigfachen Modificationen alsbald grosse Verbreitung und wird von den hypnotherapeutisch thätigen Aerzten noch jetzt ganz vorzugsweise geübt.

Die Modificationen der Methode betreffen sowohl die Art der Suggestionen, als die zur Unterstützung derselben verwertheten hypnosigenen Mittel (Fixation, mesmerische Striche etc.). Zumeist wurde und wird wohl noch die Hypnotisirung in der Weise vorgenommen, dass man den Patienten einen oder zwei Finger (der Hand des Hypnotiseurs), einen kleinen Hufeisenmagneten oder sonstigen wenig oder nicht glänzenden kleineren Gegenstand derart fixiren lässt, dass eine besondere Anstrengung der Augen nicht statthat, und dabei ungefähr Folgendes spricht: „Sehen Sie jetzt unverwandt meine Finger (den Magneten etc.) an und denken Sie dabei nur an das Einschlafen.‘ Sodann fährt man mit möglichst monotoner, nicht zu lauter Stimme fort: „Ihre Lider werden schwer und immer schwerer, Sie blinzeln, Ihre Augen thränen,

---

[1]) Das Verfahren weicht von dem von Bernheim später geübten und in der Arbeit „Neue Studien über Hypnotismus, Suggestion und Psychotherapie‘ beschriebenen nicht unwesentlich ab. — Für die Verbreitung der verbalen Einschläferung war jedoch hauptsächlich die erste Mittheilung Bernheim's über seine Hypnotisirungsmethode von Einfluss, weshalb wir lediglich diese hier anführen.

das Sehen wird undeutlicher, Ihre Lider senken sich mehr und mehr[1] und fallen jetzt (alsbald) ganz zu; Sie sind schon schläfrig, und die Neigung zum Schlafen nimmt stetig zu; Ihr Kopf, Ihr ganzer Körper ist müde, in Ihren Armen und Beinen tritt eine bleierne Schwere auf; Sie fühlen nichts mehr, Sie hören nur mehr undeutlich und wie von ferne. Sie sehen nichts mehr; die Schläfrigkeit wird stärker, Sie schlafen jetzt ein. Des Oefteren ist Letzteres auch der Fall. Ja es bedarf mitunter gar nicht dieser weitschweifigen Suggestionen; die Versicherung, dass der Schlaf eintreten wird, kann genügen, um denselben in wenigen Sekunden herbeizuführen.[2]

In zahlreichen anderen Fällen ist dagegen eine mehrfache Wiederholung der erwähnten einschläfernden Eingebungen zur Erzielung eines ausgeprägten hypnotischen Zustandes erforderlich, und in nicht wenigen Fällen lässt sich ein solcher bei den ersten Versuchen auf dem angegebenen Wege überhaupt nicht herbeiführen.

Bei vorstehendem Verfahren wird die verbale Suggestion durch zwei andere hypnosigene Mittel unterstützt: a) die Fixation, welche hier jedoch lediglich den Zweck hat, die Aufmerksamkeit auf ein indifferentes Object zu concentriren und dadurch von anderen äusseren Eindrücken und ablenkenden Vorstellungen abzuziehen; b) die Monotonie der Stimme, welche die einschläfernde Wirkung der Eingebungen zu verstärken geeignet ist. Trotz dieser Combination hypnosigener Factoren hat diese Methode ausgesprochene Mängel, die mich im Laufe der Jahre veranlassten, das Verfahren abzuändern. Die Mängel sind sowohl in der Art der Eingebungen als dem Gebrauche der Fixation begründet. Die Einleitung des Ver-

---

[1] Vor letzterer Suggestion senkt man das Fixationsobject langsam, um ein Herabsinken des oberen Augenlides zu bewirken, wodurch bei dem Einzuschläfernden die Autosuggestion hervorgerufen werden soll, dass seine Lider in Folge von Müdigkeit sich schon mehr und mehr schliessen.

[2] Letzteres ist namentlich bei Personen der Fall, welche schon öfters hypnotisirt wurden; bei solchen kann sogar ohne jede verbale Suggestion (seitens des Hypnotiseurs) alsbald Schlaf eintreten, nachdem sie sich auf dem Platze, den sie bei früheren Hypnotisirungen einzunehmen pflegten, bequem gemacht haben.

fahrens mit dem Suggeriren von Ermüdungserscheinungen speciell an den Augen unmittelbar nach Beginn der Fixation erschwert allem Anscheine nach häufig die Realisirung der letzteren.

In den Fällen andererseits, in welchen die Voranstellung und Detaillirung der auf das Auge sich beziehenden Eingebungen den gewünschten Erfolg hat, rasche Ermüdung der Lider und Augenschluss eintritt, wird keineswegs selten im Uebrigen keine ausgesprochene hypnotische Beeinflussung erzielt.

Des Weiteren kommt in Betracht. dass manche Personen auf das Fixiren zu viel Aufmerksamkeit verwenden und dabei unbegrenzte Zeit fixiren können, ohne dass sich bei ihnen eine Ermüdung der Augen bemerkbar macht. Dies ist, wie wir schon erwähnten, insbesonders bei Leuten der Fall, welche durch ihren Beruf an Anstrengungen der Augen gewöhnt sind. Bei solchen kann sich die Fixirung eher als ein Hindernis denn als ein Förderungsmittel für die Hypnotisirung erweisen.

In Erwägung aller dieser Umstände bin ich in den letzten Jahren zu folgendem Verfahren gelangt. Die zu hypnotisirende Person nimmt auf einem Fauteuil oder Sopha mit geschlossenen Augen Platz und erhält den Auftrag, sich zunächst ruhig zu verhalten und dann während einer Anzahl von Minuten für sich (nicht laut) immerfort von 1—100 ganz langsam zu zählen; dieses Zählen wird auch noch eine kurze Zeit (20—30 Sek.) fortgesetzt, nachdem die Schlafsuggerirung begonnen hat. Das eigentliche Hypnotisirungsverfahren variirt nach der Individualität der Person. In der Mehrzahl der Fälle mache ich noch von der Fixation, jedoch nur ganz kurzen Gebrauch; der zu Hypnotisirende erhält in diesem Falle den Auftrag, wenn ich an ihn herantrete, die Augen zu öffnen und nach einiger Zeit auf ein gegebenes Zeichen (eine Handbewegung vor dem Gesichte) wieder zu schliessen, gleichgültig. ob Ermüdung der Lider vorhanden ist oder nicht. Er erhält ferner den Auftrag, wenn sich schon früher eine Neigung zum Schliessen der Augen zeigt, dieser sofort nachzugeben. Die einschläfernden Eingebungen betreffen zunächst nicht das Auge, sondern allgemeine Ruhe und Ermüdung; erst in zweiter Linie werden Ermüdungserscheinungen speciell an den Augen suggerirt, die jedoch nicht sehr in Details gehen, und an diese schliessen sich dann weitere Eingebungen an, welche hauptsächlich die dem Einschlafen unmittelbar vorhergehenden psychischen Veränderungen betreffen.

Das Verfahren gestaltet sich bei Anwendung der Fixation ungefähr in folgender Weise: Ich sage dem zu Hypnotisirenden, der auf einem Sopha oder Fauteuil Platz genommen hat, Folgendes: „Bleiben Sie ruhig liegen und kümmern Sie sich um nichts Weiteres. Ein Ruhegefühl, ein Gefühl angenehmer, behaglicher Ruhe überkommt Sie mehr und mehr: in allen Nerven, in allen Gliedern, im ganzen Körper wird es ruhiger und ruhiger, und der Kopf wird müder und müder, und diese Müdigkeit breitet sich mehr und mehr aus, die Arme, die Beine, der ganze Körper wird müde und träge und schwer und immer müder und träger, die Müdigkeit geht auch auf die Augen über, auch die Augen werden müde und schwer und immer müder und schwerer; das Sehen wird verschwommener, undeutlicher und schwächer; die Augen werden ganz müde, ganz schwer, die Lider senken sich mehr und mehr, fallen mehr und mehr zu und schliessen sich jetzt ganz.[1]) Die Augen sind geschlossen, die Müdigkeit und die Schläfrigkeit nehmen jetzt rasch zu, dabei wird es immer ruhiger, immer stiller im ganzen Körper; auch der Athem geht ganz langsam und ruhig vor sich, das Herz schlägt langsam und ruhig, und im Kopfe wird es ruhiger und ruhiger; das Denken nimmt mehr und mehr ab, wird träger und träger, langsamer und langsamer, weniger und weniger, und schon gehen die Gedanken mehr und mehr durcheinander, Alles verwirrt sich im Kopfe, Alles verwischt sich, Alles verschwindet, Sie kommen mehr und mehr in's Schlummern und schlummern so ganz ruhig und sachte ein.[2]) Es wird immer besser, die Schlafsucht, die Betäubung wird stärker und stärker, das Denken hört allgemach ganz auf, Sie kümmern sich um gar nichts mehr, Sie wissen von gar nichts mehr, Sie sehen nichts

---

[1]) Bei letzteren Suggestionen wird das Fixirungsobject mehr und mehr gesenkt, und wenn die Augen sich nicht bereits spontan geschlossen haben, mit der Hand das Zeichen für den Augenschluss gegeben.

[2]) Die letzten Sätze werden mit zunehmender Dämpfung der Stimme gesprochen, die schliesslich in's Flüstern übergeht.

mehr, Sie hören nur ganz leise und schwach, Sie fühlen nichts mehr, das Bewusstsein schwindet ganz und gar, Sie schlafen immer mehr, immer mehr. und der Schlaf wird noch besser, immer fester und fester, immer tiefer und tiefer, Sie schlafen so ruhig und sanft ein und schlafen ruhig und fest weiter."

Wenn ich aus dem einen oder anderen Grunde auf die Fixation verzichte, bleibt der Suggestionsmodus im Wesentlichen der gleiche, nur dass die auf die Augen sich beziehenden Eingebungen in Wegfall kommen. In diesen Fällen mache ich bei weiblichen Personen häufig von mesmerischen Strichen Gebrauch.

Eine Analyse des Verfahrens ergibt, dass an demselben drei Phasen sich unterscheiden lassen, welche verschiedenen Zwecken dienen. Die erste Phase ist bestimmt, Müdigkeit und Schläfrigkeit herbeizuführen, also im Wesentlichen den Eintritt der Hypnose vorzubereiten; die zweite Phase hat den Zweck. einen hypnotischen Schlaf zu erzielen, und die dritte, diesen Schlaf zu vertiefen.

Das Suggeriren von Ermüdungserscheinungen an den Augen erst nach Vorhergang anderer Ermüdungseingebungen und. nachdem die Fixation bereits einige Zeit gedauert hat, erleichtert die Wirksamkeit der auf das Auge sich beziehenden Eingebungen. und die Dämpfung der Stimme am Schlusse der zweiten Phase erweckt, wenn die Einschläferung mit den Eingebungen nicht gleichen Schritt hält, wenigstens die Illusion eintretenden Schlafes, in dem sie bei dem zu Hypnotisirenden den Eindruck hervorruft, dass er bereits schwächer hört. Das Zählen endlich wurde von mir als Vorbereitungsakt gewählt, weil der zu Hypnotisirende hierdurch in der Lage ist, sich selbst in eine gewisse Schläfrigkeit zu versetzen, welche die Wirksamkeit der folgenden Schlafeingebungen fördert.

Bei aller Uebereinstimmung in den Grundprincipien weichen doch die Modificationen des Suggestivverfahrens, welche die Hauptvertreter der Suggestionstherapie sich gebildet haben, zum Theil derart von einander ab. dass auch die Art des erzeugten hypnotischen Zustandes nicht unerheblich variirt. Bei den in Vorstehendem angeführten Methoden ist das Schwergewicht auf die unmittelbare suggestive Hervorrufung von Schlaferscheinungen gelegt. Einzelne Autoren (so insbesonders Forel und Grossmann) bemühen sich zunächst nur eine Steigerung der Suggestibilität herbeizuführen, indem sie einzelne auffällige Eingebungen ertheilen und deren Realisirung, wenn dieselbe nicht ohne Weiteres statthat, durch besondere Kniffe vorzutäuschen suchen. Die suggestive Hervorrufung von Schlaferscheinungen spielt bei diesen Methoden eine secundäre Rolle; wir müssen uns begnügen hier anzuführen, was Forel über sein Verfahren berichtet:

„Man setzt also nach Bernheim's Verfahren den Patienten auf den Lehnstuhl, lässt sich von ihm einige Sekunden bis eine oder höchstens zwei Minuten in die Augen schauen und erklärt ihm dabei laut und sicher, aber in monotonem Ton, es gehe bei ihm ganz famos, seine Augen seien bereits feucht, seine Lider schwer, er fühle eine angenehme Wärme in den Beinen und Armen. Dann lässt man ihn zwei Finger (Daumen und Zeigefinger) der linken Hand (des Hypnotiseurs) anschauen, die man unmerklich senkt, damit die Lider folgen. Wenn dann bald die Lider von selbst zufallen, hat man gewonnenes Spiel. Wenn nicht, so sagt man: „Schliessen Sie die Augen!"

Hierauf hebt man einen Arm und lehnt ihn an die Wand, erklärt, er sei steif. Am besten erklärt man gleich, es werde die Hand des betreffenden Armes gegen den Kopf hypnotisch angezogen, ganz unwiderstehlich. Geht es nicht, so hilft man etwas dazu, wird sehr bestimmt und intensiv im Suggeriren, suggerirt zugleich Schwinden der Gedanken, Gehorsam der Nerven, Wohlsein, Ruhe, Schlummer. Sobald man merkt, dass eine oder die andere Suggestion zu wirken beginnt, so benutzt und betont man es, lässt unter Umständen den Patienten auch durch Kopfzeichen gleich darüber Auskunft geben. Jede bejahte Suggestion ist am Anfang ein bedeutendes Activum, das man für weitere Suggestionen benutzen muss. „Sehen Sie. Es wirkt ganz gut. Sie schlummern immer besser ein. Ihr Arm wird immer steifer. Sie können ihn nicht mehr hinunterbringen (der Patient versucht es mit etwas Erfolg; man hindert ihn aber daran und erklärt schnell): Im Gegentheil, wenn Sie ihn herunterbringen wollen, geht er hinauf gegen den Kopf; sehen Sie, ich ziehe ihn immermehr gegen den Kopf etc."

Den in Vorstehendem geschilderten Einschläferungsmethoden haftet ein nicht zu verkennender Missstand an. Wir sind bei dem grössten Theile der auf Hervorrufung von Schlaferscheinungen abzielenden Eingebungen nicht in der Lage, uns zu vergewissern, ob und wieweit sich dieselben realisiren, wie weit also die in dem zu Hypnotisirenden vor sich gehenden psychischen Veränderungen unseren fortschreitenden Eingebungen entsprechen. Es kann daher vorkommen, dass der thatsächliche Erfolg des Schlafeinredens erheblich hinter den Erwartungen zurückbleibt, ja, dass dieses in der Hauptsache wirkungslos sich erweist, ohne dass wir uns zunächst von diesem Verhalten informiren können, wenn wir auf die früher üblichen und mit Recht mehr und mehr verlassenen Prüfungsmethoden (Hervorrufung von Katalepsie etc.) verzichten.[1]

Dieser Uebelstand wird durch eine Methode vermieden, welche Vogt seit einigen Jahren in die Praxis eingeführt hat: die fractionirte Methode nach Brodmann's Bezeichnung. Das Princip dieses Verfahrens besteht darin, dass man den Patienten nicht in einem Zuge wie bei den übrigen Methoden einschläfert, sondern mehrere kurze, durch Aufwecken unterbrochene Hypnotisirungen aufeinander folgen lässt. Dieses Vorgehen hat den grossen Vortheil, dass man durch Befragen des Patienten nach dem Aufwecken sich genau darüber orientiren kann, welche Wirkungen die ertheilten Eingebungen erzielten und wie sich überhaupt der psychische Zustand unter der vorgenommenen Beeinflussung gestaltete. Das durch die Eingebung erzielte Resultat wird zum Ausgangspunkte weiterer Eingebungen gemacht. Man ist dergestalt in den folgenden Hypnotisirungen in der Lage, die Eingebungen der Individualität der Person und der bestehenden Suggestibilität genauer anzupassen, dieselben zu dosiren, nach Erfordernis zu wiederholen und zu verstärken, derart die Gestaltung der Hypnose mehr und mehr zu beherrschen und insbesondere auf successive Vertiefung derselben hinzuwirken. Hierbei bleibt dem Ermessen des einzelnen Hypnotiseurs ein grosser Spielraum. Man

---

[1] Als Prüfungsmittel zur Feststellung einer gewissen hypnotischen Beeinflussung dienten früher insbesonders Versuche, Katalepsie und automatische Bewegungen hervorzurufen. Da die negativen Ergebnisse dieser Versuche keinen Beweis gegen das Bestehen eines hypnotischen Zustandes bilden, bei den positiven Ergebnissen derselben andererseits leicht Täuschungen unterlaufen (Gefälligkeitsakte seitens des Hypnotisirten), ausserdem die fraglichen Versuche das Fortschreiten der Einschläferung leicht störend beeinflussen, so scheint es mir im Allgemeinen rathsam, auf dieselben zu verzichten.

kann die Methode mit der Fixation und der Anwendung mesmerischer Striche verbinden und durch harmlose, leicht realisirbare Eingebungen (Gefühle von Wärme, Schwere etc.), an welche man die wichtigeren Schlafeingebungen knüpft, die Realisirung dieser vorbereiten. Da ich seit ungefähr 2 Jahren das Verfahren in einer erheblichen Anzahl von Fällen angewendet habe und zwar zum Theil auch in solchen, in welchen vorher andere Hypnotisirungsmethoden in Gebrauch gezogen worden waren, bin ich in der Lage, mein Urtheil über die Leistungen desselben auf ein ziemlich umfängliches Erfahrungsmaterial zu stützen.

Die fractionirte Methode ist, wie ich vor Allem betonen muss, kein unfehlbares Einschläferungsmittel. Misserfolge kommen auch bei derselben wenigstens bei den ersten Hypnotisirungsversuchen vor. Im Grossen und Ganzen ist es jedoch bei der fractionirten Einschläferung seltener als bei den übrigen Methoden der Fall, dass man nicht schon in den ersten Sitzungen eine ausgesprochene hypnotische Beeinflussung erzielt; dann unterliegt es auch keinem Zweifel, dass durch das Verfahren tiefere Hypnosen sich herbeiführen lassen als durch die übrigen Methoden.

Die Tiefe der hypnotischen Beeinflussung wächst jedoch nach meinen Beobachtungen nicht immer mit der Zahl der aufeinander folgenden Hypnotisirungen. Es kann z. B. vorkommen, dass die dritte Hypnotisirung tieferen Schlaf herbeiführt als die vierte. Noch häufiger ist es der Fall, dass die Tiefe der Beeinflussung über eine gewisse Grenze nicht hinaus sich steigern lässt. Van Straaten hat auch auf experimentellem Wege den wichtigen Umstand nachgewiesen, dass mit der Zahl der aufeinander folgenden Hypnosen die Suggestibilität nicht immer entsprechend zunimmt, vielmehr von einer gewissen Grenze an sich wieder verringern kann.

Man hat gegen das Verfahren geltend gemacht, dass die Patienten die Störung in dem Eintreten des Schlafes unliebsam empfinden (v. Schrenk-Notzing): dies ist nach meinen Beobachtungen im Ganzen nur selten der Fall, da man begreiflicher Weise die Zahl der aufeinander folgenden Hypnotisirungen auf das Nothwendigste beschränkt. Auch kann dieser Umstand den übrigen Vortheilen des Verfahrens gegenüber nicht ernsthaft in Betracht kommen.

Wenn man von den im Vorstehenden mitgetheilten Suggestiv-verfahren das Bernheim'sche, die an dieses sich anschliessende, in Deutschland vorwaltend geübte, meine und die Vogt'sche fractionirte Methode untereinander vergleicht, so findet man, dass der Aufwand an suggestiver Beeinflussung in den einzelnen Verfahren immer grösser wird. Berücksichtigt man die ausserordentlich günstigen Resultate, welche Bernheim mit seiner so einfachen Hypnotisirungsmethode erzielt, so darf man sich wohl fragen, ob denn die grössere Ausdehnung und Umständlichkeit meines und des Vogt'schen Verfahrens durch die Verhältnisse der Praxis thatsächlich gefordert wird? Dies ist jedoch zweifellos der Fall. Was Bernheim über sein Verfahren berichtet, ist durchaus nicht geeignet, dem in der hypnotischen Praxis Unerfahrenen eine Vorstellung von den durchschnittlichen Erfordernissen einer Hypnotisirung zu geben. Die überraschenden Erfolge, welche Bernheim mit wenigen Suggestionen erzielt, treten gewöhnlich nur an den Patienten seiner Klinik zu Tage, welche in einer die Hypnotisirbarkeit ausserordentlich steigernden Suggestivatmosphäre sich befinden. Dieselben sehen täglich eine Anzahl von Hypnotisirungen, wodurch nicht nur der Nachahmungstrieb in ihnen angeregt wird, sondern sie auch eine Vorstellung von der Macht des Arztes gewinnen, welche ihre suggestive Beeinflussbarkeit durch denselben ausserordentlich erhöht. Wenn die Reihe des Hypnotisirtwerdens an sie kommt, sind sie bereits derart präparirt, dass sie es gar nicht anders wissen, als dass sie einschlafen werden.

Bernheim selbst hat auch zugegeben, dass in der Stadtpraxis sich die Hypnotisirung gewöhnlich nicht so leicht und einfach gestaltet als in der Spitalpraxis, „wo die Nachahmung eine bedeutende Rolle spielt, die Autorität des Arztes eine grössere ist, wo die Personen fügsamer, weniger raffinirt und darum leichter zu beeinflussen sind."

Unsere Hypnotisirungstechnik muss selbstverständlich, wenn sie den Anforderungen der Praxis genügen soll, eine solche Ausbildung und Anpassungsfähigkeit besitzen, dass sie nicht nur unter den günstigsten, sondern auch durchschnittlichen und selbst schwierigen Verhältnissen die gewünschten Dienste leistet. Es ist daher insbesondere für den Anfänger von grossem Vortheile, wenn er über Methoden verfügt, die auch bei geringer Hypnotisirbarkeit einen gewissen Erfolg ermöglichen. Zweifellos kann ein durch langjährige Erfahrung geschulter Hypnotiseur vielfach mit einfachen Mitteln dasselbe und mehr erzielen als der Anfänger, dem Autorität, Sicherheit und Uebung mangelt, mit complicirterem Verfahren; doch stösst auch der routinirte Hypnotiseur keineswegs selten auf Fälle, in welchen die Erzielung einer Hypnose alle Hilfsmittel der suggestiven Technik, wie sie das Vogt'sche Verfahren bietet, vollauf in Anspruch nimmt. Die Frage, ob die fractionirte Methode zu allgemeiner Anwendung sich empfiehlt oder ihr Gebrauch wesentlich auf die für andere Verfahren refractären Fälle zu beschränken ist, lässt sich daher nicht einfach in bejahendem oder verneinendem Sinne beantworten. Der Neuling im Hypnotisiren wird meines Erachtens jedenfalls gut thun, in allen Fällen von dem Vogt'schen Verfahren Gebrauch zu machen, weil dieses für ihn die grössten Erfolgschancen bietet, während der geschulte Hypnotiseur, der bisher eine weniger complicirte Methode mit befriedigenden Resultaten angewendet hat, keine Veranlassung hat, dieser völlig zu entsagen, und daher das fractionirte Verfahren auf die mehr minder refractären Fälle beschränken mag. Ich selbst habe bisher auch keineswegs darauf verzichtet, mein Verfahren neben dem Vogt'schen zu verwerthen. Nach meinen Erfahrungen ist auch in den Fällen, in welchen man die hypnotische Behandlung mit dem Vogt'schen Verfahren eingeleitet hat, dessen Fortgebrauch im späteren Verlaufe der Behandlung durchaus nicht immer nöthig. Zumeist lassen sich nach mehrfacher fractionirter Einschläferung annähernd gleiche Resultate durch meine Methode erzielen, die demnach die Vogt'sche im gewissen Maasse zu ersetzen im Stande ist. Ferner kommt auch die Tiefe der Hypnose, die man erzielen will, in Betracht. Die Aerzte, welche für Behandlungszwecke lediglich leichte Hypnosen für erforderlich und rathsam halten, werden im Allgemeinen leichter auf das Vogt'sche Verfahren verzichten können als diejenigen, welche im therapeutischen Interesse erhebliche Vertiefung der Hypnose für wünschenswerth erachten.

Man hat früher bei Personen, welche sich bei mehrfachen Hypnotisirungsversuchen renitent erwiesen, verschiedener suggestiv wirkender Kniffe sich bedient, um zum Ziele zu gelangen. Man hat z. B. indifferente Substanzen (aqua color. etc.) als intensiv wirkendes Schlafmittel gereicht, die Galvanisation des Kopfes mit der Erklärung angewendet, dass dadurch Schlaf hervorgerufen werde (Hirt), zu gleichem suggestiven Zwecke auch andere Elektrisationsmethoden und die Application von Magneten angewendet. [1])

Vielfach hat man auch bei refractären Individuen arzneiliche Agentien (sedative, hypnotische und narkotische Mittel) in Gebrauch gezogen, um Schläfrigkeit oder einen in Hypnose umzuwandelnden Schlafzustand herbeizuführen. Ich selbst habe zu diesem Zwecke Brompräparate, Morphium, Chloral, Paraldehyd und Einathmung geringer Chloroform- und Aethermengen versucht und im Ganzen davon wenig Nutzen gesehen. In Betreff der Chloroformnarkose hat Bernheim schon vor längerer Zeit darauf hingewiesen, dass manche Personen unter dem Einflusse des Chloroforms in Hypnose (Autohypnose) gerathen, bevor sie chloroformirt sind. Bernheim und Wetterstrand berichten auch, dass es durch entsprechende Suggestionen gelingt, die für die Narkotisirung erforderliche Chloroformmenge zu verringern und dadurch das Excitationsstadium gänzlich zu vermeiden. v. Schrenk-Notzing, welcher die Bedeutung narkotischer Mittel für die Erzeugung hypnotischer Zustände eingehend studirte, fand, dass die aus Narkosen etc. transformirten Hypnosen in der Regel tiefer sind als die bei demselben Individuum im wachen Zustande durch alleinige Anwendung psychischer Mittel erzeugten Grade der Hypnose. In Betreff der Haschischwirkung ermittelte der gleiche Autor, dass die während einer gewissen Phase des Haschisch-

---

[1]) Es mangelt jedoch auch nicht an Autoren, welche der Elektricität und dem Magnetismus physikalisch-hypnosigene Wirkungen zuschreiben; so soll nach Winhold der Influenzelektricität eine hervorragende einschläfernde Wirkung zukommen. Nach meinen Erfahrungen äussert jedoch die Influenzelektricität nur in manchen Fällen, nicht bei der Mehrzahl der Personen einen derartigen Einfluss. Specifisch hypnotisirende Eigenschaften werden dem Magneten vorwaltend von französischen Autoren zuerkannt (Féré, Binet, Landouzy u. A.). Nach Benedict äussert der Magnet nur gewissen — sensitiven — Personen gegenüber einen physikalisch-hypnosigenen Einfluss.

rausches (suggestiblen Phase) vorhandene Geistesdisposition die Realisation von Suggestionen in ähnlicher Weise wie durch psychische Mittel hervorgerufene hypnotische Zustände begünstigt.

Die Anwendung leichterer Chloroformirungen bei schwer hypnotisirbaren Individuen wurde zuerst von Rifat empfohlen. Ueber die Erfolge dieses Verfahrens, von dem ich selbst, wie oben erwähnt, wenig Nutzen sah, lauten die Berichte sehr verschieden; während Herrero, Wetterstrand und von Krafft-Ebing damit günstige Resultate erzielten, hatte Lloyd Tuckey nur Misserfolge, und man ist Angesichts dieser und meiner eigenen Erfahrungen zu der Annahme berechtigt, dass bei der hypnosigenen Wirkung leichter Chloroformiruug der suggestive Factor wohl den Hauptantheil hat.

Die Vortheile, welche uns das fractionirte Verfahren, insbesonders in renitenten Fällen gewährt, macht die Anwendung sowohl besonderer suggestiver Kniffe, als chemisch den Schlaf befördernder Mittel zumeist jedenfalls überflüssig.

Zur Entstehung einer Hypnose bedarf es nicht immer eines Hypnotiseurs; der hypnotische Zustand kann auch ohne Einwirkung eines Dritten eintreten, wie wir schon an früheren Stellen sahen (vergl. S. 90 u. 91). Manche Individuen, welche häufig hypnotisirt wurden, können sich selbst willkürlich in Hypnose (Autohypnose, Autosomnambulismus) versetzen, indem sie sich die Vorgänge bei der Hypnotisirung lebhaft vorstellen oder auch nur mit der Ueberzeugung, dass bei ihnen Schlaf (Hypnose) eintreten werde, sich in jene Position begeben, die sie bei früheren Hypnotisirungen einnahmen. Derartige Personen verfallen mitunter auch bei Einwirkung einförmiger Sinnesreize, z. B. beim Horchen auf ein Geräusch, ohne es zu wünschen, in Hypnose; auch im Anschluss an den natürlichen Schlaf entwickeln sich mitunter als eine Form des Halbschlafes autohypnotische Zustände. Bei sehr suggestiblen Individuen, die öfters hypnotisirt wurden und ihrem Hypnotiseur völliges Vertrauen entgegenbringen, kann dieser an die Stelle der persönlichen Einschläferung irgend einen Vorgang mit dem gleichen Effecte treten lassen; es ist dabei nur nöthig, dass der Hypnotiseur dem Individuum den Glauben beibringt, der gewählte Vorgang werde bei ihm in gleicher Weise Schlaf (oder Hypnose) hervorrufen wie die persönliche Intervention des Hypnotiseurs. Man hat es dergestalt bei einzelnen Personen zuwege gebracht, dass sie beim Anblick einer Photographie, eines Amulets, beim Lesen eines Briefes oder Telegrammes etc. in Hypnose verfielen. Selbst die blose Versicherung des Hypnotiseurs, er werde zu einer bestimmten Zeit durch eine Einwirkung aus der Entfernung das Individuum einschläfern, kann den Eintritt der Hypnose zur angegebenen Zeit zur Folge haben. Der feste Glaube der Person an die angekündigte Wirkung genügt zur Herbeiführung derselben. Ob jedoch auch unabhängig von Autosuggestionen des zu Hypnotisirenden eine Einschläferung aus der Entfernung durch eine von dem Hypnotiseur ausgehende Wirkung möglich ist, mit dieser Frage können wir uns erst an späterer Stelle beschäftigen.

Ungleich leichter als die Einschläferung gestaltet sich in der Regel das Erwecken des Hypnotisirten, die Dehypnotisirung. Die einfache Aufforderung an denselben, zu erwachen, genügt gewöhnlich bei leichter wie bei tiefer Hypnose, nur bedarf es bei letzterer häufig einer Wiederholung dieser Weisung. Wenn dieselbe nicht zum Ziele führt, — ein seltener Fall — kann man den Einfluss der verbalen Suggestion durch Anblasen des Gesichtes, Rütteln des Armes, Anrufen mit dem Namen, Proceduren, wie man sie auch zum Erwecken aus dem natürlichen Schlafe benützt, verstärken. Mitunter kommt es vor, dass der Hypnotisirte nach dem Erwachen nicht sofort im Stande ist, die Augen zu öffnen; diese Bewegungsstörung der Lider lässt sich durch Anblasen oder Reiben derselben gewöhnlich prompt beseitigen. Bei leichterer Hypnose erfolgt das Erwachen häufig spontan kurze Zeit, nachdem die Einschläferung beendigt ist (nach einigen Minuten, einer Viertelstunde etc.), mitunter schon unmittelbar nach der Entfernung des Hypnotiseurs. Der Schlafzustand kann aber auch längere Zeit (1—2 Stunden) andauern, wenn der Hypnotisirte sich selbst überlassen wird und zufällige erweckende Einwirkungen ausbleiben. Bei tiefer Hypnose ist längere Andauer des Schlafes die Regel, doch kann bei dieser ebensowohl wie bei der leichten Hypnose durch plötzlich und zufällig einwirkende Sinnesreize, insbesonders brüske Geräusche das Erwachen herbeigeführt werden. Notwendig ist es jedoch nicht. namentlich die tiefer Hypnotisirten verhalten sich plötzlich einwirkenden Geräuschen gegenüber sehr verschieden.

Während ein Teil derselben vollständig erweckt wird, werden andere nur momentan beeinflusst, um sofort wieder weiterzuschlafen. So kam es mir vor einiger Zeit vor, dass nach der Einschläferung eines Patienten plötzlich eine im Zimmer befindliche Weckuhr mit sehr lautem und anhaltendem Geräusche abzulaufen anfing; der ruhig daliegende Hypnotisirte machte einige leichte Bewegungen, doch öffnete er die Augen nicht. Ich erklärte ihm der Sicherheit halber, nachdem ich gesehen hatte, dass er nicht erwacht war, er solle ruhig weiter schlafen, was er auch that. Als ich den Patienten etwa nach einer Stunde weckte, wusste er auf Befragen von einem besonderen Vorkommnisse nach der Einschläferung zunächst nichts zu berichten; weitere Fragen ergaben, dass er nur eine sehr vage Erinnerung an ein Geräusch hatte, jedoch nicht wusste, um was es sich gehandelt hatte.

Das Erwachen kann auch durch zufällige, nicht von aussen kommende Einwirkungen herbeigeführt werden, z. B. durch plötzlich sich einstellende körperliche Störungen (Husten, Schmerzen etc.): so wurde z. B. eine meiner Patientinnen, die am 1. Tage der Menses hypnotisirt worden war, nachdem sie etwa eine Viertelstunde geschlafen hatte, durch eine Menstrualkolik geweckt. Träume können die gleiche Wirkung haben. Eine von mir behandelte Dame vernahm wiederholt im hypnotischen Schlafe so laut die Triller eines Kanarienvogels, dass sie darüber erwachte und glaubte, durch den Gesang eines in der Nähe befindlichen Vogels geweckt worden zu sein. Erst die Versicherung, dass dies unmöglich sei, weil ein Vogel in meiner Wohnung sich nicht befindet, brachte die Dame zu der Ueberzeugung, dass sie wohl geträumt haben müsse und zwar von ihrem eigenen Kanarienvogel.

Das plötzliche Erwecktwerden ist dem Hypnotisirten gewöhnlich nicht angenehm, die brüske Unterbrechung des Schlafzustandes hat, ob dieselbe absichtlich oder zufällig geschieht, häufig ungünstige Nachwirkungen zur Folge: einen kürzer oder länger andauernden Zustand der Betäubung oder Schläfrigkeit, Kopfeingenommenheit oder Kopfschmerz, auch allgemeine Müdigkeit etc. Man bethätigt daher das Erwecken im Allgemeinen besser in der Weise, dass man dem Hypnotisirten sagt: Sie werden alsbald, in einigen

(5 oder 10) Minuten, oder wenn ich an Sie herantrete, erwachen.[1]) In den Fällen, in welchen man nicht in der Lage ist, den Hypnotisirten, der einige Zeit im Schlafe bleiben soll, selbst zu wecken, kann man unmittelbar nach vollzogener Einschläferung das Erwachen für eine bestimmte Zeit suggeriren. und dasselbe erfolgt dann auch nach meiner Erfahrung zumeist ungefähr um die angegebene Zeit. Wenn dies nicht der Fall sein sollte, genügt gewöhnlich die Annäherung einer beauftragten Person, um dem Hypnotisirten die gegebene Suggestion in Erinnerung zu bringen. Mit der Eingebung des Erwachens müssen. gleichgültig ob dasselbe in Bälde oder erst nach längerer Zeit eintreten soll. immer andere Eingebungen verknüpft werden, durch welche das Fortbestehen gewisser Erscheinungen der hypnotischen Beeinflussung (Müdigkeit, Schläfrigkeit etc.) nach dem Erwachen, sowie etwaige Autosuggestionen. dass die Hypnose nachtheilige Folgen irgend welcher Art haben könne oder müsse, verhindert werden. Wir erklären also dem Hypnotisirten ungefähr: „Sie werden alsbald (in $\frac{1}{2}$ Stunde, 1 Stunde etc.) erwachen und nach dem Erwachen sich ganz frei im Kopfe. auch keine Müdigkeit fühlen˙ Die übrigen Eingebungen müssen natürlich je nach dem Zustande des Hypnotisirten und der zu erwartenden Beeinflussung seines Befindens formulirt werden.

In der Literatur fehlt es nicht an Berichten von Fällen, in welchen das Erwecken von Hypnotisirten auf Schwierigkeiten stiess; derartige Vorkommnisse sind insbesonders bei Hypnotisirungen seitens Unberufener beobachtet worden. Nach meinen Erfahrungen macht es bei normaler Hypnose niemals besondere Mühe, den Hypnotisirten zu jeder beliebigen Zeit zum Erwachen zu bringen[2]). Wenn Erweckungsversuche bei normaler Hypnose misslingen oder erst nach längerer Zeit zum Ziele führen. so kann dies daher nur darauf zurückgeführt werden, dass der Hypnotiseur die

[1]) Man trägt diesem Grundsatze auch bei dem fractionirten Verfahren in gewissem Maasse Rechnung. indem man den Hypnotisirten hiebei nach Beendigung des einzelnen Einschläferungsactes erklärt: „Sie werden. wenn ich bis 3 (oder 5) zähle, wieder erwachen“. und nach einer kleinen Pause dieses Zählen vornimmt.

[2]) Die Erfahrungen zahlreicher anderer competenter Autoren stimmen hiemit völlig überein.

Technik des hypnotischen Verfahrens nicht genügend beherrscht. Durch ängstliches oder sonst ungeschicktes Vorgehen kann bei dem Hypnotisirten die Vorstellung geweckt werden, dass das Erwachen bei ihm eine schwierige Sache sei, welche Autosuggestion die Wirksamkeit der auf Unterbrechung der Hypnose abzielenden Maassnahmen verhindern mag. Bei pathologischen Hypnosen (z. B. Auftreten hysterischer Somnambulien) kann dagegen nach meiner eigenen Beobachtung das Erwecken sich schwieriger gestalten, doch gelingt es auch hier, wenn man sein Bemühen darauf richtet, das gestörte Rapportverhältnis wieder herzustellen, das Erwachen alsbald herbeizuführen.

Wir müssen hier schliesslich noch die Frage berühren, wie lange man die Hypnotisirungsversuche in den Fällen, in welchen bei den ersten Sitzungen keine oder wenigstens keine genügende Beeinflussung sich ergibt, fortsetzen soll. Hier kommt vor Allem der Zweck, welchem die Hypnotisirung dienen soll, in Betracht. Wird lediglich die Vornahme von Experimenten beabsichtigt, so wird man sich selbstverständlich mit Individuen, die keine Empfänglichkeit zeigen, nicht lange abmühen. Anders liegen die Dinge, wo es sich um therapeutische Verwertung der Hypnose handelt. Die Ansichten der Autoren gehen darüber, wie lange in diesem Falle eine Fortsetzung der Hypnotisirungsversuche räthlich ist, erheblich auseinander; während einzelne glauben, dass man nach mehrmaliger fruchtloser Bemühung auf die hypnotische Behandlung verzichten soll, vertreten andere (so insbesondere Bernheim und O. Vogt) die Anschauung, dass man die Geduld nicht verlieren dürfe, da Beharrlichkeit zumeist zum gewünschten Ziele führt. Wir haben an früherer Stelle gesehen, dass einige wenige Hypnotisirungsversuche über die Disposition eines Individuums zur Hypnose nicht entscheiden können; selbst sehr erfahrenen Hypnotiseuren ist bei einzelnen Personen erst nach einer gewissen Anzahl missglückter Versuche die Erzielung einer Hypnose gelungen. In Fällen, in welchen man von der hypnotischen Behandlung einen bedeutenden, auf anderem Wege nicht oder wenigstens nicht sicher zu erreichenden Erfolg erwarten darf, ist es daher meines Erachtens durchaus nicht gerechtfertigt, nach einigen vergeblichen Versuchen die Flinte ins Korn zu werfen, nur ist bei den wenig empfänglichen Individuen eine gewisse Politik nöthig, wenn man trotz anfänglicher Misserfolge auf die Durchführung einer hypnotischen Behandlung nicht verzichten will. Zeigt sich ein Patient auch bei Anwendung des Vogt'schen Verfahrens mehrere Tage hintereinander refractär, so thut man gut, eine Pause von einer Woche zunächst eintreten zu lassen und dem Kranken zu erklären, dass seine Disposition momentan keine günstige sei, sich jedoch im Laufe der nächsten Zeit entschieden bessern werde. Zu leicht entwickelt sich nämlich bei öfterer erfolgloser Wiederholung der Hypnotisirungsprocedur bei dem Kranken die Autosuggestion, dass bei ihm alle Liebesmühe umsonst und er für das Verfahren ungeeignet sei, eine Autosuggestion, deren hinderlichen Einfluss wir bereits kennen gelernt haben. Es ist vortheilhaft, den Patienten in der Zwischenzeit bis zur Wiederaufnahme der Hypnotisirungsversuche täglich einige Male sich niederlegen und die Operation des stillen Zählens wie vor der Hypnotisirung vornehmen zu lassen. Der Patient erlernt es dadurch mehr und mehr, sich in die für die Einleitung der Hypnose erforderliche geistige Verfassung zu versetzen.

VII. Kapitel.

Die Erscheinungen der normalen Hypnose.

§ 1.

Grade der Hypnose.

Die Veränderungen, welche in dem seelischen Zustande der einzelnen Individuen durch Hypnotisirungsproceduren herbeigeführt werden, schwanken in den Fällen, in welchen überhaupt eine Beeinflussung zu Stande kommt, sehr erheblich. Wie der tiefe natürliche Schlaf nicht völlig unvermittelt dem Wachsein gegenüber steht, sondern durch Zwischenglieder — oberflächlicher Schlaf, Halbschlaf, Schläfrigkeit — allmählich in dieses übergeht, so finden sich auch im Bereiche der Hypnose neben tiefen Schlafzuständen Formen der Beeinflussung, welche Uebergänge zum Wachzustande bilden. Man hat deshalb durch Eintheilung der Hypnose in verschiedene Grade nicht nur eine Uebersicht über die verschiedenen Formen des hypnotischen Zustandes zu geben, sondern auch die Classificirung der Tiefe der hypnotischen Beeinflussung in den einzelnen Fällen zu erleichtern sich bemüht. Die Autoren, welche bisher eine Gradeintheilung der Hypnose unternahmen, sind hiebei zum Theil von ganz verschiedenen Gesichtspunkten ausgegangen[1]) und bezüglich der Zahl der zu unterscheidenden Abstufungen auch zu sehr verschiedenen Ansichten gelangt. Bernheim nahm 9, Liébeault 6 Grade an, Fontan, Ségard und Forel beschränkten sich auf 3 Grade, während Gurney, Delboeuf,

---

[1]) So hat Delboeuf 2 Abstufungen der Hypnose, je nach dem Fehlen oder Vorhandensein von Analgesie angenommen. Dessoir unterschied ebenfalls nur 2 Abstufungen; bei der ersten sind lediglich die willkürlichen Bewegungen beeinflusst, bei der zweiten ausserdem auch die Thätigkeit der Sinnesorgane.

Dessoir und Hirschlaff sich mit 2 Abstufungen begnügten. Am meisten Anklang hat bisher die Forel'sche Eintheilung gefunden. Dieser Autor unterscheidet:

1. Somnolenz. Der nur leicht Beeinflusste kann noch mit Anwendung seiner Energie der Suggestion widerstehen und die Augen öffnen.

2. Leichter Schlaf oder Hypotaxie oder Charme. Der Beeinflusste kann die Augen nicht mehr aufmachen, muss überhaupt einem Theil der Suggestionen bis allen Suggestionen gehorchen, mit Ausnahme der Amnesie. Er wird nicht amnestisch.

3. Tiefer Schlaf oder Somnambulismus. Durch Amnesie nach dem Erwachen und posthypnotische Erscheinungen charakterisirt.

Wie Forel haben schon Liébeault und Bernheim die posthypnotische Amnesie als Merkmal für die Unterscheidung tieferer Hypnosen von leichteren benützt und für erstere die Bezeichnung Somnambulismus gewählt. Bei Liébeault gehört der 5. und 6. Grad (gewöhnlicher somnambuler Schlaf, tiefer somnambuler Schlaf), bei Bernheim[1]) der 7., 8. und 9. Grad dem Somnambulismus an.

Wenn wir die Hypnotisirten selbst ihre Meinung über den Zustand, in welchem sie sich befanden, kundgeben lassen, so erklären die einen, dass sie nur schläfrig waren, eine gewisse Schwere in den Gliedern fühlten, vielleicht auch unfähig waren, die Augen zu öffnen; andere bezeichnen ihren Zustand als leichten Schlaf, Halbschlaf oder eine Art Bann, in welchem sie alles, was um sie her gesprochen wurde, deutlich vernahmen, sie können sich auch dessen völlig erinnern, und wieder andere berichten, dass sie fest schliefen. Die meisten der dieser Gruppe angehörigen Hypnotisirten besitzen für die Vorgänge nach der Einschläferung keine oder nur eine fragmentäre Erinnerung.

Mir scheint es diesen Erfahrungen gegenüber am zweckmässigsten, nur zwischen leichter und tiefer Hypnose zu unter-

---

[1]) Bernheim erklärt jedoch, dass er es für richtiger erachte, das Kennzeichen des Somnambulismus in der Hallucinationsfähigkeit anstatt in der Amnesie zu erblicken.

scheiden, wie dies schon von anderer Seite geschehen ist, und die Zustände tiefen hypnotischen Schlafes, bei welchen Amnesie zunächst wenigstens zu constatiren ist, als Somnambulismus zu bezeichnen. Die posthypnotische Amnesie bildet zwar ein sehr wertvolles, aber für sich allein kein genügendes Merkmal für die Unterscheidung tiefer und leichter Hypnosen: wo dieselbe besteht, dürfen wir zweifellos eine tiefer gehende Bewusstseinsveränderung und daher auch eine tiefere hypnotische Beeinflussung annehmen: letztere lässt sich dagegen bei Mangel der Amnesie nicht ausschliessen, da der Eintritt dieser, wie wir später sehen werden, durch verschiedene Umstände verhindert werden kann. Im Allgemeinen lässt sich nur sagen, dass die tiefe Hypnose, abgesehen von dem Bewusstsein des Hypnotisirten, fest geschlafen zu haben, dadurch charakterisirt ist, dass in derselben Erscheinungen spontan auftreten oder durch Suggestion sich hervorrufen lassen, welche bei leichter Hypnose nicht zu beobachten, resp. herbeizuführen sind. Zu letzteren Phänomenen zählen insbesonders Sinnestäuschungen im Bereiche des Gesichts und Gehörs. Die Hallucinationsfähigkeit, auf welche Bernheim für die Unterscheidung des Somnambulismus mehr Gewicht legt als auf die Amnesie, kann in tiefer Hypnose bestehen, während suggestive Erscheinungen, welche in leichter Hypnose häufig zu produciren sind (automatische Bewegungen, Katalepsie), sich nicht herbeiführen lassen: umgekehrt kann aber auch die Hallucinationsfähigkeit in Fällen mangeln, in welchen die posthypnotische Amnesie das Vorliegen einer tieferen hypnotischen Beeinflussung beweist. Für die Unterscheidung zwischen leichter und tiefer Hypnose können daher nicht Gegenwart oder Mangel eines einzelnen hypnotischen Phänomens, sondern nur das Gesammtverhalten während der Hypnose und die Folgezustände derselben als massgebend erachtet werden.

Der hypnotische Zustand ist, wie wir bereits an früherer Stelle erwähnten, durch eine Einschränkung der associativen Thätigkeit und eine Herabsetzung der Willensenergie charakterisirt, als deren Resultat eine gesteigerte Suggestibilität sich geltend macht. Die Herabsetzung der Willensenergie betrifft, wie wir vorläufig bemerken wollen, sowohl die nach aussen gerichteten Funktionen des Willens, die in Form von Handlungen sich kundgeben, wie

die rein innerlichen Vorrichtungen desselben, die willkürliche
Lenkung des Gedankenverlaufes. Wir werden im Folgenden zunächst
die erwähnten charakteristischen Momente einer Besprechung unterziehen.

§ 2.

Associationsthätigkeit.

Die Hypnose ist — wir müssen dies vor Allem betonen —
kein Zustand der Bewusstlosigkeit oder, richtiger gesagt, der Be-
wusstseinsunfähigkeit, wie man dies verschiedenfach angenommen
hat. Das Verhalten vieler Hypnotisirter, das regungslose Daliegen,
wenn sie zu keiner Bewegung veranlasst werden, der starre Gesichtsausdruck, die Indifferenz gegen die Vorgänge in der Umgebung und die nach dem Erwachen sich zeigende Amnesie für
die Geschehnisse während der Hypnose konnten allerdings zu einer
derartigen Auffassung Anlass geben. Der Hypnotisirte ist jedoch
fähig, Sinneseindrücke jeder Art wahrzunehmen und dieselben
logisch zu verwerthen, auch jede Gedankenoperation zu vollziehen,
die ihm im normalen wachen Zustande möglich ist. Aber die Einschränkung der associativen Thätigkeit — seines geistigen Horizontes — ist bei allen seinen intellektuellen Leistungen nachweisbar; sie tritt in den einzelnen Fällen nur je nach der Art, resp.
Tiefe des hypnotischen Zustandes und dem geistigen Naturell des
Hypnotisirten in geringerem oder stärkerem Maasse zu Tage und
muss, wie wir besonders betonen wollen, die Qualität und Quantität
des Resultats der geistigen Operationen nicht beeinträchtigen. Sie
kann vielmehr unter Umständen sogar zu Leistungen führen,
welche denen des wachen Zustandes überlegen sind. Frage ich
einen Hypnotisirten z. B., was er bei dieser oder jener Gelegenheit
gethan hat, so gibt er mir hierüber Auskunft; wenn ich ihn weiter
nach den Gründen seiner Handlung frage, so wird er mir dieselben
logisch zusammenhängend mittheilen. Hiebei kann es vorkommen,
dass er über Dinge berichtet, die er mir im wachen Zustande aus
dem einen oder anderen Grunde sicher verschwiegen hätte. Die
Offenherzigkeit, die er in der Hypnose bekundet, ist lediglich die
Folge der momentanen Einengung der associativen Thätigkeit; diese

bedingt es. dass bei dem Hypnotisirten die Vorstellungen, welche ihn im wachen Zustande zum Verschweigen des einen oder anderen Umstandes bestimmen würden, nicht ins Bewusstsein treten.

Die Einschränkung der associativen Thätigkeit zeigt sich ferner bei der Realisirung der einfachsten wie der complicirtesten Suggestionen, auch solcher, die der Denkthätigkeit einen weiten Spielraum gewähren, in der Möglichkeit, den Hypnotisirten in eine beliebige Situation zu versetzen, an deren Stelle unvermittelt eine andere, selbst die unwahrscheinlichste, treten zu lassen und diese wiederum ohne jede Motivirung beliebig mit anderen zu vertauschen. Erhebe ich den Arm eines Hypnotisirten und bleibt dieser kataleptisch in der gegebenen Stellung, so geschieht dies nur in Folge einer Gedankenoperation, die sich an die durch die Hebung des Armes bedingten Eindrücke knüpft. Diese rufen bei dem Hypnotisirten die Vorstellung hervor. der Arm soll (muss) in der angegebenen Stellung verharren. Diese Vorstellung associirt sich nicht mit Gegenvorstellungen, wie dies im wachen Zustande der Fall wäre, und wird in Folge ihres Isolirtbleibens wirksam. sie realisirt sich.

Sage ich einem Hypnotisirten mitten im Winter, er befinde sich in einem in voller Blüte befindlichen Garten, so kann dieser sich in einen solchen versetzt glauben, blühende Bäume und herrliche Blumenbosquets sehen; ich kann ihn gleich darauf an einen See, auf eine Bergesspitze, in eine ganz entfernte Stadt versetzen: er glaubt, an jedem Orte zu weilen, an welchen ich ihn geistig dirigire. Dies Alles wäre nicht möglich, wenn bei dem Hypnotisirten die associative Thätigkeit keine Einengung erfahren hätte und die Gegenvorstellungen, die im wachen Zustande bei den in Frage stehenden Eingebungen sich sofort geltend machen. eintreten würden. Auf dem Ausbleiben der Gegenvorstellungen beruht auch die Leichtgläubigkeit der Hypnotisirten den befremdlichsten, unwahrscheinlichsten Angaben gegenüber. Sage ich einem Hypnotisirten, in dem Zimmer, in welchem er weilt, befinde sich ein bei uns überhaupt nicht vorkommendes Thier — eine Klapperschlange. ein Scorpion etc. —, so kann er dadurch in Schrecken versetzt werden. Wir können aber auch dem Hypnotisirten in Folge der Einschränkung seiner associativen Thätigkeit mit Erfolg einreden.

dass er Dinge begangen. gesehen oder gehört hat, die er zu begehen, zu sehen und zu hören gar nicht in der Lage war,
umgekehrt aber auch ihm thatsächlich Erlebtes als nicht geschehen
ausreden und dergestalt seine Erinnerung temporär völlig fälschen.
Die Einschränkung des geistigen Horizontes kann aber auch, wie
wir schon erwähnten, unter Umständen die intellectuelle Leistungsfähigkeit fördern. Es ist verschiedentlich beobachtet worden, dass
Personen im somnambulen Zustande, wenn es sich um die Lösung
bestimmter Aufgaben handelte, schärfere Combinationsgabe als im
wachen Zustande bekundeten und Arbeiten zu Stande brachten.
die ihnen im Wachen nicht gelangen. Vogt konnte auf experimentellem Wege bei intelligenten Versuchspersonen (Medicinern.
Philosophen) in der Hypnose eine über die Norm erheblich hinausgehende Steigerung psychischer Leistungen nachweisen.

Es unterliegt auch keinem Zweifel, dass manche Somnambule,
insbesonders solche, die ihren Zustand für geschäftliche Zwecke
ausnützen, überhaupt eine geistige Regsamkeit und Findigkeit aufweisen, die ihnen in ihrem gewöhnlichen Zustande abgeht. „Wir
haben.‘ bemerkt Gilles de la Tourette, „Somnambule, arme.
ungebildete. im Wachen sehr unbegabte Mädchen gesehen, deren
ganzes Auftreten sich änderte. sobald sie eingeschläfert waren.
Vorher waren sie langweilig, und jetzt sind sie lebhaft und angeregt. manchmal sogar geistreich.‘ Welche günstige Veränderung übrigens die Hypnose in den geistigen Verrichtungen auch
herbeiführen mag, immer handelt es sich lediglich um die Steigerung in der Norm vorhandener. nie um das Hervortreten neuer
intellektueller Fähigkeiten. wie man dies früher vielfach annahm.
So wurde den Somnambulen namentlich eine besondere, in
ihren natürlichen Geisteskräften nicht wurzelnde prophetische Begabung zugeschrieben. Wir werden an späterer Stelle auf diese
und verwandte Annahmen näher eingehen.

Die Erklärung der im Vorstehenden erwähnten Thatsachen
ist keine allzu schwierige. In der Hypnose ist zwar die associative
Thätigkeit mehr oder minder gehemmt, aber nicht nach einer bestimmten Richtung hin dauernd behindert. Durch die Suggestion
kann jede Vorstellung und jeder Vorstellungscomplex geweckt werden.

Die durch den partiellen Schlaf bedingte Einschränkung der associativen Vorgänge hat zugleich eine Zunahme der Erregbarkeit in dem wach gebliebenen Gebiete zur Folge.[1]) In diesem können sich daher die geistigen Processe mit erhöhter Energie und Schnelligkeit vollziehen, so das die einem Complexe oder Systeme angehörigen Vorstellungen leichter und sicherer reproducirt werden als im wachen Zustande bei Offenstehen aller associativen Bahnen. Da auch die Aufmerksamkeit, welche den Verlauf der Associationsvorgänge leitet, auf dem eingeengten Terrain eine grössere Wirksamkeit entfalten kann, so ist es begreiflich, dass in der Hypnose geistige Leistungen zu Tage treten können, welche qualitativ oder quantitativ über die des wachen Zustandes hinausgehen.

Bechterew fand bei mehreren Personen (Hysterischen) die einfache Reaktionszeit in der Hypnose im Vergleiche zum Wachzustande mehr oder weniger erheblich verlängert, dagegen die für das Zählen einfacher Zahlen und die Association von Vorstellungen erforderlichen Zeit in der Mehrzahl der Versuche kürzer als im Wachen. Wurde die Suggestion gegeben, die in Frage stehenden psychischen Processe schneller zu vollziehen, so nahmen dieselben in der Regel weniger Zeit in Anspruch als bei Unterlassung dieser Suggestion. Durch Verschlimmerung des Zustandes der Hypnotisirten wurde der Gang der psychischen Prozesse verlangsamt.[2])

Ausser Bechterew haben sich noch mehrere Beobachter mit dem Verhalten der Reaktionszeit in der Hypnose beschäftigt; die Resultate, welche dieselben erhielten, sind jedoch zum Theil widersprechend, so dass eine weitere Prüfung des Gegenstandes sehr wünschenswerth ist.

Beaunis fand bei Maugel suggestiver Beeinflussung die Reaktionszeit für Gehörseindrücke in der Hypnose überwiegend, aber nicht regelmässig verringert, die für Tasteindrücke verlängert; zugleich konnte er constatiren, dass sich durch auf schnellere Perception gerichtete Suggestionen die Reaktions-

---

[1]) Wundt. Grundzüge der physiologischen Psychologie, 4. Aufl., 2. Bd., S. 551. bemerkt: Ein je grösserer Theil des Ceutralorganes sich in einem Zustande functioneller Latenz befindet, um so grösser wird die Reizbarkeit des functionirenden Restes.

[2]) Nach Wundt bezeichnet man „als einfache Reaktionszeit" die Zeit, welche von dem Momente der Einwirkung eines Sinneseindruckes bis zu dessen Registrirung durch ein Signal verfliesst. Diese Zeit umfasst eine Reihe theils physischer, theils psychophysischer Vorgänge, auf die wir hier nicht näher eingehen können.

zeit für beide Arten von Eindrücken verkürzen liess. Stanley Hall konnte nur eine erhebliche Verminderung der Reaktionszeit in der Hypnose feststellen, während W. James hinwiederum weit überwiegend eine Verlängerung dieser Zeit fand. Die zum Theil widersprechenden Ergebnisse seiner Untersuchungen bestimmen auch letzteren Autor, auf definitive Schlüsse über das Verhalten der Reaktionszeit in der Hypnose zu verzichten.

Wenn es nun auch, wie wir im Vorstehenden dargelegt haben, im hypnotischen Zustande keineswegs an geistiger Thätigkeit mangelt, so ist damit noch nicht gesagt, dass während desselben immer irgend welche psychische Processe vor sich gehen müssen. Wenn der Hypnotisirte sich selbst überlassen bleibt, sein Denkvermögen durch keine Suggestion in Anspruch genommen wird, ist es sehr wohl möglich, dass bei ihm ein Zustand geistiger Leere eintritt, wie dies von Beaunis und Crocq angenommen wurde. Es ist durchaus nicht selten, dass Hypnotisirte, bei welchen ein ausgeprägter Schlafzustand ohne Amnesie bestand, nach dem Erwachen auf Befragen erklären, dass sie sich nicht erinnern können, an etwas gedacht oder von etwas geträumt zu haben. Das geistige Verhalten in der Hypnose kann also dem im tiefen traumlosen Schlafe gleichkommen. Nach Crocq wird der Zustand psychischer Ruhe um so ausgeprägter, je mehr sich der Schlaf vertieft und umgekehrt. Bei Hypnotisirten, welche nicht unter dem Einflusse von Suggestionen stehen, können sich aber auch anscheinend spontan Träume entwickeln: diese können die Charaktere der Träume des oberflächlichen Schlafes — Mangel logischen Zusammenhangs des Vorgestellten (Incohärenz), Sinnlosigkeit und Flüchtigkeit der einzelnen Bilder — aufweisen, aber auch in ihrer Gestaltung den Träumen des tiefen Schlafes (somnambulen Träumen nach Vogt) gleichkommen, indem sich in denselben wie in letzteren Träumen ein mehr geordneter, logischer Gedankengang kundgibt, der sich auch mehr oder minder in Bewegungen äussert.

Nach Vogt sind Individuen, die in ihrem spontanen Schlafe häufig somnambul träumen, besonders dazu disponirt. Träume dieser Art auch in der Hypnose zu zeigen.[1]) Ob und inwieweit die hier in Betracht kommenden Bewusstseinszustände noch dem Gebiete der normalen Hypnose angehören, oder als pathologische, in dem Verlauf der Hypnose sich einschiebende Erscheinungen zu betrachten sind, mit dieser Frage können wir uns erst an späterer Stelle bei Besprechung der pathologischen Hypnosen beschäftigen.

Für die Beurtheilung des Geisteszustandes Hypnotisirter ist die Frage von Interesse, ob Hypnotisirte auch absichtlich ihrem Wissen nicht entsprechende Angaben machen, d. h. lügen können. Diese Frage ist von einer Anzahl von Autoren (Pitres, Döllken, Crocq) entschieden bejaht worden.

Döllken bemerkt, dass in der Hypnose Lügengewebe genau so wie im Wachen vorgebracht werden können, wenn sich die Versuchsperson für die Hypnose bestimmte Associationen gebildet hat. Beaunis auf der anderen Seite betont, dass er bei seinen Hypnotisirten nie ein Abweichen von der Wahrheit constatiren konnte, auch wenn es sich um discrete Angelegenheiten handelte, doch hält er es für wohl möglich, dass bei verderbten Naturen andere Resultate zu Tage treten.

Ich selbst fand, dass Hypnotisirte auch in Angelegenheiten, über welche sie im Wachen jedenfalls gerne Schweigen beobachtet hätten, sich völlig wahrheitsgemäss, wenn auch zögernd, äusserten. Hiebei handelte es sich jedoch um wahrheitsliebende Individuen, und die Fragen, welche zu beantworten waren, betrafen nicht Dinge von grosser Consequenz. Hat der Hypnotisirte ein grosses Interesse daran, mit der Wahrheit zurückzuhalten, so kann er nach meinem Dafürhalten zweifellos falsche Angaben machen, falls er nicht das Schweigen vorzieht. Die gefühlsstarken Vorstellungen, welche der Offenbarung der Wahrheit bei ihm entgegentreten, überwinden mit Leichtigkeit die Fremdsuggestionen, durch welche er zur Darlegung des Sachverhalts veranlasst werden soll. Der Idee, die schon mannigfach geäussert wurde, vermittels der Hypnose nichtgeständige Verbrecher zu einem Geständnisse zu bringen, kann daher kaum eine praktische Bedeutung beigemessen werden.

[1]) Schon Bernheim erwähnt das spontane Auftreten somnambuler Träume in der Hypnose, die von der Person, mit welcher der Hypnotisirte in Rapport steht, nach Belieben gelenkt und verändert werden können. Er berichtet über einen sehr bemerkenswerthen Fall dieser Art, der eine junge Hysterische betraf: diese konnte in der Hypnose während eines somnambulen Traumes u. A. zur Verrichtung verschiedener Arbeiten, Bügeln, Nähen, Stopfen etc., bestimmt werden. Auch im Verlaufe des natürlichen Schlafes auftretende somnambule Träume können beeinflusst werden, wenn es gelingt, mit dem Schläfer ein Rapportverhältnis herzustellen. Vogt fand sogar, dass eine Ueberführung letzterer somnambuler Zustände in eine ruhige Hypnose möglich ist.

§ 3

Willensthätigkeit.

Die Herabsetzung der Willensenergie im hypnotischen Zustande ist so evident, dass manche Autoren (so z. B. Wundt) in derselben die die Hypnose charakterisirende psychische Veränderung erblicken. Die Willenshemmung äussert sich darin, dass der Hypnotisirte der geistigen Spontanität ermangelt, sein Denken wie sein Thun durch die Eingebungen des Hypnotiseurs geleitet wird, durch diese ihm ganz fremdartige Vorstellungen in sein Bewusstsein eingeführt, beliebige Bewegungen angeregt, solche aber auch verhindert werden können. Der Grad der Willenshemmung schwankt jedoch in den einzelnen hypnotischen Zuständen sehr beträchtlich und erweist sich nicht lediglich von der Tiefe des hypnotischen Schlafes abhängig. Das geistige Naturell des Hypnotisirten spielt offenbar hier auch eine grosse Rolle. Es erhellt dies inbesonders aus dem ungleichen Verhalten der Einzelindividuen in tiefster Hypnose.

Man findet unter den Somnambulen zwei von einander auffallend abweichende Typen vertreten. Ein Theil derselben zeigt eine erhebliche geistige Beweglichkeit; diese Individuen folgen den Eingebungen des Hypnotiseurs rasch, gehen umher, sprechen fliessend und lassen sich durch den Hypnotiseur zu den complicirtesten Leistungen bestimmen, deren Durchführung eine fortlaufende Reihe von Willensacten erheischt. Diesen activen Naturen stehen andere, passive gegenüber, in deren Verhalten hochgradige Apathie und Abulie zu Tage tritt. Sie sind zu Bewegungen jeder Art nur schwer und zu complicirteren Handlungen überhaupt nicht zu bestimmen, antworten auf Fragen zum Theil überhaupt nicht, zum Theil nur mit leisen Lippenbewegungen oder mit einzelnen leise und mühsam hervorgebrachten Worten. Die Einschränkung der Willensthätigkeit geht hier so weit, dass motorische Leistungen jeder Art, selbst die Sprechbewegungen nur schwer, wenn überhaupt, zu Stande kommen. Die beiden eben erwähnten Typen des Somnambulismus bilden Extreme, zwischen welchen die mannigfachsten Uebergänge sich finden. Auch bei den leichteren Graden hypnotischer Beeinflussung ist, wie schon aus der Möglichkeit der suggestiven Erzielung von automatischen Bewegungen, Katalepsie, Lähmungen etc. hervorgeht, die Herabsetzung der Willensenergie sehr in die Augen springend. Manche Personen, die nur in leichtere Hypnose zu versetzen waren, erklärten mir, dass sie als das Auffälligste an ihrem Zustande die Unfähigkeit zu willkürlicher Bewegung fanden. Ich habe zur Prüfung der Willensfähigkeit im oberflächlichen hypnotischen Schlafe eine Reihe von Versuchen angestellt, von welchen ich hier einige mittheilen will, welche des Interesses nicht entbehren. Ich ertheilte einer Patientin, welche stets über das in der Hypnose mit ihr Vorgenommene Bescheid geben konnte und bei der automatische Bewegungen überhaupt nicht, auch die Erscheinungen der Katalepsie nur an den oberen Extremitäten hervorzurufen waren, die stricte Weisung, das nicht zu thun, was ich in der Hypnose von ihr verlangen würde. Die Patientin war gerne bereit, diesem Auftrage zu entsprechen. In der ersten Hypnose verlangte ich von ihr die Aushändigung ihres Portemonnaies. Sie reagirte zunächst nicht auf mein Begehren; als ich jedoch in sie drang, überlieferte sie mir das Verlangte. — Sie war nachträglich ärgerlich, dass es ihr nicht gelungen war, meinem Auftrage zu entsprechen. In der 2. Hypnose verlangte ich die Auslieferung der Handschuhe, welche Patientin in der Tasche hatte. Diese Forderung blieb zunächst erfolglos und zwar auch bei mehrfacher nachdrücklichster Wiederholung. Als ich jedoch einige Zeit später, nachdem ich mich inzwischen mit dem Leiden der Patientin suggestiv-therapeutisch beschäftigt hatte, plötzlich wieder mit der gleichen Forderung an sie herantrat, sie gleichsam überrumpelte, händigte sie mir die Handschuhe ohne Umstände aus, was ihr nachträglich wieder peinlich war. In der dritten Hypnose forderte ich die Patientin auf, mir zu sagen, wohin sie am Nachmittage mit ihrem Bräutigam gegangen sei, eine, wie ich wusste, ganz harmlose Frage. Hierauf erhielt ich trotz wiederholten Drängens keine Antwort. Diese blieb auch aus, als ich später plötzlich die Frage wiederholte und energisch auf Beantwortung drang. Nach der Hypnose erklärte mir die Patientin jedoch, dass ihr dieser Widerstand äusserst schwer fiel und, wenn ich mein Drängen fortgesetzt hätte, sie wohl nicht umhin gekonnt hätte, die verlangte Antwort zu geben. Die Patientin hatte in den 3 Hypnosen die entschiedene Absicht, der Weisung, die ihr vor der Hypnotisirung jedesmal ertheilt worden war, zu entsprechen, war jedoch in den 2 ersten Hypnosen nicht, in der 3. nur mit äusserster Mühe im Stande, ihre Absicht durchzuführen.

Wir ersehen aus dem Angeführten, dass der Hypnotisirte der Schwächung seines Willens deutlich bewusst werden, aber auch allmählich dahin kommen kann, in Folge einer Art von Uebung seine verringerte Willenskraft mehr und mehr zur Geltung zu bringen und dadurch dem Hypnotiseur erfolgreich Widerstand zu leisten. Der Hypnotisirte ist also, wie aus diesem Umstande und einer Reihe anderer im Vorstehenden erwähnter Thatsachen schon ersichtlich ist, durchaus kein Automat, kein willenloses Werkzeug in den Händen seines Hypnotiseurs. Die Gefügigkeit gegenüber den Eingebungen des Hypnotiseurs wächst auch keineswegs parallel mit der Abnahme der Willenskraft. Bei den höchsten Graden der Willenshemmung, wie wir sie bei manchen Somnambulen, deren wir bereits gedachten, finden, bleiben selbst Eingebungen, durch welche ganz einfache Handlungen angeregt werden sollen, zumeist erfolglos. An der Apathie und Abulie des Hypnotisirten scheitern alle Versuche, denselben zu irgend einer Thätigkeit zu veranlassen. Bei minder weitgehender Willenshemmung andererseits, wie sie nicht nur in den leichteren Hypnosen, sondern überwiegend auch im Somnambulismus vorliegt, bleibt dem Hypnotisirten immer mehr minder die Fähigkeit, dem Ansinnen des Hypnotiseurs Widerstand zu leisten. Im Allgemeinen erweist sich der Hypnotisirte den ertheilten Eingebungen nur in soweit folgsam, als ihm dieselben gleichgiltig sind oder wenigstens deren Annahme mit den Grundzügen seines Charakters und der bei ihm vorherrschenden Gefühlsrichtung nicht unvereinbar ist. Indes selbst diesen harmlosen oder wenigstens relativ harmlosen Eingebungen gegenüber schwankt der Gehorsam der Hypnotisirten nicht unerheblich. Ist die ertheilte Eingebung von einer Art, dass ihre Realisirung dem Charakter oder den ausgesprochenen Neigungen des Hypnotisirten zuwiderlaufen würde, so kann dieser dagegen auf verschiedene Weise einen Widerstand geltend machen. Der Hypnotisirte kann direkt mit Worten mit oder ohne nähere Moti-

virung die Eingebung ablehnen, er kann aber auch seinen Widerstand stillschweigend üben, in welchem Falle sich derselbe in der
Erfolglosigkeit der betreffenden Eingebung äussert. Besteht der
Hypnotiseur auf der missliebigen oder peinlichen Weisung, so
kann es vorkommen, dass der Hypnotisirte verlangt, geweckt zu
werden. Bei Hysterischen kann es unter diesen Verhältnissen in
Folge der gemüthlichen Erregung zur Einleitung eines Anfalls
kommen.[1) In Betreff der Frage, ob und in wie weit Hypnotisirte
fähig sind, Eingebungen, die ihrem Charakter und spec. ihren
moralischen Grundsätzen zuwider laufen, also insbesonders Suggestionen criminellen Inhaltes Widerstand zu leisten, gehen jedoch
die Ansichten der Autoren bedeutend auseinander. Wir werden
auf diesen Punkt an späterer Stelle bei Besprechung der forensen
Bedeutung der Hypnose zurückkommen.

§ 4.

Suggestibilität.

Mit der Einschränkung der associativen Thätigkeit und der
Willenshemmung hängt der Grad der Suggestibilität zusammen,
welche in der Hypnose zu Tage tritt. Wir sahen bereits an
früherer Stelle, dass in der Hypnose der Typus abnormer, i. e.
dem Durchschnitt des wachen Zustandes gegenüber gesteigerter
Suggestibilität vorliegt, und manche Autoren erblicken hierin das
Grundphänomen des hypnotischen Zustandes.

Die Entwicklung, welche die Suggestibilität in den einzelnen
hypnotischen Zuständen über das normale Niveau hinaus erfährt,
variirt jedoch sehr beträchtlich. Von den Umständen, durch
welche diese Unterschiede bedingt sind, kommt zunächst die Tiefe
der hypnotischen Beeinflussung, resp. des Schlafzustandes in Betracht. Im tiefen hypnotischen Schlafe begegnen wir wenigstens
in sehr vielen Fällen einem Grade der Suggestibilität, der bei

---

[1) Pitres erwähnt, dass manche Hypnotisrte, denen ein ihrem Charakter
widerstrebender posthypnotischer Auftrag gegeben wird, die Ausführung desselben direkt verweigern und erklären, dass sie sich nicht wecken lassen werden
bevor der ertheilte Befehl ausdrücklich zurückgenommen wurde. Besteht
man auf der Eingebung, so gelingt es auch thatsächlich nicht, sie zu erwecken.

leichterer hypnotischer Beeinflussung gewöhnlich vermisst wird. und es fehlt nicht an Autoren. welche die Ansicht vertreten, dass die Entwicklung der Suggestibilität stets mit der Tiefe der Hypnose parallel geht (so insbesonders O. Vogt).

Ich habe mich schon früher[1]) auf Grund meiner Erfahrungen gegen diese Anschauung ausgesprochen und muss auch jetzt noch betonen. dass von einer durchgehenden Proportionalität zwischen Suggestibilität und Tiefe der Hypnose keine Rede sein kann. In einer nicht geringen Anzahl von Fällen besteht bei tiefem Schlafe mit folgender Amnesie nur eine recht bescheidene Empfänglichkeit für Eingebungen überhaupt oder für gewisse Arten derselben[2]). und auf der anderen Seite begegnen wir mitunter bei leichterem Schlafe ohne folgende Amnesie einer Höhe der Suggestibilität. die hinter der bei manchen Somnambulen anzutreffenden nicht zurücksteht.

Die geringe Entwickelung der Suggestibilität bei sonstiger tiefer hypnotischer Beeinflussung wird in den einzelnen Fällen. wie es scheint. durch verschiedene Umstände bedingt, bezüglich welcher die bisherige Beobachtung Folgendes ergeben hat. In einem Theile der Fälle nähert sich wahrscheinlich der hypnotische Zustand sehr dem natürlichen Schlafe. Die Schlafhemmung ist hier eine so ausgebreitete und intensive. dass die Aufnahme und Weiterverarbeitung der vom Hypnotiseur ausgehenden Anregungen hochgradig erschwert und zum Theil ganz unmöglich wird. Bei derartigen Zuständen kann das Rapportverhältnis. wie ich mich verschiedenfach überzeugte. sehr wohl erhalten sein. so dass man über die Zugehörigkeit derselben zur Hypnose nicht im Zweifel sein kann. Mitunter scheint die geringe Entwicklung der Suggestibilität bei tiefem Schlafe davon herzurühren. dass die Hypnotisirten zu krank und daher unfähig sind. eine von aussen angeregte Vorstellung festzuhalten und weiter zu entwickeln: dieses Umstandes wurde bereits an früherer Stelle (S. 64) gedacht. Ich habe das in Frage stehende Verhalten der Suggestibilität

---

1) S. mein Lehrbuch der gesammten Psychotherapie S. 144.

2) So weit es sich um Eingebungen handelt, die auf motorische Leistungen abzielen. wurde dies bereits im vorhergehenden Abschnitte hervorgehoben.

mehrfach bei schwerkranken und auch körperlich heruntergekommenen Hysterischen beobachtet, die, abgesehen von der geringen Empfänglichkeit für Eingebungen in der Hypnose keine
abnorme Erscheinung zeigten. Bei Hysterischen kann aber auch
die Suggestibilität in der Hypnose mit dem Auftreten pathologischer (hysterischer) Erscheinungen hochgradig sinken und zeitweilig ganz verschwinden, ein Punkt, auf den wir später noch
zurückkommen müssen. Endlich kommt in Betracht, dass durch
eine sehr entwickelte Autosuggestibilität und speciell das Bestehen
fixirter, gefühlsstarker Autosuggestionen die Empfänglichkeit für
Fremdsuggestionen, insbesonders solche therapeutischen Inhaltes,
hochgradig herabgesetzt werden kann. Auf der anderen Seite ist
es aber auch begreiflich, dass bei Personen, die schon in ihrem
gewöhnlichen wachen Zustande eine über den Durchschnitt erheblich hinausgehende Suggestibilität aufweisen, es nur einer mässigen
hypnotischen Beeinflussung, einer gewissen Einengung ihres
geistigen Horizontes bedarf, um die Empfänglichkeit für Eingebungen beträchtlich zu steigern.

Brodmann und van Straaten haben mit Recht darauf hingewiesen,
dass bei der Beurtheilung der Beziehungen, die zwischen Suggestibilität und
tiefer Hypnose bestehen, eine Berücksichtigung des Rapportverhältnisses un-
erlässlich ist. Dieses kann im suggestiv erzeugten tiefen Schlafe verloren
gehen, womit dieser Schlaf seinen Charakter als Hypnose verliert. Van
Straaten hat auch auf experimentellem Wege nachgewiesen, dass, jemehr
in dem suggestiv erzeugten tiefen Schlafe das Rapportverhältniss Noth leidet
und dieser sich daher dem spontanen Nachtschlafe nähert, umsomehr auch
die Suggestibilität abnimmt. Die Steigerung der Suggestibilität mit zunehmender Schlaftiefe findet nach Vogt und van Straaten in der Hypnose nur insoweit statt, als das Rapportverhältniss intact bleibt. Indes muss
ich, wie ich oben schon betont habe, auch für die hypnotischen Zustände,
die innerhalb dieser Grenze liegen, den stetigen Parallelismus von Suggestibilität und Schlaftiefe bestreiten, da nach meinen oben erwähnten Beobachtungen auch bei tiefem Schlafe mit wohlerhaltenem Rapportverhältnis die
Suggestibilität gering sein kann. Wir werden an späterer Stelle ein recht
frappantes Beispiel dieser Art kennen lernen.

Ein Umstand, der namentlich bei der therapeutischen Verwerthung der Hypnose ins Gewicht fällt, ist, dass die Empfänglichkeit für einzelne Eingebungen (Fremdsuggestionen) Schwankungen unterliegt, je nachdem deren Realisirung in der Hypnose

möglich ist und auf diese sich beschränken oder nach dem Erwachen andauern, resp. kürzere oder längere Zeit nach demselben
erst eintreten soll (intra- und posthypnotische Suggestionen).

An sich sollte man glauben, dass, je leichter in der Hypnose
sich Eingebungen realisiren, um so leichter auch posthypnotische
Wirkungen durch Eingebungen in der Hypnose sich hervorrufen
lassen: die Erfahrung lehrt jedoch, dass ein bestimmtes Verhältnis
zwischen den Dispositionen zur Realisirung intra- und posthypnotischer Eingebungen nicht besteht. Ich will dies nur durch
einige wenige Beispiele erläutern: Eine Hysterische, welche nach
jeder Mahlzeit erbricht, wird von mir in der Hypnose aufgefordert,
ein Glas Milch zu trinken: sie thut es mit Widerstreben und erklärt nach dem Trinken, Brechreiz zu empfinden. Dieser wird
durch meine Suggestion beseitigt, und die Patientin behält das
Getrunkene. Ich suggerire ihr des Weiteren, dass der Brechreiz
nach den Mahlzeiten nicht mehr auftreten und sie das Genossene
nunmehr behalten werde: das Erbrechen nach den einzelnen Mahlzeiten hält trotzdem an. Einer Kranken mit einer sehr schmerzhaften Affection der Kniegelenke suggerire ich in der Hypnose
vollständige Gefühllosigkeit der Kniee; diese tritt ein und ich bin
in Folge dessen in der Lage, die in Flexionsstellung befindlichen
Kniee zu strecken und beliebige Bewegungen mit den Unter-
schenkeln vorzunehmen, ohne den geringsten Schmerz hervorzurufen. Ich suggerire hierauf, dass die Bewegung der Kniee auch
nach dem Erwachen schmerzfrei bleiben wird. Die Realisirung
dieser Suggestion hält nur eine Viertelstunde nach der Hypnose
an: nach dieser Zeit werden active und passive Bewegungen der
Kniegelenke wieder so schmerzhaft wie früher. Es gelingt mir,
eine mit schwerer Chorea behaftete schwangere, junge Frau trotz
der Zuckungen, die sie beständig hin- und herreissen, durch
mesmerische Striche und Verbalsuggestion einzuschläfern und damit die choreatischen Bewegungen zum Stillstand zu bringen. Ich
verlasse die Kranke, nachdem ich ihr suggerirt hatte, dass sie
noch eine gewisse Zeit weiter schlafen und die Beruhigung auch
nach dem Erwachen andauern werde. Sie schläft auch noch einige
Zeit, die Zuckungen kehren jedoch alsbald nach dem Erwachen
in früherer Stärke wieder. Wenn man berücksichtigt, wie ver-

schieden die Bedingungen sind, welche die Realisirung einer intrahypnotischen und posthypnotischen Eingebung erfordert, so wird
man es begreiflich finden, dass die Erzielung posthypnotischer
Wirkungen sich im Allgemeinen schwieriger gestaltet, als die intrahypnotischer und ein constantes Verhältnis zwischen beiden Arten
von Suggestivwirkungen nicht besteht. In der Hypnose haben
wir einen Geisteszustand, welcher den Wegfall von Gegenvorstellungen bedingt und dadurch die unmittelbare Realisirung von
Eingebungen ausserordentlich fördert. Bei Eingebungen, die sich
posthypnotisch realisiren sollen, ist es dagegen erforderlich, dass
die betreffende Vorstellung in den Wachzustand übernommen wird
und in diesem sich unbeeinflusst durch den Verlauf der Associations-
prozesse erhält. Dies erheischt geistige Qualitäten, welche für die
Realisirung der hypnotischen Eingebung nicht nöthig sind, und
man kann Vogt nur beipflichten, wenn er betont: „Das Haftenbleiben momentan erfolgreicher Suggestionen ist eine ganz andere
psychische Eigenthümlichkeit wie die Suggestibilität." Wenn dagegen Vogt annimmt, dass mit der Vertiefung der Hypnose das
Haftenbleiben und die Realisirungstendenz posthypnotischer Eingebungen zunimmt, so kann ich dem nur mit jener Beschränkung
beipflichten, die sich aus meinen früheren Angaben über das Verhalten der Suggestibilität in der tiefen Hypnose ergibt. Bei Berücksichtigung jener Klasse posthypnotischer Suggestionen, betreffs
welcher wir die grösste Erfahrung besitzen, der therapeutischen,
zeigt sich, dass zur Erzielung posthypnotischer Wirkungen leichtere
hypnotische Beeinflussung in einer sehr grossen Anzahl von Fällen
genügt und andererseits wohlentwickelter Somnambulismus den
Erfolg irgend welcher posthypnotischer Eingebungen keineswegs
sichert: auch die Realisirung nicht therapeutischer und an sich
ganz harmloser posthypnotischer Eingebungen bleibt bei tiefer
Hypnose nicht selten aus. Einen grossen Vortheil bietet allerdings die tiefe Hypnose für das Haftenbleiben posthypnotischer
Eingebungen dadurch, dass die ihr folgende Amnesie für die intrahypnotischen Vorgänge die ertheilte Eingebung, sofern diese nach
dem Erwachen sich erhält, in gewissem Maasse gegen die Beeinflussung durch Gegenvorstellungen schützt, ein Punkt, auf den wir
an späterer Stelle zurückzukommen haben.

§ 5.

Gedächtnis.

Die Leistungen, welche man dem Gedächtnisse zuschreibt, lassen sich auf zwei Fähigkeiten zurückführen, die nicht immer im gleichen Maasse sich entwickelt zeigen: a) die Fähigkeit, momentan vorhandene Vorstellungen dem geistigen Besitzstand derart einzuverleiben, dass sie nach dem Ausscheiden aus dem Bewusstsein reproducirt werden können: b) die Fähigkeit, Vorstellungen, die einmal im Bewusstsein vorhanden waren, zu reproduciren und in Bezug auf Zeit und Ort zu lokalisiren. Man unterscheidet diese beiden Fähigkeiten häufig als Gedächtnis für die jüngste und für die entferntere Vergangenheit.

Wir wollen uns im Folgendem zunächst mit dem Verhalten des Gedächtnisses beschäftigen, so wie sich dasselbe in der Hypnose und im unmittelbaren Anschluss an dieselbe ohne suggestive Beeinflussung präsentirt, dann die verschiedenartigen Veränderungen in Betracht ziehen, welche das Gedächtnis auf suggestivem Wege erfahren kann.

Berücksichtigen wir zunächst die Erfahrungen, welche über die erste der beiden oben erwähnten Fähigkeiten vorliegen, so ist nicht zu verkennen, dass dieselben in mehrfacher Hinsicht widersprechend lauten. Von den älteren Magnetiseuren wurde öfters berichtet, dass die Leistungen Somnambuler im Memoriren (z. B. von Gedichten) beträchtlich über ihr Können im Wachzustand hinausgingen. Beaunis, der bei Somnambulen Versuche mit Vorlesen einer Reihe von Ziffern oder Buchstaben unternahm, fand dagegen, dass deren Fähigkeit zum Festhalten von Eindrücken sich nicht von der im wachen Zustande bestehenden unterschied, obwohl er den Somnambulen suggerirt hatte, dass sie sich die betreffenden Eindrücke einprägen möchten. Dessoir stellte Versuche bei in tiefer Hypnose befindlichen Individuen in der Art an, dass er denselben eine Anzahl von Sylben vorsagte, welche sich die Eingeschläferten einzuprägen hatten. Wurde hiebei jede auf Verschärfung des Gedächtnisses hinzielende Andeutung vermieden, so zeigte sich, dass in der Hypnose weniger Sylben im Gedächtnis behalten wurden als im wachen Zustand unter gleichen Verhältnissen. Während diese Experimente für eine Schwächung des Gedächtnisses für die jüngste Vergangenheit in der Hypnose zu sprechen scheinen, berichten Binet und Féré über eine Beobachtung, aus welcher der entgegengesetzte Schluss sich ableiten lässt. Einer Hypnotisirten wird ein Stück weisser Carton gezeigt mit der Versicherung, dass auf demselben ein Portrait gezeichnet sei: die Hypnotisirte sieht auch das Portrait hallucinatorisch. Dieselbe wird dann erweckt, worauf ihr der zum Versuch gebrauchte Carton inmitten eines Packets von Cartons von gleicher Form und Grösse mit der Aufforderung überreicht wird, dieselben zu mustern. Die Person sieht nur auf den in der Hypnose verwendeten Carton wieder das Portrait, während sie auf allen übrigen Cartons nichts erblickt.[1] Dies lässt sich nur dadurch erklären, dass die Hypnotisirte an dem fraglichen Carton irgend eine ganz unauffällige Eigenthümlichkeit wahrnahm und diese im Gedächtnis behielt, so dass sie den Carton von anderen anscheinend völlig gleichartigen zu unterscheiden vermochte. Frägt man die Hypnotisirte, warum sie gerade auf dem einen Carton das Portrait sieht, so weiss sie nichts anzugeben: das unterscheidende Merkmal musste sich also, ohne bewusst geworden zu sein, ihrem Gedächtnis eingeprägt haben.[2] Ich selbst fand bei Versuchen an Somnambulen, die ich eine kleine Reihe (4—5) von Zahlen oder fremdsprachliche Sätze nachsprechen liess, dass das Gedächtnis für momentane Eindrücke in der Hypnose sich nicht wesentlich von dem im wachen Zustande unterschied. Auch in Betreff des Gedächtnisses für die der Hypnose unmittelbar vorhergehenden Ereignisse liegen sehr von einander abweichende Beobachtungen vor. Pitres constatirte bei Hysterischen unmittelbar nach dem Eintritt der

---

[1] Man kann den Versuch auch mit Papierblättern oder Spielkarten anstellen, von welch letzteren der Hypnotisirte nur die anscheinend völlig gleiche Rückseite sehen darf. Der Versuch gelingt aber auch, wie Moll erwähnt, nicht selten ohne Hypnose.

[2] Auch die Thatsache, auf die wir später des Näheren zu sprechen kommen werden, dass in der Hypnose Eingebungen mit langer Verfallzeit, d. h. Eingebungen, die sich erst nach einer Frist von Wochen oder Monaten zu realisiren haben, mit Erfolg ertheilt werden können, spricht dafür, dass in der Hypnose die Fähigkeit zur Fixirung von Eindrücken nicht wesentlich geringer als im wachen Zustande sein kann.

Hypnose das Bestehen einer retrograden Amnesie, welche die Vorgänge vor der Einschläferung bis zu einer Frist von mehreren Stunden betraf. Beaunis auf der anderen Seite fand, dass für die Erlebnisse der letzten Tage bei Somnambulen das Erinnerungsvermögen gegenüber dem wachen Zustande gesteigert sein kann. Ein Fräulein, das im wachen Zustande in der Regel vergessen hatte, was sie Tags vorher an Nahrung und Getränken zu sich genommen hatte, konnte im Somnambulismus hierüber genauen Aufschluss geben

Sehen wir von diesen Vorkommnissen ab, so ist in der Hypnose und zwar in der leichteren ebensowohl wie in der tiefen die Erinnerungsfähigkeit für die Erlebnisse der näheren und ferneren Vergangenheit, wenn keine suggestive Einwirkung stattfindet, nicht wesentlich verschieden von der im wachen Zustande. Legte ich Somnambulen die Frage vor, was sie an einem bestimmten Tage in der vorhergehenden Woche gethan oder womit sie sich in einer bestimmten Woche vor mehreren Monaten oder einem Jahre beschäftigt hatten, so konnten mir dieselben in der Regel keine weitergehenden Aufschlüsse als im wachen Zustande geben. In dieser Beziehung stimmen meine Erfahrungen mit denen Crocq's völlig überein. Vereinzelte Beobachtungen zeigen jedoch, dass in der Hypnose auch Erinnerungen auftauchen können, von welchen sich im wachen Zustande längst keine Spur mehr zeigte, also eine gesteigerte Erinnerungsfähigkeit (Hypermnesie) spontan sich geltend machen kann: so berichtet Benedict über den Fall eines englischen Offiziers, der von Hansen hypnotisirt, plötzlich wallisisch sprach, ein Idiom, das er in seiner Kindheit erlernt, aber wieder vergessen hatte. Auch die Erinnerung an vergessene Träume des natürlichen Schlafes kann in der Hypnose spontan eintreten. Diese Vorkommnisse sind nicht ohne Analoga im wachen Leben; auch in diesem ereignet es sich mitunter, dass durch irgend einen zufälligen Umstand die Erinnerung an thatsächliche Vorgänge oder Traumerlebnisse, die dem Gedächtnis völlig entschwunden schienen, wieder geweckt wird. Die wichtigste Modification, welche das Gedächtnis durch die Hypnose erfährt, betrifft die Geschehnisse in der Hypnose selbst. In dieser Beziehung besteht jedoch zwischen den leichteren und tiefen Hypnosen, wie wir schon an früherer

Stelle sahen, ein sehr bemerkenswerther Unterschied. Der in leichter Hypnose Befindliche weiss von Vergangenheit und Gegenwart, was im wachen Leben seiner Erinnerung zugänglich ist, und nach dem Erwachen erinnert er sich an alle Geschehnisse während der Hypnose. Der tief Hypnotisirte verfügt ebenfalls über alle Erinnerungen seines normalen wachen Lebens, von den Vorgängen während der Hypnose weiss er dagegen nach dem Erwachen gewöhnlich nichts. Diese Regel erfährt jedoch mancherlei Ausnahmen, auch kann die posthypnotische Amnesie nur eine partielle oder temporäre sein; zwischen der vollständigen Erhaltung der Erinnerung für die intrahypnotischen Erlebnisse und der vollständigen Amnesie für dieselben finden sich alle möglichen Uebergänge. Mitunter erstreckt sich die Erinnerung auf die Vorgänge, die einige Zeit vor dem Erwachen statthatten, während alles Uebrige im Dunkel bleibt. In manchen Fällen ist dagegen eine verschwommene Erinnerung für die gesammten intrahypnotischen Erlebnisse oder nur einzelne auffälligere Geschehnisse vorhanden. Es kommt auch vor, dass zwar in der ersten Zeit nach dem Erwachen völlige Amnesie besteht, aber nach einer Anzahl von Stunden oder auch erst am nächsten Tage die Erinnerung an das in der Hypnose Erlebte mehr und mehr sich einstellt. Irgend ein zufälliger Umstand erweckt associativ die Erinnerung an einen einzelnen intrahypnotischen Vorgang, durch welchen dann die übrigen intrahypnotischen Erlebnisse mehr und mehr in's Gedächtnis zurückgerufen werden. Wir sind auch im Stande, die posthypnotische Amnesie zu beseitigen. Mitunter genügt die Mittheilung eines einzelnen intrahypnotischen Vorfalles, um das Uebrige in Erinnerung zu bringen. In anderen Fällen ist eine suggestive Beeinflussung erforderlich, für welche Bernheim ein besonderes Verfahren angegeben hat. „Wenn die Erinnerungen," bemerkt Bernheim, „des sommambulen Zustandes vollkommen erloschen scheinen und die Person sie nicht spontan wiederfinden kann, genügt es, ihr zu sagen: „Sie werden sich jetzt an Alles, was sich abgespielt hat, erinnern." Gelingt das nicht sofort, lege ich die Hand auf ihre Stirn und sage: „Sie werden sich jetzt daran erinnern." Nach Verlauf einer gewissen Zeit, nachdem die Person sich gesammelt hat, erwachen ihre Erinnerungen, und sie erzählt mit vollkommener Genauigkeit Alles, durchaus Alles, was vorgegangen ist.‘ Man kann auch den Eintritt der posthypnotischen Amnesie verhindern, indem man während der Hypnose dem Eingeschläferten versichert, dass derselbe sich nachträglich an Alles erinnern werde, oder die gleiche Versicherung schon vor der Einschläferung nachdrücklich gibt. Auch der Hypnotisirte selbst kann, wie schon von General Noizet mitgetheilte Beobachtungen lehren, durch den Vorsatz, das in der Hypnose Erlebte im Gedächtnis zu behalten, dem Zustandekommen der Amnesie entgegenwirken. Dass es auch möglich ist, durch Suggestion in der Hypnose in Fällen, in welchen spontan eine posthypnotische Amnesie sich nicht einstellt, eine solche hervorzurufen, lässt sich nicht bestreiten, doch gelingt dies nach meinen Erfahrungen nur sehr selten. In der weitaus grössten Mehrzahl der Fälle, in welchen ich in der Hypnose auf Erzeugung einer posthypnotischen Amnesie abzielende Eingebungen ertheilte, blieben dieselben wirkungslos.

Bernheim erwähnt, dass die Hypnotisirten in manchen Fällen nach dem Erwachen nicht nur für die Vorkommnisse während der Hypnose, sondern auch für die derselben unmittelbar vorhergehenden Erlebnisse, zum Theil sogar noch für Vorgänge, die sich mehrere Stunden vor der Hypnose zutrugen, sich amnestisch zeigen.

Eine wichtige Eigenthümlichkeit der posthypnotischen Amnesie liegt darin, dass dieselbe nur im wachen Zustande existirt, dagegen in der Hypnose aufgehoben ist. In dieser werden die Erlebnisse früherer Hypnosen, die im wachen Zustande dem Gedächtnis völlig abhanden gekommen zu sein scheinen, wieder erinnerungsfähig, und zwar können die Erinnerungen an die Vorgänge in früheren Hypnosen sowohl spontan auftreten, als suggestiv geweckt werden. Die Erinnerungsfähigkeit kann sich sogar auf Hypnosen erstrecken, die vor vielen Jahren statthatten. So berichtet Wolfarth von einer Frau, welche nach 13 Jahren im hypnotischen Schlafe sich an alles erinnerte, was 13 Jahre vorher während des gleichen Zustandes mit ihr sich ereignet hatte. Der Umstand, dass die Hypnotisirten sich der in früheren hypnotischen Zuständen gemachten Erfahrungen entsinnen, ermöglicht eine gewisse Dressur derselben. Die Hypnotisirten lernen bei öfterer Einschläferung die Intensionen des Hypnotiseurs rascher und vollständiger auffassen, sogar dieselben im gewissen Maasse anticipiren. Auf solcher Dressur beruht ein grosser Theil der anscheinend so merkwürdigen Phänomene, welche Charcot's Hysterische in der Hypnose zeigten. Die Erinnerung an frühere Erlebnisse kann unter Umständen sich auch in einer dem Hypnotiseur unerwünschten Weise geltend machen. Ist ein Hypnotisirter z. B. gewöhnt, dass ich ihn erwecke, sobald ich das Zimmer wieder betrete, in welchem ich ihn einige Zeit sich selbst überlassen habe, so geschieht es sehr leicht, dass derselbe aufwacht, wenn ich auch nur aus einem zufälligen Grunde das Zimmer betrete und ihn nicht zu wecken beabsichtige. Der Hypnotisirte fasst meine Annäherung als ein Zeichen auf, dass er zu erwachen habe. Verschiedene Beobachtungen lehren, dass es durch Suggestion möglich ist, das Auftauchen der Erinnerungen an hypnotische Erlebnisse in späteren Hypnosen zu verhindern. Dieser Umstand entbehrt namentlich in forenser Hinsicht nicht des Interesses. Ob es jedoch in jedem Falle gelingt, die Erinnerungsfähigkeit hypnotischer Erlebnisse für die folgenden Hypnosen zu beseitigen, muss dahin gestellt bleiben

Wir haben im Vorstehenden gesehen, dass das Gedächtnis in der tiefen Hypnose dem Wachzustand gegenüber insofern eine Erweiterung aufweist, als dasselbe auch die Erinnerungen an frühere hypnotische Erlebnisse umfasst, welche dem wachen Individuum mangeln. Neben dieser spontan eintretenden lässt sich aber auch auf suggestivem Wege eine Erweiterung des Gedächtnisses nach verschiedenen Richtungen hin herbeiführen. Die Hypnose bildet einen Zustand gesteigerter Erinnerungsfähigkeit, der es ermöglicht, durch Suggestionen nicht nur die Erinnerung an solche Erlebnisse zu wecken, die dem Gedächtnis des wachen Individuums kürzere oder längere Zeit entschwunden sind, sondern auch Vorgänge ins Gedächtnis zurückzurufen, welche in abnormen Bewusstseinszuständen erlebt wurden und von welchen daher das Individuum in seinem normalen Zustande nie eine Erinnerung besass. Wir können durch Suggestion in der Hypnose ebensowohl die Erinnerung an Ereignisse erwecken, welche im Laufe der Jahre zufällig der Vergessenheit anheimfielen, als an solche, welche aus dem einen oder anderen Grunde absichtlich der Vergessenheit überantwortet wurden. Die Suggestion kann auch dunklen Erinnerungen zur vollen Deutlichkeit verhelfen, bei fragmentären zum Wiederauftauchen der fehlenden Stücke führen.

Für die ärztliche Praxis hat sich die hypnotische Hypermnesie als ein sehr bedeutsamer Umstand erwiesen: die Ausnützung derselben ist bereits zu einem wichtigen Zweige der hypnotischen Therapie geworden, mit dem wir uns später näher zu beschäftigen haben werden. Die aus dem Gedächtnis des normalen Wachzustandes ausgeschalteten, un(unter-)bewusst bleibenden Erinnerungen sind nämlich wie unbewusste Autosuggestionen häufig die Quelle von Krankheitserscheinungen. Die zur Tageförderung solcher pathogener Erinnerungen verschafft uns nicht nur Aufklärung über die Verursachung von Störungen, über deren Entstehungsweise auf anderem Wege nichts zu ermitteln ist, sie ermöglicht auch häufig die Beseitigung derselben. Durch hypnotische Suggestionen können ferner Eindrücke, die im normalen Wachzustande wahrgenommen wurden, aber nicht zum Bewusstsein gelangten und von welchem das Individuum daher keine Kenntnis besitzt, mit voller Deutlichkeit ins Gedächtnis zurückgerufen werden: das Gleiche gilt für Traumvorgänge, von welchen im Wachsein keine Erinnerung besteht, sowie für die reellen und imaginären Erlebnisse während abnormer und krankhafter Bewusstseinszustände (hypnoider Zustände, hysterischer Anfälle und Dämmerzustände, epileptische Dämmerzustände etc.). Es ist sogar gelungen, auf suggestivem Wege in der Hypnose durch pathologische Vorgänge bedingte Amnesieen aufzuheben, die sich auf Tage, Wochen und Monate erstreckten.

Das Gedächtnis kann aber durch die hypnotische Suggestion auch in entgegengesetzter Richtung beeinflusst werden. Wir können durch dieselbe die Erinnerungsfähigkeit einzelner Vorstellungen, wie ganzer Gruppen und Systeme von Vorstellungen aufheben und dergestalt künstliche Amnesieen jeder beliebigen Art hervorrufen. Der Hypnotisirte kann jeder im Laufe seines Lebens erworbenen Kenntnis und Fertigkeit, deren Anwendung Gedächtnisleistungen voraussetzt, beraubt werden. Wir können ihm nach Belieben die Fähigkeit nehmen, einen bestimmten einzelnen Buchstaben, ein einzelnes Wort, eine einzelne Zahl zu schreiben, ebensowohl aber auch ihn gänzlich schreibunfähig machen. Desgleichen können wir denselben durch Suggestion ausser Stand setzen, sich eines bestimmten Wortes, eines Namens z. B., zu erinnern, oder in einer fremden Sprache, die er erlernt hat, sich auszudrücken, zu lesen, zu zeichnen, zu musiciren, zu nähen etc., selbst die einfachsten Leistungen können unmöglich gemacht werden.[1] Auch die Erinnerung an einzelne kleinere und grössere Lebensabschnitte kann bei dem Hypnotisirten auf suggestivem Wege aufgehoben werden, so dass derselbe in seinem Gedächtnis eine Lücke findet, die er durch Nichts auszufüllen im Stande ist. Betrifft die suggerirte Amnesie die jüngste Zeit, so weiss der Hypnotisirte nichts von den Verhältnissen, in welchen er lebt, z. B. dass er sich vor Kurzem verheirathet, seine Stellung verändert hat etc.

Durch Suggestion lässt sich endlich auch, wie wir schon erwähnten, das Gedächtnis fälschen, indem man bei dem Hypnotisirten Vorstellungen erweckt, die keinem reellen Erlebnisse desselben entsprechen, und ihnen suggestiv den Charakter von Erinnerungen verleiht. Sage ich z. B. einem Hypnotisirten: „Sie erinnern sich doch an den Brand an der X-strasse vor einigen Wochen, erzählen Sie mir, was Sie hiebei gesehen haben“, so kann es sehr wohl sein, dass der Hypnotisirte auf diese Eingebung eingeht und eine lebhafte Schilderung von einem Brande liefert, der gar nicht vorgekommen ist. Man spricht in derartigen Fällen von einer retroactiven Suggestion oder Hallucination[2]. Eine Erinnerungsfälschung kann aber auch dadurch bewirkt werden, dass man bei dem Hypnotisirten auf suggestivem Wege die Erinnerung an thatsächliche Erlebnisse aufhebt, ihm den Glauben beibringt,

[1] In das Gebiet der Amnesieen gehören die von französischen Autoren als Systemlähmungen bezeichneten Störungen; hiebei handelt es sich um die Unfähigkeit zur Ausführung bestimmten Zwecken dienender Bewegungen bei im Uebrigen völlig erhaltener Beweglichkeit des Gliedes. Die Unfähigkeit zu schreiben ist z. B. eine Systemlähmung, wenn die übrigen Leistungen der Armmuskulatur keine Störung aufweisen.

[2] Die Bezeichnung „retroactive“ Hallucination für die in Frage stehenden Erinnerungsfälschungen rührt von Bernheim her und kann, wie schon Forel bemerkte, nicht als eine glückliche angesehen werden, da die Fälschung sich ebensowohl auf Gedachtes als angeblich Erlebtes beziehen kann. So kann man z. B. einem Individuum mit Erfolg ein Motiv für eine von demselben vorgenommene Handlung suggeriren, das ihm ganz ferne lag.

das, was er gethan, gesehen oder gehört hat, nicht gethan, gehört oder gesehen zu haben. Sage ich z. B. einem Hypnotisirten: „Sie kamen heute ohne Ueberzieher zu mir, es hat Sie wohl bei dem rauhen Wetter etwas gefroren", so kann es sein, dass der Hypnotisirte dies ohne Weiteres zugibt, während er thatsächlich seinen Ueberzieher auf dem Wege zu mir angelegt hatte und von Frieren bei ihm keine Rede sein konnte. Da den verschiedenen suggestiven Beeinflussungen des Gedächtnisses auch posthypnotische Andauer verliehen werden kann, so begreift es sich, dass die negativen Erinnerungsfälschungen in forensischer Hinsicht ebenso Bedeutung erlangen können wie die positiven, von welchen wir oben ein Beispiel gaben.

Zu den interessantesten Erscheinungen, welche sich bei Somnambulen durch Suggestion hervorrufen lassen, gehört die sogenannte Persönlichkeitsverwandlung. Dieselbe bildete auch immer eine Glanznummer bei den hypnotischen Schaustellungen. Am leichtesten gelingt die Versetzung des Hypnotisirten in eine frühere Lebensepoche, womit das dem betreffenden Alter entsprechende Benehmen veranlasst wird. Man kann z. B. einen gesetzten Mann in einen Jüngling oder einen Knaben, eine Frau, die bereits selbst Kinder hat, in ein kleines Mädchen verwandeln, einfach indem man der Versuchsperson suggerirt, sie sei 18 resp. 7 oder 8 Jahre alt. Der Mann tollt als Knabe umher, spielt mit einem Kindersäbel etc., die Frau freut sich als kleines Mädchen mit einer Puppe, scherzt, lacht, weint und spricht, wie das kleine Mädchen zu thun pflegen. Lässt man sie schreiben, so malt sie die Buchstaben in kindlich ungeschickter Weise; es kann auch vorkommen, dass sie orthographische Fehler macht, wie sie bei Kindern in dem suggerirten Alter gewöhnlich sind. Das Bewusstsein ihrer gegenwärtigen Persönlichkeit ist den Somnambulen anscheinend abhanden gekommen, sie geriren sich mehr oder minder consequent und geschickt wie Individuen von dem suggerirten Lebensalter. Die auf suggestivem Wege zu erzielende Persönlichkeitsveränderung kann aber noch weiter gehen. Somnambule von grösserer geistiger Activität lassen sich dazu bestimmen, die Rolle einer ihnen ganz fremden, der Gegenwart oder der Vergangenheit angehörenden Persönlichkeit, selbst einer solchen des anderen Geschlechts zu übernehmen.

sofern sie von dem körperlichen und geistigen Wesen derselben Kenntnis besitzen. Man bezeichnet diese Erscheinungen nach Ch. Richet als Objectivation des types.

Man kann dergestalt z. B. einen gebildeten Kaufmann in einen Bauern, einen Parlamentsredner, einen Geistlichen, Bismarck, Napoleon, Faust, Mephistopheles, aber auch in eine Balldame etc. verwandeln. Er zeigt als Bauer das unbeholfene Benehmen und die uncultivirte Sprache des Landmanns, als Parlamentarier hält er eine mehr oder minder gehaltvolle Rede über einen im Reichstage verhandelten Gegenstand, als Geistlicher spricht er mit frommem Augenaufschlag salbungsvolle Worte. Die suggerirte Persönlichkeit kann auch einen der wirklichen entgegengesetzten Character besitzen. Man kann einen gut royalistischen Conservativen in einen Anarchisten, eine gesittete Dame in eine leichtfertige Balleteuse verwandeln. Doch ist auf diesem Gebiete noch Auffälligeres erzielt worden. Manche Somnambule lassen sich auch in ein Thier, z. B. einen Hund, ein Schwein etc. oder einen leblosen Gegenstand (eine Säule, einen Teppich u. s. w.) verwandeln. Der Hypnotisirte bewegt sich als Hund auf allen Vieren, bellt etc., als Säule bleibt er starr in aufrechter Stellung stehen, während er als Teppich sich auf dem Boden ausbreitet.

Die hier erwähnten Erscheinungen ermangeln nicht der Analoga auf pathologischem Gebiete. Der Wahn der Persönlichkeitsverwandlung ist keine Seltenheit bei Geisteskranken und wir begegnen bei diesen so ziemlich allen auf suggestivem Wege hervorzurufenden Metamorphosen. Der Wahn der Verwandlung in ein Thier erlangte in früheren Jahrhunderten an manchen Orten in der Form der Lykanthropie sogar grössere Ausbreitung; die betreffenden Kranken hielten sich für Wölfe, trieben sich kriechend in Wäldern umher, fielen sogar zum Theil Menschen an und zerfleischten dieselben nach Raubthierart. An ähnlichen Vorkommnissen mangelte es auch im Alterthum nicht.[1])

1) Bei der Lykanthropicepidemie im schweizerischen Jura in den Jahren 1598—1600 kam es vor, dass Frauen, die an dem Wahn der Wolfsmethamorphose litten, sich fälschlicher Weise beschuldigten, Kinder getödtet zu haben. Diese Geständnisse beruhten offenbar auf retroactiven Hallucinationen, die durch Auto- oder Fremdsuggestionen hervorgerufen worden waren.

Den angeführten Erscheinungen der Persönlichkeitsverwandlung gegenüber erhebt sich vor Allem die Frage: Ist dem Hypnotisirten das Bewusstsein seiner Persönlichkeit abhanden gekommen oder nicht, glaubt er wirklich. das zu sein. was ihm suggerirt wurde. ähnlich den Geisteskranken. die sich in ihrem Wahn für Gottvater. einen Kaiser. Apostel etc. halten. oder ist er lediglich bemüht. die ihm suggerirte Persönlichkeit nach besten Kräften darzustellen wie der Schauspieler. der sich in eine Rolle hineinlebt oder in dieser ganz aufgeht. dabei aber das Bewusstsein seiner wirklichen Persönlichkeit und der reellen Aussenwelt. wenn überhaupt. höchstens vorübergehend verliert?

Man hat bisher bei den in Frage stehenden Experimenten das Augenmerk mehr auf das Aeusserliche und Theatralische des Vorganges als auf die zu Grunde liegenden psychologischen Processe gerichtet: deshalb schwanken auch die Auffassungen in dieser Angelegenheit noch sehr erheblich. Die Mehrzahl der Beobachter scheint der Annahme zuzuneigen. dass der Hypnotisirte nicht lediglich als Schauspieler agirt. sondern an seine Persönlichkeitsverwandlung thatsächlich glaubt und sich dementsprechend gerirt. Ueber die Entstehung dieses Glaubens gehen jedoch die Ansichten wieder erheblich auseinander. Der Eine führt denselben auf Hallucinationen und Illusionen zurück (so Vincent). der Andere auf Ausfall von Erinnerungen und Schaffung neuer Bilder (Moll): wieder Andere glauben. dass der Hypnotisirte des „Ichbewusstseins‘ (der geistigen Individualität) ermangelt und ihm deshalb auf suggestivem Wege mit Leichtigkeit jede beliebige Persönlichkeit aufoctroyirt werden kann (so Lehmann und Sidis). Letztere Annahme entbehrt nach meinen Erfahrungen entschieden der Begründung. Der Hypnotisirte hat seine geistige Individualität nicht eingebüsst. er kann dieselbe sogar energisch hervorkehren: dies wird auch von anderen Beobachtern (Delboeuf. Moll u. A.) betont. Die Frage. die uns hier vorliegt. gestattet jedoch keine allgemeine Beantwortung. Wir müssen mehrere Fälle unterscheiden. Am einfachsten erscheint mir die Deutung der Sachlage bei der Zurückversetzung in die Kindheit. Von Krafft-Ebing glaubte in dem Verhalten der Schrift. wie es sich in Folge der Kindheitssuggestionen in zwei von ihm näher untersuchten Fällen zeigte. einen Beweis dafür erblicken zu dürfen, dass es sich bei der suggestiven Zurückversetzung in frühere Lebensperioden um die thatsächliche Wiedererweckung eines früheren, in Vergessenheit gerathenen Ichbewusstseins handle. Bei einer der Krafft-Ebing'schen Versuchspersonen konnte durch einen Vergleich mit aus früheren Lebensperioden (dem 15. und 19. Lebensjahre) entstammenden Schriftstücken nachgewiesen werden, dass die Handschrift, welche die Somnambule bei der suggestiven Zurückversetzung in das betreffende Lebensalter lieferte, eine gewisse Uebereinstimmung mit dem in jener Lebensperiode Geschriebenen zeigte. Die Schlüsse, welche von Krafft-Ebing aus dieser Beobachtung zieht, werden jedoch durch den Umstand hinfällig, dass die betreffende Versuchsperson als 7 jähriges Mädchen Kenntnisse aufwies, welche sie kaum in diesem Lebensalter erworben haben konnte. In der That handelt es sich, wie Jolly und Köhler in einer Reihe von Versuchen zeigten, bei der Durchführung suggerirter Kinderrollen seitens Somnambuler nicht um die Reproduction früher durchlebter und der Vergessenheit völlig anheimgefallener Bewusstseinszustände, sondern um die Ausnützung von Erinnerungen aus der betreffenden Lebensepoche, die auch dem Gedächtnisse des wachen Individuums erhalten sind, und Nachahmung des an anderen Kindern beobachteten Verhaltens. Jede Person hat Gelegenheit, das Treiben von Kindern verschiedenen Lebensalters zu beobachten, und verfügt auch über mehr oder minder ausgedehnte Erinnerungen aus der eigenen Kindheit. Es gehört daher, wie schon Jolly bemerkte, keine besondere Intelligenz dazu, das Verhalten eines Kindes in einem gewissen Lebensalter nachzuahmen.

Wird dagegen dem Hypnotisirten die Umwandlung in eine ihm ganz fremde, jedoch dem gleichen Milieu und der gleichen Zeit wie er selbst angehörende Persönlichkeit suggerirt, so mag der Hypnotisirte die Eingebung in dem Sinne acceptiren, dass er glaubt, das zu sein, was ihm suggerirt wurde. Eine nähere Betrachtung seines Verhaltens ergibt jedoch in diesem Falle zumeist, dass die Persönlichkeitsveränderung nur eine oberflächliche ist und kaum über das hinausgeht, was man in Kinderstuben beobachtet, wenn intelligente Kinder Papa und Mamma oder Lehrer und Schüler spielen. Es handelt sich hier viel weniger um einen Ausfall, als um eine Adaptirung der individuellen Lebenserinnerungen an die neue Situation Ich suggerire einem jungen Künstler Namens A. im Somnambulismus, er sei Herr D., einer seiner Bekannten, der um 5 Jahre älter ist als er. Der Hypnotisirte geht auf die Eingebung ein und antwortet und gerirt sich nun mehr als Herr D.; als Herr D. hat er aber noch dasselbe Geburtsjahr, denselben Geburtsort, dieselben Verwandten u. s. w. wie als A.

In geradezu klassischer Weise zeigt die Oberflächlichkeit und Aeusserlichkeit der Persönlichkeitsverwandlung eine von Sidis mitgetheilte Beobachtung. Ein Herr M. V. F. erhält in der Hypnose die Suggestion, dass er der 10 Jahre alte Schuhputzerjunge Sam Smith sei. Der Hypnotisirte beantwortete die Frage nach seinem Namen, Alter und Stand entsprechend der gegebenen Suggestion: er heisst Sam Smith etc. Nach dem Namen seines Vaters befragt gibt er dagegen dessen wirklichen Namen an, und auf den Vorhalt, wie es komme, dass sein Vater einen anderen Namen habe wie er, erklärt er, dass er dies nicht wisse. Bei der Umwandlung des Hypnotisirten in eine ihm nicht nur fremde, sondern auch einem anderen Milieu und einer anderen Zeit angehörende Persönlichkeit kann von einer Adaptirung der persönlichen Erinnerungen an die neue Situation keine Rede mehr sein. Wenn der Hypnotisirte glauben soll, Napoleon, Hamlet oder Caesar zu sein, so müssen die seiner Persönlichkeit angehörenden Erinnerungen zum grössten Theile wenigstens zum Ausfall gelangen und an deren Stelle Phantasievorstellungen mit dem Charakter der Erinnerungen, sowie Hallucinationen und Illusionen treten. Es würde sich also um eine ganz gewaltige psychische Veränderung handeln. Den Eintritt einer solchen anzunehmen, wären wir veranlasst, wenn sich der Vorgang nicht in viel einfacherer Weise erklären liesse. Der Hypnotisirte kann aber die gegebene Suggestion auch in der Weise auffassen, dass er Napoleon, Caesar etc. lediglich darstellen soll. Seine Leistungen in der Repräsentation dieser Persönlichkeiten lassen daher sich einfach auf das Bestreben zurückführen, den ertheilten Weisungen nach besten Kräften gerecht zu werden. Dass bei der Verwandlung in ein Thier dem Hypnotisirten das Bewusstsein seines Menschseins nicht abhanden kommt, erscheint mir nach meinen Wahrnehmungen zweifellos, wenn auch vereinzelte Beobachter sich der entgegengesetzten Anschauung zuneigen.[1]

§ 6.

Rapportverhältnis.

In Betreff des sogenannten Rapportverhältnisses in der Hypnose, d. h. der Beeinflussbarkeit des Hypnotisirten durch andere Personen haben wir bereits an früherer Stelle gesehen, (vergl. S. 72), dass dasselbe keine der Hypnose allein zukommende Eigenthümlichkeit bildet. Man kann sich bei geeignetem Vorgehen auch mit im natürlichen Schlafe befindlichen Personen in Verbindung setzen, ohne Erwachen herbeizuführen. Während es sich jedoch hiebei um ein verhältnismässig seltenes Vorkommnis handelt, bildet der Rapport in der Hypnose eine so constante und wichtige Erscheinung dieses Zustandes, dass wir hier auf denselben näher eingehen müssen. In den leichteren hypnotischen Zuständen gelingt es nicht nur dem Hypnotiseur, sondern auch beliebigen anderen Personen, sich mit dem Hypnotisirten in Verbindung zu setzen, von ihm auf Fragen Antworten zu erhalten etc. Der Hypnotisirte befindet sich in einer Art von allgemeinem Rapportverhältnis, und er reagirt auf die Einwirkungen seiner Umgebung, sofern es ihm passt. In der tiefen Hypnose zeigt der Eingeschläferte dagegen seiner Umgebung gegenüber zum Theil ein ganz anderes Verhalten. Mitunter ist in diesen Zuständen nur der Hypnotiseur in der Lage, auf den Hypnotisirten einen Einfluss auszuüben, demselben Eingebungen mit Erfolg zu ertheilen, ihn zum Sprechen zu veranlassen u. s. w. Dieser eingeschränkte Rapport wird als Isolirrapport bezeichnet. Die ausschliessliche Beeinflussbarkeit des Hypnotisirten durch

---

[1] Ausser von Krafft-Ebing haben noch mehrere andere Beobachter (Richet, Héricourt, Lombroso, Kiesewetter u. A.) Veränderungen der Handschrift bei Hypnotisirten gefunden, denen ein Persönlichkeitswechsel suggerirt worden war. Moll konnte hiervon in seinen Fällen nichts beobachten. Für die Tiefe der psychischen Veränderung gibt die Veränderung der Handschrift jedenfalls keinen Anhaltspunkt, da dieselbe auf willkürlichen Bemühungen beruhen mag.

durch den Hypnotiseur besteht in diesen Fällen nicht lediglich für verbale Einwirkungen, sondern für Sinnesreize jeder Art. Erhebt der Hypnotiseur z. B. den Arm des Hypnotisirten, so bleibt dieser kataleptisch in der ihm ertheilten Stellung; nimmt eine andere Person das Gleiche mit dem Hypnotisirten vor, so fällt der Arm sofort wieder herab, obwohl die auf den Arm ausgeübte Einwirkung in beiden Fällen die gleiche ist. In der grossen Mehrzahl tiefer Hypnosen wird jedoch der Isolirrapport vermisst. In der Beeinflussbarkeit des Hypnotisirten durch den Hypnotiseur und andere Personen zeigt sich nur insofern ein Unterschied, als der Hypnotisirte auf die von dem Hypnotiseur ausgehenden Einwirkungen rascher und regelmässiger reagirt als auf die von anderer Seite kommenden. Dieser allgemeine Rapport lässt sich auf suggestivem Wege in einen Isolirrapport verwandeln, und nachdem dieser einmal in der Hypnose herbeigeführt wurde, kann derselbe in späteren Hypnosen, anscheinend spontan, in Folge einer Autosuggestion des Hypnotisirten sich einstellen.

Die Erzielung eines Isolirrapportes gelingt jedoch nicht immer leicht. Ich habe öfters gesehen, dass Somnambule, nachdem ihnen von mir erklärt worden war, dass sie nur das von mir Gesprochene hören würden, dennoch kurze Zeit später auch anderen Personen auf Fragen Antwort gaben; es bedurfte in diesen Fällen mehrfach wiederholter und nachdrücklicher Suggestionen, um das erwähnte Verhalten des Hypnotisirten zu ändern. Wir können aber auch den spontan entstandenen Isolirrapport auf suggestivem Wege aufheben; hiezu ist gewöhnlich nur die Erklärung erforderlich, dass der Hypnotisirte auch das von fremder Seite Gesprochene hören werde. Sollte dies nicht genügen, so kann man sich des Vorgehens bedienen, welches von Beaunis empfohlen wurde. Der Hypnotiseur fasst die Hand eines Nebenstehenden, legt dieselbe in die Hand des Hypnotisirten, hält beide Hände in der seinigen und sagt zu dem Eingeschläferten: „Ich setze Sie jetzt mit dieser Person in Verbindung. Sie werden ihr gehorchen wie mir."

Der Rapport kann in der Hypnose unter verschiedenen Verhältnissen abnehmen und selbst ganz verschwinden. Nähert sich der suggestiv erzeugte Schlaf durch grössere Ausbreitung der

corticalen Hemmungen mehr dem natürlichen Schlafe, so leidet
der Rapport mehr oder minder Noth. Wir haben diesen Punkt
bereits an früherer Stelle berührt. Es sind aber auch Fälle beobachtet worden, in welchen die Hypnose zwei Phasen aufwies,
eine Phase leichterer Beeinflussung mit gesteigerter Suggestibilität
und Rapportverhältnis, an welche sich eine Phase tiefen Schlafes
mit Aufhören des Rapports anschloss. Döllken und Vogt
haben derartige hypnotische Zustände an sich selbst beobachtet.
Man hat diese Fälle in der Weise gedeutet, dass man zwar das
erste Stadium als Hypnose anerkannte, das zweite jedoch als
natürlichen Schlaf erklärte. Hiegegen wurde von Vogt unter
Anderem geltend gemacht, dass sich durch weitere Hypnotisirungen auch in dem tieferen Stadium allmählich ein Rapportverhältnis herstellen und das erste Stadium mehr und mehr zum
Schwinden bringen lässt.

Das Rapportverhältnis kann aber auch durch das Auftreten
pathologischer Erscheinungen eine mehr minder weitgehende
Störung erfahren, ein Umstand, auf den wie erst an späterer
Stelle bei Besprechung der pathologischen Hypnose näher eingehen
werden.

Der Rapport in der Hypnose erklärt sich aus der Thatsache,
dass dieser Zustand auf künstlichem Wege, i. e. durch eine
äussere, vom Hypnotiseur direct oder indirect ausgehende Einwirkung zu Stande kommt. Das Einschlafen erfolgt bei der
Hypnotisirung nicht unter Abschluss aller Sinne für die Aussenwelt wie beim natürlichen Schlafe, sondern während durch eine
oder mehrere Sinnes-Pforten noch äussere Eindrücke aufgenommen
werden, auf welche sich die Aufmerksamkeit des Individuums concentrirt. Der Geist des Individuums bleibt hiedurch während
der Einschläferung in Communikation mit der Aussenwelt, und
diese erhält sich auch nach dem Eintritt des Schlafes.

Mit anderen Worten: die Art der Einschläferung bedingt es,
dass von der durch dieselbe herbeigeführten Schlafhemmung gewisse Gruppen corticaler Elemente frei bleiben; die diesen entsprechenden Vorstellungselemente können daher geweckt werden
und zur Anknüpfung weiterer Associationen führen, ohne dass

allgemeines Erwachen statthat. Der Antheil, welchen der Hypnotiseur an der Einschläferung hat, macht es verständlich, dass speciell die auf diesen sich beziehenden Vorstellungen leicht erweckbar bleiben und der Hypnotisirte daher dem Hypnotiseur gegenüber mehr Beeinflussbarkeit bekundet als anderen Personen.

Die Thatsache des Isolirrapports könnte man auf eine grössere Ausdehnung der Schlafhemmung in einzelnen Fällen zurückführen. Gegen diese Deutung spricht jedoch die obenerwähnte Möglichkeit, den Isolirrapport auf suggestivem Wege in einen allgemeinen Rapport zu verwandeln. Wahrscheinlich liegt dem Isolirrapport lediglich eine Autosuggestion zu Grunde, welche mit den Vorstellungen zusammenhängt, die der Eingeschläferte von dem Einflusse des Hypnotiseurs auf seine Person sich gebildet hat. Hiefür spricht der Umstand, dass das Nichthören des von anderen Personen Gesprochenen nicht auf einer thatsächlichen Taubheit für die von diesen ausgehenden Gehörseindrücke beruht. Es ist durch Versuche nachgewiesen worden, dass der Hypnotisirte das zu ihm von fremden Personen Gesprochene, auch wenn er darauf in keiner Weise reagirt, hört und versteht (Moll).

Die Störungen, welche das Rapportverhältnis in der Hypnose gelegentlich aufweist, erklären sich aus dem vorstehend Dargelegten ohne Schwierigkeiten. Wenn die Schlafhemmung im corticalen Gebiete sich weiter ausdehnt, so dass das Terrain des partiellen Wachseins mehr und mehr sich verringert, muss das Rapportverhältnis entsprechend Noth leiden. Erlangt die Erregbarkeitsherabsetzung im corticalen Gebiete eine gewisse Gleichmässigkeit und Intensität, so geht das Rapportverhältnis gänzlich verloren.

§ 7.

Empfindung.

Wir haben im Vorstehenden eine Reihe von Erscheinungen kennen gelernt, welche sich in der Hypnose auf psychischem Gebiete ohne specielle suggestive Einwirkung geltend machen. Auch im Bereich der Sinnesempfindung sind in der Hypnose Veränderungen zu beobachten, welche durch diesen Zustand an sich bedingt sind. Daneben lassen sich jedoch durch Suggestion noch eingreifendere und mannigfaltigere Veränderungen in der Thätigkeit der einzelnen Sinnesapparate herbeiführen.

In der leichteren Hypnose sind die verschiedenen Arten der Empfindung immer erhalten; soweit sich Veränderungen der Sensibilität unabhängig von suggestiven Einflüssen überhaupt zeigen, handelt es sich lediglich um Herabsetzung, nie um Aufhebung derselben in irgend einem Sinnesgebiete.

In der tiefen Hypnose ist die Herabsetzung der Empfindlichkeit im Allgemeinen ausgesprochener und kann spontan Anästhesie auftreten. Constante Beziehungen zwischen Schlaftiefe und Abnahme der einzelnen Sinnesthätigkeiten existiren zwar nicht, doch sinkt im einzelnen Fall das Perceptionsvermögen mit der Tiefe der Hypnose (Döllken). Derselbe Autor fand auch, dass sich eine bestimmte Reihenfolge für die Beeinflussung der einzelnen Sinne, wie sie von Liébeault für die tiefe Hypnose angenommen wurde, nicht nachweisen lässt.

a. Gefühlssinn.

Was zunächst die im Bereiche des Gefühlssinnes in der Hypnose spontan eintretenden Veränderungen betrifft, so constatirte Döllken: Herabsetzung der tactilen Sensibilität, des Ortssinnes und der Schmerzempfindlichkeit, zuweilen auch der Temperatur- und Lageempfindungen.

Meine eigenen Untersuchungen betrafen insbesonders das Verhalten des Ortssinnes, bezüglich dessen ich in der Hypnose nur eine geringe Herabsetzung constatiren konnte. So betrug z. B. in einem Falle die Entfernung der Cirkelspitzen, bei der eine Berührung gefühlt wurde, am unteren Theile des Vorderarms im Wachen 2,6 in der Hypnose 3 cm, am oberen Theile des Vorderarms im Wachen 3,4, in der Hypnose 4 cm, an der Innenfläche des Oberarms im Wachen 3,4, in der Hypnose 3,8 cm.[1] In ein-

---

[1] Die Prüfung des Ortssinnes der Haut geschieht gewöhnlich vermittelst eines sogenannten Tastercirkels oder ähnlicher Instrumente. Man setzt die beiden Spitzen des Cirkels auf die Haut und stellt durch successive Verschiebung derselben die kleinste Entfernung fest, bei welcher noch zwei deutlich gesonderte Berührungen empfunden werden. Der hiefür erforderliche Abstand der Cirkelspitzen variirt an den einzelnen Körperstellen sehr erheblich. Bei Herabsetzung des Ortssinnes wird derselbe grösser, bei Verfeinerung kleiner als im Durchschnitt.

zelnen Fällen wird jedoch auch vollständige Anästhesie und Analgesie beobachtet, so dass z. B. Hautfalten ohne Schmerz durchstochen werden können (Bernheim u. A., eigene Beobachtung). Auf suggestivem Wege lassen sich nicht nur nach Belieben einzelne Qualitäten des Gefühlssinnes, Berührungs-, Schmerzempfindung etc. aufheben, sondern auch vollständige Anästhesie herbeiführen. Wir können letztere an jedem äusseren Theile wie im Bereiche der Schleimhäute hervorrufen, so dass z. B. Kitzeln des Rachens oder Berührung der Bindehaut des Auges wirkungslos bleibt. Selbst der ganze Körper kann unempfindlich gemacht werden, doch gelingt dies keineswegs in jedem Falle.

Die Suggestion, dass nichts mehr empfunden werden soll, kann sich auch nur unvollkommen realisiren, so dass an einzelnen Theilen die Empfindlichkeit mehr oder minder erhalten bleibt, während andere anästhetisch werden. Die hypnotische Anästhesie ist nicht ohne praktische Verwerthung geblieben; man hat dieselbe bereits seit einer Anzahl von Decennien zur schmerzlosen Vornahme chirurgischer und zahnärztlicher Eingriffe ausgenützt und dadurch in vielen Fällen die Narkotisirung erspart. Wir werden auf diesen Punkt an späterer Stelle zurückzukommen haben.

Sehr bemerkenswerth sind manche Begleiterscheinungen der suggerirten Anästhesie. Mit der Abnahme der Empfindung an einer Gliedmasse verringert sich häufig auch die motorische Leistungsfähigkeit (Kraft und Beweglichkeit) derselben, und bei vollständiger Anästhesie kann Lähmung eintreten, auch wenn jede auf letztere hinzielende Suggestion vermieden wird (Döllken). Auf der anderen Seite werden aber auch Fälle beobachtet, in welchen eine derartige Beeinflussung der Beweglichkeit ausbleibt und selbst bei vollständiger Anästhesie in den Bewegungsleistungen des Gliedes keine Einbusse sich zeigt. Die Einwirkung, welche die suggerirte Anästhesie einer Extremität auf die Willkürbewegung derselben häufig äussert, hat ihr Seitenstück in dem Umstande, dass die suggerirte Lähmung eines Gliedes gewöhnlich von Anästhesie desselben begleitet ist, auch wenn die Suggestion lediglich auf Aufhebung der Bewegung gerichtet ist. Charcot hat zuerst auf diese Thatsache bei Schilderung der Charaktere der suggerirten Lähmungen hingewiesen. Er hypnotisirte eine Hysterische und sagte ihr: „Ihr rechter Arm ist gelähmt, Sie können keinen Theil desselben bewegen, er hängt regungslos am Körper herab". Diese Suggestionen realisirten sich trotz anfänglichen Widerstrebens der Patientin nach mehrfacher Wiederholung in wenigen Minuten. Die Untersuchung ergab, dass nicht nur vollständige Lähmung des Armes eingetreten, sondern auch die Sensibilität, die vor dem Versuche sich völlig normal erwiesen hatte, in der ganzen Ausdehnung des Armes erloschen war.[1]

Von Interesse sind auch die Veränderungen, welche bei suggerirter cutaner Anästhesie in den Functionen der übrigen Sinne sich zeigen.

Bechterew beobachtete, dass das Suggeriren einer Hemianästhesie des Körpers in der Hypnose gewöhnlich nicht nur Anästhesie der Haut und des Augapfels, sondern auch sensorielle Anästhesie auf der betreffenden Seite hervorruft. Wurde durch Suggestion das Sehen auf dem Auge der unempfindlichen Seite wieder hergestellt, so erwies sich auch der Augapfel wieder empfindlich. Schaffer fand, dass durch das Suggeriren von Hemianästhesie auch Herabsetzung der Sehschärfe des Auges auf der betreffenden Seite, durch das Suggeriren von einseitiger Taubheit nicht nur das Gehör auf der betreffenden Seite aufgehoben, sondern auch Abschwächung der übrigen sensoriellen Functionen (der Sehschärfe, Geruchsschärfe etc.) herbeigeführt wird, überhaupt durch die suggestive Hervorrufung sensorischer oder sensorieller

---

[1] Die Beseitigung der an suggestiver Anästhesie sich knüpfenden Lähmung bleibt auch nicht ohne Einfluss auf letztere, wie u. A. aus einer von Vogt mitgetheilten Beobachtung hervorgeht. Dieser Autor führte durch Suggestion Anästhesie des rechten Armes herbei. „Die Versuchsperson hat bei geschlossenen Augen keine Vorstellung von der gegenwärtigen Lage des Armes und ist auch unfähig, irgendwie den Arm zu bewegen. Sie wird jetzt aufgefordert alle Aufmerksamkeit auf die Erzielung einer Armbewegung zu concentriren. Nach einigen Minuten gelingt dann der Versuchsperson eine erste Bewegung. Gleichzeitig gibt sie aber an, jetzt auch wieder Empfindungen vom Arm zu haben. Die Anästhesie ist bis zu einem gewissen Grade geschwunden.

Anästhesie auf einer Seite alle sensoriellen Thätigkeiten auf der betreffenden Körperseite eine Abschwächung erfahren.

Döllken beobachtete ebenfalls, dass bei suggestiver Anästhesie einer Körperhälfte das Perceptionsvermögen sämmtlicher Sinnesorgane auf der gleichen Seite verringert war (Einschränkung des Gesichtsfeldes. Verminderung der Hörschärfe etc.).[1] Ausserdem sah der Autor Verminderung, in einem Falle sogar völlige Aufhebung des Kniephänomens bei erschlaffter Muskulatur.

Die eben erwähnten Suggestivphänomene im Bereiche der Sinnesthätigkeit haben ihre Analoga in der klinischen Erfahrung. Es ist bekannt. dass bei Hysterie und anderen Neurosen die Hemianästhesie des Körpers zumeist von Herabsetzung oder Aufhebung der Functionen der übrigen Sinnesapparate der gleichen Körperseite begleitet ist.

Mitunter wird in der Hypnose auch eine Verfeinerung des Gefühlssinns beobachtet, die ebenfalls auf suggestive Einflüsse (Auto- oder Fremdsuggestion) zurückzuführen ist. So kommt es vor, dass Hypnotisirte mit verbundenen Augen im Zimmer umher gehen. ohne anzustossen, so dass man annehmen muss, dass sie im Wege stehende Gegenstände durch den Luftwiderstand wahrnehmen.

Eine Verfeinerung speciell des Ortssinnes in der Hypnose konnten Berger und Moll nachweisen.[2]

b) Sehvermögen.

Im Bereiche des Gesichtssinnes fand Döllken als spontan auftretende Erscheinungen in der Hypnose alle Grade der Herabsetzung des Sehvermögens bis zur Blindheit (Amaurose). Die

---

[1] Der gleiche Autor fand auch. dass in der Hypnose bei spontan eintretender Herabsetzung der Hautsensibilität auch Auge und Ohr minder gut functioniren. dagegen konnte er bei spontan eintretender hypnotischer und bei suggestiver Amaurose und Taubheit nur eine geringe cutane Hypästhesie constatiren.

[2] Moll will eine Verfeinerung des Ortssinnes durch Suggestion auch bei Tabetikern mit fortgeschrittener Anästhesie sowohl in der Hypnose als auch posthypnotisch herbeigeführt haben. Seine Beobachtungen entbehren jedoch jeder Beweiskraft, da bei Tabetikern ohne jede suggestive Einwirkung erhebliche Schwankungen des Ortssinns vorkommen.

Lider sind meist, doch selbst in der tiefen Hypnose nicht immer fest geschlossen; wo Augenschluss einmal eingetreten ist, gelingt es nicht immer durch Suggestion Oeffnen der Augen zu bewirken. ohne gleichzeitig die Hypnose zu unterbrechen. Die Augäpfel sind bei Lidschluss zum Theil nach oben gerollt. zum Theil in ihrer gewöhnlichen Stellung; das erstere scheint das Vorherrschende zu sein. Döllken fand die Pupillen mittelweit und häufig langsamer wie in der Norm auf Licht und Convergenz reagirend.

Auf suggestivem Wege läset sich Blindheit auf einem wie auf beiden Augen herbeiführen; ebenso kann man Farbenblindheit oder Unfähigkeit, einzelne Farben zu erkennen, ferner Blindheit lediglich für einzelne Personen oder Objecte hervorrufen; letztere Art der Sehstörung gehört in das Gebiet der als „negative Hallucination“ bezeichneten Erscheinungen, auf die wir später näher einzugehen haben werden.

Auch Verschärfung des Gesichtssinns (wahrscheinlich zumeist autosuggestiven Ursprungs) ist in der Hypnose öfters beobachtet worden und hat mitunter zur irrthümlichen Annahme einer Sinnesverlegung oder hellseherischer Fähigkeiten geführt.

So vermögen mitunter Hypnotisirte, deren Augen bis auf einen schmalen Spalt geschlossen sind, in einem auf die Magengrube gelegten Buche zu lesen. was man als ein Lesen mit der Magengrube (statt mit den Augen) gedeutet hat. Die Verschärfung des Gesichtssinns ermöglicht bei manchen Somnambulen ein gewisses Sehen selbst bei anscheinend völligem Verschlusse der Augen durch Watteverbände oder ähnliche Vorrichtungen: auf diesen Umstand hat bereits Braid hingewiesen. Einen sehr bemerkenswerthen Fall von Steigerung der Sehfähigkeit in der Hypnose theilte Bergson mit. Die Versuche. welche dieser Autor mit einem Knaben anstellte, ergaben, dass derselbe auf der Hornhaut eines vor ihm sitzenden Mannes die Wörter wahrnahm. die dieser in einem Buche las; von dem Buche war dem Knaben der Rücken zugekehrt, so dass derselbe von dem Gedruckten direct nichts sehen konnte. Die Buchstaben des Buches waren 3 mm hoch, und das Spiegelbild derselben im Auge des Mannes konnte nach Bergson's Berechnung dem Knaben nur 1 mm hoch erscheinen. Der Knabe war auch im Stande, mit freiem Auge Zellen eines mikroskopischen Präparates von 0,06 mm Durchmesser zu erkennen und zu zeichnen.

c) Gehör.

Die Hörschärfe zeigt in der Hypnose spontan eine Abnahme; Geräusche. auch die Stimme des Hypnotiseurs. werden schwächer vernommen. Durch Suggestion: „Sie sind jetzt taub, Sie hören nicht mehr,‟ lässt sich Taubheit auf einem oder beiden Ohren herbeiführen, umgekehrt aber auch durch entsprechende Eingebungen eine Steigerung des Hörvermögens erzielen. Letztere kann soweit gehen. dass selbst mit kaum merklichen Lippenbewegungen und unwillkürlich geflüsterte Worte noch aus ziemlicher Entfernung verstanden werden. Dieser Umstand hat. wie wir an späterer Stelle sehen werden, zahlreiche Beobachter verleitet. eine „übersinnliche Gedankenübertragung‟ in Fällen anzunehmen, in welchen es sich lediglich um Wahrnehmung schwacher Gehörseindrücke handelte.

d) Geruch.

Wie das Gesicht und das Gehör erfährt auch das Geruchsvermögen in der Hypnose eine spontane Herabsetzung (Döllken). und durch Suggestion kann dasselbe völlig aufgehoben werden. Andererseits ist aber bei Hypnotisirten öfters auch eine auffällige Verfeinerung des Geruchssinnes beobachtet worden, welche eine Unterscheidung von Objecten und Personen durch Geruchseindrücke ermöglichte, die unter gewöhnlichen Verhältnissen der Wahrnehmung sich entziehen. So erwähnt Carpenter den Fall eines jungen Mannes. der im hypnotischen Zustande den Eigenthümer eines Handschuhes unter einer Menge von 60 Personen lediglich durch den Geruchssinn herauszufinden vermochte, indem er von den Anwesenden einen nach dem anderen beroch, bis er an die richtige Person kam. In einem anderen von Carpenter mitgetheilten Falle wurde von einem Hypnotisirten der Eigenthümer eines Ringes unter‘ 12 Personen durch den Geruch ermittelt. Eine Hypnotisirte. über welche Sauvaire berichtet. war im Stande, von 8 Personen. deren Taschentücher man ihr über-

geben hatte, durch Beriechen der Hände die Eigenthümer der
einzelnen Taschentücher herauszufinden. Aehnliche Leistungen
finden wir auch schon in den Mittheilungen älterer Autoren.

Was die Natur der im Vorstehenden erwähnten suggestiven
Anästhesien in den verschiedenen Sinnesgebieten anbelangt, so
unterliegt es keinem Zweifel, dass dieselben nicht durch einen
Ausfall der Function der in Betracht kommenden peripheren und
centralen Apparate, sondern lediglich durch Hemmungsvorgänge
im Bereiche der centralen Sinnescentren bedingt sind. Bei
der suggerirten Blindheit z. B. functionirt das Auge in normaler
Weise, die optischen Eindrücke werden auch durch den Sehnerven
und die optischen Leitungsbahnen im Gehirn in gewöhnlicher
Weise den Sehcentren der Grosshirnrinde übermittelt: sie lösen
auch in diesen zweifellos Erregungen aus, welche psychisch
weiter verarbeitet werden können, jedoch von keinem Vorgange im
Bewusstsein begleitet sind. Mit anderen Worten: bei der suggerirten
Anästhesie bleiben die aufgenommenen Sinneseindrücke in der
Sphäre des Unterbewussten (Unbewussten), und die hiedurch verursachten Wahrnehmungen gehen dem psychischen Leben keineswegs verloren. Sie hinterlassen, wie insbesonders die Erfahrungen
bezüglich der negativen Hallucination lehren, Gedächtnisspuren
und können durch Suggestion in der Hypnose der bewussten Erinnerung zugänglich gemacht werden.[1]

Die suggerirten Anästhesien sind demnach im Grunde nur
Scheinanästhesien, wie ich dies für die hysterischen Anästhesien
dargelegt habe: auch bei diesen werden die Sinneseindrücke in
normaler Weise den corticalen Sinnescentren zugeleitet und
psychisch weiter verwerthet, dieselben führen jedoch (wenigstens
unter gewissen Umständen) nicht zu bewussten Vorstellungen, d. h.
sie bleiben im Unterbewusstsein, wie dieses auch beim normalen Menschen mit einer Menge von Sinneseindrücken der Fall
ist. Man hat die suggerirten Anästhesien nicht mit Unrecht auch
als Analoga jener Empfindungsstörungen betrachtet, welche durch

---

[1] Forel hat schon darauf aufmerksam gemacht, dass sich in der Hypnose das Erinnerungsbild einer in Folge suggerirter Anästhesie nicht ge-
fühlten Berührung hervorrufen lässt.

intensive, einseitige Concentration der Aufmerksamkeit bedingt sind. Der Soldat fühlt in der Hitze des Gefechtes seine Verwundung oft erst, nachdem er den Blutverlust wahrgenommen hat: es ist auch hier sicher, dass die Verletzung Empfindungen auslöste, die jedoch unbewusst blieben, weil sie die Aufmerksamkeit nicht auf sich zu lenken vermochten und daher die von dieser ausgehende, zum Bewusstwerden erforderliche Verstärkung nicht erfuhren.

Was in diesem Falle die Ablenkung der Aufmerksamkeit bewirkt, leistet bei der suggerirten Anästhesie der hemmende Einfluss der Vorstellung des Nichtfühlens, des Nichtsehens, des Nichthörens etc. Durch denselben wird die Erregbarkeit der einzelnen in Betracht kommenden Sinnescentren soweit herabgesetzt, dass die zugeleiteten Sinneseindrücke nicht mehr Erregungen von jener Intensität in denselben auslösen können, die für das Entstehen bewusster Empfindungen erforderlich sind. Bei dieser Auffassung ist es ohne Weiteres verständlich, dass mit der Beseitigung der hemmenden Suggestion durch eine Gegensuggestion auch die Anästhesie sofort schwindet.

§ 8.

Sinnestäuschungen.

Unter den der Sinnessphäre angehörigen hypnotischen Erscheinungen beanspruchen schliesslich noch besonderes Interesse die Sinnestäuschungen — Hallucinationen und Illusionen —, welche sich durch Suggestion hervorrufen lassen. Unter Hallucinationen verstehen wir Vorstellungen von dem Charakter der Sinneswahrnehmungen, die durch kein äusseres Object hervorgerufen werden. Als Illusion betrachtet man nach Esquirol gewöhnlich die falsche Deutung eines reellen Sinneseindruckes. Richtiger ist die Auffassung der Illusion als Trugwahrnehmung, zu deren Auftreten ein äusserer Eindruck den Anstoss gibt. Bei der Hallucination handelt es sich um ein reines Produkt der Phantasiethätigkeit, bei der Illusion um eine Combination von Wahrnehmungs- und Phantasieelementen, wobei der Antheil dieser zwei Elemente sehr variiren kann. Sehe ich die Gestalt eines nicht anwesenden Freundes leibhaftig vor mir, so haben wir es mit einer Hallucination des Gesichtssinnes (Vision) zu thun. Erblicke ich in der Dämmerung die Gestalt einer Person an einer Stelle des Zimmers, an der lediglich ein Kleidungsstück herabhängt, so liegt eine Illusion des Gesichtssinnes vor. Hört Jemand bei völliger äusserer Ruhe Worte, die von Niemand gesprochen werden, so leidet er an Gehörshallucinationen. Hört Jemand Schimpfreden seitens eines Vorübergehenden, während dieser harmlos eine Melodie vor sich hinsummt, so handelt es sich um eine Gehörsillusion. Trugwahrnehmungen kommen in allen Sinnesgebieten vor; in der Hypnose können wir dieselben durch Suggestion sowohl isolirt, in jeder einzelnen der verschiedenen Sinnessphären, als in beliebigen Combinationen hervorrufen. Ich sage einer Hypnotisirten, während ich mit der Hand über ihren Arm herabstreiche: „Sie fühlen starke Kälte an Ihrem Arm": das Kältegefühl tritt ein. Ich gebe der Hypnotisirten ein Lineal in die Hand und sage: „Hier ist ein Bleistift, schreiben Sie auf dem Papiere, das vor Ihnen liegt": die Hypnotisirte nimmt das Lineal und fängt, nachdem sie dasselbe etwas hin und herbewegt hat, damit auf dem Papiere zu schreiben an, wie wenn sie einen Bleistift in der Hand hätte. Ich halte ihr ein leeres, völlig geruchfreies Gläschen an die Nase und sage: „Dieser Geruch ist Ihnen wohl sehr angenehm?" Sie zieht anscheinend mit Behagen den dem Glase entströmenden Duft ein und fragt: „Ist dies nicht kölnisches Wasser?" Ich sage ihr: „Hören Sie, was in dem Nebenzimmer auf dem Klavier gespielt wird?" Sie horcht und sagt nach einiger Zeit: „Es ist wohl ein Walzer."[1] Ich sage der Hypnotisirten des Weiteren: „Hier ist Herr B. (der thatsächlich nicht anwesend ist), wie finden Sie sein Aussehen?" Die Hypnotisirte sieht Herrn B. und findet sein Aussehen recht gut. Ich reiche ihr ein Stück Brod mit dem Bemerken, das sei vorzüglicher Käse, sie solle denselben kosten: die Hypnotisirte isst und findet den fictiven Käse sehr wohlschmeckend.

Durch Suggestionen lassen sich jedoch auch viel complicirtere Sinnestäuschungen hervorrufen, deren specielle Gestaltung, wie wir schon an früherer Stelle sahen, von der Lebenserfahrung und der

---

[1] Im Nebenzimmer wurde natürlich nicht gespielt.

grösseren oder geringeren Phantasie des Individuums abhängt. Ich erkläre einer Hypnotisirten z. B.: „Sie sind jetzt bei ihrer Schwester (die verheirathet ist und in S. wohnt): sie sieht ihre Schwester vor sich und unterhält sich mit derselben, sieht auch deren Kinder, scherzt mit diesen etc. Ich sage ihr gleich darauf: „Sie sind wieder zu Hause bei Ihrer Mutter: Ihre Mutter gibt Ihnen ein zerrissenes Kleid zum repariren": dabei gebe ich ihr eine Serviette in die Hand: sie nimmt diese, sucht nach einer Stelle und fängt mit leeren Händen zu nähen an. Dabei unterhält sie sich mit ihrer Mutter, hört Aeusserungen derselben und antwortet darauf zum Theil mit längeren Ausführungen. Ich kann die gleiche Hypnotisirte nach Belieben in eine Kirche, in ein Gasthaus, in einen Laden etc. versetzen. Wollte ich ihr dagegen suggeriren, sie befinde sich in einer Moschee, so würde diese Eingebung fehlschlagen, weil in ihrem Vorstellungskreise sich keine Vorlage für eine derartige Sinnestäuschung findet.

Zunächst erhebt sich nun die Frage, aus welchen Umständen wir erschliessen dürfen, dass in den vorstehend erwähnten Fällen thatsächlich Hallucinationen resp. Illusionen vorliegen und die hypnotisirte Person sich nicht lediglich aus Gefälligkeit für den Hypnotiseur dessen Intentionen entsprechend gerirt, d. h. simulirt.

Zunächst ist hier zu bemerken, dass, wenn auch die Möglichkeit einer gelegentlichen Simulation von Sinnestäuschungen bei Hypnotisirten nicht in Abrede zu stellen ist, das Verhalten derselben wenigstens in der grossen Mehrzahl der Fälle eine derartige Annahme gänzlich ungerechtfertigt erscheinen lässt. Wir sehen, dass ganz einfache, ungebildete Personen, denen jede schauspielerische Begabung mangelt, ohne Zögern und ohne Ueberlegung und doch mit voller Natürlichkeit sprechen und handeln, wie es die ihnen suggerirte Situation erheischt. Des Weiteren kommt in Betracht, dass nicht jede auf eine Sinnestäuschung hinzielende Eingebung mit gleicher Leichtigkeit und Vollständigkeit sich realisirt. Illusionen sind im Allgemeinen leichter herbeizuführen, als reine Hallucinationen, und während sehr complicirte Sinnestäuschungen leicht zu Stande kommen, kann die Erzielung einfacherer Illusionen schwierig sich gestalten. Ich gebe meiner Hypnotisirten, die sich ohne Anstand in verschiedene Situationen

(Kirche. Theater etc.) versetzen liess. ein Glas mit Wasser in die
Hand und sage ihr: „Hier ist frisches Bier. trinken Sie!" Sie
nimmt das Glas, trinkt und bemerkt: „Das schmeckt nicht wie
Bier." Ich erkläre ihr hierauf nachdrücklich, in dem Glase sei
gutes Bier, sie solle es nur noch einmal kosten. Die Hypnotisirte trinkt wieder und erklärt: „Ja, es ist Bier, aber recht matt
(schal)." Die Illusion des Biergeschmackes hat sich hier offenbar
nur mangelhaft entwickelt. Sehr beachtenswerth ist auch der
Umstand, dass die suggerirten Trugwahrnehmungen auch der entsprechenden körperlichen Rückwirkung nicht ermangeln. So wurde
Gänsehaut als Folge der Suggestion eines kalten Bades. Röthung
des Gesichtes bei hallucinatorischem Weingenusse beobachtet.
Man hat auch bei Hallucinationen, die mit Lustgefühlen verknüpft
waren, plethysmographisch die diesen entsprechenden Curven nachweisen können (Lehmann).

Für die Erzielung von Sinnestäuschungen. speciell von solchen
im Gebiete des Gesichts und Gehörs. ist die Tiefe der hypnotischen
Beeinflussung von wesentlichem Belang. Bernheim. welcher
9 Grade der Hypnose unterscheidet. führt die Hallucinirbarkeit
unter den Symptomen des 8. Grades an, während der Somnambulismus nach seiner Eintheilung bereits mit dem 7. Grade beginnt. In der That lassen sich Hallucinationen des Gesichts und
Gehörs nur bei tiefer Hypnose und auch bei dieser keineswegs in
allen Fällen hervorrufen. Geruchs- und Geschmackshallucinationen
können dagegen. wie Lehmann betont. auch bei leichter Hypnose erzeugt werden. wenn man darauf Bedacht nimmt. dass das
Individuum die gegebene Suggestion nicht mit Hilfe der anderen
Sinne controliren kann. Gesichtshallucinationen sind bei geschlossenen Augen ungleich leichter herbeizuführen als bei offenen
Augen. da das Erwachen nach dem Oeffnen der Augen. wie wir
schon erwähnten. nicht immer zu verhindern ist. Ausserdem
kommt in Betracht, dass der Hypnotisirte. dessen Augen geschlossen sind. von diesem Umstande nichts weiss und wie der
Träumende mit offenen Augen zu sehen glaubt. Der Augenschluss verhindert die Controlle der auftauchenden Gesichtsbilder
durch reelle Wahrnehmung und begünstigt dadurch die Entwicklung und Andauer von Gesichtshallucinationen.

§ 9.

Negative Hallucinationen.

In das Gebiet der hypnotischen Trugwahrnehmungen gehören endlich auch die von Bernheim als „negative Hallucinationen" benannten interessanten Phänomene, welche eine Art Gegenstück zu den im Vorstehenden berührten (positiven) Hallucinationen bilden. Bei diesen handelt es sich um Wahrnehmung von Nichtvorhandenem, bei den negativen Hallucinationen umgekehrt um Nichtwahrnehmung eines im Bereiche der Sinne liegenden Objectes.

Der Ausfall kann alle von dem betreffenden Objecte kommenden Eindrücke oder nur einen Theil derselben betreffen: es hängt dies lediglich von der Fassung der Suggestion ab, die dem Hypnotisirten gegeben wird.[1])

Ich sage einem mit offenen Augen vor mir sitzenden Hypnotisirten: „Sie werden von nun an Herrn A. (der sich im Zimmer befindet) nicht mehr sehen" Dies tritt auch ein, der Hypnotisirte sieht Herrn A. nicht mehr, auch wenn derselbe unmittelbar vor ihm steht; dagegen antwortet er auf Fragen, welche Herr A. an ihn richtet, nach wie vor.

Sage ich dagegen dem Hypnotisirten: „Sie werden von nun an Herrn A. weder sehen, noch hören, und wenn er Sie berührt, nichts empfinden" oder: „Herr A. ist soeben fortgegangen", so werden auch die übrigen Sinne in das Bereich der negativen

---

[1]) Ueber Beobachtungen, welche in das Gebiet der negativen Hallucinationen gehören, wurde schon von einzelnen älteren Magnetiseuren berichtet. In neuerer Zeit hat sich insbesondere Bernheim mit dem Gegenstande beschäftigt; gegen die von diesem Autor herrührende Bezeichnung „negative Hallucination" wurde von Binet und Féré nicht mit Unrecht geltend gemacht, dass es sich bei dem in Frage stehenden Phänomen überhaupt nicht um eine Hallucination, sondern um eine Hemmungserscheinung, ähnlich wie bei den systematischen Lähmungen, handelt. Bernheim betonte diesem Einwand gegenüber, dass man auch von negativem Druck, negativer Grösse etc. spricht. Dieser Sprachgebrauch kann uns jedoch darüber nicht hinwegtäuschen, dass die „negative Hallucination" eigentlich dem Begriffe der Hallucination widerspricht. Die Bezeichnung „selective Anästhesie" dürfte meines Erachtens dem Wesen des in Frage stehenden Phänomens am ersten gerecht werden.

Hallucination gezogen. Herr A. ist nun nicht nur für den Hypnotisirten unsichtbar geworden, dieser hört auch anscheinend nicht mehr, was Herr A. mit lautester Stimme zu ihm spricht, er reagirt nicht, wenn dieser seinen Arm berührt, kneipt etc., oder er glaubt, dass das Kneipen etc. von anderen Personen herrührt, die mit ihm einen Scherz treiben. — Man kann die negative Hallucination durch entsprechende Suggestionen auch auf einzelne Theile eines Objectes beschränken und dergestalt bewirken, dass z. B. eine Person ohne Kopf oder ohne Arme gesehen wird.

Bezüglich der negativen Gesichtshallucinationen ist bemerkenswerth, dass durch dieselben keine Lücke im Gesichtsfelde des Hypnotisirten entsteht, da dieser den Ausfall aus seiner Phantasie deckt, d. h. die negative Hallucination durch eine positive ergänzt. Der Hypnotisirte sieht z. B. auf dem Stuhle, auf dem die seinen Blicken entschwundene Person sitzt, ein Kissen oder ein Kleidungsstück. Es unterliegt ferner keinem Zweifel, dass bei den negativen Hallucinationen nicht die Wahrnehmung des in Frage stehenden Objectes überhaupt, sondern nur die bewusste Wahrnehmung desselben ausfällt. Der Hypnotisirte rennt nicht blindlings beim Umhergehen die Person an, die seinen Blicken anscheinend entschwunden ist, sondern er umgeht dieselbe; er percipirt also unbewusst (unterbewusst), wie dies auch bei anderen suggerirten und hysterischen Anästhesieen der Fall ist, was seiner bewussten Wahrnehmung entgeht und verwerthet die empfangenen Eindrücke psychisch weiter. Hiefür spricht auch der Umstand, das das anscheinend Nichtgesehene, Nichtgehörte durch Suggestion in der Hypnose in's Gedächtnis zurückgerufen werden kann. Wir wollen hier nur eine Beobachtung Bernheim's folgen lassen: „Die Somnambule, von der hier die Rede ist, brachte die negative Hallucination mit höchster Vollendung zu Stande. Sie war logisch genug, mich mit keinem ihrer Sinne wahrzunehmen. Man versicherte ihr, dass ich da sei, dass ich mit ihr rede: umsonst, sie glaubte nur, man wolle sich über sie lustig machen. Ich stelle mich ihr gegenüber, fasse sie in's Auge, schreie sie an: „Sie sehen mich ja doch, Sie stellen sich ja nur, als ob Sie mich nicht sehen würden. Sie Schwindlerin,

Sie wollen mich nur betrügen˙ Sie rührt sich nicht, setzt ihr Gespräch mit Anderen fort. Ich fahre im Tone der vollsten Sicherheit fort: „Übrigens weiss ich Alles, mich werden Sie nicht anführen. Sie sind eine schlechte Person. Sie haben schon vor zwei Jahren ein Kind gehabt. Ist es wahr, dass Sie's beseitigt haben, wie man mir erzählt hat?˙ Sie behält ihren ruhigen Gesichtsausdruck, zuckt mit keiner Wimper. Da ich neugierig bin, zu wissen, ob mit Hilfe einer solchen negativen Hallucination ein grober Missbrauch begangen werden könnte, hebe ich ihr Rock und Hemd mit einer raschen Bewegung auf. Sie ist sonst sehr schamhaft, aber jetzt lässt sie dies zu, ohne eine Spur von Erröthen. Ich kneipe sie in die Wade und in den Schenkel, ohne dass sie sich dabei rührt. Ich bin überzeugt, man könnte sie in diesem Zustand nothzüchtigen, sie würde sich gar nicht wehren.

Nun bitte ich meine Assistenten, sie wieder einzuschläfern, und ihr zu sagen, nach ihrem Erwachen würde sie mich wieder anwesend finden. So geschieht es auch. Sie sieht mich wieder, erinnert sich aber an gar nichts. Ich sage ihr: „Sie haben mich eben vorhin gesehen, ich habe mit Ihnen gesprochen˙ Sie giebt erstaunt zur Antwort: „Nein, Sie waren ja nicht da˙ -- „Ich war da, und habe mit Ihnen gesprochen, fragen Sie nur die Herren˙. „Die Herren habe ich wohl gesehen, Herr P. hat mir sogar weiss machen wollen, dass Sie auch da sind. Aber das ist ja lächerlich, Sie waren fort˙. — „Nun geben Sie Acht, Sie werden sich an Alles erinnern, was vorgegangen ist, während ich nicht da war, an alles, was ich Ihnen gesagt und an alles, was ich Ihnen gethan habe˙ „Aber das ist doch unmöglich, wie können Sie mir etwas sagen, wenn Sie wo anders sind˙ Ich sage nun in sehr ernstem Tone, vollen Nachdruck auf jedes Wort legend: „Nun gut, ich war nicht da, aber Sie werden sich trotzdem an alles erinnern˙. Ich lege ihr die Hand auf die Stirn und wiederhole: „Sie erinnern sich jetzt genau an alles und jedes. Was habe ich zu Ihnen gesagt?˙ Sie besinnt sich einen Augenblick, dann wird sie roth und sagt: „Das ist doch nicht möglich. Ich muss geträumt haben. Sie waren ja fort˙. „Was habe ich Ihnen also in diesem Traume gesagt?˙ Sie schämt sich, es zu wiederholen. Ich bestehe aber darauf. Endlich

sagt sie: „Sie haben mir gesagt, dass ich ein Kind gehabt habe.
Und was habe ich Ihnen gethan? „Mit einer Nadel gestochen".
— „Und dann?" Sie hält wieder inne: „Aber nein, das hätte ich
doch nicht geduldet! Das muss ein Traum sein". „Was haben Sie
also geträumt?" „Dass Sie mich aufgedeckt haben", u. s. w.

So gelingt es mir die Erinnerung an all das zu wecken, was
ich gesagt und gethan habe, während man von ihr annehmen
konnte, dass sie mich nicht sehe. Sie hat mich also in Wirklichkeit doch gesehen und doch gehört, trotzdem sie scheinbar von
mir keine Notiz nahm. Sie hatte nur, überzeugt von der Suggestion, dass ich abwesend sei, ihr Bewusstsein allen Eindrücken
verschlossen, die von mir ausgingen, oder besser gesagt, ihre
Geistesthätigkeit wies alle solche Wahrnehmungen ab, sobald sie
anlangten, und löschte sie so vollkommen aus, dass ich sie mit
allen Mitteln physisch und moralisch quälen konnte, sie sah mich
doch nicht mit ihrem geistigen Auge. Sie war, was mich an-
belangte, mit Blindheit, Taubheit und psychischer Anästhesie ge-
schlagen, alle von mir ausgehenden Sinnesreize wurden zwar
wahrgenommen, gelangten aber nicht in ihr Bewusstsein".

Negative Hallucinationen kommen nach Forel's Ermittelungen
bei Geisteskranken häufig vor. Der an religiösem Wahnsinn
Leidende, der in seinen Hallucinationen sich in den Himmel versetzt und von Engeln umgeben sieht, nimmt seine reelle Umgebung, den Raum, in dem er sich befindet, die anwesenden
Personen etc. nicht mehr wahr; positive und negative Hallucinationen gehen bei ihm nebeneinander her. Auch im normalen
Leben begegnen wir den negativen Hallucinationen analogen Erscheinungen. Wenn ein Mensch tief in Gedanken versunken ist,
d. h. seine Aufmerksamkeit von der Aussenwelt völlig abgekehrt
und auf eine bestimmte Gedankenkette concentrirt hat, kann es vorkommen, dass derselbe das Herantreten einer Person nicht bemerkt,
und Worte, die zu ihm laut gesprochen werden, nicht vernimmt.
Das, was seinem Bewusstsein entgeht, kann jedoch unterbewusst percipirt werden und im Gedächtniss bleiben, so dass es
in der Hypnose möglich ist, die Erinnerung an die betreffenden
Eindrücke wachzurufen.

§ 10.

Gemeingefühle, Triebe. Affecte.

Von den Sinnesempfindungen werden die nicht durch äussere Objecte hervorgerufenen Körpergefühle als Gemeingefühle unterschieden. Hieher gehören insbesonders: Schmerz, Müdigkeit, Hunger, Durst, Ekel, Gefühle des körperlichen Wohlbehagens (Euphorie) und Unbehagens, Jucken, die sexuellen Wollustgefühle, das Gefühl freier Athmung und des Gegentheils, der Beklemmung, Gefühle von Schwere, Druck etc. in inneren Theilen.

Spontan bekundet sich in dem Verhalten der Gemeingefühle in der Hypnose gewöhnlich keine auffällige Änderung. Auf suggestivem Wege lassen sich dieselben jedoch in weitgehendem Maasse beeinflussen. Was zunächst den S c h m e r z betrifft, so haben wir bereits gesehen, dass in der Hypnose die Empfindlichkeit für äussere schmerzerregende Eindrücke sowohl spontan schwinden, als durch Suggestion aufgehoben werden kann. Schmerzen, welche nicht durch äussere Einwirkungen, sondern durch krankhafte Körperzustände oder psychische Momente (Vorstellungen) hervorgerufen sind, können schon infolge der einschläfernden Suggestionen sich verringern oder gänzlich verlieren;[1] wirksamer sind im Allgemeinen Suggestionen, welche direct auf Beseitigung des Schmerzes gerichtet sind. Es ist oft vortheilhaft, derartige Suggestionen mit den einschläfernden zu verbinden oder dieselben letzteren vorangehen zu lassen, i. e. prähypnotisch eine suggestive Beeinflussung des Schmerzes zu versuchen.

Therapeutisch ist von besonderer Wichtigkeit, dass durch die posthypnotische Einwirkung der Suggestion auch Schmerzen beseitigt werden können, die nur zeitweilig in grösseren oder kleineren Intervallen auftreten.

M ü d i g k e i t s g e f ü h l e stellen sich nicht selten in leichter, wie in tiefer Hypnose ein; dieselben machen sich namentlich bei

---

[1] Dies gilt nur für mässige oder geringe Schmerzen; bedeutende Schmerzen verhindern gewöhnlich die Erzielung einer Hypnose; auch solche von geringer Intensität können die Hypnotisirung erfolglos machen oder sehr erschweren, wie wir schon sahen.

Bewegungen geltend und müssen als eine Wirkung der einschläfernden Suggestionen betrachtet werden. Häufiger zeigt sich nach Beendigung der Hypnose grössere oder geringere Müdigkeit: dieselbe mangelt auch in Fällen nicht, in welchen kein ausgeprägter Schlafzustand erzielt wurde und der Hypnotisirte sich für unbeeinflusst hält. Durch Suggestion in der Hypnose lässt sich der Eintritt dieser Erscheinung, die ein Residuum des Schlafzustandes oder eine Nachwirkung der Einschläferungssuggestionen bildet, zumeist verhindern oder dieselbe wenigstens auf ein Minimum reduciren.[1])

Die Gefühle des Nahrungs- und Getränkebedürfnisses, Hunger (Appetit) und Durst, lassen sich durch hypnotische Suggestion ebensowohl anregen als aufheben. Man kann diesen Wirkungen auch posthypnotische Andauer verleihen oder deren Eintritt lediglich posthypnotisch herbeiführen. Therapeutisch sind wir am häufigsten veranlasst, Appetitmangel suggestiv zu bekämpfen. Die Erfolge der hypnotischen Suggestion sind bei dieser Störung selbstverständlich in den Fällen besonders günstig, in welchen psychische Momente (Autosuggestionen, gemüthliche Erregungen) deren Ursache bilden. Auch gegen die nach der Nahrungsaufnahme in vielen Fällen auftretenden unangenehmen Sensationen von Druck oder Völle im Magen, Übelkeit etc, erweist sich die hypnotische Suggestion besonders dann erfolgreich, wenn diese Beschwerden von Autosuggestionen herrühren. Bei erworbener sexueller Anästhesie lässt sich ferner durch hypnotische Suggestion, wie ich in einem später mitzutheilenden Falle zeigen werde, der Eintritt des Wollustgefühles beim sexuellen Verkehr herbeiführen.

Auch Beklemmungsgefühle psychischen Ursprungs (bewusste oder unterbewusste Angst) lassen sich durch die hypnotische Suggestion beseitigen. Durch diese können auch die Gefühle des körperlichen Allgemeinbefindens in auffälligster Weise verändert,

---

[1]) Bei Individuen, welche bezüglich ihrer hypnotischen Beeinflussbarkeit sich sehr skeptisch zeigen und thatsächlich nur in leichte Hypnose zu versetzen sind, habe ich es öfters vortheilhaft gefunden, der posthypnotischen Müdigkeit suggestiv nicht entgegenzuwirken, da dieselbe sehr geeignet ist, den Unbeeinflussbarkeitsglauben zu erschüttern.

allgemeines Unbehagen, Gefühle von Schwäche und Abspannung in ihr Gegentheil, Gefühle des Wohlbehagens, der Rüstigkeit und Frische verwandelt werden.

Auch die emotionelle Seite des Seelenlebens ist der Beeinflussung in der Hypnose zugänglich. Stimmungen und Affecte, Neigungen und Gefühle für Personen und Dinge können durch Suggestion geweckt, aber auch beseitigt oder modificirt werden. Es hält häufig nicht schwer, bei Hypnotisirten durch entsprechende Suggestionen Freude oder Betrübniss, Zorn, Angst, Scham etc. hervorzurufen oder eine bestehende Verstimmung aufzuheben. Minder leicht ist es im Allgemeinen, durch Suggestion posthypnotisch auf Stimmungen und Affecte einzuwirken. Von wesentlicher Bedeutung ist hier natürlich die Ursache des Gemütszustandes: eine Verstimmung, welche durch ein relativ unbedeutendes Ereignis hervorgerufen ist, leistet der hypnotischen Suggestion ungleich weniger Widerstand als die Gemüthsdepression, welche durch schwere Schicksalsschläge, wie Verlust oder unheilbarer Erkrankungen von theuren Familienangehörigen, unglückliche Liebe etc. bedingt ist. Auch die durch Krankheitszustände verursachten Verstimmungen lassen sich suggestiv beeinflussen, doch sind bei denselben vorübergehende Erfolge häufiger als nachhaltige zu erzielen. Bei pathologischen Affecten, speciell den Angstzuständen, sind die Erfolge der hypnotischen Suggestion, wie wir des Näheren später sehen werden, sehr schwankend; auch die gesteigerte gemüthliche Reizbarkeit, der wir insbesonders bei Neurasthenischen und Hysterischen sehr häufig begegnen (Neigung, bei geringfügigen Anlässen in Thränen auszubrechen, in Zorn zu gerathen etc.) kann durch Suggestion des Öfteren herabgesetzt werden.

Die Beeinflussung, welche gewisse Neigungen durch die hypnotische Suggestion erfahren, ist in manchen Fällen recht auffällig. Ich will dafür nur einige Beispiele geben: Einer Hypnotisirten, die, wie ich wusste, einen lebhaften Widerwillen gegen Häringe hatte, suggerirte ich, sie werde am folgenden Tage ein Verlangen nach einem Häringe bekommen und einen solchen mit grossem Appetit verzehren. Am nächsten Vormittag wurde die Person von einem ihr ganz unerklärlichen starken Gelüste nach einem Häringe heimgesucht, und nur der Umstand, dass sie von ihrer Wohnung nicht gut abkommen konnte, um sich einen solchen zu holen, verhinderte sie, ihr Gelüste zu befriedigen.

Einem Patienten, welcher die ihm wegen seines Zustandes auferlegte Abstinenz vom Biergenuss sehr schwer ertrug, suggerirte ich in der Hypnose, um ihm die Entsagung zu erleichtern, Abscheu gegen Bier: der Patient, der von dieser Suggestion nichts wusste, machte mir nach einiger Zeit den Vorwurf, ich hätte es bei ihm so weit gebracht, dass er einen förmlichen Widerwillen gegen Bier habe.

Einen anderen Patienten, der an verschiedenen Topophobien litt, veranlasste ich durch blosses Zureden (ohne Hypnose), eine Brücke, die er immer gemieden hatte, zu überschreiten: hiebei wurde er von einem schweren Angstanfalle heimgesucht, der ihn veranlasste, mir zu erklären, dass er um keinen Preis in der Welt sich auf jene Brücke mehr begeben werde. Ich schläfere ihn nach dieser Erklärung ein und suggerire ihm in der Hypnose, dass er am nächsten Tage wieder ein Verlangen bekommen werde, über die fragliche Brücke zu gehen, dass er diesem Verlangen entsprechen und die Brücke ohne jeden Anstand überschreiten werde. Diese Suggestionen realisirten sich auch pünktlich: dabei hatte der Patient, wie sich bei meinen Nachforschungen herausstellte, keine Ahnung, dass er unter dem Einflusse von Suggestionen stand: er glaubte, ganz aus eigenem freien Antriebe den Gang über die Brücke unternommen zu haben, und freute sich des bewiesenen Muthes.

Dass auch die Gefühle für bestimmte Personen durch die hypnotische Suggestion verändert werden können, unterliegt wohl keinem Zweifel. Wie weit der Einfluss der Suggestion hier jedoch gehen mag, ist noch sehr strittig.

Speciell ist die Frage, ob man einem hypnotisirten Individuum durch Suggestion Liebe zu einer Person anderen Geschlechtes einflössen kann, anlässlich des Prozesses Czinsky, der in München zur Verhandlung kam, vielfach discutirt und in verschiedenem Sinne beantwortet worden. Meines Erachtens hat die Suggestion nur dann Aussicht, eine entschiedene und dauernde Neigung zu einer Person anderen Geschlechtes zu erwecken, wenn diese die für die Erregung zärtlicher Gefühle in dem betreffenden Falle erforderlichen Vorbedingungen erfüllt. Man darf nicht annehmen, dass sich ein junges, hübsches Mädchen durch Suggestion in einen Greis verliebt machen lässt. Ebenso wenig besteht eine Berechtigung zu der Annahme. dass durch Suggestion tiefwurzelnde Neigungen. wie z. B. die Liebe der Kinder zu den Eltern oder die Gattenliebe sich aufheben lassen.

Durch die hypnotische Suggestion können wir endlich auch auf den Sexualtrieb einwirken, das geschlechtliche Verlangen (die Libido) sowohl anregen als herabsetzen; zur suggestiven Beeinflussung der Libido sind wir öfters bei Krankheitszuständen. namentlich bei abnormer sexueller Reizbarkeit, veranlasst. Auch bei perverser Richtung des Sexualtriebs (Homosexualität) und anderen Anomalien des Geschlechtstriebes hat, wie wir später des Näheren sehen werden. die hypnotische Suggestion bemerkenswerte Erfolge erzielt.

§ 11.
Motorische Sphäre.

Wenn wir nun die Leistungen der willkürlichen Muskulatur in Betracht ziehen, müssen wir zunächst an die an früherer Stelle. S. 136. bereits erwähnten Unterschiede erinnern, welche sich in dem Verhalten der Beweglichkeit bei tief Hypnotisirten zeigen. Unterschiede, die nicht auf suggestive Einflüsse zurückzuführen sind und durch solche sich auch nicht beseitigen lassen. Wir sahen. dass bei einem Theile der Somnambulen Bewegungen sehr schwer, bei anderen dagegen sehr leicht herbeizuführen sind. Aehnliche. nur minder erhebliche Unterschiede in der Beweglichkeit finden sich auch in den leichteren Hypnosen, und im Somnambulismus begegnen wir. wie wir schon erwähnten, neben den Extremen. den ausgesprochen activen oder passiven Naturen. allen möglichen Abstufungen der Beweglichkeit.

Durch die hypnotische Suggestion kann jede Bewegungsleistung. welche dem Willen unterworfen ist, ebensowohl angeregt als gehemmt werden. Was zunächst die suggestive Anregung von Bewegungen anbelangt. so kann dieselbe auf sehr verschiedene Weise geschehen: a) durch verbale Suggestion, b) durch Gesten. c) durch Vormachen der Bewegung (Anregung der Imitation). Von wesentlicher Bedeutung ist hiebei immer, dass der Hypnotisirte die Intentionen des Hypnotiseurs richtig auffasst, dass er weiss, was erwartet wird.

Ich sage einem ruhig daliegenden Hypnotisirten: „Ihr rechter Arm hebt sich". Der Arm hebt sich. Ich sage: „Ihr rechter Arm bewegt sich gegen den Kopf", Der Arm bewegt sich gegen den Kopf. Ebenso kann ich durch Suggestion Husten. Lachen[1]). Gähnen und die verschiedensten complicirteren Handlungen (Umhergehen, Tanzen. Pfeifen oder Singen eines Liedes. Schreiben etc.) herbeiführen.

Ich drehe die Hände eines Hypnotisirten 5—6 mal umeinander und lasse dieselben dann los; die Hände des Hypnotisirten setzen die Bewegung längere oder kürzere Zeit. zumeist nicht viel über eine Minute, in gleichem Tempo fort, um sich dann zu verlangsamen und schliesslich aufzuhören. Rufe ich dem Hypnotisirten. während dessen Hände sich drehen, zu: „Schneller", so erfolgt die Drehung schneller und umgekehrt langsamer. wenn mein Befehl dahin lautet. Man bezeichnet die in Frage stehenden Bewegungen

---

[1]) In der Hypnose tritt mitunter. auch unabhängig von Suggestionen unwillkürliches Lachen ein, das den Befehlen des Hypnotiseurs zum Trotz andauern kann. Ich sah mehrfach bei Hypnotisirten, deren Gliedmassen ich absonderliche kataleptische Stellungen gab. ein Lächeln auftreten. In einem Falle hatte ich eine Hand derart placirt, dass der Zeigefinger die Nase berührte; dies reizte die Hypnotisirte derartig zum Lachen. dass sie darüber aufwachte. Obersteiner hat das unwillkürliche Lachen in der Hypnose an sich selbst beobachtet. „Als ich, während ich schwach hypnotisirt war" berichtet O., „in Folge einer geringfügigen Bemerkung. die an sich wenig komisch war, zu lachen anfing, war ich nicht im Stande. vor Ablauf mehrerer Minuten dieses sinnlose Lachen zu unterdrücken" Eine abnorme Neigung zum Lachen wird auch bei Krankheitszuständen beobachtet. Ich habe zuerst auf das Vorkommen dieser Erscheinung bei Neurasthenischen die Aufmerksamkeit gelenkt. (Loewenfeld: Die objectiven Zeichen der Neurasthenie. Münchner medicin. Abhandlungen. 21. Heft 1892. S. 22.) Bei manchen Neurasthenischen treten nach meinen Beobachtungen zum Theil ohne ersichtliche äussere Veranlassung, zum Theil sogar bei ernsten und traurigen Angelegenheiten Lachausbrüche auf, durch welche mitunter sehr peinliche Situationen für den Betreffenden und seine Umgebung herbei geführt werden. Dieses unbezwingliche Lachen ist wie das in der Hypnose mitunter sich einstellende auf eine Schwächung des hemmenden Willenseinflusses zurückzuführen.

als automatische (nach Liébeault und Bernheim) oder fortgesetzte (nach Dessoir). Das Drehen der Hände hat nicht immer den erwähnten Erfolg. In vielen Fällen sinken die Hände nach dem Loslassen herab und bleiben ruhig: ich muss, um die gewünschte Bewegung herbeizuführen, die Hände neuerdings drehen und bemerken: „Ihre Hände drehen sich weiter, das hört nicht auf‟ Indes kann auch bei Zuhilfenahme der verbalen Suggestion die Drehung nur schleppend erfolgen und nach kurzer Zeit cessiren: häufig sind und zwar zum Theil selbst in tiefster Hypnose automatische Bewegungen überhaupt nicht herbeizuführen. Man kann natürlich auch andere Arten automatischer Bewegungen, z. B. Nicken des Kopfes, Beugung und Streckung des Vorderarmes oder Unterschenkels, anregen. Im Allgemeinen können diese Bewegungen durch Suggestion jederzeit zum Stillstand gebracht werden; vereinzelt sind jedoch Fälle beobachtet worden, in welchem die Befehle des Hypnotiseurs nicht zu verhindern vermochten, dass die Bewegungen sich noch einige Zeit fortsetzten. Seitens der Magnetiseure, welche ihre Künste in öffentlichen Schaustellungen producirten, geschah die Bewegungsanregung vorzugsweise dadurch, dass sie die gewünschte Bewegung selbst ausführten und dadurch den Hypnotisirten zur Nachahmung veranlassten. Wir werden an späterer Stelle sehen, dass diese Art der Bewegungsanregung speciell in der als Fascination oder Captation bezeichneten Form der Hypnose eine Rolle spielt. Wie im gewöhnlichen Leben sind auch in der Hypnose Gesten in Bezug auf die Herbeiführung von Bewegungen zum Theil ebenso wirksam wie das gesprochene Wort. Der Hypnotiseur kann durch eine einfache Handbewegung so gut wie durch einen verbalen Befehl bewirken, dass der Hypnotisirte sich ihm annähert oder sich von ihm entfernt. Seitens der Berufsmagnetiseure wurde dieses Experiment oft in der Weise gemacht, dass es den Anschein hatte, als würde der Hypnotisirte durch eine Kraft des Magnetiseurs angezogen oder fortgestossen. Bemerkenswerth ist, dass Gesten auch dann suggestiv wirken können, wenn der Hypnotisirte dem Hypnotiseur den Rücken zukehrt und daher die Bewegungen des Letzteren durch das Gesicht nicht wahrzunehmen im Stande ist: ein Geräusch, selbst die blosse Luftbewegung kann genügen, dem Hypnotisirten die Absicht des Hyp-

notiseurs anzudeuten. Auch der Blick des Hypnotiseurs kann den
Hypnotisirten beeinflussen. Der Hypnotiseur fixirt die Hände des
Eingeschläferten, die in automatischer Bewegung sind: diese hört
auf. Der Hypnotiseur heftet sein Auge, während der Hypnotisirte
umhergeht, an eine Stelle des Fussbodens. Der Hypnotisirte hält
an dieser Stelle in seiner Bewegung inne. Diese Erscheinungen
bieten durchaus nichts Befremdliches. Auch im gewöhnlichen Leben
vermag ein blosser Blick (ein freundlicher, strafender, drohender etc.
Blick) die auffälligsten Wirkungen zu erzielen. Bei wohlerzogenen
Kindern z B. genügt ein Blick der Mutter, um sie zum Reden
oder zum Schweigen, zum Sitzenbleiben oder zum Fortgehen zu
veranlassen.

Durch die hypnotische Suggestion kann auch, wie wir schon
erwähnten, die Ausführung jeder dem Willen unterworfenen Bewegung unmöglich gemacht, d. h. Lähmung erzeugt werden. Mit
den Charakteren der suggerirten Lähmungen haben wir uns zum
Theil schon früher beschäftigt. Wir sahen, dass Charcot an
dem durch die Lähmungssuggestion beeinflussten Gliede neben
dem völligen Verlust der willkürlichen Bewegung Aufhebung der
Sensibilität in der ganzen Ausdehnung desselben constatirte. Er
stellte des Weiteren an der gelähmten Extremität Mangel des
Muskelsinnes, i e. der Fähigkeit, Stellungsveränderungen wahrzunehmen, und Abschwächung der Sehnenreflexe[1]) fest. Die Muskeln
befanden sich in dem von Charcot untersuchten Falle im Zustande der Erschlaffung (schlaffe Lähmung). Diesem Verhalten
begegnen wir nicht immer bei der suggestiv erzeugten Bewegungsunfähigkeit: die Bewegung einer Extremität kann auch durch
Muskelcontracturen (Contractur der Antagonisten Bleuler) verhindert werden. Da die hysterischen Lähmungen ebenfalls auf
Vorstellungen (Autosuggestionen) beruhen, kann es nicht befremden,
dass dieselben die Charaktere der suggerirten Lähmungen aufweisen: auch bei den hysterischen Paralysen finden wir zum Theil

---

[1]) Ueber das Verhalten der Sehnenreflexe bei den suggerirten Lähmungen
schwanken die Angaben: Gilles de la Tourette und Richer fanden
Steigerung der Sehnenreflexe.

Schlaffheit, zum Theil Contracturzustände der Muskulatur und insbesonders zumeist auch die Aufhebung der Sensibilität wie bei den suggerirten Lähmungen.[1]

Wie die Gliedmassen können auch andere Theile, die Zunge, die Augen, die Muskeln der Stimmbänder, des Halses etc. durch die hypnotische Suggestion der willkürlichen Bewegung beraubt werden. Wir haben ferner schon bei Besprechung der suggestiven Amnesien gesehen, dass auch lediglich die Ausführung bestimmter, einfacher oder complicirterer Bewegungen ohne weitere Beeinflussung der Motilität des betreffenden Gliedes durch Suggestion verhindert werden kann. Dem Hypnotisirten kann z. B. die Fähigkeit zu schreiben suggestiv genommen werden, ohne dass die übrigen Leistungen des Armes eine Einbusse erfahren. In das Gebiet dieser „systematischen Lähmungen" gehören auch die durch Suggestion hervorzurufenden Sprachstörungen. Wir können einen Hypnotisirten ebensowohl unfähig zum Aussprechen eines einzelnen Wortes, wie völlig stumm machen. Bei der suggerirten Stummheit functioniren wie bei der hysterischen (dem hysterischen Mutismus) die am Sprechacte beteiligten Muskeln völlig normal, soweit ihre Thätigkeit für andere Leistungen in Anspruch genommen wird.

Eingebungen, welche auf Hemmung von Bewegungen abzielen, realisiren sich nur bei einem Theile der Hypnotisirten und auch bei diesem wechseln die Erfolge dieser Eingebungen. Es kann z. B. vorkommen, dass die Erzielung einer Armlähmung gelingt, während andere Lähmungen sich nicht herbeiführen lassen und umgekehrt.

Eines der bemerkenswerthesten hypnotischen Phänomene ist, dass wenigstens in vielen Fällen die Glieder des Hypnotisirten

---

[1] Die Ausbreitung und Begrenzung der cutanen Anästhesie bei den hysterischen Extremitätenlähmungen richtet sich nach den einzelnen Gliedabschnitten (Segmenten), nicht nach der Nervenausbreitung oder der Lagerung der functionsunfähigen Muskeln. Bei Lähmung der Vorderarmmuskeln, welche die Hand (resp. die Finger) bewegen, ist die Hand, nicht der Vorderarm anästhetisch. Diese Localisation der Anästhesie, die mit der bei suggerirten Lähmungen übereinstimmt, erklärt sich aus dem psychischen Ursprunge derselben. Die Wirkungen von Vorstellungen werden nicht durch anatomische Verhältnisse bestimmt, wie die einer Läsion von Nervenbahnen.

die ihnen gegebene Stellung kürzere oder längere Zeit beibehalten. Man bezeichnet diese Erscheinungen als Katalepsie. Ich fasse, ohne ein Wort zu sprechen, die rechte Hand eines Hypnotisirten und ziehe mit derselben den Arm in die Höhe; nach einigen Sekunden lasse ich die Hand los, der Arm bleibt in der erhobenen Stellung. Ich begnüge mich damit nicht; ich verändere die Stellung der einzelnen Theile des Armes zu einander, indem ich z. B. den Vorderarm leicht beuge, die Hand in starke Streckstellung bringe und die Finger spreize. Auch diese Stellungen werden beibehalten. Bei einem anderen Hypnotisirten fällt dagegen der erhobene Arm, sobald ich die Hand loslasse, rasch oder langsam herab. Wenn ich nun hier den Arm neuerdings emporziehe, den Vorderarm stark strecke, indem ich auf den Ellbogen einen kräftigen Druck ausübe, die Hand stark zurückbiege, den Arm dann noch kurze Zeit festhalte, so bleibt derselbe nach dem Loslassen ebenfalls in der ihm gegebenen Stellung.

Das gleiche Resultat kann ich dadurch erzielen, dass ich über den erhobenen Arm mesmerische Striche ausführe, deren Richtung gleichgiltig ist. Sicherer als durch die angeführten Manipulationen allein gelingt die Kataleptisirung des Armes, wenn ich, während ich denselben festhalte, dem Hypnotisirten erkläre: „Der Arm bleibt in dieser Stellung“ Indes bleiben bei einem Theile der Hypnotisirten auch bei Zuhilfenahme der verbalen Suggestion alle Versuche, ausgesprochene Katalepsie zu erzeugen, vergeblich, und in den Fällen, in welchen sich dieses Phänomen überhaupt hervorrufen lässt, zeigt sich die Disposition zu demselben in sehr ungleichem Grade entwickelt.

Ist dieselbe sehr beträchtlich, so verharren wie die Arme auch die übrigen Körpertheile in der ihnen gegebenen Stellung, soferne der Schwerpunkt des Körpers hiebei die nöthige Unterstützung findet. Der Hypnotisirte verbleibt im Liegen, Sitzen, Knieen wie im Stehen einige Zeit in den absonderlichsten und schwierigsten Attitüden, die man ihm geben mag. Ist die kataleptische Disposition geringer, so lassen sich im Allgemeinen kataleptische Erscheinungen leichter an den Armen als an den Beinen hervorrufen. Man darf übrigens das Beibehalten der gegebenen Stellungen nicht allzu wörtlich nehmen; zumeist werden an den Gliedern während des Bestehens der Katalepsie geringere Stellungsveränderungen beobachtet: der erhobene Arm sinkt z. B. etwas nach abwärts. Die Dauer des Phänomens beschränkt sich gewöhnlich auf eine Anzahl von Minuten und ist, wie es scheint, wesentlich von der Muskelkraft, resp. Ermüdbarkeit des Hypnotisirten abhängig. Sobald der Einfluss der Ermüdung sich geltend macht, was oft schon nach 5—10 Minuten der Fall ist, fängt der erhobene Arm an, sich allmählich zu senken; die Beine verharren gewöhnlich in erhobener Stellung kürzere Zeit als die Arme.[1]

Die im Vorstehenden besprochene Katalepsie ist zweifellos suggestiven Ursprungs; gewöhnlich wird angenommen, dass die in Betracht kommende Suggestion bei dem Hypnotisirten durch den Muskelsinn hervorgerufen wird. Dies entspricht jedoch nicht ganz den Thatsachen: nicht nur durch Muskelempfindungen, sondern auch durch Sensationen, welche von den Gelenken und der Haut ausgehen, erhält der Hypnotisirte Kenntnis von den Stellungsveränderungen, die wir mit seinen Gliedmassen vornehmen[2], und er knüpft an die Wahrnehmung einer bestimmten Gliedstellung

---

[1] Nach Bernheim übersteigt die Dauer der Katalepsie 15—20 Minuten nicht. Nach meinen Beobachtungen hält das Phänomen je nach der Anstrengung, welche das Beibehalten der gegebenen Stellung erheischt, verschiedene Zeit an, mitunter nur einige Minuten, zuweilen aber auch 1/4 Stunde und etwas länger. Dass es sich bei der hypnotischen Katalepsie in der Regel nicht um Entfaltung aussergewöhnlicher Muskelkräfte handelt, wurde schon von Charcot hervorgehoben. Dieser Autor zeigte, dass bei einer hypnotisirten Hysterischen der horizontal ausgestreckte kataleptische Arm nach 10 bis 15 Minuten zu sinken beginnt und nach 20—25 Minuten in die verticale Stellung zurückkehrt. Ein kräftiger Mann kann ohne Hypnose annähernd die gleiche Zeit seinen Arm in derselben Position erhalten. Vereinzelt sind jedoch Fälle beobachtet worden, in welchen die hypnotische Katalepsie eine Anzahl von Stunden anhielt. So berichtet Berger über den Fall eines hypnotisirten Mädchens, welches, wie durch fortdauernde Ueberwachung festgestellt wurde, sieben Stunden in der ihr gegebenen Stellung verharrte. In diesen Fällen soll auch nachträglich ein Müdigkeitsgefühl gefehlt haben. Zumeist führt jedoch längeres Verharren der Glieder in kataleptischen Stellungen zu unangenehmen Sensationen, die auch nach der Hypnose kürzere oder längere Zeit fortbestehen können (Gefühlen von Müdigkeit, Schwere etc.).

[2] Die Combination der in Frage stehenden Sensationen wird als „Lageempfindungen" bezeichnet.

die Vorstellung, dass der betreffende Theil in dieser Stellung bleiben soll. Es handelt sich also um eine indirecte Suggestion (resp. Autosuggestion). Bernheim unterschied je nach dem Contractionszustande der Muskeln bei der hypnotischen Katalepsie 3 verschiedene Arten derselben: Schlaffe Katalepsie, flexibilitas cerea und tetanische Katalepsie. Bei der ersten Form genügt ein geringer Stoss, um das kataleptische Glied gänzlich aus seiner Stellung zu bringen; bei der zweiten Form ist der bei Stellungsveränderungen sich geltend machende Widerstand erheblicher (wachsartig), bei der dritten Form noch bedeutender, so dass es einer erheblichen Anstrengung bedarf, das Glied aus seiner Stellung zu bringen, in welche es nach dem Loslassen zurückschnellt. Ich habe diese Varietäten der Katalepsie bisher nicht beobachten können und muss dieselben mit Berger als durch Suggestion oder Dressur bedingt betrachten. Nach meinen Erfahrungen ist der Widerstand, den man bei Stellungsveränderungen an suggestiv-kataleptischen Gliedern findet, im Allgemeinen kein erheblicher, dabei in den einzelnen Gelenken nicht immer gleich, z. B. bei Bewegung der Hand geringer als bei Bewegung des Vorderarmes.

Das Phänomen der Katalepsie beschränkt sich nicht auf die Hypnose: dasselbe tritt auch im Verlaufe verschiedener Krankheitszustände auf. In erster Linie ist hier die Hysterie zu nennen. Die grosse Mehrzahl der Fälle, in welchen pathologische Katalepsie (Starrsucht) beobachtet wird, betrifft Hysterische. Die Katalepsie kann bei diesen Kranken sowohl als Complikation verschiedenartiger Anfälle, wie in Form gesonderter Attaquen auftreten; auch die der hypothetischen Neurosis cataleptica zugetheilten Fälle dürften in der Hauptsache dem Gebiete der Hysterie angehören. Auch Psychosen (Melancholie, Manie, epileptisches Irresein etc.) geben häufig Anlass zum Auftreten kataleptischer Zustände, seltener organische Gehirnerkrankungen, insbesonders Meningitis, Erweichungsprocesse, Gehirngeschwülste, ferner acute fieberhafte Infectionskrankheiten (Typhus, Pneumonie etc.). Auch während der Chloroformnarkose lassen sich gelegentlich kataleptische Erscheinungen hervorrufen. Endlich ist zu erwähnen, dass Lasègue durch Augenschluss bei einzelnen hysterischen, zum Theil auch bei nichthysterischen, aber körperlich sehr heruntergekommenen, abgemagerten Kranken kataleptische Zustände herbeizuführen vermochte, die er als Catalepsie passagère bezeichnete. Hiebei mag es sich zum Theil um hypnotische Zustände gehandelt haben.

Man hat bis in die jüngste Zeit die Suggestivkatalepsie als einen Gradmesser für die Tiefe der hypnotischen Beeinflussung verwerthen zu können geglaubt. Meine Erfahrungen haben mich von der Unhaltbarkeit dieser Annahme schon seit einer Reihe von Jahren überzeugt. Dieselbe wurde in jüngster Zeit auch von Marcinowsky nachdrücklich bekämpft. Das in Frage stehende Phänomen gewährt aus mehreren Gründen keinen einigermassen zuverlässigen Anhaltspunkt für die Beurtheilung der Tiefe des hypnotischen Zustandes.

Katalepsie lässt sich nicht selten in leichter Hypnose hervorrufen, während sie andererseits in tiefster Hypnose in manchen Fällen nicht herbeizuführen ist. Noch misslicher ist der Umstand, dass wir wenigstens prima facie nicht unterscheiden können, ob das Beibehalten einer gegebenen Stellung auf Suggestivwirkung beruht oder lediglich einen Gefälligkeitsact seitens der Versuchsperson darstellt. Es kommt nicht selten vor, dass ein Individuum, welches einer Hypnotisirungsprocedur unterworfen wurde und anscheinend ausgeprägte Katalepsie zeigt, nachträglich jede hypnotische Beeinflussung entschieden in Abrede stellt. Wenn wir in einem solchen Falle fragen, warum denn der erhobene Arm in dieser Stellung verharrte, so erhalten wir zur Antwort: „Ich glaubte, Sie wünschten dies"; es war also eine reine Gefälligkeitssache.

Endlich kommt in Betracht, dass bei manchen Personen sich auch im Wachzustande durch suggestive Einwirkungen kataleptische Erscheinungen hervorrufen lassen.[1])

---

[1]) Vogt glaubt, dass unter gewissen Umständen Katalepsie im Wachen auch ohne Suggestion zu Stande kommen kann. Wenn man bei einem Individuum, bei welchem durch Suggestion im Wachen Anästhesie eines Armes sich herbeiführen liess, diese Extremität bewegt, verharrt dieselbe in der gegebenen Stellung. Vogt betrachtet diese Katalepsie als die „absolut nothwendige Folge der psychologischen Verhältnisse einer Phase in der Realisation der Anästhesiesuggestion." Ich glaube, dass sich auch hier un- (unter-) bewusste suggestive Momente nicht ausschliessen lassen.

§ 12.

Reflexe.

Das Verhalten der Reflexthätigkeit in der Hypnose bildet einen der wichtigsten Streitpunkte, die zwischen der Schule der Salpêtrière und der Schule von Nancy bestehen, und gab im Laufe der Jahre Anlass zu einer Fülle von Untersuchungen, die jedoch noch zu keiner Einigung der Ansichten geführt haben. Die Frage, welche in Betreff der hypnotischen Reflexe vorliegt, lässt sich dahin präcisiren, ob gewisse im Gefolge äusserer Reizungen auftretende Muskelcontractionen und Contracturen durch einen einfachen somatisch-nervösen, i. e. nicht von Bewusstsein begleiteten Reflexvorgang zu Stande kommen oder durch irgendwelche psychische Processe bedingt sind.

Wir haben hier zwei Gruppen von Phänomenen in Betracht zu ziehen, welche von Charcot als „hyperexcitabilité cutano-musculaire“ und „hyperexcitabilité neuro-musculaire“ bezeichnet wurden. Die cutano-muskuläre Uebererregbarkeit bildet nach Charcot's Lehre, wie wir schon sahen, ein wichtiges Merkmal der somnambulen Phase des grossen Hypnotismus; dieselbe ist dadurch charakterisirt, dass durch leichte Hautreizung (Streichen) sich Muskelcontrakturen zunächst unterhalb der gereizten Hautpartie, bei Fortsetzung des Reizes auch in grösserer Ausbreitung hervorrufen lassen, die nach ihrer Entwicklung durch einen erneuten Hautreiz wieder zu beseitigen sind. Die neuro-muskuläre Uebererregbarkeit, welche nach Charcot lediglich in der lethargischen Periode des grossen Hypnotismus sich findet, gibt sich dadurch kund, dass die Muskeln durch einen mechanischen Reiz, welcher auf sie selbst, ihre Sehnen oder die sie versorgenden Nerven einwirkt, in Contraktur versetzt werden.

In Bezug auf die beiden eben erwähnten Gruppen von Phänomenen ist vor Allem zu bemerken, dass dieselben von einer Reihe auf dem Gebiete der Hypnose sehr erfahrener Autoren (Bernheim, Liébeault, Forel, Moll u. A.) nie beobachtet wurden, während eine, allerdings kleinere Anzahl von Forschern, abgesehen von Schülern Charcot's, deren Vorkommen wenigstens in einzelnen Fällen zu constatiren vermochte. Ich selbst konnte

ebenfalls Anzeichen von dem Bestehen einer cutano- oder neuro-
musculären Uebererregbarkeit in keinem meiner Fälle entdecken.
Unter denjenigen, welche Charcot's Befunde zu bestätigen vermochten, ist in erster Linie Heidenhain zu erwähnen. Dieser
Autor sah ebenfalls bei leichter Hautreizung in der Hypnose
Muskelcontracturen eintreten, in deren Ausbreitung er eine gewisse Gesetzmässigkeit feststellen zu können glaubte.

Er beobachtete auch bei Reizung gewisser Hautstellen das
constante Auftreten bestimmt localisirter Bewegungen (z. B. beim
Bestreichen der Haut neben den Dornfortsätzen der oberen Brust-
wirbel, Erhebung der Arme unter leichter Beugung derselben).

Heidenhain konnte die fraglichen Erscheinungen, die er
wie Charcot als einfache Reflexe deutete, bei manchen Versuchspersonen auch nach völligem Erwachen aus der Hypnose längere
Zeit hindurch hervorrufen. Heidenhain's Beobachtungen wurden
durch andere Breslauer Forscher, Berger und Grützner, bestätigt.

In Italien wurde die Phänomene der cutano-muskulären und
neuro-muskulären Uebererregbarkeit bei einzelnen hypnotisirten
Hysterischen durch Tamburini und Sepilli[1), Rummo und
Vizioli constatirt; in Ungarn gelang es gleichfalls mehreren
Forschern, Laufenauer, Högyes und Schaffer, in einzelnen
Fällen die fraglichen Erscheinungen nachzuweisen und durch ein-
gehendes Studium derselben interessante neue Thatsachen zu Tage
zu fördern.

In Oesterreich trat für die Charcot'schen Phänomene Obersteiner ein, welcher Autor speciell als Beleg für das Vorkommen
der neuro-muskulären Uebererregbarkeit eine Selbstbeobachtung
anführt.

[1) Tamburini und Sepilli betrachten die neuro- und cutano-muskuläre
Uebererregbarkeit als Aeusserung einer und derselben Veränderung des Nervensystems; sie bemerken: „Die sogenannte neuro-muskuläre Hyperexcitabilität
(die Geneigtheit zu Contraction und Contractur auf mechanische Reize) ist
charakteristisch für den lethargischen Zustand, die plastische Biegsamkeit der
Muskeln für den kataleptischen, die allgemeine Contractur für den somnambulen; insgesammt sind sie aber nur Aeusserungen der erhöhten Erregbarkeit der motorischen Centralapparate, die sich unter verschiedenen Formen
von Muskeltonus kundgeben, je nach Dauer und Stärke der angewendeten
Reizmittel."

Wenn nun auch nach dem Mitgetheilten an dem thatsächlichen Vorkommen der von Charcot beschriebenen Phänomene
bei Hypnotisirten nicht zu zweifeln ist, so ist doch andrerseits die
Lehre der Salpêtrière in Betreff der Beschränkung der fraglichen
Phänomene auf gewisse Stadien oder Formen der Hypnose ohne
ausreichende Bestätigung geblieben. Selbst eine Anzahl französischer Beobachter, welche im Uebrigen Charcot's Lehren bezüglich des Hypnotismus anhängen, weichen in diesem Punkte von
ihm ab So findet sich nach Dumontpallier, Magnin und
Bottey die neuro-muskuläre Uebererregbarkeit nicht nur in der
Lethargie, sondern in allen Stadien des grossen Hypnotismus.
Gilles de la Tourette fand, dass die neuro- und cutano-
muskuläre Uebererregbarkeit gleichzeitig nebeneinander in allen drei
Stadien des Grand hypnotisme bestehen können, und er ist zu dem
Geständnis genöthigt, dass die Charcot'sche Beschränkung nur
für die typischsten Fälle gilt. Auch die ungarischen Beobachter
fanden die fraglichen Phänomene unabhängig von den Charcot-
schen Stadien. Schaffer beobachtete übrigens auch Individuen,
bei welchen lediglich die cutano-muskuläre und keine Spur von
neuro-muskulärer Uebererregbarkeit nachzuweisen war. Durch die
Untersuchung der ungarischen Forscher erfuhren die Beobachtungen
Charcot's betreffs der bei Hautreizungen auftretenden Contracturen eine sehr beachtenswerthe Erweiterung. Högyes und
Laufenauer fanden, dass bei manchen tiefhypnotisirten Hysterischen nicht lediglich durch Hautreize, sondern durch jeden sen-
soriellen Reiz die willkürliche Körpermuskulatur in starre Contractur
zu versetzen ist. Aehnlich wie Heidenhain sahen sie bei
Reizung bestimmter Hautstellen constant verschieden localisirte
Contracturen auftreten, so z. B. bei Streicheln der Haut einer
Stirnhälfte Starre beider Oberextremitäten. Diese Contracturen
wurden durch Anblasen der Haut beseitigt. Högyes und
Laufenauer deuteten die fraglichen Contracturen als reine
Reflexerscheinungen und ersterer Autor nahm an, dass die die
Reflexrigidität bedingende Veränderung in der grauen Substanz
der Hinterhörner ihren Sitz habe. Laufenauer konnte auch
durch mechanische Reizung von Nerven Contracturen in den von
diesen versorgten Muskeln hervorrufen. Bei seinen Versuchen

wurden die motorischen Punkte der einzelnen Nerven gereizt, wodurch Contractur derjenigen Muskeln herbeigeführt wurde, welche bei faradischer Reizung der betreffenden Stelle sich contrahiren. Mechanische Reizung der motorischen Muskelpunkte ergab Contractur der betreffenden Muskeln.

Reizung der motorischen Punkte im Gesichte hatte nicht Contracturen (wie die der übrigen motorischen Punkte). sondern lediglich Contractionen der betreffenden Muskeln zur Folge, welche sich auf die Reizdauer beschränkten. Des Weiteren fand Laufenauer, dass mit der Wiederholung der Versuche die Contractionen präciser und stärker in Erscheinung traten. Laufenauer und Högyes ermittelten ferner. dass die Phänomene der neuro- wie der cutano-muskulären Uebererregbarkeit auch im wachen Zustande hervorzurufen sind. Das Gleiche wurde bezüglich der neuro-muskulären Uebererregbarkeit von Schaffer in dem Falle eines 15jährigen hysterischen Mädchens constatirt. Letzterer Autor beobachtete wie Laufenauer und Högyes bei 2 Hysterischen den Eintritt von Contracturen auf sensorielle Eindrücke beliebiger Art (Haut-. Licht-. Gehörreize etc.): er sah aber auch die gleichen Effecte eintreten. wenn er suggerirte Hallucinationen von Sinneseindrücken. z. B. Hallucination eines Stimmgabeltones. einer Berührung etc. bei den Hypnotisirten hervorrief. Suggerirte Anästhesie in einem Sinnesgebiete verhinderte das Auftreten von Contracturen bei Reizeinwirkung auf den betreffenden Sinn. So führte bei suggerirter Hemianästhesie tactile Reizung auf der anästhetischen Seite keine Contractur herbei: bei suggerirter Taubheit blieben Gehörreize wirkungslos. Des Weiteren fand er. dass suggerirte Anästhesie eines Sinnesorganes die Auslösung von Contracturen durch sensorielle Reize jeder Art auf der gleichen Seite verhinderte oder wenigstens verzögerte.

Bezüglich der Localisation der Contracturen verhielten sich die beiden von Schaffer näher untersuchten Fälle verschieden. In dem einen Falle stellten sich auf einseitige Reize nur Hemicontracturen[1]. auf doppelseitige Reize bilaterale Contracturen ein. während in dem anderen Falle jeder Reiz bilaterale Contracturen hervorrief, dabei jedoch von manchen Hautstellen nur Extensions-, von anderen nur Flexionscontracturen

---

[1] Nur Reizung des gelben Fleckes der Retina ergab laterale Contracturen.

auszulösen waren. Die Contracturen begannen in beiden Fällen bei tactiler Reizung an dem betreffenden Körpertheile und breiteten sich ähnlich wie bei corticaler Epilepsie, entsprechend der Anordnung der corticalen motorischen Centren aus. Bez. der Lösung der Contracturen ergab sich in beiden Fällen der Unterschied, dass dieselbe im ersten Falle durch alle die Reize, welche sie hervorriefen, auch wieder beseitigt werden konnten, während dies in Fall II wenigstens eine Zeit lang nur durch tactile Reizung einer gewissen Hautstelle zu erreichen war.

Hinsichtlich der Deutung der im Vorstehenden angeführten Phänomene gehen die Ansichten noch immer auseinander. Die Vertreter der Nancyer Schule sind der Anschauung, dass die Erscheinungen der cutano- wie neuro-muskulären Uebererregbarkeit auf Suggestion beruhen. Sie nehmen an, dass der Hypnotisirte bei Anwendung dieses oder jenes Reizes weiss, welche Wirkung erwartet wird, und dass diese Vorstellung die in Frage stehenden Contracturen hervorruft. Als Beleg für diese Auffassung wurde angeführt, dass sich im Somnambulismus beliebige Contracturen durch Suggestion herbeiführen lassen und die Phänomene der neuro-muskulären Uebererregbarkeit (Beschränkung der Contracturen auf bestimmte Muskelgruppen bei Druck auf bestimmte Nerven) in präciser Weise in der Salpêtrière erst nach öfteren Vorversuchen erzielt wurden (Gilles de la Tourette). Auch wurde darauf hingewiesen, dass nach den Angaben einzelner Schüler Charcot's die Contracturen im Somnambulismus nur durch einzelne Personen erzeugt werden konnten.

Die Schule der Salpêtrière betrachtet dagegen die in Frage stehenden Contracturen als reine Reflexphänomene (subcorticale Reflexe) und nimmt bezüglich der cutano- und neuro-muskulären Uebererregbarkeit nur den Unterschied an, dass die Erscheinungen der ersteren durch einen im cutanen Reflexbogen, die der letzteren durch einen im muskulären Reflexbogen sich abspielenden Vorgang zu Stande kommen. Zu ähnlichen Anschauungen bekennen sich die erwähnten italienischen Forscher, ferner Laufenauer und Högyes, wie wir sahen, und Obersteiner. Schaffer hält ebenfalls an der Reflexnatur der fraglichen Contracturen fest; er glaubt speciell bei seinen Beobachtungen in Anbetracht der Vorsichtsmaassregeln, die er traf (Experimentiren ohne jede Bemerkung in Gegenwart der Versuchsperson), suggestive Einflüsse völlig aus-

schliessen zu können. und betont. dass in seinen Fällen sich die
Contracturen nicht nur durch ihn selbst. sondern auch durch
andere Personen (Collegen) hervorrufen liessen. Er betrachtet
jedoch die von ihm beobachteten Contracturen als corticale Reflexe.
wofür er als Beweis die erwähnten Wirkungen der Suggestion
(Verhinderung der Contracturen durch suggerirte Anästhesien, Hervorrufung derselben durch suggerirte Hallucinationen) anführt.
Schaffer glaubt. durch diese Annahme die die Frage der Reflexcontracturen umgebenden Schwierigkeiten beseitigt und dem bisherigen Widerstreite der Auffassungen die Spitze abgebrochen zu
haben. weil nach seiner Ansicht auch die Suggestion einen corticalen
(psychischen) Reflex darstellt und ihr Wesen in primärer Association
besteht, wie wir schon erwähnten. Der Eintritt einer Contractur
auf einen Sinnesreiz ist nach ihm ebenfalls auf eine Beschränkung
der Association zurückzuführen. So erregt irgend ein Lichtein-
druck Contractur. weil in der Hypnose die durch denselben ausgelösten corticalen Erregungen in ihrer Totalität auf die corticalen
motorischen Centren überströmen, während dieselben im wachen
Zustande nach verschiedenen Richtungen hin sich vertheilen.
Dieser Vorgang kann durch den Ausfall hemmender Einflüsse
(Heidenhain) zu Stande kommen. Die Seltenheit der hypnotischen Reflexcontracturen glaubt Sch. dadurch erklären zu können.
dass die centralen Hemmungsvorgänge in der Hypnose selten so
tief sinken. wie es zum Auftreten der Contracturen erforderlich ist.

Wenn wir unsere eigene Auffassung resumiren sollen. so darf
man nach dem derzeitigen Stande der Forschung wohl nicht daran
zweifeln, dass in der Hypnose durch verschiedene Sinnesreize auf
reflectorischem Wege Contracturen ausgelöst werden können: es
ist auch wenigstens sehr wahrscheinlich, dass die betreffenden
Reflexvorgänge in der Grosshirnrinde sich abspielen. Ein Anderes
ist jedoch die Frage. ob die in Rede stehenden Contracturen als
Erscheinungen des hypnotischen Zustandes zu betrachten sind.
Wenn es sich um Phänomene handelt, die so selten sind wie die
hier diskutirten, Phänomene, die unter tausend Hypnosen vielleicht
noch nicht ein Mal sich constatiren lassen, so wird man eine
Prüfung der Frage nicht umgehen können, ob die denselben zu
Grunde liegenden Vorgänge im Nervensysteme durch die Hypnose

als solche bedingt sind oder die nervöse Constitution der Versuchsperson hiefür verantwortlich zu machen ist. Der Umstand, dass die Erscheinungen der neuro- und cutano-muskulären Uebererregbarkeit von fast allen Autoren nur bei Hysterischen und in einzelnen Fällen auch im wachen Zustande beobachtet wurden, lässt uns letztere Annahme, zu der auch Laufenauer und Högyes neigen, als die berechtigtere erscheinen. Wir haben es also hier im Grunde mit hysterischen Erscheinungen zu thun, zu deren Entwicklung die Hypnose lediglich den Anstoss gibt.

Die reflectorische Natur der Phänomene der neuro-muskulären Uebererregbarkeit erscheint uns übrigens noch keineswegs bewiesen: wir halten einen suggestiven Ursprung derselben, obwohl wir den Einfluss der Dressur bei Hypnotisirten nicht verkennen, für höchst unwahrscheinlich, dagegen eine directe Erregung der fraglichen Contracturen durch den auf den Nerv oder Muskel ausgeübten mechanischen Reiz, ähnlich wie bei der Elektrisirung, für sehr wohl möglich.

§ 13.
Herzthätigkeit und Respiration.

Die Angaben über das Verhalten der Herzthätigkeit und der Athmung in der Hypnose bei Mangel suggestiver Beeinflussung dieser Functionen lauten zum Theil abweichend, und es unterliegt wohl keinem Zweifel, dass die differenten Befunde verschiedener Beobachter auf Nichtberücksichtigung der mit der Hypnotisirung verknüpften· Umstände wie des psychischen Verhaltens der Versuchsindividuen zurückzuführen sind.

Braid fand in der Hypnose anfänglich Puls und Respiration verlangsamt, später mit dem Eintritt von Katalepsie beschleunigt. Heidenhain beobachtete ebenfalls erhöhte Pulsfrequenz in der Hypnose. Tamburini und Sepilli, welche bei ihren Untersuchungen sich vortrefflicher graphischer Methoden bedienten, sahen beim Uebergang vom wachen Zustand in die Hypnose die Athemzüge frequenter, tiefer und ungleichmässig werden. Im tieferen Schlafe fanden sie die Respiration oberflächlich und immer frequent. Die Herzthätigkeit zeigte sich bei ihrer Versuchsperson beim Uebergang vom wachen Zustande in die Hypnose stets verstärkt und frequenter, dabei auch das Gesicht stärker geröthet.[1] Preyer, Bernheim und Moll haben jedoch schon darauf hingewiesen, dass die von Braid und den italienischen Autoren benutzte Fixation allein wegen der damit verknüpften psychischen Anstrengung im Stande ist, Puls und Athmung zu beschleunigen. Die Fixation erklärt auch die bei der Fascination nach Brémaud auftretende Pulsbeschleunigung. Aehnlichen Einfluss wie die Fixation kann die namentlich bei den ersten Hypnotisirungsversuchen oft eintretende gemüthliche Erregung auf Respiration und Herzthätigkeit äussern. Ich habe offenbar als Folge solcher Erregungen bei weiblichen Personen mehrfach in der ersten Zeit nach dem Eintritt der Hypnose auffallend beschleunigte Respiration beobachtet. Bei Individuen, die auf suggestivem Wege eingeschläfert werden und die bei der Einschläferung in voller Gemüthsruhe bleiben, konnte Bernheim in der Hypnose keine Veränderung der Puls- und Athmungsfrequenz, auch keinen Unterschied in der sphygmographischen Curve gegenüber dem wachen Zustande constatiren.[2]

Hiermit stimmen Lloyd Tuckey's und meine Erfahrungen völlig überein. Auch bei Irregularität der Herzthätigkeit, öfterem Aussetzen des Pulses z. B. konnte ich eine deutliche Veränderung in dem Modus der Herzaction während der Hypnose nicht constatiren. Suggestive Beeinflussung, Verlangsamung sowohl als Beschleunigung des Pulses, wurde von verschiedenen Beobachtern (Beaunis, Moll, Bramwell, Morselli, Lloyd Tuckey u. A.) erzielt. Ich konnte bei nervösen Functionsstörungen des Herzens (Neurasthenia cordis) durch hypnotische Suggestion mehrfach Verlangsamung der beschleunigten Herzthätigkeit herbeiführen, auch Kräftigung der

---

[1] Dieselben Autoren fanden auch verschiedenes Verhalten der respiratorischen und circulatorischen Thätigkeit in den 3 Charcot'schen Stadien des grossen Hypnotismus.

[2] Aus sehr sorgfältigen graphischen Untersuchungen, welche Morselli an einem gesunden Mädchen anstellte, ergab sich, dass ausser einer geringen Zunahme in der Fülle des Pulses, Erhöhung der Pulscurve und grösserer Gleichmässigkeit der Respiration (Verschwinden der Schwankungen in der respiratorischen Curve) in der Hypnose keine auf diesen Zustand selbst zurückzuführende Veränderung der Herz- und Athmungsthätigkeit eintritt.

Herzaction bei ausgesprochener Herzschwäche bewirken. Dagegen war ich nicht im Stande, in einem Falle, in welchem neben intercurrenten, stundenlang andauernden Anfällen von Beschleunigung und Irregularität der Herzaction andauernde Verlangsamung dieser bestand (Puls 50 und darunter), durch hypnotische Eingebungen eine deutliche Steigerung der herabgesetzten Pulsfrequenz zu erzielen. Auch die anfallsweise eintretenden Pulsveränderungen erwiesen sich suggestiven Einwirkungen in diesem Falle wenig zugänglich.

Dass auch die respiratorische Thätigkeit durch hypnotische Eingebung zu beeinflussen ist, unterliegt keinem Zweifel. Jendràssik konnte bei einer Person dadurch, dass er ihr in der Hypnose suggerirte, sie könne nicht mehr athmen, die Respiration für 3 Minuten zum Stillstand bringen.

§ 14.

Vasomotorische und trophische Vorgänge.

Lloyd Tuckey fand im tieferen hypnotischen Schlafe fast constant tonische Contraction der Capillaren und kleineren Arterien. so dass erhebliche Einstiche keine Blutung herbeiführten.

Durch hypnotische Eingebungen lassen sich auch die vasomotorischen und trophischen Vorgänge an peripheren Theilen beeinflussen.

Dumontpallier konnte in mehreren Versuchen durch Suggestion eine locale Temperatursteigerung bis um 3 Grade herbeiführen. Auch mir gelang es durch hypnotische Eingebung eine locale Temperaturerhöhung hervorzurufen. Ich suggerirte einer Somnambulen: „Ihre rechte Hand wird warm und feucht. Ihre linke kalt": hierauf gab ich der Somnambulen in jede Hand einen Thermometer und sorgte durch stetige Ueberwachung dafür. dass beide Instrumente während einer Stunde von den Händen fest umschlossen blieben. Nach Ablauf der Stunde wies das Thermometer der rechten Hand einen Grad mehr auf als das der linken, die rechte Hohlhand war auch röther und fühlte sich wärmer an als die linke; hinsichtlich der Feuchtigkeit fand sich jedoch kein deutlicher Unterschied zwischen beiden Händen. Beide Hände waren etwas feucht, die Hypnotisirte war etwas mit Schweisshänden behaftet.

Die Hervorrufung localer Hautröthung durch hypnotische Eingebungen gelang auch verschiedenen anderen Beobachtern (Beaunis, Myers, Forel). Man kann durch entsprechende Eingebungen auch die Andauer dieser Röthung für längere Zeit 24—48 Stunden bewirken (Beaunis).

In einzelnen Fällen gelang es auf suggestivem Wege, auch Blutungen zu verursachen. (Bourru und Burot, Berjon, Mabille u. A.).

So konnten Bourru und Burot in Rochefort bei einem jungen hysteroepileptischen Soldaten Nasenbluten zu einer bestimmten Stunde dadurch herbeiführen, dass sie den Eintritt der Blutung für die betreffende Zeit suggerirten. Bei demselben Individuum konnte Dr. Mabille von der Irrenanstalt Lafond an verschiedenen Körperstellen Blutungen, ähnlich den viel besprochenen Stigmatisationen mancher Hysterischer, bewirken.

Mabille fand, dass auch durch Autosuggestionen in der Hypnose Blutungen hervorgerufen werden können. [1] Suggestive Beeinflussung der Menstruation ist einer Reihe von Beobachtern gelungen. (Liébeault, Voisin, Bernheim, Forel, Gascard

---

[1] Man hat sich früher hinsichtlich der sogenannten Stigmatisation bei Hysterischen d. h. des Auftretens rother Flecken mit folgender Blutung in die Haut und auf dieselbe an den Wundmalen Christi entsprechenden Körperstellen vielfach einer Skepsis hingegeben, welche den vorliegenden Thatsachen gegenüber nicht gerechtfertigt erscheint. Dass in einzelnen Fällen die Stigmata artifiziell hervorgerufen wurden und sohin einfach Betrug vorlag, hierüber besteht kein Zweifel. Allein die uns derzeit bekannten Erfahrungen über die Wirkung der Suggestion auf die trophischen und vasomotorischen Vorgänge in den Hautgebilden liefern uns genügende Anhaltspunkte für die Erklärung der Stigmatisationserscheinungen, so dass kein Anlass mehr besteht, an der früheren Skepsis bezüglich der Thatsachen an sich festzuhalten. Es kann nicht einmal als besonders auffällig betrachtet werden, wenn bei einzelnen Hysterischen, die sich in ihren Gedanken anhaltend mit den Wundmalen Christi beschäftigen, Hautblutungen an den entsprechenden Körperstellen, namentlich, wenn diese Stellen, wie es bei Louise Lateau von Boëns constatirt wurde, auch mechanisch durch Reiben mit den Fingern oder einem rauhen Tuche irritirt werden.

und Berillon. Brunnberg u. A.) Man kann durch Eingebung in der Hypnose den Eintritt der menstrualen Blutung sowohl hinausschieben als beschleunigen, ebenso auch die Quantität der Blutung vermehren oder verringern. Ueber einen Fall, in welchem mir die Verkürzung der 6 Tage betragenden Menstruationszeit um die Hälfte auf suggestivem Wege gelang, wird an späterer Stelle berichtet werden. Eine Verringerung sehr starker Menstrualblutungen konnte ich in keinem der von mir behandelten Fälle durch hypnotische Eingebung erzielen; dagegen war ich im Stande, bei einer Hysterischen mit sehr schwachen Menses durch Suggestionen eine Vermehrung des Menstrualflusses für eine Anzahl von Monaten herbeizuführen.

Es ist ferner gelungen, auf suggestivem Wege Blasenbildungen an der Haut zu verursachen. Man bediente sich hiebei verschiedenartiger Eingebungen. Jendrássik und Krafft-Ebing suggerirten ihrer Versuchsperson, dass eine Verbrennung der Haut durch Andrücken eines Gegenstandes, (Scheere, Dose, Wäschemarke etc.) stattfinde; an der betreffenden Stelle fand sich nach mehreren Stunden eine Brandblase von der Form des betreffenden Gegenstandes. Auch von Rybalkin und in der Salpêtrière wurden ähnliche Hautveränderungen durch das Suggeriren einer Verbrennung herbeigeführt. Focachon in Charmes, der seine Versuche zum Theil unter Controlle Bernheims und anderer Nancy'er Forscher anstellte, erzielte Blasenbildung dadurch, dass er einer Hypnotisirten an der linken Schulter Briefmarken aufklebte und ihr dabei suggerirte, man habe Blasenpflaster aufgelegt.

Den Nancyer Autoren gelang auch das entgegengesetzte Experiment, die Verhinderung der Wirkung eines Blasenpflasters durch entprechende hypnotische Eingebungen. Forel, welcher sich ebenfalls mit suggestiver Hervorrufung von Hautveränderungen beschäftigte, konnte bei dem Versuche, auf suggestivem Wege Blasenbildung zu erzielen, nur die Entwicklung kleiner akneartigen Pusteln herbeiführen. [1]

[1] Forel stellte, wie Moll berichtet, noch verschiedene andere Versuche an, auf suggestivem Wege Hautveränderungen zu bewirken. Da hiebei eine entsprechende Beobachtung der Versuchsperson nicht geübt wurde, erscheinen dieselben jedoch nicht weiter verwerthbar.

Ueber Versuche, durch hypnotische Eingebungen Hautveränderungen herbeizuführen, berichtete auch von Schrenck-Notzing. Die betreffenden Experimente wurden an einem 20jährigen nicht hysterischen Dienstmädchen, dessen Haut die Erscheinungen gesteigerter vasomotorischer Erregbarkeit (Röthung bei leichtem Druck etc.) aufweist, zum Theil in Aschaffenburg durch die Herren Dr Flach, Offner und Parish, zum Theil in München in Gegenwart einer Reihe von Ärzten, unter denen ich mich befand, angestellt. Die Versuche in Aschaffenburg, die jedoch nicht mit den erforderlichen Cautelen angestellt wurden, ergaben positive Resultate. So wurde in einem Experimente die Bildung einer Blase am linken Arme suggerirt und die gewählte Stelle mit einer Gazebinde bedeckt; am nächsten Morgen fand sich an der betreffenden Stelle eine markstückgrosse Blase. Die Versuche in München führten zu keinem sicheren Resultate. Bei dem ersten Experimente wurde dem hypnotisirten Mädchen eine Verbrennung an einer Stelle des rechten Armes mit einem glühenden Gegenstande suggerirt und über die betreffende Stelle eine Art Gehäuse mit einem Fenster angebracht, um die Beobachtung der Hautstelle zu ermöglichen. Das Gehäuse wurde durch einen complicirten Verband befestigt, auch die linke Hand mit einem Verband versehen. Beide Verbände fanden sich nach 24 Stunden, obwohl die Person fortwährend unter Beobachtung stand, zum Theil gelöst und das angelegte Gehäuse verschoben. Nach Entfernung des Verbandes zeigte sich an der Volarseite des Unterarms, (nicht an der Dorsalseite, wie man suggerirt hatte) eine ovale, 3 cm. lange und 2 cm. breite Stelle mit leicht geröthetem Rande, deren innere Partien weisslich, wie leicht verschorft, aussahen; die Veränderung der Haut erinnerte an eine Verbrennung ersten Grades. Da die Möglichkeit vorlag, dass durch den Verband hindurch ein Druck auf die betreffende Hautstelle ausgeübt worden war — der Versuch sohin nicht als entscheidend angesehen werden konnte, wurde das Experiment mit der Modification wiederholt, dass ein Gypsverband angelegt wurde, um mechanische Insulte der gewählten Hautstelle zu verhindern. Das Resultat war in diesem Falle völlig negativ.

von Schrenck-Notzing hält mit Rücksicht auf die zuletzt mitgetheilte Beobachtung auch die von anderen Forschern (den Nancy'er Autoren, Krafft-Ebing etc.) berichteten, anscheinend erfolgreichen Versuche, auf suggestivem Wege anatomische Hautveränderungen hervorzurufen, für nicht genügend beweiskräftig, da bei der Durchführung derselben nicht alle zur Verhütung von Täuschungen erforderlichen Vorkehrungen getroffen wurden, und er gelangt zu der Ansicht, dass „die Behauptung sogenannter suggestiv erzeugter Vesication bis jetzt keineswegs mit wissenschaftlicher Gründlichkeit erwiesen ist."

Wir können die von dem Autor geäusserten Bedenken nicht völlig theilen, doch scheint uns eine weitere Prüfung der Frage immerhin wünschenswerth. Der von von Schrenck-Notzing bekundete Skepticismus ist sicher einer Beobachtung Charcots gegenüber nicht am Platze, welcher die Einwirkung hypnotischer Eingebungen auf die trophischen und circulatorischen Vorgänge in der Haut in sehr frappanter Weise darlegt. Charcot gelang es, auf suggestivem Wege das sogenannte blaue Oedem der Hysterischen hervorzurufen. Einem Hysterischen wurde von ihm in der Hypnose an fünf aufeinanderfolgenden Tagen suggerirt, dass seine rechte Hand anschwelle, grösser als die andere und blauroth, ferner hart und allmählich auch kälter werde. Unter dem Einflusse dieser Eingebungen schwoll die rechte Hand enorm an, so dass sie nahezu den doppelten Umfang der anderen erreichte; sie wurde auch cyanotisch und hart, und ihre Temperatur sank um etwa 3 Grade.

Auch gegen eine von Forel mitgetheilte Beobachtung Wetterstrand's lassen sich kaum Einwände geltend machen. Wetterstrand gelang es bei einem 19jährigen Epileptischen, durch Eingebung in der Hypnose zwei Brandblasen an einer Hand hervorzurufen. Diese entstanden 8 Stunden nach erhaltener Eingebung. Das Versuchsindividuum war während der ganzen Zwischenzeit genau controllirt worden.

§ 15.

Secretionsvorgänge.

Schweisssecretion ist während der Hypnose von verschiedenen Autoren (Heidenhain, Preyer, Demarquay u. A.) beobachtet worden. Preyer z. B. erwähnt, dass er bei vielen Hypnotisirten, aber auch bei solchen, „welche etwa nur eine halbe Stunde lang ruhig sitzend einen kleinen Gegenstand anstarrten", profuse Schweissabsonderung besonders am Kopfe bemerkte. Für mich unterliegt es keinem Zweifel, dass dieses Schwitzen bei Preyer's Versuchspersonen, soweit bei denselben gemüthliche Erregungen nicht im Spiele waren, lediglich auf die Anstrengung des Fixirens zurückzuführen ist und mit der Hypnose selbst nichts zu thun hatte. Ich selbst war nicht in der Lage, bei irgend einem meiner Hypnotisirten einen allgemeinen oder localen Schweissausbruch wahrzunehmen; dagegen unterliegt es keinem Zweifel, dass sich durch hypnotische Suggestion Schweisssecretion hervorrufen lässt[1] (Bottey). Das Gleiche gilt von der Speichelabsonderung; Thränenabsonderung kann durch suggestive Hervorrufung entsprechender Affectzustände, wie durch den suggerirten Geruch einer Zwiebel (Ch. Richet) herbeigeführt werden.

§ 16.
Verdauungsapparat.

Die Verrichtungen des Verdauungsapparates erfahren durch die Hypnose an sich keine Veränderungen, lassen sich jedoch durch die hypnotische Suggestion in verschiedenen Richtungen beeinflussen. Wir wissen, dass im Wachzustande bei nervösen Personen durch die Vorstellung ekelerregender Dinge oder gemüthlichen Erregungen Uebelkeit und Erbrechen hervorgerufen werden kann und auch Diarrhoeen nicht selten durch emotionelle Vorgänge verursacht werden (Schrecken, Angst, Aerger etc.). Es liegt daher nahe, dass die hypnotische Suggestion zu den gleichen Erscheinungen führen kann. Lloyd Tuckey gelang es in einem Falle, posthypnotisch Erbrechen herbeizuführen. Er suggerirte einem Säufer in der Hypnose, dass bei ihm Bier künftig wie ein Brechmittel wirken würde, und liess denselben nach dem Erwachen ein Glas Ale trinken; dasselbe wurde sofort erbrochen. von Krafft-Ebing veranlasste bei einer Versuchsperson durch hypno-

---

[1] Meine oben mitgetheilte Beobachtung zeigt jedoch, dass dies nicht immer gelingt.

tische Suggestion wässerige Stuhlentleerungen. Man kann ferner
bei an Obstipation leidenden Personen durch hypnotische Suggestion Stuhlgang erzielen und bei Personen mit regelmässiger
Darmfunction Entleerungen zu aussergewöhnlicher Zeit bewirken.

§ 17.

Stoffwechsel und Körpertemperatur.

Ueber das Verhalten des Stoffwechsels in der Hypnose wurden
schon von Brock (1880) und Gürtler (1882) Untersuchungen
angestellt. Da jedoch diese Beobachter es an vergleichenden
Untersuchungen über die Gestaltung des Stoffwechsels im Ruhe-
stande ohne Hypnose fehlen liessen, gestatten deren Ergebnisse
keine weitere Verwerthung. Voisin unternahm Stoffwechsel-
untersuchungen bei Hypnotisirten, um die Frage zu entscheiden:
ob die Hypnose ein pathologischer Zustand sei oder nicht.
Gilles de la Tourette hatte durch Untersuchungen an
mehreren Kranken nachgewiesen, dass bei Hysterischen während
der Anfälle gewisse Stoffwechselveränderungen regelmässig eintreten, die mit den im Zustande des grossen Hypnotismus zu beobachtenden übereinstimmen. Der Autor fand im hysterischen
Anfall und im grossen Hypnotismus Umkehr der Formel i. e.
Veränderung des Verhältnisses der Erdphosphate zu den alka-
lischen Phosphaten, welches normaliter 1:3 ist, dahin, dass dasselbe
1:2, selbst 1:1 wird, ausserdem Verringerung der Quantität des
Harnstoffes, der Phosphate und des fixen Rückstandes, auch Abnahme
des entleerten Urins. A. Voisin versetzte mehrere Patienten,
die an periodischer Geistesstörung litten, 15—30 Tage in den
hypnotischen Zustand und untersuchte mit Dr. Harant vor und
während desselben sorgfältig den Urin; hiebei fand er in der
Hypnose dieselbe Veränderung im Verhältnis der Erd- und Alkali-
phosphate (Umkehr der Formel) wie Gilles de la Tourette,
im Uebrigen jedoch Veränderungen entgegengesetzter Art,
Vermehrung der Quantität des Harnstoffes, des fixen Rückstandes
und der Phosphorsäure. Voisin folgerte aus seinen Beobachtungen, dass die Hypnose kein pathologischer Zustand sei. Da

Voisin's Untersuchungen an Geisteskranken angestellt wurden, dürfte eine weitere Prüfung des Harnverhaltens bei gesunden Hypnotisirten noch am Platze sein.

Die Körpertemperatur ist ebenfalls einer Beeinflussung durch die hypnotische Suggestion zugänglich. Besonders interessant sind in dieser Beziehung die Resultate, welche von Krafft-Ebing bei der hysterischen Ilma Szandor in Graz erzielt wurden. Dem Autor gelang es durch einfache verbale Suggestion in der Hypnose bei der Versuchsperson bestimmte, sowohl im Bereich der Norm liegende, als gesteigerte und subnormale Temperaturen für längere Zeit herbeizuführen. So wurde der Patientin am 21. II. Morgens die Suggestion gegeben, 3 Tage lang vom 22. an 37,0 zu messen. Die Temperatur der Patientin war am 21. Morgens 36,8. Abends 37,4.

Am 22. Morgens 37,1
Abends 37,0
Am 23. Morgens 37,0
Abends 37,0
Am 24. Morgens 37,0

Am 29. II. erhält die Patientin die Suggestion, am Abend und die folgenden Tage 36,0 zu messen. Die Temperatur betrug in Folge gemüthlicher Erregungen 40,0

am 1. III. Morgens 36,0
Abends 36,0
am 2. III. Morgens 36,1

Marès und Hellich gelang es ebenfalls, bei Hypnotisirten mehrfach subnormale Temperaturen für längere Zeit bis zu 34,5 herbeizuführen und zwar dadurch, dass sie bei den Versuchspersonen durch hypnotische Suggestion das Gefühl für Kälte und Wärme aufhoben.

VIII. Kapitel.
Die pathologische Hypnose.

Wir haben im Vorstehenden die Erscheinungen der normalen Hypnose kennen gelernt; neben dieser begegnen wir insbesonders bei Hysterischen hypnotischen Zuständen, in welchen krankhafte Erscheinungen verschiedener Art spontan auftreten und dem Gesammtbilde der Hypnose einen mehr oder minder ausgeprägten pathologischen Charakter verleihen. Wir bezeichnen derartige Hypnosen, genauer gesagt, Mischformen von Hypnosen und hysterischen Zuständen als pathologische Hypnosen. Schon den älteren Magnetiseuren war die Thatsache bekannt, dass durch Hypnotisirungsproceduren mitunter hysterische, insbesonders lethargische und Krampfanfälle hervorgerufen werden. Diese durch den Hypnotisirungsversuch unmittelbar ausgelösten, rein hysterischen Attaquen bleiben hier ausser Betracht, da eine pathologische Hypnose nur in den Fällen angenommen werden kann, in welchen neben den hysterischen Symptomen Erscheinungen des hypnotischen Schlafes nicht mangeln. Als Uebergangsform zwischen den normalen und den pathologischen Hypnosen kommen hier zunächst die hypnotischen Zustände in Betracht, in deren Verlauf somnambule Träume auftreten. Vogt hat, wie wir an früherer Stelle erwähnten, gefunden, dass Individuen, die in ihrem spontanen Nachtschlafe häufig somnambul träumen, auch besonders dazu disponirt sind, derartige Träume in der Hypnose zu zeigen. Mit dem Auftreten derselben erfährt das Rapportverhältnis gewöhnlich eine Aenderung. Der Hypnotisirte bleibt nicht mehr für jede beliebige Eingebung seitens des Hypnotiseurs empfänglich, er reagirt auf verbale und andere Einwirkungen des Hypnotiseurs, die sich seinem Trauminhalte nicht anpassen, entweder überhaupt nicht oder nicht in der erwarteten Weise, indem er z. B. Bemerkungen des Hypnotiseurs als von einer in seinem Traume auftretenden Person herrührend auffasst. Den Inhalt der somnambulen Träume bildet nach Vogt immer ein öfters erlebter und daher leicht hervorzurufender Bewusstseins-

zustand. Vogt hat sich auch eingehend mit dem Entstehungsmodus dieser Träume und der Differentialdiagnose derselben gegenüber den ihnen sehr nahestehenden hysterischen Somnambulien beschäftigt. Als veranlassende Momente fand der Autor neben gemüthlichen Erregungen suggestive Einflüsse [1] und Uebergang einer
leichten Hypnose in tiefen, nicht mehr suggestiv erzeugten Schlaf.
In differential-diagnostischer Hinsicht unterscheiden sich nach Vogt
die somnambulen Träume von den hysterischen Somnambulien dadurch, dass in denselben Affecte nie eine pathologische Intensität
erlangen, das Wachsein stärker eingeengt als bei den hysterischen
Somnambulien und ein sofortiges Erwecken möglich ist. Ich kann
nach meinen Erfahrungen von diesen drei Momenten nur dem
letzteren eine entschiedene diagnostische Bedeutung beimessen;
daneben sind jedoch auch die Umstände, unter welchen die somnambule Bewusstseinsveränderung eintritt, für die diagnostische
Auffassung des Charakters derselben von Wichtigkeit. Stellt sich
die Somnambulie ein, während der Hypnotisirte sich selbst überlassen, schläft, so wird man namentlich, wenn dieser auch im
natürlichen Schlafe somnambul träumt und sein Verhalten in der
Hypnose von dem im natürlichen Schlafe nicht ganz auffällig ab-
weicht, dieselbe nicht als eine pathologische Erscheinung betrachten
dürfen. Dies ist dagegen der Fall, wenn während suggestiver Beeinflussung des Hypnotisirten durch den Hypnotiseur unter Aenderung oder Aufhebung des Rapportverhältnisses die Somnambulie
sich entwickelt. Andererseits muss ich dagegen Vogt beipflichten,
wenn er die Auffassung bekämpft, nach welcher somnambule Träume
wegen ihres häufigen Vorkommens bei Hysterischen und im Gefolge gemüthlicher Erregungen durchwegs ein Symptom der Hysterie
bilden sollen.[2] Die abnorme gemüthliche Erregbarkeit der Hysterischen disponirt dieselben zwar im besonderen Maasse zu somnambulen Träumen, solche Träume können jedoch selbst in prägnantester
und ausgesprochen pathologischer Entwicklung (Nachtwandeln)

---

[1] Der somnambule Traum kann zufällige Folge der Schlafsuggestion,
aber auch Wirkung gefühlsstarker Autosuggestionen sein.

[2] Vogt bezeichnet mich irrthümlicher Weise als Vertreter einer derartigen Anschauung; einen Beweis hiefür wird man in keiner meiner Publi-
kationen finden.

auch bei Personen sich vorfinden, welche nie Anzeichen von Hysterie darboten. Vogt gelangt zu dem Schlusse, dass die somnambulen Träume in der Hypnose zwar als abnorme, aber nicht als pathologische Erscheinungen zu betrachten sind, eine Auffassung, welcher die Berechtigung nicht abgesprochen werden kann.

Im Folgenden will ich zunächst zwei Fälle mittheilen, in welchen die Hypnose durch somnambule Zustände complicirt war, die nach meiner Ansicht in das Gebiet der hysterischen Somnambulien gehören.

Beobachtung I. Der Fall betrifft eine 30jährige hysterische Frau, Gutsverwaltersgattin, die früher an Krampfanfällen und, während sie in meiner Behandlung sich befand, hauptsächlich an Kopfschmerzen und verschiedenen Zwangsvorstellungen (dass sie nicht mehr denken könne etc.) litt. Die Patientin, welche sich der Hypnotisirung ohne jedes Widerstreben unterzog, schläft auf Fixation und Suggestion alsbald ein, erweist sich jedoch im Schlafe zunächst suggestiver Beeinflussung der gebräuchlichen Art unzugänglich. Weder Katalepsie, noch Bewegungsautomatismus lassen sich hervorrufen. Sie beginnt, während ich mit ihr beschäftigt bin, alsbald im Schlafe spontan zu sprechen: „Was kostet jetzt die Gerste? Hat Dr. L. etwas über mich gesagt? Hat er Dir aufgetragen, mit mir recht strenge zu sein? Dadurch wirst Du mich nur noch aufgeregter machen etc.“ Es geht aus ihrem Gespräche hervor, dass sie sich mit ihrem Manne fortgesetzt unterhält. Während dieser Unterhaltung erweist sie sich jedoch für Bemerkungen, Fragen etc. meinerseits zugänglich, nur glaubt sie, dass das Gespräch von ihrem Manne ausgehe. Sie bemerkt z. B., als ich ihr erkläre, dass ich ihren Kopf magnetisiren werde und dass sie dadurch von ihrem Kopfschmerz befreit werden solle, „Du bist doch kein Doctor, Du verstehst das ja nicht“ Als ich darauf bemerkte, ob denn der zu ihr Sprechende niemand anderer als ihr Mann sein könne, meinte sie, es könne auch Dr. B. (ihr Hausarzt in H.) sein. Auf die Frage, ob es nicht Dr. L. sein könne, bemerkte sie: „Nein, Dr. L. ist doch in München und nicht in H.“. Es gelingt nur sehr schwer, sie davon zu überzeugen, dass ich (Dr. L.) mit ihr rede. Allein, auch nachdem ihr dies beigebracht ist, kehrt sie immer wieder zu der Auffassung zurück, dass der mit ihr Verkehrende ihr Mann sei. Sie richtet immer wieder an diesen gewisse Fragen und vernimmt anscheinend Antworten von demselben. Nachdem ich aufgehört hatte, mit ihr zu sprechen, fängt sie alsbald ihrer Gewohnheit gemäss an, für sich zu rechnen, um sich zu überzeugen, dass sie noch denken könne. Ich kann diese Selbstprüfung nur dadurch beenden, dass ich sie aufwecke. Nach dem Erwachen zeigt sich vollständige Amnesie für das Gesprochene.

Beobachtung II. betrifft eine in den 30er Jahren stehende, gemüthlich sehr erregbare (hysterisch veranlagte) Dame, welche häufig somnambul träumt, an hysterischen Anfällen irgend einer Art jedoch nicht gelitten hat. Zur Zeit der Hypnotisirung stand die Dame unter dem Einflusse gemüthlicher

Erregungen, ihr Befinden war jedoch völlig gut. die Hypnotisirung geschah lediglich behufs Vornahme von Hellsehversuchen, da sich bei einer vor Jahren bei ihr vorgenommenen Hypnotisirung hellseherische Fähigkeiten gezeigt haben sollten. Frau X. liess sich durch Verbalsuggestion und mesmerische Striche leicht in Schlaf versetzen: es wurden mit ihr zunächst verschiedene Hellsehversuche angestellt. die etwa 20 Minuten in Anspruch nahmen und keine zweifellos hellseherische Leistung zu Tage förderten. Während dieser Versuche folgte Frau X. meinen Weisungen stets prompt und war offenbar bemüht. die ihr ertheilten Aufgaben zu lösen. Das Rapportverhältnis war beständig völlig erhalten: dies änderte sich nach der Einstellung der fraglichen Versuche. während ich mich mit ihr noch durch Fragen etc. beschäftigte. Frau X. fing mit einem Male ein Gespräch mit ihrem nicht anwesenden Gatten an und vernahm offenbar hallucinatorisch dessen Antworten. In dem imaginären Gespräch wurde. soviel sich aus den Aeusserungen der Eingeschläferten entnehmen liess. ein Umstand berührt. welcher schon öfters zu ehelichen Dissidien Anlass gegeben und ihr manche peinliche Erregungen verursacht hatte. Zu irgend welchen lebhafteren Affectäusserungen kam es hiebei nicht. Während dieser Unterhaltung reagirte Frau X. zwar auf die von mir gemachten Bemerkungen. sie fasste jedoch meine Aeusserungen als von ihrem Manne ausgehend auf. Es bedurfte wiederholter nachdrücklicher Erklärungen. um sie zur Erkenntnis zu bringen. dass ich. und nicht ihr Gatte zu ihr spreche. Frau X. beantwortete dann von mir gestellte Fragen in zutreffender Weise, allein die imaginäre Unterhaltung begann immer alsbald wieder. womit das Rapportverhältnis in der erwähnten Weise sich änderte. Ich ging daher daran. die Eingeschläferte zu erwecken: meine verbalen Versuche blieben jedoch mehrere Minuten erfolglos. Erst bei Zuhilfenahme leichter Hautreize (Frottiren der Hände) erfolgte und zwar plötzlich das Erwachen. Nach diesem zeigte sich völlige Amnesie für alle Vorkommnisse während der Hypnose. das Befinden war völlig normal.

Vergleichen wir die im Vorstehenden mitgetheilten Beobachtungen, so sehen wir. dass in denselben. während ich mit den Eingeschläferten beschäftigt war, eine somnambule Bewusstseinsveränderung eintrat: diese nahm in beiden Fällen die gleiche Richtung. Die Eingeschläferten sahen sich in ihre Häuslichkeit versetzt und unterhalten sich mit ihren Gatten. Zugleich erfährt das Rapportverhältnis eine entsprechende phantastische Umdeutung. die Aeusserungen des Hypnotiseurs werden als von dem hallucinatorisch auftretenden Ehegatten kommend aufgefasst. Schon die Umstände. unter welchen die Somnambulie hier einsetzte. sprechen gegen deren Auffassung als einfache somnambule Träume. Es sind aber auch in beiden Fällen alle Momente vorhanden, welche Vogt als charakteristisch für die hysterischen Somnambulien betrachtet: 1. motorische Aeusserung des Bewusstseinsinhaltes, 2. nachträgliche Amnesie, 3. spontanes Auftreten der betreffenden Vorstellungsreihe und beschränkte suggestive Beeinflussbarkeit derselben. Die Annahme, dass es sich in beiden Fällen um während der Hypnose auftretende hysterische Somnambulien handelte, kann demnach als wohlbegründet erachtet werden. Die verschiedene Gestaltung des Erweckens in beiden Fällen lässt sich hiegegen nicht geltend machen. In Beobachtung I war, als ich die Patientin erweckte, der hallucinatorische Zustand bereits geschwunden; die Patientin unterhielt sich nicht mehr mit ihrem Gatten, sondern nahm eine Prüfung ihrer Denkfähigkeit durch Rechnen vor, wie sie dies im Wachen oft zu thun pflegte. Die hysterische Somnambulie war demnach in einen nicht hysterischen somnambulen Traum übergegangen, welcher sofort die Herbeiführung des Wachzustandes ermöglichte. In Beobachtung II war ich, da der Versuch bereits längere Zeit in Anspruch genommen hatte, nicht in der Lage, die Eingeschläferte vor dem Erwecken einige Zeit sich selbst zu überlassen wie in Beobachtung I, die Erweckungsversuche mussten daher vor dem Abklingen der hysterischen Somnambulie vorgenommen werden; hiedurch erklären sich die hiebei zu Tage getretenen Schwierigkeiten zur Genüge. Ueber Hypnosen, die mit hysterischen Somnambulien sich complicirten und dadurch einen pathologischen Charakter annehmen, wird auch von anderen Beobachtern (Guinon, Brügelmann, Stadelmann und Vogt) berichtet. hierbei jedoch die hysterische Natur der Complication zum Theil (Brügelmann und Stadelmann) verkannt.[1]) In den Fällen beider letzterer Beobachter zeigte sich während der Hypnose eine hochgradige, sexuelle Erregung: die Patientin Brügelmann's, ein Mädchen aus guter Familie und im Wachzustande völlig wohlgesittet, machte dem behandelnden Arzte in Gegenwart Dritter Liebeserklärungen und forderte denselben in unzweideutiger Weise zu Annäherungen auf, gerirte sich aber in gleich sexuell erregter Weise auch einer den Arzt gelegentlich vertretenden weiblichen Person gegenüber. Man würde sehr irren, wollte man

---

[1]) Guinon glaubt, die nach Hypnotisirungsversuchen mit Fixation und Augenschluss beobachteten hysterischen Somnambulismen auf Reizung eines hysterogenen Punktes im Auge (resp. der Retina) zurückführen zu dürfen.

hieraus schliessen, dass die Hypnose unter Umständen sexuelle Begehrungen erwecken kann, die dem wachen Individuum fremd sind. In den beiden in Frage stehenden Fällen bestand die sexuelle Erregtheit, die sich in der Somnambulie unverhüllt kund gab, offenbar schon im Wachzustande. In diesem wurde jedoch deren Aeusserung durch den Einfluss der Erziehung und Moral hintangehalten.

Die Hypnose kann auch durch die Complication mit hysterischen Krampferscheinungen einen pathologischen Charakter annehmen. Nachstehender Fall ist ein Beispiel hierfür:

Die Patientin, ein 20jähriges Fräulein, bei welchem eine Combination von Hysterie und Zwangsneurose bestand, war wegen ihres Leidens schon öfters hypnotisirt worden; die erste Hypnotisirung gestaltete sich wegen grosser Unruhe der Patientin schwierig, die folgenden leichter, es wurde zum Theil tiefer Schlaf mit Amnesie erzielt. Die Patientin verhält sich auch während des gewöhnlichen Nachtschlafes unruhig, spricht viel etc. In Folge der Aufregung über einen Trauerfall in der Familie schlief dieselbe 4 Nächte hindurch nicht; sie wurde daher am 22. März 1899 in ihrer Wohnung gegen 10 Uhr Abends nach dem fractionirten Verfahren in 4 Absätzen eingeschläfert. Hierbei Fixation in den ersten 3 Absätzen. Augenschluss folgt spontan schon beim 1. Absatze, nach dem 2. sehr starke Schlafneigung bereits, nach dem 4. deutlicher Schlafzustand. Der Patientin wird suggerirt, dass sie ruhig und fest weiterschlafen, ihre Athmung ruhig und frei bleiben und keinerlei Beklemmung eintreten, sie auch an keinerlei Krankheit und Beschwerde während der Nacht denken werde. Nach dem Aussetzen dieser wiederholt ertheilten therapeutischen Eingebungen tritt alsbald mehr Unruhe ein, die Patientin bewegt Kopf und Hände öfters, zuckt auch ab und zu mit den Armen; schliesslich den ganzen Körper durchfahrende Risse; alle auf Ruhigstellung des Körpers gerichteten Eingebungen bleiben erfolglos. Ich erfasse z. B. die Hand der Patientin und erkläre ihr, während ich dieselbe gegen die Unterlage drücke: „Die Hand bleibt hier" Trotz der nachdrücklich gegebenen Weisung bleibt dieselbe nicht in dieser Lage, die Finger beugen sich; ich finde bei passiver Streckung derselben einen gewissen Widerstand. Allmählich fängt die Patientin an, tiefer Athem zu holen, wobei sie mehr und mehr Luft in den Magen aspirirt, ein Verhalten, das sich bei ihr (wahrscheinlich als Folge einer Autosuggestion) seit langer Zeit im Schlafe zeigt und zu einer diesen in der Regel unterbrechenden Gewohnheit geworden ist. Auch alle Eingebungen, dass sie diese Art der Athmung unterlassen und ruhig athmen solle, bleiben wirkungslos, weshalb ich die Patientin aufwecke. Beseitigung der Beklemmung, welche durch die in den Magen aspirirte Luft verursacht war, durch Flüssigkeitsaufnahme. Hierauf erneute Einschläferung und wegen Wiederbeginnes des erwähnten Respirationsmodus abermaliges Erwecken; dann wieder Einschläferung, nach welcher erst sich ruhigere, gleichmässigere Athmung einstellt. Die

Patientin schlief, nachdem ich sie verlassen hatte, etwa bis ½2 Uhr, wenn auch nicht ganz ruhig. Sie erklärt am nächsten Tage, dass sie sich an die Vorgänge während der Hypnotisirung und während des Schlafes erinnert und giebt als Ursache des tiefen Athmens Beklemmung an; auch berichtet sie, dass sie noch andere Beschwerden, Schmerzen an der Seite etc. gefühlt habe.

Wir sehen aus dem Mitgetheilten zweierlei: 1. dass während einer Phase der Hypnose die Suggestibilität hochgradig sank, während gleichzeitig leichte hysterische Krampferscheinungen (ein rudimentärer hysterischer Anfall) sich einstellten: 2. dass die Patientin aus dem Nachtschlafe in die Hypnose eine abnorme Athmungsgewohnheit herüber genommen hatte. Die Patientin bezeichnete als Ursache des tiefen schnappenden Athemholens ein Beklemmungsgefühl, das nach Lage der Dinge kaum durch etwas Anderes als eine Autosuggestion bedingt sein konnte. Der fragliche Respirationsmodus wurde bei der Patientin während des Nachtschlafes seit Jahren zeitweilig beobachtet, und eine Neigung zu demselben machte sich bei ihr schon in früheren Hypnosen bemerklich, konnte jedoch regelmässig durch entsprechende Eingebungen unterdrückt werden. Dass dies in der geschilderten Hypnose misslang und es in derselben ausserdem zu hysterischen Krampferscheinungen kam, ist zweifellos auf die gemüthliche Erregung zurückzuführen, welche bei der Patientin seit einer Anzahl von Tagen bestand, die Ursache ihres Schlafmangels bildete und vielleicht durch die Nothwendigkeit einer Hypnotisirung zu ungewöhnlicher Stunde gesteigert worden war. Noch bei einer anderen Patientin habe ich während der Hypnose Andeutungen eines hysterischen Anfalles (beschleunigte Athmung und Tremor) beobachtet, die sich auf suggestivem Wege sofort beseitigen liessen. In zwei anderen Fällen ging die regelrecht durch verbale Eingebung eingeleitete und zunächst normale Hypnose, während ich die Patientinnen sich selbst überlassen musste, in einen hysterischen Anfall von gewöhnlichem Typus über. In dem einen dieser Fälle hatte die Patientin, die an hysterischen Anfällen litt, einige Stunden vor der Hypnose einen Schrecken gehabt und war bereits mit einem Gefühle innerlichen Frostes, das bei ihr den Anfällen in in der Regel vorherging, zur Hypnotisirung gekommen, ohne mir von diesem Umstande Kenntnis zu geben. An den Anfall, der etwa 5 Minuten währte, schloss sich hier ein ruhiger Schlafzustand

an. Im zweiten Falle bestand bei der Patientin zur Zeit eine so
hochgradige Neigung zu hysterischen Anfällen, dass solche auf
geringfügige gemüthliche Erregungen hin auftraten. Der Anfall
währte bei dieser Kranken länger, obwohl er durch Suggestion
entschieden zu beeinflussen war; diese Wirkung war jedoch immer
nur eine vorübergehende. Auch den Uebergang der Hypnose in
hysterischen Schlaf habe ich mehrfach gesehen. Aehnliche Beobachtungen sind von anderen Autoren, insbesonders Vogt, gemacht
worden. Letzterer Autor sah auch bei Einleitung der Hypnose in
einem Falle Krampferscheinungen (Blepharospasmus) auftreten, an
welche sich bei späterer Hypnotisirung eine normale Hypnose anschloss. Berücksichtigen wir das bezüglich des Vorkommens hysterischer Somnambulien in der Hypnose an früherer Stelle Bemerkte,
so können wir uns dem Schlusse nicht entziehen, dass die Hypnose
bei Hysterischen das Auftreten von Anfällen verschiedenster Art
begünstigt und namentlich dadurch ermöglicht, dass sie bestehenden
Affecten zu einer Wirksamkeit verhilft, welche sie im wachen Zustande nicht besitzen. Dieser Schluss ist, wenn wir denselben im
rechten Lichte betrachten, keineswegs Wasser auf die Mühle derjenigen, welche die Hypnose mit der Hysterie identificiren wollen.
Die Hypnose wird durch hysterische Erscheinungen in der Regel
nur bei Personen complicirt, bei welchen solche Symptome oder
denselben sehr nahestehende Phänomene (somnambule Träume) auch
ausserhalb der Hypnose bestehen, und die hysterische Complication
der Hypnose tritt überdies nur in Folge besonderer Umstände
(namentlich von Affecten) ein. Die Einflechtung hysterischer An-
fallserscheinungen in den Verlauf der Hypnose, wie der Uebergang
dieser in die eine oder andere Form des hysterischen Anfalles kann
nicht befremden, wenn wir das Wesen beider in Frage stehenden
Zustände in Betracht ziehen. Bei den Individuen, die an hysterischen
Anfällen leiden, liegt eine Art geistiger Spaltung vor; neben dem
normalen Ich (erster Zustand) besteht ein pathologisches (zweiter
Zustand), das seine Existenz episodisch in Anfällen äussert, sobald
die Leistungs- und Widerstandsfähigkeit des normalen Ego erheblich herabgesetzt ist. „L'état incomplet de la personnalité première“,
bemerkt Jules Janet, „constitue les tares hystériques; il permet
l'action désordonnée de la personnalité seconde, c'est à dire les

accidents hystériques. La seconde personnalité, toujours cachée derrière la première, d'autant plus forte que celle-ci est plus-affaiblie, profite de la moindre occasion pour la terrasser et paraître au grand jour". Die Hypnose repräsentirt dem normalen Wachsein gegenüber einen künstlich herbeigeführten (nicht pathologischen) zweiten Zustand, welcher durch die ihm eigenthümliche Einschränkung der associativen Thätigkeit und namentlich die Verringerung der hemmenden Willenskräfte das Eindringen pathologischer Bewusstseinselemente mit ihren körperlichen Reactionen, resp. das Auftreten pathologischer Bewusstseinsveränderungen erleichtert. Es begreift sich daher, dass in der Hypnose unter Umständen Affectwirkungen in Form hysterischer Erscheinungen zu Tage treten, die im wachen Zustande sich nicht entwickeln konnten.

Wenn wir uns nun die Frage vorlegen, bei welchen von den im Vorstehenden berührten Fällen man von einer pathologischen Hypnose sprechen kann, so glaube ich, dass diese Bezeichnung sich nur für die Fälle anwenden lässt, in welchen der hypnotische Zustand nicht dauernd durch einen hysterischen verdrängt wird. Entwickelt sich aus der Hypnose irgend eine Form des hysterischen Anfalles derart, dass dieser dauernd das Feld beherrscht, so kann von einer Hypnose, auch einer pathologischen, nicht mehr gesprochen werden. Bei Festhaltung dieses Gesichtspunktes wird z. B. von den beiden oben mitgetheilten Fällen, in welchen hysterische Somnambulien in der Hypnose auftraten, nur der erste als pathologische Hypnose zu bezeichnen sein. Pathologische Hypnosen in dem hier angenommen Sinne können aber auch durch die suggestive Umwandlung hysterischer Anfälle in Hypnosen zu Stande kommen. Es handelt sich hierbei um Mischformen, in welchen neben den hypnotischen Phänomenen gewisse Erscheinungen des hysterischen Anfalles fortbestehen. Ich habe an früherer Stelle erwähnt, dass ich im Stande war, hysterische Schlafzustände in Hypnose überzuführen: diese Umwandlung gelang jedoch nicht immer völlig, mitunter war nur eine Mischform von Hypnose und hysterischer Lethargie zu erzielen. Es bestand eine gewisse Suggestibilität und ein Rapportverhältnis, während die spastischen Erscheinungen, die mit dem lethargischen Zustande sich eingestellt hatten, wenn auch verringert, andauerten. Mehreren Beobachtern gelang es, andere Formen des hysterischen

Anfalles in eine Hypnose umzuwandeln, welche jedoch schon durch die Persistenz einzelner hysterischer Erscheinungen sich von der normalen Hypnose unterschied (Döllken, Vogt u. A.). Döllken fand ausserdem bei den durch Transformationen hysterischer Zustände erzeugten Hypnosen die Suggestibilität in der Regel gering. Es wurden nur Suggestionen angenommen, welche zu den vorhandenen hysterischen Symptomen passten [1]. Es liegt ferner nahe, dass auch die unter Zuhilfenahme hypnotischer und narkotischer Mittel erzeugten hypnotischen Zustände in ihren Erscheinungen zum Theil von der lediglich auf suggestivem Wege hervorgerufenen Normalhypnose abweichen und daher nur als „abnorme“ Hypnosen oder hypnoseartige Zustände zu betrachten sind. Der Grad der Intoxicationswirkung ist hier von wesentlicher Bedeutung; wird durch das in Anwendung gezogene Mittel nur eine gewisse Müdigkeit oder Schläfrigkeit, also ein die Einleitung einer Hypnose erleichternder Zustand herbeigeführt, so muss diese sich von der lediglich auf suggestivem Wege erzeugten Hypnose nicht in bestimmter Weise unterscheiden. Anders liegen die Dinge, wenn der Einfluss des gebrauchten Mittels direct zu einem Schlaf- oder Rauschzustande führt. Die Hypnosen, welche durch Transformation aus solchen Zuständen entstehen, können, weil in denselben die Intoxicationswirkung noch in der einen oder anderen Richtung sich geltend macht, mit der lediglich durch Suggestion erzeugten Normalhypnose nicht völlig übereinstimmen.

---

[1] Nach Döllken bleiben in der „Hypnose aus dem Anfalle“ die Affecte des Anfalles, wenn auch weniger stark, erhalten. Dieser Autor trennt auch die aus dem Wachzustande auf suggestivem Wege bei Hysterischen hervorzurufende Hypnose von den normalen hypnotischen Zuständen. Er sah bei Hysterischen nie jenes passive Verhalten, welches bei normalen Versuchspersonen zu beachten ist. Dem gegenüber muss ich betonen, dass die Hypnose bei Hysterischen, namentlich solchen, welche nicht mit Anfällen behaftet sind, sich so normal gestalten kann wie bei anderen Individuen, und dass bei Hysterischen in tiefer Hypnose sogar jenes extrem passive Verhalten sich findet, welches zur Unterscheidung einer passiven Form des hypnotischen Somnambulismus geführt hat.

IX. Kapitel.

Weitere besondere Formen der Hypnose.

A. Fascination.

Wir sahen an früherer Stelle, dass bei der als „Fascination" bezeichneten Form der Hypnose die Nachahmung vorgemachter Bewegungen eine besondere Rolle spielt. Da die Herbeiführung des in Frage stehenden Zustandes ein besonderes Verfahren erheischt, müssen wir hier etwas näher auf denselben eingehen.

Die Thatsache, dass grössere Schlangen und andere Raubthiere auf kleinere Thiere durch ihren Blick einen gewissermaassen lähmenden Einfluss ausüben, dieselben regungslos an eine Stelle zu bannen vermögen, ist von Alters her bekannt. Wir wissen auch, dass der Mensch durch seinen Blick allein wilden Thieren, selbst den gefährlichsten Bestien, eine gewisse Scheu einzuflössen vermag und Thierbändiger ihre wilden Zöglinge bei der Dressur sehr energisch im Auge behalten müssen, um die gewünschte Fügsamkeit bei denselben zu erzielen. Es waren wohl diese Erfahrungen, welche den Berufsmagnetiseur Donato zuerst bestimmten, die Beeinflussung durch den Blick als hypnosigenes Mittel zu verwerthen und dadurch Zustände hervorzurufen, welche sich für Schaustellungen in besonderem Maasse eigneten. Donato liess die Hand der Versuchsperson gegen seine eigene horizontal ausgestreckte möglichst kräftig andrücken. Während die Aufmerksamkeit des Individuums auf diese Leistung völlig concentrirt war, blickte er dasselbe plötzlich scharf aus unmittelbarer Nähe an und forderte dasselbe zugleich auf, ihn möglichst fest und stetig zu fixiren. Führte der Magnetiseur dann nach einiger Zeit Bewegungen aus, so wurden dieselben von dem Beeinflussten, dessen Augen weit geöffnet auf ihn gerichtet blieben, nachgemacht. Bei Wieder-

holung des Versuches beschränkte sich Donato gewöhnlich auf
die Fixation. Die Fascination wurde in der Folge von Brémaud,
Bernheim, Morselli und Tanzi eingehender studirt. Der
Zustand lässt sich im Allgemeinen nur bei jugendlichen Individuen
mit sehr erhöhter Suggestibilität herbeiführen, welche in dem
Hypnotiseur ein geistig überlegenes Wesen erblicken. Wie Bernheim mit Recht hervorhebt, wirkt hiebei der Blick des Magnetiseurs
als suggestives Moment, indem derselbe bei dem Beeinflussten die
Vorstellung erweckt, dass sein Blick an den Augen des Magnetiseurs haften bleiben und er dessen Bewegungen nachahmen soll.
Der Versuch kann daher bei den besten Somnambulen fehlschlagen,
wenn dieselben die Absichten des Hypnotiseurs nicht errathen.

Zur Erzielung der Fascination bedarf es bei geeigneten Indi-
duen der von Donato gebrauchten vorbereitenden Maassnahmen
nicht. Es genügt, dass der Experimentator die Augen der Versuchsperson, die auf ihn starr gerichtet sein müssen, scharf fixirt.
Wird dieses Verfahren bei einem wachen Individuum angewendet, so
bezeichnet man den hervorgerufenen Zustand als primäre Fascination. Man kann aber auch bei Personen, die auf anderem
Wege in Hypnose versetzt und zum Oeffnen der Augen veranlasst
wurden, durch scharfe Fixation dieser den gleichen Zustand herbeiführen. In diesem Falle spricht man von secundärer Fascination.

Die Zugehörigkeit der primären Fascination zu den hypnotischen
Zuständen wird nicht von allen Autoren zugegeben. So betrachtet M.
Hirsch dieselbe nicht als Hypnose, sondern als einen Wachzustand
mit gesteigerter Suggestibilität (Captivation), weil sie die Folge
der Annahme einer Suggestion im Wachen ist. Der Autor über-
sieht hiebei jedoch, dass das Gleiche für jede Hypnose gilt. In
der That lässt sich der hypnotische Charakter des Fascinations-
zustandes nicht bezweifeln, wenn demselben auch die äussere
Schlafähnlichkeit mangelt.

Durch die hypnosigene Wirkung der Fixation werden Zustände
z. Th. leichterer, z. Th. tiefer hypnotischer Beeinflussung hervorgerufen; bei ersteren bleibt wie bei anderen leichten Hypnosen
die Erinnerung an die Vorgänge während der Fascination erhalten;

bei letzteren zeigt sich nachträglich Amnesie und lassen sich auch seltenere Suggestivphänomene wie Hallucinationen hervorrufen. In diesen Fällen handelt es sich offenbar um Somnambulismus und ist oft auch Erwecken durch Befehl oder Anblasen der Augen erforderlich. Die Fascination kann für therapeutische Zwecke nicht in Betracht kommen, sie hat auch für den Hypnotiseur gewisse Unbequemlichkeiten. Ist die Versuchsperson wenig suggestibel und verfügt der Hypnotiseur in Folge von Ermüdung oder anderen Umständen nicht über die nöthige Energie, so kann es, wie Erfahrungen Braid's und Liébeault's zeigen, vorkommen, dass der Hypnotiseur einschläft, während die Versuchsperson unbeeinflusst bleibt.

Brémaud beobachtete bei der Fascination Röthung des Gesichtes und Steigerung der Pulsfrequenz bis 120.

Eine Abart der Fascination wird dadurch herbeigeführt, dass der Hypnotiseur den Blick des Hypnotisirten statt an seine Augen an einen anderen Körpertheil, z. B. seine Hand fesselt; der Hypnotisirte folgt in diesem Falle den Bewegungen der Hand. Eine weitere Varietät der Fascination wird als „Verzückung" oder „Bezauberung" beschrieben: der Hypnotisirte folgt hier dem Hypnotiseur auf Schritt und Tritt, ohne dass sein Blick durch denselben gefesselt ist. Beaunis beschrieb als der Fascination nahestehend eine Form des künstlichen Somnambulismus, bei welcher die Augen geöffnet bleiben. Abgesehen von dieser Besonderheit zeigen die betreffenden Individuen alle Erscheinungen des Somnambulismus wie in den Fällen, in welchen Augenschluss eintritt.

B. Somnambulismus mit auffallend geringer Suggestibilität.

Wir haben an früherer Stelle bereits erwähnt, dass in der Hypnose die Suggestibilität nicht immer proportional der Schlaftiefe zunimmt und manche Fälle von ausgesprochenem Somnambulismus ein recht bescheidenes Maass von Suggestibilität zeigen. Im Folgenden soll ein recht prägnantes Beispiel dieser Art angeführt werden, welches eine völlig gesunde Person betrifft:

Die Betreffende, ein gegenwärtig 40jähriges Fräulein, wurde von mir schon vor 11 Jahren öfters hypnotisirt und erwies sich damals schon bei den ersten Versuchen, also ohne jegliche Dressur, als ein vorzügliches Medium, welches die schwierigsten Suggestionen

realisirte und deshalb von mir mehrfach auch zu Demonstrationen
benützt wurde. Ich hatte in den letzten Jahren nur einige Male
Gelegenheit, das Fräulein zu hypnotisiren. und fand hiebei, dass
sie noch immer so leicht wie früher zu hypnotisiren war, ihre
Suggestibilität in der Hypnose dagegen ganz auffallend abgenommen
hatte. Dieses Verhalten zeigte sich auch bei den letzten Versuchen,
über die hier berichtet werden soll.

I. Versuch: 4. October 1900. Frläulein L. wird wie früher
durch Verbalsuggestionen und mesmerische Striche im Verlauf von
weniger als einer halben Minute eingeschläfert, Katalepsie an den
oberen wie unteren Extremitäten leicht hervorzurufen, an den
oberen lange Zeit andauernd. Anästhesie (sehr starkes Kneipen
an verschiedenen Körperstellen verursacht nicht die geringste
Reaction).

Frage: Wie heissen Sie?

Antwort: M. L.

Frage: Wo sind Sie?

Antwort: Ich bin gestern von O. weggefahren. werde daher
wohl in München sein.

Fr.: Wo sind Sie in München?

A.: Ich denke bei Herrn Dr. L.

Dr. L.: Sie sind nicht mehr in München, Sie sind wieder nach
Hause gefahren. und jetzt sind Sie in der Kirche in O.

Frl. L.: Ich bin nicht in O.. und in die Kirche dort gehe ich
überhaupt nie.

Dr. L. (einige Zeit später): Sie sind wieder in München und
gehen in die Kapuzinerkirche, jetzt sind Sie in der Kapuzinerkirche.

Frl. L.: Nein, ich sehe nichts von der Kirche.

Dr. L.: Gewiss, Sie sind in der Kirche. machen Sie nur die
Augen auf und sehen Sie sich um.

Frl. L.. die auf einem Sofa liegt. erhebt etwas den Kopf und
macht vergebliche Versuche die Augen zu öffnen. Nach einiger Zeit:
„Nein, ich sehe von der Kirche nichts.

Dr. L. (einige Zeit später): Sie sind wieder zu Hause in O.:
sehen Sie sich nur um, was ihre Magd treibt.

Frl. L.: Ich bin ja noch nicht heimgefahren.

Sie bleibt bei dieser Antwort auch wiederholten energischen Versicherungen gegenüber, dass sie wieder in O. sei.

Auf die durch eine anwesende Dame gestellte Frage. wie lange sie schlafe. antwortete die Hypnotisirte: „Noch nicht sehr lange" und verlangt weiter zu schlafen. Nach dem Erwecken ist Frl. L. nicht sofort im Stande, die Augen zu öffnen; das Oeffnen gelingt erst auf Anblasen; vollständige Anaesthesie.

II. Versuch (einige Stunden später): Einschläferung wie bei Versuch I, Katalepsie, Anaesthesie.

Zunächst wird versucht, Fräulein L. Wärme- und Kältegefühle an verschiedenen Körperstellen durch Application von Gegenständen, die als heiss. resp. kalt bezeichnet werden, zu suggeriren; kein Erfolg. Eine kleine. etwas dicke Metallröhre als Bleistift in die Hand gegeben wird als solcher nicht acceptirt, weil die Spitze fehlt; dagegen wird ein beinernes Papiermesser als Bleistift angenommen. Fräulein L. findet an demselben nur das Vorhandensein einer Handhabe auffällig und schreibt damit auf Verlangen einige Zeilen auf einen ihr überreichten Papierblock an ihre Magd. Ein Stückchen Papier als intensiv riechende Veilchen an die Nase gehalten erweckt keinen Veilchengeruch. ebenso wird das Hören von Geräuschen (Wagengerassel) und entfernter Musik ohne Erfolg suggerirt. Auf die wiederholte und energische Versicherung, dass sie sich auf dem Bahnhof befinde und im Begriffe sei, nach O. zurück zu fahren, erklärt sie consequent, es sei zu spät, sie fahre doch heute nicht mehr fort. Sie kann auch von dem Zuge, in den sie einsteigen soll. nichts sehen: dagegen nimmt sie einen Papierfetzen als Billet in die Hand. Auch die Eingebung eines Traumes bleibt unrealisrt.

C. Der Yogaschlaf.

Schon in der ersten Hälfte des letzten Jahrhunderts gelangten Erzählungen nach Europa, nach welchen einzelne Angehörige der indischen Asketensecte der Yogis das Vermögen besitzen sollten, sich in einen dem Winterschlafe gewisser Thiere ähnlichen Zustand zu versetzen und in diesem längere Zeit, selbst Monate lang in

abgeschlossenen Räumen, sogar unter der Erde, zu verweilen, ohne
das Leben einzubüssen. Es ist begreiflich, dass speciell das
Lebendigbegrabenwerden der Yogis lebhaftes Interesse erregte,
aber auch manchem Zweifel begegnete.

Schon Braid bemühte sich, hierüber nähere Informationen
zu erlangen. Weitere aus Indien stammende Nachrichten liessen
das in Frage stehende Factum nicht mehr bezweifeln und gaben
zugleich einzelnen Forschern Anlass, den Zuständen, in welchen
die Yogis durch gewisse Uebungen sich zu versetzen wissen —
dem sogenannten Yogaschlafe —, grössere Aufmerksamkeit zu
widmen. Die Meinungen über die Natur dieser Zustände konnten
jedoch getheilt bleiben, so lange nichts Genaueres über die Proceduren bekannt war, deren sich die Yogis zur Hervorrufung desselben bedienen. Diese Kenntnis verdanken wir H. Walter,
welcher in seiner 1893 veröffentlichten Inaugural-Dissertation eine
Uebersetzung aus dem Sanscrit einer altindischen Schrift lieferte,
welche die zur Erzielung des Yogaschlafes vorgeschriebenen Uebungen
behandelt. Die Schrift betitelt sich: „Svâtmârâmás Hathayoga-
pradipikâ“ (Die Leuchte des Hathayoga) und gehört der jüngsten
Periode der Sanscritliteratur an.[1]

Dem Yogi ist die Erzielung des sogenannten Yogaschlafes
nicht Selbstzweck, sondern Mittel zum Zwecke und zwar der Befreiung von Mâjâ, Karma und Samsâra, was durch Vereinigung
des Individuums mit der Allseele (Brahma) erreicht wird. Um
den zur Herbeiführung des Yogaschlafes empfohlenen Uebungen
die erforderliche Wirksamkeit zu sichern, wurden die äusseren
Verhältnisse, unter welchen dieselben stattfinden sollten, in entsprechender Weise geregelt. Die Abwendung von der Aussenwelt
und die ungestörte Vornahme der Uebungen sollte schon durch
den Aufenthaltsort und die Diät des Novizen begünstigt werden,
wofür es besondere Vorschriften gab. Die Zelle des Yogin sollte
gegen die Einflüsse des Klimas sowie vor Menschen und Thieren
geschützt sein, sich auch in einem wohlregierten Lande befinden
und zur grösseren Vorsicht von einer Mauer umgeben sein. Hatte

---

[1] Walter benützte bei seiner Arbeit ausserdem noch 2 Sanscritwerke:
Gorakshasataka und Gheranda Samhitâ.

der Adspirant, welcher dem Umgang mit Menschen und aller Sinnlichkeit entsagen musste, eine passende Zelle gefunden, so sollte er im Frühling oder Herbst unter Anleitung seines Lehrers mit der Uebung der Asana beginnen, die man dem Schutzgotte der Yogins Siva zuschrieb. Das Princip ist bei allen Asana, deren es eine grosse Anzahl gibt, dasselbe. Der Yogin kann nach seinem Ermessen unter denselben wählen, doch scheinen zwei: Siddhâsana und Patmâsana[1]) hauptsächlich in Gebrauch zu stehen. Von Wichtigkeit ist hiebei das Vermögen, die durch die einzelnen Uebungen bedingte Stellung ohne Beschwerden längere Zeit auszuhalten. Dem Asana wurde übrigens von den Yogins auch ein therapeutischer Werth zugeschrieben; die verschiedensten Krankheiten sollen dadurch mühelos geheilt werden. Auch sollten durch die Âsana übernatürliche Kräfte, wie die Kunst zu fliegen, sich gross oder klein zu machen etc., erlangt werden.[2]) War bei dem Yogin trotz des gesundheitsförderlichen Einflusses der Asana noch nicht der gewünschte Körper- und Geisteszustand vorhanden, so hatte er sechs besondere Uebungen anzuwenden, von welchen die als „Trâtaka-[3]) bezeichnete einen hypnotischen Zustand

---

[1]) Die Vorschrift für das Siddhâsana lautet: „Man halte eine Ferse (die linke, Com.) fest an das Perinaeum (Yoni) gedrückt, die andere (die rechte, Com.) an den Penis und das Kinn fest auf die Herzgegend. Unbeweglich die Sinnesthätigkeit concentrirend und mit starrem Blick fixire man den Raum zwischen den Augenbrauen. Dies ist das Siddhâsana, welches die Erlösungsthüre öffnet.“

Die Vorschrift für das Padmâsama lautet: „Man lege den rechten Fuss auf den linken Schenkel und ebenso den linken Fuss auf den rechten Schenkel nach der letzten Regel, mit beiden Händen ergreife man fest die Zehen, drücke das Kinn auf die Herzgegend und sehe die Nasenspitze an; dies nennt man das Padmâsana der Yogin (Yaminâm-yoginâm nach Com.), welches die Krankheiten vernichtet.“

[2]) Man nahm acht Zauberkräfte an, die als „Siddhi" zusammengefasst wurden.

[3]) Die Vorschrift für „Trâtaka lautet: „Mit unbeweglichem Auge fixire man aufmerksam einen recht kleinen Gegenstand, bis Thränen kommen. Dies wird von den Lehrern Trâtaka genannt. Es verleiht Befreiung von Augenkrankheiten und ist die Thüre für (das Fortgehen von) Trägheit u. s. w. Sorgfältig muss das Trâtaka verheimlicht werden gleich einem Korb, der Gold enthält.'

herbeiführeu und zugleich als Vorübung die Anwendung der später anzuführenden hypnosigenen Methoden erleichtern musste. Nach diesen Uebungen ist der Yogin im Stande, sich mit dem Hemmen des Athems zu beschäftigen, der den nach Erlösung Strebenden an seine individuelle Existenz erinnern musste. Die Hemmung des Athems „Hathayoga“ galt als Mittel zur Hemmuug des Bewusstseins uud der Geistesthätigkeit (Râjayoga). Die Vorschriften für die Uebungen in der Hemmung des Athems, die unter den asketischen Leistungen der Yogins eine grosse Rolle spielen. basiren auf den höchst phantastischen altindischen Vorstellungen von den respiratorischen und circulatorischen Vorgängen, auf die wir hier nicht näher eingehen können.

Der Prânâyâma besteht aus Einathmen, Anhalten und Ausathmen und soll zu verschiedenen Tageszeiten ausgeführt werden. Zwischen dem Aus- uud Einathmen wird der Athem immer angehalten. Unter den mit „Mudrâ“ bezeichneten Uebungen war die „Khecari“ die beliebteste. bei der die durch Melken verlängerte Zunge in die Nasenrachenhöhle hinaufgesteckt und der Blick starr auf die Stelle zwischen den Augenbrauen gerichtet wird: aber auch der „Jâlandharabandha“. bei dem das Kinn auf die Brust gedrückt wird. findet öfters Verwendung. Die Khecari Mudrâ soll den vom Candra herabträufelnden Soma[1] aufhalten, zugleich aber auch den Zugang zum Nasenrachenraum versperren. Hat der Yogin durch fortgesetztes Ueben eine gewisse Fertigkeit in der Prânâyâma erlangt, so hat er sich mit dem „Laya“, der Vernichtung des Athems. zu beschäftigen, welche die Aufhebung des Bewusstseins bezwecken soll. Zu diesem Behufe kann man die Khecari anwenden. bis der Yogaschlaf eintritt. oder sich in eine „Nâda“ versenken. Um letztere zu vernehmen, nimmt der Yogin eiue ihm bequeme Stellung ein und richtet mit gesenktem Kopfe und halbgeöffneten Augen den Blick auf eine Stelle zwischen den Augenbrauen (vermeintlich das obere Ende der Sushumnâ);[2]

---

[1] Candra Nasenrachenraum. Soma das aus dem Nasenrachenraum in Folge der Reizung der Schleimhäute durch die Zunge abfliessende Secret, das als Lebenssaft angesehen wird.

[2] Sushumnâ = einer der Kanäle. durch welchen der Athem in den Körper dringt.

darauf hält er sich nach einiger Zeit Nase, Mund, Augen und Ohren zu und lauscht gespannt auf einen im Innern der Sushamnâ hörbaren Laut, der verschiedene Wandlungen erfährt (zuletzt den Lauten einer Glocke, einer Muschel, eines Rohres und einer Biene gleicht). Nun muss sein Bewusstsein in einer dieser Nadi ganz aufgehen: dies ist die letzte Stufe zur Erlösung. Diese ist vollbracht, wenn kein Laut mehr gehört wird, also eine vollständige Leere des Bewusstseins eingetreten ist. Erst mit der Aufhebung des Athems und Bewusstseins hört die individuelle Existenz auf. Das „Aham brahma“ hat sich verwirklicht.

„Von allen Zuständen befreit, von allen Gedanken verlassen ist nun der Yogin gleich einem Todten, aber erlöst. Der Yogin, der Samâdhi erreicht hat, wird vom Tode nicht verzehrt, vom Karma nicht gequält und von keinem Anderen erreicht. Der Yogin, der Samâdhi erreicht hat, kennt weder Geruch, noch Geschmack, noch Farbe, noch Tastgefühl, noch Laut, noch sich selbst, noch einen Anderen. Sein Geist schläft nicht, auch wacht er nicht, ist von Erinnerung und Vergessen befreit; er geht nicht zu Grunde, auch entsteht er nicht; wer das (i. e. Samâdhi erreicht) hat, der ist erlöst. Der Yogin, der Samâdhi erreicht hat, kennt weder Kälte noch Wärme, weder Glück noch Unglück, weder Ehre noch Verachtung. Wer gesund und im wachen Zustande gleich einem Schlafenden verweilt und weder ein- noch ausathmet, der ist sicher erlöst. Der Yogin, der Samâdhi erreicht hat, ist unverletzlich für alle Waffen, von Sterblichen nicht zu überwältigen, unangreifbar für Zauberei. So lange der umherziehende Athem sich nicht in der Sushumnâ bewegt, so lange nicht durch das feste Hemmen des Athems der Nâda (bindu) ertönt, so lange nicht bei der Meditation die der eigenen Natur gleiche Wesenheit entsteht, so lange spricht man (bloss) von Wissen, und Alles ist trügerisches eitles Geschwätz.“

Mit diesen Schlussworten wird ein Zustand geschildert, der an manche Zustände hysterischer Lethargie erinnert, in welchen die stärksten äusseren Reize keine Reaction hervorrufen und die Respirations- und Circulationsthätigkeit auf ein Minimum herabgesetzt ist — hysterischer Scheintod.

Bei näherer Betrachtung des gesammten von den Yogin's zur Erzielung des Yogaschlafes gebrauchten Verfahrens lässt sich nicht verkennen, dass dieselben zum Theil Mittel anwenden, ähnlich denjenigen, die wir gegenwärtig zur Einleitung der Hypnose benützen. Die systematische Ablenkung der Aufmerksamkeit von der Aussenwelt, welche durch Ruhe der Umgebung begünstigt wird, das anhaltende Verweilen in bestimmten Stellungen, die Fixation, die zum Theil allein, zum Theil in Verbindung mit anderen Uebungen gebraucht und offenbar als eine sehr gewichtige und deshalb geheimzuhaltende Procedur betrachtet wird, das Horchen auf Geräusche im Innern des Körpers etc. — all diese Maassnahmen müssen als zum Theil die Hypnose vorbereitende, zum Theil direct hypnosigene Einwirkungen betrachtet werden. Die Kunst der Athmungshemmung wurde wahrscheinlich nicht durch Uebung allein, sondern auch durch Autosuggestion in der Hypnose erreicht, und durch dieses Phänomen und seine Folgen erfuhr erst die Autohypnose die Umwandlung in jenen scheintodartigen Zustand, der in der Svátmáráma geschildert wird.

X. Kapitel.

Posthypnotische Erscheinungen.

Wir haben bereits im Vorhergehenden mehrfach Gelegenheit gehabt, den für die praktische Bedeutug der Hypnose ungemein wichtigen Umstand zu berühren, dass die Wirkungen der hypnotischen Suggestion sich nicht auf die Dauer des hypnotischen Zustandes beschränken. Die auf suggestivem Wege in der Hypnose hervorgerufenen Erscheinungen haben zwar an sich, wie wir schon sahen, im Allgemeinen keine Neigung, sich im Wachzustand zu erhalten, wir können jedoch dadurch, dass wir ihre Fortdauer nach dem Erwachen ausdrücklich suggeriren, in vielen Fällen wenigstens ihr Fortbestehen im Wachen für kürzere oder längere Zeit bewirken.

Wir sind aber auch im Stande, die Realisirung einer hypnotischen Eingebung erst nach dem Erwachen herbeizuführen, indem wir in der Hypnose ankündigen, dass der betreffende Vorgang erst nach der Hypnose eintreten wird. Man spricht in beiden Fällen von posthypnotischer Suggestion. Im ersten Falle wird die Suggestion ausserdem auch als continuirliche bezeichnet.

Wird die Eingebung derart formulirt, dass deren Realisirung erst längere Zeit nach dem Erwachen statthaben soll, so wird dieselbe als Suggestion auf längere Verfallzeit (Suggestion à échéance) bezeichnet.

Man kann, wenn auch nicht alle, so doch jedenfalls die meisten der hypnotischen Suggestiverscheinungen auch posthypnotisch durch entsprechende Eingebungen hervorrufen. Die Bestimmung der Zeit für die Realisirung posthypnotischer Eingebungen kann in verschiedener Weise geschehen. Ich sage einer Hypnotisirten: „Sie werden eine Stunde nach dem Erwachen Verlangen nach einer

Tasse Milch bekommen und eine solche trinken." In diesem Falle handelt es sich um eine directe Zeitangabe. Man kann aber auch die Realisirung der Eingebung von dem Eintritte eines zeitlich nicht näher bestimmten Vorganges (einem Signale) abhängig machen. Um eine derartige Zeitbestimmung handelt es sich, wenn ich z. B. einem Hypnotisirten sage: „Sie werden nach dem Abendessen sofort lebhaften Stuhldrang empfinden."

Die posthypnotische Realisirungstendenz varürt erheblich nach dem Inhalt der Eingebung. Die Suggestion gewisser cutaner Empfindungen (Jucken, Hitze- oder Kältegefühl an einem Körpertheile) realisirt sich ungleich leichter als die einer complicirten Gesichtshallucination oder Illusion (z. B. das Sehen nicht vorhandener Personen oder Dinge. Wahrnehmung veränderter Gestalt oder Kleidung an einer Person etc.). Beim Suggeriren posthypnotisch vorzunehmender Handlungen wird die Realisirungstendenz durch Wiederholung des Auftrags gesteigert; auch die Zeit der Eingebung ist nach meinen Beobachtungen nicht ohne Bedeutung. Unmittelbar oder kurz vor dem Erwachen gegebene Aufträge realisiren sich häufiger als solche. welche längere Zeit vor dem Erwachen ertheilt werden. Ferner spielen die Einfachheit oder Complicirtheit der Eingebung. sowie deren Anpassungsfähigkeit an die Gewohnheiten des Individuums und Motivirbarkeit eine wesentliche Rolle. Einfache Aufträge. die wenigstens anscheinend einen gewissen Zweck haben. werden eher ausgeführt als complicirte und gänzlich sinnlose oder den Gewohnheiten des Individuums ganz und gar widersprechende.

Ich habe mich bei posthypnotischen Aufträgen zumeist auf Eingebungen einfacherer Art beschränkt. deren Ausführung dem Hypnotisirten keine allzuschwere Selbstüberwindung kosten mochte, und hiebei gefunden. dass auch derartige Aufträge häufig unrealisirt blieben oder nur theilweise ausgeführt wurden. Ich gebe einer Hypnotisirten z. B. die Weisung, nach dem Erwachen zu meinem im Zimmer anwesenden Freunde Dr. M., einem älteren, würdevollen Herrn, hinzugehen. demselben die Hand zu schütteln und guten Tag zu sagen. Die Hypnotisirte erhebt sich nach dem Erwachen alsbald. um auf den bezeichneten Herrn zuzugehen, hält

jedoch einen Schritt vor demselben plötzlich inne und reicht nach
kurzem Zögern meiner neben dem Herrn stehenden Frau, mit
welcher sie bekannt ist. die Hand und sagt ihr lächelnd guten
Tag. Wie wir sehen, war die Hypnotisirte im besten Zuge, der
ihr gegebenen Weisung stricte Folge zu leisten, als das ihr innewohnende Schicklichkeitsgefühl sich regte und sie bestimmte, von
dem gegebenen Auftrage in der oben erwähnten Weise abzu-
weichen.

Wie hier das Schicklichkeitsgefühl, so treten in anderen Fällen,
namentlich bei sinnlosen oder absonderlichen Aufträgen andere
Motive der Realisirung entgegen, und es hängt einerseits von dem
Grade der Suggestibilität des Individuums. andererseits von der
Macht der betreffenden Motive ab. ob die Eingebung einen Erfolg
erzielt oder nicht. Bei sehr bedeutender Suggestibilität können,
wie die Beobachtungen einzelner Autoren (Liébeault, Bernheim. Forel, Moll u. A.) lehren, auch völlig sinnlose und dabei complicirte Aufträge posthypnotisch ausgeführt werden.

So berichtet z. B. Moll, dass er einem Hypnotisirten den
Befehl ertheilte. nach dem Erwachen einen Blumentopf von dem
Fensterbrett zu nehmen. in ein Tuch einzuwickeln, auf das Sopha
zu stellen und dann dreimal eine Verbeugung vor dem Blumentopf zu machen. Alles wurde pünktlich ausgeführt. Wir werden
bei Besprechung der Suggestion à échéance weitere Beispiele dieser
Art kennen lernen.

Auch die complicirtesten Hallucinationen können posthypnotisch hervorgerufen werden. So berichtet Forel über folgenden
Versuch: „Ich sagte einem Hypnotisirten, nach dem Erwachen
werden Sie mich ganz scharlachroth angekleidet und mit zwei
Gemsbockhörnern auf dem Kopfe sehen. Zudem wird meine da-
nebensitzende Frau verschwunden sein und ebenso die Zimmer-
thüre, welche vollständig durch Tapete und Vertäfelung ersetzt
sein wird, sodass Sie gezwungen sein werden, durch die andere
Thüre fortzugehen.- Ich spreche noch von anderen Dingen. lasse
den Hypnotisirten durch Suggestion dreimal gähnen und darauf
erwachen. Er macht die Augen auf. reibt dieselben mehrmals,
wie wenn er einen Nebel entfernen wollte, blickte mich an und
fing zu lachen an.

„Warum lachen Sie?" „Sie sind ja ganz roth und haben zwei Gemshörner auf dem Kopf" u. s. f. „Ihre Frau ist fort." „Wo sass sie denn?" „Auf diesem Stuhl" „Sehen Sie den Stuhl?" „Ja." Ich veranlasse ihn, den Stuhl zu betasten, er thut es nicht gerne, tastet um meine Frau herum, meint aber bald den Stuhl, bald eine unsichtbare Resistenz zu fühlen, je nach der Art, wie er die Suggestion durch Autosuggestion ergänzt hat. Dann will er fort, kann aber nicht, sieht nur Tapete und Vertäfelung, behauptet es auch, wenn er die Thüre betastet."

Bernheim konnte bei einer intelligenten, erregbaren, aber durchaus nicht hysterischen Dame durch Eingebung in der Hypnose noch complicirtere Hallucinationen hervorrufen. „Ich lasse sie," bemerkt der Autor, „eine Militärmusik aus dem Hofe des Spitals hören, die Soldaten steigen die Treppe herauf und kommen in den Saal, ein Tambourmajor macht einen Knix vor ihrem Bette, ein Musikant tritt an's Bett heran, spricht mit ihr, er ist aber betrunken, ergeht sich in ungeziemenden Reden und will sie umarmen; sie setzt sich mit einigen Ohrfeigen zur Wehre und ruft nach der Schwester und nach der Wärterin, die Beiden kommen hinzu und bringen den Trunkenbold vor die Thüre. Diese ganze, ihr während des Schlafes suggerirte Scene spielt sich vor ihr, die zugleich Heldin und Zuschauerin ist, mit solcher Klarheit ab, als ob es die Wirklichkeit wäre. Es nützt ihr nichts, dass sie schon oft und oft ähnlichen Hallucinationen zum Opfer gefallen ist, sie kann sich der Täuschung doch nicht entziehen; sie sieht nach den anderen Kranken und fragt sie aus, ob sie nichts gesehen und gehört haben, so wenig kann sie Täuschung und Wirklichkeit auseinander halten. Wenn Alles vorüber ist und ich ihr sage: „Es war nur eine Vision, die ich Ihnen eingegeben habe," dann merkt sie wohl, dass es nur eine Vision war, aber sie behauptet, „es war mehr als ein Traum, es war ebenso lebhaft wie die Wirklichkeit selbst."

Bemerkenswerth ist die verschiedene Dauer der posthypnotischen Sinnestäuschungen. Zumeist erhalten sie sich allerdings nur eine Anzahl von Minuten (Forel). Es sind jedoch Fälle beobachtet worden, in welchen dieselben Stunden, Tage und noch länger andauerten. Bernheim suggerirte einer Dame in der

Hypnose, sie werde nach dem Erwachen das Bild ihres Mannes sehen: sie sah es auch sofort nach dem Erwachen und weitere 24 Stunden lang, obwohl sie wusste, dass das Bild ein Trug war.

Lloyd Tuckey erwähnt, dass er einer hypnotisirten Dame suggerirte, dass der Schweif ihrer gefleckten Lieblingskatze drei Tage lang schwarz sein werde. Sie sah auch den Schweif der Katze drei Tage lang in dieser Färbung. In einem von Londe berichteten Falle soll ein in der Hypnose suggerirtes Portrait zwei Jahre lang von dem Hypnotisirten gesehen worden sein. Die sinnliche Deutlichkeit der posthypnotischen Hallucination kann so bedeutend sein, dass die Unterscheidung eines suggerirten Objectes von einem reellen nicht möglich ist. So sagte Forel einem Fräulein in der Hypnose: „Sie werden nach Ihrem Erwachen drei reelle dunkle, mit Stiel und Blättern fühlbare und wohlriechende Veilchen sehen,“ er gab ihr aber nur ein wirkliches Veilchen: Fräulein J. konnte nicht sagen, ob eines der Veilchen oder zwei oder gar alle drei reell oder suggerirt seien; alle drei, meinte sie, seien reell, dabei hielt sie in einer Hand Luft, in der anderen das wirkliche Veilchen.

Von erheblichem Interesse ist die Erklärung, welche die Hypnotisirten für ihre posthypnotischen Handlungen geben, sowie der Geisteszustand, in welchem dieselben stattfinden. Zunächst kommt hier der Umstand in Betracht, ob Amnesie für die Zeit der Hypnose besteht oder nicht. In letzterem Falle kann die Vollziehung der gegebenen Weisung erfolgen oder unterbleiben; führt der Hypnotisirte die Weisung aus und fragen wir nach dem Grunde der vollzogenen Handlung, so wird derselbe in der Regel antworten: „Sie wünschten ja, dass ich dies thue“ oder dergl. Er betrachtet also den gegebenen Auftrag als genügendes Motiv für seine Handlung; ob dabei ein von der Suggestion ausgehender Zwang (Zwangsimpuls) mit im Spiele ist, wird nicht weiter berücksichtigt und ist gewöhnlich auch nicht näher festzustellen. Besteht bei dem Hypnotisirten keine Erinnerung an den Auftrag, den er posthypnotisch vollzogen hat, so lautet die Erklärung, die er für sein posthypnotisches Handeln auf Befragen gibt, je nach seiner Bildungsstufe, Intelligenz und früheren Erfahrungen verschieden, und die Motivirung ist natürlich um so geschraubter und sonderbarer, je weniger Sinn dem Auftrag zu unterlegen ist. — Ich suggerire einem Hypnotisirten z. B., er werde nach dem Erwachen die Fensterkissen von den beiden Fenstern des Zimmers wegnehmen und eines der Fenster öffnen, was dieser auch nach dem Erwachen sofort thut. Es ist Winter und im Zimmer keineswegs übermässig warm. Der Hypnotisirte ist amnestisch für die intrahypnotischen Vorkommnisse und antwortet nach dem Grunde seines Vorgehens befragt: „Ich weiss nicht, weshalb ich es gethan, es war so eine Idee, ein Einfall, der mir plötzlich kam.“ — Ein anderer Hypnotisirter antwortet im gleichen Falle: „Es ist so warm in diesem Zimmer, ich dachte, Sie würden nichts dagegen haben, wenn ich etwas frische Luft hereinlasse.“ Auf die weitere Frage, warum er von beiden Fenstern die Fensterkissen weggenommen habe, sagt er: „Ich wollte beide Fenster öffnen, dachte jedoch, dass es dann im Zimmer zu kühl würde.“ Ein Dritter, der früher bereits mehrfach posthypnotische Aufträge erhielt und solche realisirte, antwortet auf die Frage, warum er das Fenster geöffnet etc.: „Weshalb ich es gethan, kann ich eigentlich nicht sagen, haben Sie es mir vielleicht im Schlafe aufgetragen?“ Er vermuthet also eine posthypnotische Suggestion. Ein Vierter antwortet: „Ich weiss nicht, wie es kam, es war mir, als würde ich dazu getrieben, als müsste ich es thun.“ Hier bestand offenbar ein deutliches Zwangsgefühl. Alle diese vier Individuen sind während der Realisirung der gegebenen Suggestion zweifellos wach und führen die in Frage stehende Handlung mit vollem Bewusstsein aus.

Es kann aber auch vorkommen, dass das Individuum, welches eine suggerirte Handlung posthypnotisch vornimmt, nachträglich von derselben nichts weiss und glaubt, eben aus der Hypnose erwacht zu sein. Genauere Beobachtung in derartigen Fällen hat ergeben, dass die Realisirung posthypnotischer Suggestionen mitunter mit dem Eintritt einer neuen Hypnose verknüpft ist. Der Blick des Hypnotisirten wird während der Ausführung des posthypnotischen Auftrags starr, er zeigt sich für neue Eingebungen völlig empfänglich; nach Moll kann bei ihm auch Erinnerung an die Erlebnisse in früheren Hypnosen bestehen.[1]) Amnesie für die posthypnotische Handlung kann aber auch ohne Wiederkehr eines hypnotischen Zustandes eintreten. Das Individuum erinnert sich in diesem Falle völlig an das, was während der Ausführung des posthypnotischen Actes von anderer Seite vorgenommen wurde, während es von der Vollziehung des Actes selbst nichts weiss. Letzteres Verhalten hat sein Analogon in den Zerstreutheitsacten, welche viele Menschen während intensiver geistiger Beschäftigung mit einem Gegenstande vornehmen und für welche nachträglich jede Erinnerung mangelt. Das Verlegen von Gegenständen, die man zur Hand haben will, Essen, Trinken, Rauchen, An- und Auskleiden etc., während man „in Gedanken ist", sind allgemein bekannte Vorkommnisse.[2])

Auch in dem geistigen Verhalten während der Zeit, die zwischen dem Erwachen aus der Hypnose und der Ausführung der posthypnotischen Eingebung liegt, zeigen sich beachtenswerthe Unterschiede. In der Mehrzahl der Fälle ist das Individuum völlig wach und sein Benehmen verräth keinerlei Beeinflussung durch die posthypnotische Eingebung. Manche Hypnotisirte, denen ein posthypnotischer Auftrag ertheilt wurde, bekunden dagegen nach dem Erwachen eine gewisse Unruhe und Zerstreutheit; sie verhalten sich wie Menschen, die wissen, dass sie etwas thun sollen, denen aber das Vorzunehmende momentan nicht einfällt. Ihre Unruhe verliert sich erst mit dem deutlichen Auftauchen und der Realisirung der Eingebung.

Es mangelt jedoch auch nicht an Fällen, in welchen das Bestehen einer posthypnotischen Eingebung das völlige Erwachen

---

[1]) Der hypnotische Zustand während der Ausführung posthypnotischer Suggestionen kann mehr oder minder ausgeprägt sein, und zwischen den Fällen, in welchen die Realisirung der posthypnotischen Suggestion bei vollem Wachsein geschieht, und denjenigen, in welchen dieser Vorgang in einem deutlich somnambulen Zustande (gesteigerte Suggestibilität, Amnesie etc.) sich vollzieht, finden sich die verschiedensten Uebergänge.

[2]) Auch der Geisteszustand während des Auftretens posthypnotischer Sinnestäuschungen zeigt Verschiedenheiten: Moll hält nach seinen Erfahrungen den Eintritt einer neuen Hypnose bei diesen Phänomenen für die Regel; hievon kann jedoch namentlich bei den länger dauernden posthypnotischen Sinnestäuschungen keine Rede sein.

des Hypnotisirten verhindert. Moll beobachtete dieses Verhalten namentlich bei Eingebungen, welche dem Charakter des Individuums widersprechen, und er war mehrfach genöthigt, die ertheilte posthypnotische Eingebung zu beseitigen, um völliges Erwachen des Hypnotisirten herbeizuführen. Köhler erachtet die Realisirung posthypnotischer Eingebungen stets von dem Neueintritt einer Hypnose abhängig. Nach der Ansicht dieses Autors geht dieser entweder ein Zustand unvollkommenen Wachseins (halbhypnotischer Zustand) oder ein mehrfacher Wechsel von Wachzustand und Hypnose vorher. Ersteres Verhalten bezeichnet er als hypnotischen Ausnahmezustand, letzteres als intermittirenden hypnotischen Ausnahmezustand (intermittirenden Hypnoidzustand); bei diesem besteht für das während der Periode des Wachseins Gesprochene keine Amnesie. Nach Köhler soll der Eintritt eines posthypnotischen Ausnahmezustandes eine nothwendige Vorbedingung für die Realisirung posthypnotischer Eingebungen bilden. Er will denselben auch bei Eingebungen auf längeren Termin, bei welchen das Individuum gewöhnlich völlig wach erscheint, wenn auch weniger ausgeprägt, constatirt haben. Die Angaben Köhler's bezügl. des geistigen Verhaltens Hypnotisirter vor der Verwirklichung posthypnotischer Eingebungen können glücklicher Weise auf allgemeine Geltung durchaus keinen Anspruch erheben. Es erhellt dies schon aus dem im Vorhergehenden Dargelegten. Unsere alltäglichen Erfahrungen auf hypno-therapeutischem Gebiete lehren das Gleiche; ich habe in meiner langjährigen hypnotischen Praxis keinen Fall beobachtet, in welchem die Realisirung einer posthypnotischen therapeutischen Eingebung mit dem Neueintritt einer Hypnose sich verknüpfte oder eine solche Eingebung einen posthypnotischen Ausnahmezustand zur Folge hatte. — Meine Erfahrungen stimmen in diesem Punkte völlig mit denen Moll's überein, welcher hervorhebt, dass er das unvollständige Erwachen nur bei hypnotischen Experimenten, dagegen nie bei therapeutischen posthypnotischen Eingebungen beobachtete.

Unter den posthypnotischen Eingebungen beanspruchen diejenigen mit längerer Verfallzeit (Suggestion à échéance) besonderes Interesse. Der Realisirungs-(Verfalls-)Termin kann bei diesen Eingebungen in verschiedener Weise bestimmt werden, sowohl durch directe Angabe eines Datums. wie durch Bezeichnung einer bestimmten Anzahl von Wochen, Tagen. Stunden und selbst Minuten. Ich will hier zunächst einige eigene Beobachtungen mittheilen. Ich sage einem Hypnotisirten: „Sie werden übermorgen Nachmittag Ihr Bureau eine Viertelstunde früher als gewöhnlich verlassen und beim Nachhausegehen einen Umweg machen. wobei Sie durch die X-Strasse gehen und erst eine halbe Stunde nach dem Verlassen des Bureaus nach Hause kommen.* Was ich suggerirt hatte, geschieht. Der betreffende Herr, bei welchem völlige Amnesie für den gegebenen Auftrag besteht. findet nichts Aussergewöhnliches in dem früheren Verlassen des Bureaus und dem Umwege, den er machte: es war eben ein Einfall, nichts weiter. Ich sage einer Hypnotisirten, welche mich gewöhnlich Nachmittags nach 4 Uhr besucht: „Sie werden heute über 8 Tage nicht nach 4 Uhr, sondern um 12 Uhr Mittags zu mir kommen‘: auch dies geschieht. Auf meine an die Person gerichtete Frage, weshalb sie um diese Zeit komme. antwortet dieselbe. sie glaube sich zu erinnern, dass ich sie vor 8 Tagen während des Schlafes für diese Zeit bestellt habe. Es sei ihr dies jedoch erst heute Vormittag eingefallen. Interessanter als die beiden erwähnten ist eine dritte Beobachtung, da in derselben mehrere Eingebungen mit längerer Verfallszeit zur Realisirung gelangten. Der Fall betrifft ein 18jähriges Mädchen vom Lande. welches seit mehr als Jahresfrist zur Zeit der Menses von schweren und lange anhaltenden hystero-epileptischen Anfällen regelmässig heimgesucht wurde. Verschiedene Mittel waren gegen das Leiden schon vergeblich angewendet worden. Die Patientin, welche nur kurze Zeit in Beobachtung bleiben konnte, wurde nur viermal hypnotisirt und hiebei liess sich schon in der ersten Sitzung Somnambulismus erzielen. Ich suggerirte der Patientin. dass bei ihr die Menstruation, welche bis dahin gewöhnlich 6 Tage gedauert hatte, sich auf 3 Tage beschränken und während derselben kein Anfall mehr eintreten werde. In der letzten Hypnose, welche ungefähr 16 Tage vor dem muthmaasslichen Termine der nächsten Menses statt hatte. wurde ihr ausserdem suggerirt, dass sie mir nach 4 Wochen einen Brief schreiben und in demselben über ihr Befinden in der Zwischenzeit berichten werde. Die Patientin war völlig amnestisch. und ich hütete mich, derselben im Wachzustande irgend eine Andeutung betreffs des ihr ertheilten posthypnotischen Auftrages zu geben. Meine Eingebungen realisirten sich vollständig in allen Details; nach mehreren Wochen erhielt ich einen Brief, in welchem die Patientin die lebhafteste Freude über den Erfolg der hypnotischen Behandlung äusserte. Die Menstruation hatte nur 3 Tage gedauert und die früheren hysterischen Begleiterscheinungen derselben waren gänzlich ausgeblieben. Das Schreiben enthielt keine Bemerkung, aus welcher sich entnehmen liess, dass sich das Mädchen irgend eines von mir ertheilten Auftrages bewusst war: sie glaubte allem Anscheine nach, aus eigenem Antriebe zu schreiben.

Es gelang mir ferner mehrfach bei weiblichen Hypnotisirten die Menstruation in der einen oder anderen Richtung durch Eingebungen zu beeinflussen, welche 14 Tage und länger vor dem Eintritte derselben statthatten. Bei den Eingebungen à échéance, über deren Realisirung von anderen Autoren berichtet wird, schwankt die Verfallszeit von einem Tage bis zu einem Jahre; dabei handelt es sich zum Theil um recht absonderliche und complicirte Eingebungen. So suggerirte Moll einem Hypnotisirten, dass er bei seinem nächsten Besuche in 8 Tagen nach dem Eintritt in sein (Moll's) Zimmer nicht werde sprechen können. Der Hypnotisirte kam nach einer Woche zu Moll und konnte, nach seinem Namen befragt, weder diesen, noch sonst etwas sprechen. Bernheim liess sich von einem Individuum S. in der Hypnose das Versprechen geben, dass er nach 13 Tagen um 10 Uhr Vormittags wieder kommen werde. Es bestand völlige Amnesie für die Eingebung, die sich pünktlich realisirte. S. hatte von seiner Wohnung bis zum Spitale 3 Kilometer zurückzulegen. Derselbe Autor sagte im August 1883 einem ehemaligen Unteroffizier S., welcher von Dr. Liébeault an ihn empfohlen worden war, während des somnambulen Schlafes, dass er am ersten Mittwoch im October zu Dr. Liébeault sich begeben, dort den Präsidenten der Republik treffen und von demselben eine Medaille und eine Pension erhalten werde. Der Hypnotisirte war für den ihm ertheilten Auftrag völlig amnestisch. Am 3. October, 63 Tage nach Ertheilung der Eingebung, erhielt Bernheim von Dr. Liébeault folgenden Brief: „Der Somnambule S. ist soeben um 10 Minuten vor 11 Uhr bei mir angekommen; er begrüsste Herrn F., dem er beim Eintritte begegnete, sehr höflich, wendete sich dann, ohne sich um die anderen Personen zu kümmern, gegen eine Stelle links von meiner Bibliothek, verneigte sich tief, und ich konnte hören, wie er das Wort „Excellenz" aussprach. Da er sehr leise sprach, ging ich sofort auf ihn zu; er hielt gerade die rechte Hand ausgestreckt und erwiderte: „Meinen schönsten Dank, Excellenz!" Befragt, mit wem er denn spreche, sagte er: „Sehen Sie denn nicht? Mit dem Präsidenten der Republik!" Ich muss bemerken, dass an der betreffenden Stelle sich Niemand befand. Er wendete sich darauf nochmals gegen die Bibliothek, grüsste mit einer Verbeugung und kam erst dann auf Herrn F. zu." S. berichtete nach einigen Tagen auf Befragen, dass ihm der Einfall, Dr. Liébeault zu besuchen, am 3. October um 10 Uhr Vormittags plötzlich gekommen sei und er keine Ahnung gehabt habe, wen er dort treffen würde.

Beaunis suggerirte am 14. Juli 1884 einem Fräulein A. E., dass sie am 1. Januar 1885 ihn sehen werde, er werde ihr zum neuen Jahre gratuliren und dann verschwinden. Am 1. Januar 1885 befand sich Beaunis in Paris und Fräulein A. E. in Nancy. Letztere erzählte an diesem Tage verschiedenen Personen, darunter auch Dr. Liébeault, dass sie Vormittags 10 Uhr an ihrer Thüre klopfen hörte und auf ihr Hereinrufen Dr. Beaunis in's Zimmer treten sah, welcher ihr ein gutes neues Jahr wünschte und sich rasch wieder entfernte.

Die Realisirung einer Eingebung, als deren Verfallzeit ein Jahr bestimmt wurde, beobachtete Liébeault. Professor Liégeois schläferte am 12. October 1885 Vormittags 10 Uhr einen jungen Menschen Paul M., der schon mehrfach hypnotisirt worden und ein ausgezeichneter Somnambule war, auf Liébeault's Klinik ein und sagte ihm Folgendes: „Heute über ein Jahr werden Sie plötzlich den Gedanken fassen, Nachstehendes auszuführen: Sie werden am Morgen zu Herrn Liébeault gehen und werden ihm sagen, dass es Ihnen mit Ihren Augen seit einem Jahre so gut gehe, dass Sie sich verpflichtet fühlen, ihm und Herrn Liégeois hiefür den Dank auszusprechen. Sie werden Jedem von beiden Ihren Dank aussprechen und werden sich die Erlaubnis erbitten, die Herren zu küssen, was dieselben Ihnen gerne gestatten werden.

Nachdem Sie dies gethan haben, werden Sie in das Zimmer des Doctors einen Hund, welcher einen dressirten Affen auf sich trägt. eintreten sehen. Diese werden viele Possen reissen und Grimassen schneiden. und das wird Sie sehr amüsiren. Fünf Minuten später werden Sie einen Zigeuner kommen sehen, gefolgt von einem zahmen Bären. Dieser Mensch wird glücklich darüber sein, seinen Hund und Affen gefunden zu haben, die er für verloren gehalten hatte, und um die Gesellschaft zu unterhalten, wird er auch seinen Bären tanzen lassen, einen grauen Bären aus Amerika. von grossem Körperbau. aber sehr sanft. der Ihnen gar keine Furcht einflössen wird. Sobald er im Begriffe sein wird, sich zu entfernen, werden Sie Herrn Liégeois bitten, er möge Ihnen 10 Centimes geben als Almosen für den Hund, der diese 10 Centimes auffangen wird. Sie würden sie ihm schon zurückgeben."

Diese sehr complicirte Eingebung realisirte sich genau zur festgesetzten Zeit und. von einigen untergeordneten Details abgesehen, auch vollständig. Es stellte sich heraus, dass der Hypnotisirte den Realisirungstermin genauer im Gedächtnis behalten hatte als der Experimentator: die Verwirklichung der Eingebung fand in einem Zustande neuer Hypnose statt. für welche nachträglich Amnesie bestand.

Sehr beachtenswerthe Thatsachen ermittelte Milne Bramwell bezüglich der Fähigkeit Hypnotisirter, bei posthypnotischen Aufträgen mit Amnesie nach dem Erwachen die zwischen der Eingebung und dem Verfallstermine liegende Zeit zu schätzen.

Als Versuchsperson diente dem Autor eine 19jährige intelligente und gebildete Dame. die sich jedoch nicht durch kopfrechnerische Leistungen auszeichnete. Dieser suggerirte Bramwell in der Hypnose, dass sie nach einer gewissen (in den einzelnen Versuchen wechselnden) Anzahl von Minuten einen Trieb fühlen werde. auf ein Papier ein Kreuz zu machen und, ohne auf die Uhr zu sehen, die nach ihrer Schätzung verstrichene Zeit niederzuschreiben. Die Zeitangaben der Versuchsperson erwiesen sich mit wenigen Ausnahmen als völlig correct und auch bei letzteren betrug der Schätzungsfehler nicht über 5 Minuten [1]).

---

[1]) Aehnliche Versuche stellte schon Delboeuf an. Er gab z. B. Hypnotisirten die Weisung. nach 1000 Minuten etwas vorzunehmen. und beobachtete mehrfach pünktliche Realisirung der Eingebung bei Personen. welchen im Wachen eine genauere Zeitschätzung unmöglich war.

So wurde bei einem Experimente eine Eingebung ertheilt, die sich nach 4335 Minuten realisiren sollte; das Resultat war völlig correct.

Befragen der jungen Dame in einer neuen Hypnose ergab, dass dieselbe im wachen Zustande weder unmittelbar nach der Hypnose, noch später eine Erinnerung an den ihr gegebenen Auftrag hatte und in der Hypnose die ihr in Minuten angegebene Verfallzeit nicht in Stunden und Tage umrechnete. Kurz vor dem Verfallstermin fühlte sie in den Fingern einen Impuls zu schreiben, der von der Idee gefolgt war, ein Kreuz zu machen und die Zeit zu notiren, worauf sie erst auf die Uhr sah.

Die Auffassung der Individuen, bei welchen sich Eingebungen mit längerer Verfallszeit realisiren, über den Ursprung der bei ihnen plötzlich auftauchenden Idee, dieses oder jenes zu unternehmen, ist nicht immer die gleiche. In der grossen Mehrzahl der Fälle besteht völlige Amnesie für den gegebenen Auftrag, und wenn die Idee dann zur bestimmten Zeit auftaucht, erscheint sie dem Individuum als ein plötzlicher, spontaner Einfall, der ihm je nach seinem Inhalte natürlich oder befremdlich vorkommt. Der Zwangscharakter der Suggestion wird dabei dem Individuum um so weniger fühlbar, je weniger die Idee dessen Gewohnheiten widerspricht. Man kann auch durch entsprechende Eingebungen das Bewusstwerden eines Zwanges beim Auftauchen der suggerirten Idee verhindern und dem Individuum den Glauben beibringen, dass die Vornahme der betreffenden Handlung aus völlig freiem Willensschlusse geschehe (Forel). In manchen Fällen taucht bei den Hypnotisirten kürzere oder längere Zeit vor dem Verfallstermine der Eingebung der Gedanke auf, dass er zu einer gewissen Zeit etwas vorzunehmen habe; dieser Gedanke kann von der Erinnerung begleitet sein, dass es sich hierbei um einen ihm in der Hypnose ertheilten Auftrag handelt. In dieser Weise verhielt es sich in der zweiten von uns oben mitgetheilten Beobachtung. Bei der betreffenden Hypnotisirten stellte sich 2 Stunden vor der Verfallszeit der Gedanke ein, dass sie mich um 12 Uhr Mittags zu besuchen habe. Dabei erinnerte sie sich zugleich, dass ich ihr dies in der Hypnose aufgetragen hatte.

Somnambule, welche öfters posthypnotische Aufträge erhielten und so bezüglich derselben einige Erfahrung besitzen, können übrigens auch, wenn sie für die ertheilte Eingebung völlig amnestisch bleiben, unter Umständen wenigstens durch die Fremdartigkeit der auftauchenden Idee und deren Zwangscharakter auf den suggestiven Ursprung derselben hingewiesen werden.

Bei der Erklärung der erfolgreichen Termineingebungen haben wir zwei Umstände in Betracht zu ziehen:

1. Das Erhaltenbleiben der suggerirten Idee von dem Momente der Eingebung bis zur Verfallzeit, obwohl dieselbe anscheinend in Vergessenheit gerathen ist.

2. Das Auftauchen dieser Idee gerade zur Verfallszeit, was eine continuirliche Zeitberechnung von dem Momente der Eingebung an voraussetzt.

Letzterer Umstand bildet allein für die Erklärung Schwierigkeiten, da es sich um eine Zeitschätzung handelt, die unterhalb der Sphäre unseres gewöhnlichen Bewusstseins, i. e. un- oder unterbewusst geschehen muss und trotzdem erstaunlich exacte Resultate liefert. Das Erhaltenbleiben einer suggerirten Vorstellung in Form einer latenten Erinnerung während einer Anzahl von Tagen, Wochen oder Monaten ist an sich nichts Auffälliges und auf die bekannten Leistungen unseres Gedächtnisses zurückzuführen. Bernheim hat über die Vorgänge, welche bei den Suggestionen à échéance die Realisirung zur festgesetzten Zeit bedingen, eine Ansicht geäussert, welche anscheinend die Erklärungsschwierigkeiten wesentlich reducirt. Er geht von der bekannten Thatsache aus, dass man das Erwachen aus dem Nachtschlafe zu einer bestimmten Stunde durch einen festen Vorsatz herbeiführen kann. Diesen Vorgang führt er darauf zurück, dass die betreffenden Personen während des Schlafes andauernd und bewusst den Gedanken des Erwachens zu einer bestimmten Stunde festhalten und dabei die verfliessende Zeit richtig schätzen. Den Umstand, dass der Schlafende nach dem Erwachen von dem bewussten Denken an die festgesetzte Stunde nichts weiss, erklärt er einfach damit, dass dasselbe, wie es bei den Träumen des tiefen Schlafes der Fall ist, vergessen wird. Aehnlich sollen die Dinge bei den Termineingebungen sich verhalten. Bei dem Somnambulen, der eine solche Eingebung erhalten hat, bleibt die Erinnerung an dieselbe nicht bis zur Verfallzeit latent und unbewusst, sie taucht vielmehr im Bewusstsein wieder auf, so oft das Individuum seine Aufmerksamkeit von der Aussenwelt abwendet und der Selbstbetrachtung sich hingiebt (spontane somnambule Zustände). wird jedoch nach der Rückkehr des früheren Bewusstseinszustandes sofort wieder vergessen. Mit diesem Bewusstwerden der Eingebung soll sich jedesmal der erneute Vorsatz verknüpfen, dieselbe zur vorgesetzten Zeit auszuführen. Die hier erwähnte Theorie Bernheim's wurde schon von Beaunis und von Forel zurückgewiesen. Beide Autoren betonen, dass es bei den Termineingebungen sich in der Zwischenzeit lediglich um ein unbewusstes Denken an die suggerirte Idee handeln könne. Es liegt auch keinerlei Beweis für das regelmässige Auftauchen dieser Idee in besonderen, öfters wiederkehrenden Bewusstseinszuständen vor [1]).

Zur Erklärung des Erfolges bei Termineingebungen erscheinen übrigens die hypothetischen Annahmen Bernheim's ganz überflüssig. Wir besitzen einen Zeitsinn, der bei dem einzelnen Individuum mehr oder weniger entwickelt und hauptsächlich un- oder unterbewusst in Thätigkeit ist, da wir mit unsererem Bewusstsein gewöhnlich andere Dinge zu verfolgen haben als den Ablauf der Zeit. Der Gebrauch der Taschenuhren hat, wie zahlreiche Erfahrungen des täglichen Lebens zeigen, unseren Zeitsinn nicht in dem Maasse verkümmern lassen, wie Manche annehmen, sondern nur dazu geführt, dass wir uns auf dessen Leistungen im Allgemeinen wenig verlassen. Zu welch erstaunlichen Resultaten das unbewusste Functioniren dieses Sinnes führen kann. haben wir oben aus den Beobachtungen M. Bramwell's ersehen. Bei den Termineingebungen variirt die dem unterbewusst thätigen Zeitsinne zufallende Leistung je nach der Art der Bestimmung der Verfallzeit. In den Fällen, in welchen der Termin nach Tagen, Stunden oder Minuten angegeben wird, scheint gewöhnlich eine unbewusste Umrechnung des Termines in ein bestimmtes Datum nicht stattzufinden; Gurney fand, dass bei Bestimmungen der Verfallzeit nach einer Anzahl von Tagen die betreffenden Personen, wenn sie in der Zwischen-

---

1) Bernheim führt zwar zur Stütze seiner Ansicht 2 Fälle an. denselben kann jedoch eine weitergehende Beweiskraft nicht zuerkannt werden.

zeit hypnotisirt wurden, nicht das Datum des Termins, sondern nur die Zahl der verstrichenen und noch dazwischenliegenden Tage anzugeben vermochten. Aehnlich verhielt es sich bei der Versuchsperson M. Bramwell's. Dass die suggerirte Idee zumeist erst am Verfallstermin ins Bewusstsein tritt, erklärt sich aus dem Umstande, dass dieselbe durch den Act des Suggerirens mit der Vorstellung des Termins associativ fest verknüpft wird. Die Zeitvorstellung wirkt daher bei ihrem Auftreten ähnlich wie die Wahrnehmung eines Signales reproducirend auf die suggerirte Idee, sofern diese bis dahin im Gedächtnisse sich erhalten hat.

Was die Häufigkeit der Realisirung von Termineingebungen anbelangt, so erwähnt Forel, dass von 19 gesunden Wärterinnen in Burghölzli, welche in der Hypnose tief schliefen, nicht weniger als 13 Suggestions à échéance vollführten. Meines Erachtens lassen sich aus diesen Beobachtungen noch keine allgemeinen Schlüsse ziehen. Die besonderen Verhältnisse, in welchen hier die Versuchspersonen zu dem Experimentator standen (täglicher Verkehr, Untergebenenstellung) beeinflussten wohl auch die Häufigkeit des Erfolges. Ich fand, dass von Somnambulen posthypnotische Aufträge jeder Art in kaum der Hälfte der Fälle ausgeführt werden. Für die Termineingebung im Besonderen ist das Verhältnis noch erheblich ungünstiger. Immerhin kann man Forel darin beipflichten, dass die Realisirung von Termineingebungen keine Seltenheit bildet.

XI. Kapitel.

Die aussergewöhnlichen Erscheinungen des Somnambulismus.

Wir haben im geschichtlichen Theile dieser Arbeit gesehen, dass Ende des vorletzten und in den ersten Decennien des letzten Jahrhunderts die Anhänger der Mesmer'schen Lehren den Erscheinungen der Clairvoyance und verwandten Phänomenen, die sie als reguläre Symptome der höheren Grade des Somnambulismus betrachteten, ganz besondere Aufmerksamkeit zuwandten. Nach Mesmer sollte sich, wie wir schon erwähnten, im somnambulen Zustande eine Fähigkeit des Nervensystems offenbaren, die er als „inneren Sinn“ bezeichnete, eine Fähigkeit, welche dem Menschen ein Erkennen ohne Vermittelung der Sinne ermöglicht.

Man bezeichnete die Stufe des Somnambulismus, in welcher sich der innere Sinn in vollkommener Weise offenbart, als „magnetisches Hellsehen“. Welche Vorstellungen man von den Leistungen der Somnambulen im Stadium des Hellsehens hatte, hiefür mögen einige Bemerkungen Ennemoser's Zeugnis geben.

„Das Hellsehen ist seinem Wesen nach nur eine Erweiterung aller der im Schlafwachen aufgezählten Fähigkeiten; es können sogar bei einem und demselben beide Zustände, das Schlafwachen oder Hellsehen, wie Ebbe und Fluth wechseln“ . .

„Dieses Hellsehen selbst aber ist ein vollkommenes Hervortreten des inneren Sinnes, eine Steigerung aller oder der meisten oben erwähnten Fähigkeiten, von einer grösseren Reinheit der Gefühle, Zartheit der Gesinnungen, Schnelle und Leichtigkeit des Gedankenspiels, einer grösseren Folgerechtigkeit des Verstandes und der Handlungen. Die Kranken erlangen ein verstärktes Gemeingefühl und erhöhtes Bewusstsein, theils zu ihrer inneren Selbstbeschauung, theils zum Auffassen der Aussendinge“ .   . .

„Sie geben nicht nur genau ihre Krankheit, oft selbst die ersten Ursachen derselben an, und bestimmen mit einer grossen Genauigkeit die dazu nöthigen Mittel, sondern sagen auch die mögliche oder unmögliche Heilung mit der genauesten Zeitbestimmung voraus" . . .

„Sie sagen sich selbst Krankheiten auch in die Zukunft nach mehreren Jahren voraus, nachdem sie von dieser gegenwärtigen schon lange befreit sind, und verordnen die dazu nöthigen Mittel schon im Voraus. Auch anderen sagen sie auf längere Zeit hinaus theils gute, theils böse Ereignisse, theils Krankheiten, ja den bestimmten Tod voraus"

„Es giebt aber auch in diesem Hellsehen Fälle, wo sie bedingungsweise sprechen, d. h., wo sie unvorhergesehene Einflüsse und Aenderungen hervorbringen können; denn nicht immer sehen sie die Zukunft in ihren feinsten Schattirungen enthüllt. Zuweilen verlieren sie die Klarheit über sich selbst, sie sehen weder ihre Krankheit, noch die dafür nöthigen Mittel, überschauen aber die inneren Körperzustände Anderer mit einer bewunderungswürdigen Deutlichkeit, besonders wenn sie ihre Hand, noch mehr aber ihre Stirn an die leidenden Stellen stützen"

Ist ihnen in den früheren selbst hellen Zuständen noch manches wie im Nebel gehüllt oder gar nicht sichtbar erschienen, so erweitert sich jetzt ihr Lichtkreis und alle Fernen der Zeit und der Gegenstände im Raum werden ihnen zu Gegenwart"

„Es ist sehr merkwürdig, dass Hellsehende auf dieser hohen Stufe sich weniger auf ihren eigenen Körperzustand beschränken als sich mit fernen Gegenständen beschäftigen. So nehmen sie jetzt fast nur mehr ferne Begebenheiten wahr, z. B., dass ein sie nahe angehender Verwandter krank sei, sterbe oder schon gestorben sei etc. mit den genauesten Nebenumständen, gleichviel wenn es auch tausend Meilen entfernt ist; auch sagen sie genau voraus, wenn und auf welche Art die Nachricht davon überkommen werde. Ebenso giebt es mehrere, die sich besonders bloss mit Naturanschauungen beschäftigen d. h. sie sehen und beschreiben die fernsten Gegenden der Erde nicht nur ganz genau, sondern bekommen sogar von derselben Kunde, wie früher dieses oder jenes Land bewohnt gewesen sei" .   .

Die Anschauungen dieser Hellsehenden erstrecken sich nicht bloss auf die Erde und ihre entferntesten Grenzen, sondern sogar auf die Planeten" . . . .

Und der Autor entblödet sich nicht, eine Schilderung der Beschaffenheit des Mercur, Mars und anderer Planeten und der Verschiedenartigkeit ihrer Bewohner nach den Aussagen einer Somnambulen zu geben, wobei er allerdings bemerkt, dass es ihm einerlei sei, was man davon halte.

Die Kritik- und Geschmacklosigkeit, welche die Magnetiseure in ihrem Uebereifer, den Somnambulismus als eine Quelle mystischer Phänomene darzustellen, bekundeten, war nicht geeignet, in wissenschaftlichen Kreisen Interesse für diese Erscheinungen zu erwecken, trugen, vielmehr, wie wir schon früher andeuteten, wesentlich dazu bei, die Vertreter der exacten Naturforschung zu einer Ignorirung des gesammten Gebietes des thierischen Magnetismus, resp. Hypnotismus zu bestimmen. Während dergestalt die mystischen Erscheinungen des Somnambulismus dem Gesichtskreise der Wissenschaft mehr und mehr entschwanden, wurde die Erforschung und Ausbeutung derselben von anderer Seite mit stetig wachsendem Eifer unternommen.

Die Anhänger des Spiritismus sind es, die das von der Wissenschaft vernachlässigte Gebiet in besondere Pflege nahmen und alsbald dahin gelangten, in den an Somnambulen zu beobachtenden Erscheinungen eine der Hauptstützen ihrer Lehre vom Wesen und Schicksal der Seele zu erblicken.

Wir müssen, um dies darzulegen, hier etwas bei den Grundelementen der spiritistischen Theorie verweilen.

Nach der Auffassung der Spiritisten offenbaren sich beim Menschen im somnambulen Zustande Fähigkeiten und Leistungen, welche durch die Beschaffenheit seiner leiblichen Organisation und das mit dieser zusammenhängende sinnliche Bewusstsein sich nicht erklären lassen, sohin einem unter gewöhnlichen Lebensverhältnissen sich nicht kundgebenden seelischen Theile seines Wesens — dem Geiste im spiritistischen Sinne — zuzuschreiben sind. Dieser „Geist“ (Spirit) theilt nicht mit dem Leibe das Schicksal der Sterblichkeit: seine Existenz wird durch den leiblichen Tod nicht alterirt, und er vermag nach diesem noch mit den Lebenden in Verbindung zu treten und eine Reihe sinnlich wahrnehmbarer Erscheinungen hervorzurufen, welche über die menschliche Leistungsfähigkeit hinausgehen.

Der „Geist“ entbehrt auch nicht einer gewissen Körperlichkeit: er wird in den sogenannten Materialisationen sichtbar und soll des Oefteren auch schon photographirt worden sein. Indess treten die Geister der Verstorbenen nicht mit jedem Beliebigen in Verbindung: die Individuen, welche den Vorzug geniessen, den Verkehr der Abgeschiedenen mit den Lebenden zu vermitteln sind die Medien, die für ihren Beruf jedoch neben der Fähigkeit, in Som-

nambulismus zu gerathen, noch einer gewissen Ausbildung bedürfen.
Die Erscheinungen, welche von den Spiritisten zur Stütze ihrer
Theorien herangezogen werden, bilden jedoch nicht regelmässige
oder gewöhnliche Vorkommnisse des somnambulen Zustandes,
sondern aussergewöhnliche, um nicht zu sagen Ausnahmsleistungen
der Somnambulen; sie gehören nach den Behauptungen der
Spiritisten nur den höheren Stadien des Somnambulismus an. In
diesen soll der sonst latent bleibende „Geist" durch eine Reihe
auf natürlichem Wege nicht zu erklärender, i. e. magischer oder
occulter Geschehnisse seine Existenz bekunden und dabei dieselben
Kräfte bethätigen, welche die Geister der Verstorbenen bei ihrem
Verkehr mit den Lebenden zur Geltung bringen, so dass also der
Somnambulismus nichts als eine in das leibliche Leben ein-
geschobene Phase reiner Geistesactivität darstellt, wie andererseits
das Fortleben des unsterblichen Geistes nur eine Art von
permanentem Somnambulismus bildet. (Du Prel).

Wenn wir uns nun fragen, welches sind diese aussergewöhnlichen Erscheinungen des Somnambulismus, betrachtet im Lichte
der modernen Wissenschaft, so müssen wir zunächst bemerken,
dass es sich um sehr verschiedenartige Leistungen handelt und die
für dieselben derzeit üblichen Bezeichnungen keineswegs immer im
gleichen Sinne gebraucht werden. Hieher gehören: Hell- und
Fernsehen, Fernwirken (Telepathie), telepathische Hallucinationen,
Gedankenübertragung (Suggestion mentale), Vorahnungen, Weis-
sagen (Clairvoyance), Transposition der Sinne, das Reden in fremden
nicht erlernten Sprachen.

In der Stellung der wissenschaftlichen Kreise zu diesem Erscheinungsgebiete hat sich in den beiden letzten Decennien allmählich eine bemerkenswerthe Veränderung vollzogen, welche den
von spiritistischer Seite erhobenen Vorwurf hinfällig macht, dass
die Vertreter der exacten wissenschaftlichen Forschung sich von
demselben grundsätzlich abwenden, weil es nicht in ihr System
passt. Zwar wurde den occulten Phänomenen nicht so viel Interesse
entgegengebracht, dass die wissenschaftliche Prüfung derselben zu
den auf der Tagesordnung befindlichen Gegenständen zählte, vielmehr hatten diejenigen, die sich damit befassten, mancherlei Vorurtheile zu bekämpfen; allein an Stelle der früheren gleichmässig

reservirten oder ablehnenden Haltung machten sich mehr und mehr drei Richtungen geltend: eine allerdings sehr geringe Zahl ernst zu nehmender Forscher gelangte zu Anschauungen, durch welche sie sich den Spiritisten näherten oder selbst direct anschlossen. Zahlreicher und allem Anscheine nach stetig wachsend ist die Gruppe derjenigen, welche das Vorkommen der occulten Phänomene für möglich oder selbst wahrscheinlich halten, aber auf eine übernatürliche Erklärung derselben verzichten. Die weitaus überwiegende Mehrzahl der Forscher verhielt sich jedoch bis in die jüngste Zeit noch den aussergewöhnlichen Erscheinungen des Somnambulismus gegenüber einfach ungläubig und erachtete eine wissenschaftliche Untersuchung derselben für nicht angemessen Dieser negirende Standpunkt mochte noch bis vor $1\,{}^{1}/_{2}$ Decennien eine gewisse Berechtigung besitzen. Die zahlreichen Betrügereien der als Medien in den spiritistischen Sitzungen fungirenden Individuen, die erstaunliche Leichtgläubigkeit und Urtheilslosigkeit, die in spiritistischen Cirkeln den auf plumpe Täuschung berechneten Manipulationen dieser Personen gegenüber bekundet wurde, die Phantastereien und Absurditäten der occultistischen Schriftsteller, alle diese Momente waren geeignet, bei ernsten Forschern einen Widerwillen gegen jede Beschäftigung mit dem in Frage stehenden Erscheinungsgebiete hervorzurufen.

Allein diese Sachlage hat sich im Laufe der Jahre bedeutend geändert. Eine Reihe angesehener und verdienstvoller Gelehrter (Psychologen, Physiologen und Aerzte) hat sich nicht abhalten lassen, durch den Wall von Trug, Aberglauben und Phantastereien, der bisher die Welt der occulten Erscheinungen umgab, sich hindurchzuarbeiten, um dem Thatsächlichen auf diesem Gebiete näher zu kommen. Man hat sich nicht nur bemüht, zufällige Beobachtungen in grosser Anzahl zu sammeln und dieselben in kritischer Weise zu verwerthen, sondern auch durch zahlreiche, zum Theil sehr mühevolle Versuche eine Klärung einzelner der in Betracht kommenden Fragen zu gewinnen. Wie immer man auch den Werth der auf diesem Wege erzielten Ergebnisse veranschlagen mag, jedenfalls ist durch dieselben für jeden Unbefangenen dargethan,, dass die Beschäftigung mit diesen Grenzgebieten der Wissenschaft nicht einer Jagd nach Phantomen gleichkommt.

sondern auch für den Forscher strengster naturwissenschaftlicher Richtung eine würdige Aufgabe bildet.

Ein Ereignis, das in jüngster Zeit sich vollzogen hat, mag dazu beitragen, einen Umschwung in der Beurtheilung der occulten Phänomene auch bei Jenen herbeizuführen, welche sich bisher mit der Negirung oder Bezweiflung derselben begnügten.

Am 30. Juni 1900 wurde in Paris ein „Institut psychique international" gegründet, das nachdem von Pierre Janet verfassten Programm u. A. auch die wissenschaftliche Untersuchung der Erscheinungen des Hypnotismus, der Telepathie, Telekinesie, Lucidität, Mediumnität und verwandter Gebiete zu seinen Aufgaben zählt.

Das Organisationscomitee des Instituts besteht aus 12 sieben verschiedenen Staaten angehörenden Mitgliedern, so dass der internationale Charakter des Unternehmens genügend gewahrt erscheint. Wir wollen hoffen, dass durch dasselbe im neuen Jahrhundert weiten wissenschaftlichen Kreisen ein Impuls zu fruchtbringenden Studien gegeben wird.

Nach meinem Dafürhalten lassen sich die für uns hier in Betracht kommenden Vorgänge in 5 Gruppen sondern:

1) Das Hellsehen (Sehen mit geschlossenen Augen und in der Nähe befindlicher verhüllter Objecte).

2) Die Sinnesverlegung (Transposition der Sinne).

3) Das räumliche Fernsehen und das Fernhören.

4) Die Gedankenübertragung ohne Vermittelung der Sinne (Telepathie).

5) Das zeitliche Fernsehen (Clairvoyance), Vorahnungen, Weissagungen, weissagende Träume.

6) Das Reden in fremden nicht erlernten Sprachen.

Wir haben in Vorstehendem keineswegs alle den Somnambulen (Medien) zugeschriebenen aussergewöhnlichen und höheren Leistungen angeführt; allein eine Reihe derselben können wir hier aus guten Gründen übergehen. Die Annahme eines Theiles der in Frage stehenden Erscheinungen beruht auf geradezu kindischen Vorstellungen oder groben Täuschungen, wie die den Somnambulen zugeschriebene Fähigkeit. die Heilkraft der Pflanzen und Mineralien durch Berührungen etc. zu unterscheiden. Ein anderer Theil (Tischrücken, Planchetteschreiben etc.) bildete dagegen in neuerer Zeit den Gegenstand vielfältiger Untersuchungen, nach deren Ergebnissen sich dieselben auf Grund bekannter physiologischer Erfahrungen ohne jede Zuhilfenahme unbekannter Kräfte erklären lassen [1]).

Im Jahre 1838 setzte ein Mitglied der französischen Akademie der Wissenschaften, Burdin, einen Preis von 3000 Francs aus für den, der die Fähigkeit besässe. ohne Vermittelung der Augen und ohne Licht zu lesen. Drei Aerzte traten als Bewerber um diesen Preis mit Somnambulen auf. welche die verlangte Fähigkeit besitzen sollten: keiner derselben konnte jedoch der ausgesetzte Preis ertheilt werden. Bei zweien dieser Somnambulen war es nicht allzuschwer, nachzuweisen, dass ihre angeblichen hellseherischen Leistungen auf Betrug beruhten; die dritte, welche vorgab, eine in einem Behälter eingeschlossene Schrift lesen zu können, erwies sich bei näherer Prüfung als in dieser Hinsicht ganz und gar unfähig. Würde heut zu Tage eine Somnambule den Burdinschen Preis, wenn eine Bewerbung um denselben noch möglich wäre. gewinnen? Wir können. wenn wir das derzeit vorliegende Beobachtungsmaterial in Betracht ziehen, diese Frage mit Bestimmtheit weder bejahen, noch verneinen.[2]) Die Möglichkeit eines Sehens ohne Einwirkung von Lichtstrahlen, d. h. von Gesichtswahrnehmungen bei geschlossenen Augen oder eines Sehens durch undurchsichtige Massen verhüllter Gegenstände lässt sich heutzutage angesichts des über die Leistungen der Röntgenstrahlen Bekannten viel weniger als früher in Abrede stellen. Allein wenn wir die Berichte über angeblich hellseherische Leistungen prüfen, die sich

[1]) Bezüglich des Planchetteschreibens s. Kapitel Theoretisches.

[2]) Professor Grasset berichtet über Versuche, die mit einer Somnambulen in Narbonnes 1897 angestellt wurden; diese besass angeblich die Fähigkeit. in undurchsichtige Umhüllungen Eingeschlossenes zu lesen. Die Versuche. die von einem von der Akademie in Montpellier ernannten Comité mit der betreffenden Person angestellt wurden, ergaben jedoch nur Anzeichen dafür. dass die scheinbar hellseherischen Leistungen derselben auf betrügerischen Manipulationen beruhten.

namentlich in der spiritistisch-occultistischen Literatur zahlreich finden und das Hellsehen als eine nicht allzu seltene Fähigkeit Somnambuler erscheinen lassen, so kann man sich einer Verwunderung darüber nicht erwehren, wie wenige von den berichteten Vorkommnissen auch nur den Eindruck des einigermaassen Glaubwürdigen machen. Die erfahrensten Aerzte und Hypnotiseure der Neuzeit, Liébeault. Bernheim, Forel, Wetterstrand. Moll, Vogt u. A., deren Beobachtungen auf viele Tausende Hypnotisirter sich beziehen. wissen von keinem Fall von Hellsehen zu berichten. Ebenso negativ sind meine eigenen Erfahrungen. Ein hysterisches Mädchen meiner Beobachtung, welches nach den Mittheilungen seiner Angehörigen die Fähigkeit besitzen sollte, in einem auf die Magengegend gelegten Buche mit geschlossenen Augen zu lesen. vermochte nicht zu lesen. wenn dessen Augen völlig verdeckt wurden. Das Kunststück. das sie leistete, bestand offenbar lediglich darin. dass sie bei einem kleinen Lidspalte noch zu lesen vermochte, und die Somnambulen. die ich auf die Fähigkeit. mit geschlossenen Augen zu lesen oder verdeckte Gegenstände zu erkennen, prüfte, erwiesen sich frei von jeder hellseherischen Begabung. In der grossen Mehrzahl der Fälle beruhen die hellseherischen Leistungen Somnambuler oder angeblich Somnambuler auf absichtlicher Täuschung vermittelst mnemotechnischer Kunststücke oder freier Erfindung. mitunter auch auf schlauer Combination. Dies gilt namentlich für die öffentlichen somnambulistischen Productionen[1].)

Indes mangelt es auch nicht an Berichten aus neuerer Zeit und zwar von durchaus glaubwürdigen Beobachtern, welche das Vorkommen hellseherischer Fähigkeiten bei vereinzelten Somnambulen, wenn auch nicht mit absoluter Sicherheit beweisen, so doch

---

[1]) Eine weibliche Person. die hier vor Jahren sich producirte, vermochte in angeblich somnambulem Zustande mit durch eine Binde verschlossenen Augen in einem in ihrer Nähe liegenden Buche auf einer beliebig aufgeschlagenen Seite eine Stelle zu lesen. Dieses Lesen erheischte jedesmal längeres Besinnen. und der Vorgang war offenbar der. dass die anwesende Mutter der angeblichen Hellseherin dieser durch eine gewisse Fragestellung die aufgeschlagene Seitenzahl mittheilte. worauf dieselbe aus ihrem Gedächtnisse eine Stelle der betreffenden Seite vortrug.

höchst wahrscheinlich machen. Der französische Physiologe Richet hat sich durch eine grosse Reihe äusserst sorgfältiger Versuche, die er an mehreren Somnambulen anstellte, bemüht, bei denselben das Vorhandensein einer hellseherischen Begabung zu ermitteln, und die Resultate, welche dieser hervorragende Forscher erhielt, sind zum Theil sehr beachtenswerth. Ein Theil der Untersuchungen Richet's wurde mit Zeichnungen vorgenommen, die in einer völlig undurchsichtigen Umhüllung sich befanden und die weder er selbst, noch andere Anwesende kannten, so dass keinerlei willkürliche oder unwillkürliche Andeutung über die Art der Zeichnung, auch keinerlei mentale Gedankenübertragung bezüglich derselben möglich war. Die Somnambule fertigte von dem, was sie sah resp. zu sehen glaubte, eine Zeichnung an, oder sie machte Angaben hierüber, auf Grund deren Richet eine Zeichnung anfertigte. Bei einem anderen Theile dieser Versuche mit Zeichnungen war eine Person anwesend, die die Zeichnungen kannte, die sich jedoch jeder Andeutung und selbst jeder Geste enthielt.

Unter 200 derartigen Versuchen hatten 20 einen gewissen Erfolg, soferne das von der Somnambule Gezeichnete, resp. Angegebene eine mehr oder minder grosse Aehnlichkeit mit dem Originale hatte. Um den Einfluss des Zufalls bei diesen Versuchen zu ermitteln, wählte R. 60 von den bei den Hellsehversuchen benützten Zeichnungen aus, die in undurchsichtige Couverts gelegt wurden, und ersuchte eine Reihe von Personen um Anfertigung von Zeichnungen. Unter mehr als 5000 Versuchen dieser Art fanden sich $3^1/_2 \,^0/_0$ Treffer, d. h. unter 200 Versuchen wies die Zeichnung 7 Mal eine gewisse, mehr oder minder bedeutende Aehnlichkeit mit einer der eingeschlossenen Zeichnungen auf. Entschieden beweisender als das Procentverhältnis der Erfolge bei den Hellsehversuchen scheinen mir einzelne bei denselben gemachte Beobachtungen. So wurde der Somnambulen Alice in einem Versuche folgende umstehende absonderliche Figur (Fig. 1) vorgelegt. Sie fing sofort an zu lachen und bemerkte: „Die ist sehr drollig, ganz rund und in der Mitte ein Punkt, rings herum aber kleine Striche." Das sofortige Errathen des wesentlichen Theiles der Zeichnung in diesem Falle lässt sich doch kaum auf einen Zufall zurückführen.

Eine erste Versuchsreihe mit in Couverts eingeschlossenen Karten, die R i c h e t mit Somnambulen anstellte, ergab nichts, was für ein Hellsehen sprach. Günstiger waren die Resultate in späteren Versuchsreihen. So wurden z. B. bei Anwendung zweier

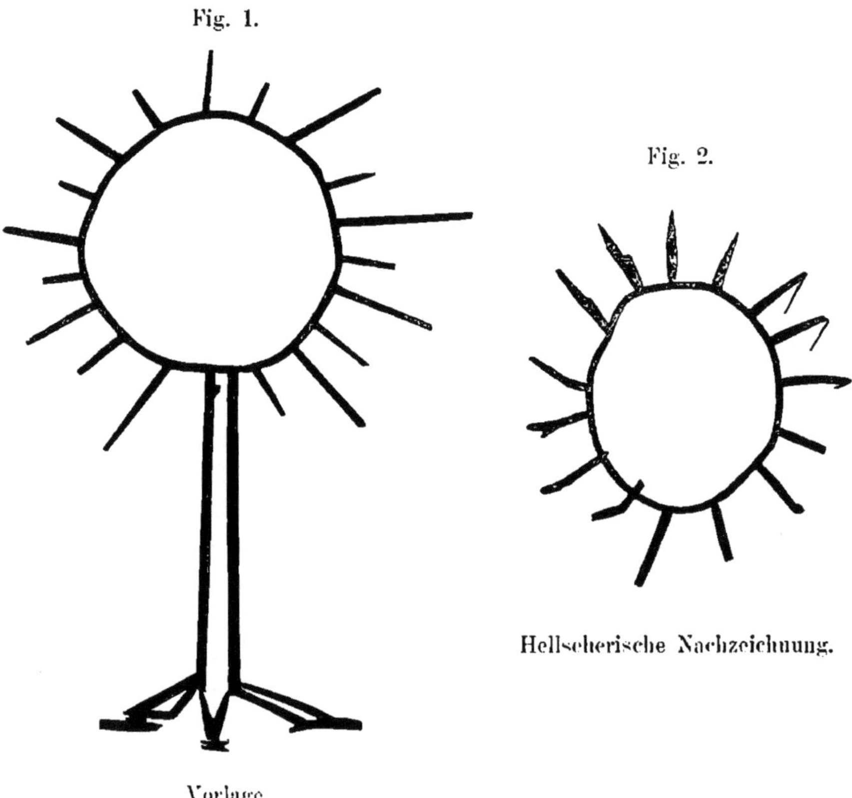

Couverts zur Umhüllung der Karten unter 16 Versuchen 5 Karten genau bezeichnet und bei 7 Karten die Farbe richtig angegeben, während bei blossem Walten des Zufalls nach R i c h e t's Berechnung nur 4 Mal die Farbe errathen werden konnte. Auch Versuche mit Namen, die in undurchsichtige Couverts gesteckt wurden, lieferten keine Anzeichen von Hellsehen.

Ueberblickt man die Gesammtheit der Versuchsergebnisse R i c h e t's, so kann man sich des Eindruckes nicht erwehren, dass

die Leistungen seiner Somnambulen, die sich auf Hellsehen zurückführen lassen, sich in sehr bescheidenen Grenzen bewegten. Von
den Zeichnungen, die in den Versuchen benützt wurden, wurde
keine mit voller Genauigkeit wiedergegeben; die Versuche mit
Karten lieferten, wie wir sahen, zum Theil, die mit Namen überhaupt negative Resultate. Dabei lässt sich auch nicht verkennen,
dass die hellseherische Fähigkeit, soweit von einer solchen überhaupt gesprochen werden kann, wie schon Richet bemerkte, ganz
unregelmässig sich geltend macht und die Bedingungen ihres Auftretens noch ganz unbekannt sind.

Hellsehversuche mit Zahlen wurden auch von Professor und
Mrs. Sidgwick angestellt. Es wurden hiebei die aus einem Lotto
gezogenen Nummern in eine Schachtel gelegt, welche der Experimentator in der Hand hielt und so dem Blicke der Versuchsperson
entzog. Hiebei ergaben sich einige bemerkenswerthe Resultate,
doch liefern auch diese Experimente kein Zeugnis für eine erhebliche hellseherische Fähigkeit der Versuchspersonen. Auffälligeren
hellseherischen Leistungen als in den langen Reihen systematischer
Experimente Sidgwick's und Richet's begegnen wir bei vereinzelten Versuchen mit verschiedenen Somnambulen. So war eine
der Versuchspersonen Richet's im Stande, ein complicirtes
Instrument (Podometer), welches dieser zufällig in der Tasche trug
und sie nie vorher gesehen hatte, sofort genau zu beschreiben.
Der schwedische Arzt Backmann berichtet von einer 14jährigen
Somnambulen, welche z. B. die Zahl der Geldstücke, die ein in
ihrer Nähe befindlicher Herr in seiner Börse hatte, eine Zahl, die
keiner der Anwesenden, auch der Betreffende nicht wusste, genau
anzugeben vermochte. Indes werden alle diese Leistungen weit in
den Schatten gestellt durch das hellseherische Vermögen einer
Frau M., von welcher Rudolf Müller in den letzten Jahren berichtete. Diese soll im somnambulen Zustande mit geschlossenen
Augen nicht nur das um sie herum Vorgehende sehen, sondern
auch völlig verhüllte Gegenstände erkennen. Sie konnte z. B. die
Zeit, welche die in einer Gilettasche befindliche Uhr eines in ihrer
Nähe stehenden Herrn aufwies, sowie den augenblicklichen Inhalt
des Magens dieser Person, ja sogar das Vorhandensein einer Ge-
schwürsnarbe in demselben angeben. Sie ist auch im Stande, in

das Innere ihres eigenen Körpers, z. B. in ihr Gehirn zu blicken und die feinsten Structurverhältnisse desselben, sowie die Vorgänge in den für das freie Auge unsichtbaren Nervenelementen zu erkennen und zu schildern.[1]) Dabei ist jedoch eines sehr schade; für die erzählten wunderbaren Leistungen der Frau M. existirt ausser R. Müller kein Gewährsmann, und sie müssten schon von verschiedenen zweifellos competenten Beobachtern des Näheren untersucht und bestätigt werden, bevor wir sie als Thatsachen anzuerkennen vermöchten. Vorerst erweckt Müller's Bericht über die mikroskopischen Hellsehleistungen der Md. M. in uns nur den Gedanken, dass dieser Autor einer argen Täuschung unterlag. Müller beschreibt auch des genaueren die Methode, wie das hypnotische Hellsehexperiment anzustellen ist; doch haben die Versuche, die ich unter genauer Berücksichtigung seiner Vorschriften bei Hypnotisirten vornahm, zu keinem hellseherischen Resultate geführt.

Dass Somnambule im Stande waren, in das Innere ihres eigenen Körpers oder das fremder Personen zu sehen und auf Grund dieses Vermögens vorhandene Krankheiten zu diagnosticiren, wird auch sonst vielfach berichtet. Diese namentlich von den Occultisten mit kindlicher Gläubigkeit immer wiederholten Geschichten können dem medicinisch Gebildeten nur ein Lächeln abnöthigen. Nehmen wir an, eine Somnambule besässe thatsächlich die Fähigkeit, in das Innere ihres eigenen Körpers oder das fremder Personen zu blicken, und z. B. das Herz eines in ihrer Nähe befindlichen Kranken in seinen Umrissen oder sogar in seinem Innern zu sehen, so wäre sie deshalb noch keineswegs im Stande, eine Herzkrankheit dieser Person zu diagnosticiren. Um dies zu vermögen, müsste sie genaue Kenntnis von dem normalen anatomischen Verhalten des Herzens in allen seinen Theilen besitzen — eine Kenntnis, die nur auf Grund anatomischer Studien von dem Arzte erworben werden kann. Man kann sich nun leicht vorstellen, wie es mit den Krankheitsdiagnosen auf Grund angeblichen Hellsehens bei

---

[1]) „Dieses Medium,“ bemerkt R. Müller, „ist ein lebendiges Mikroskop, jedoch von einer Schärfe der Wahrnehmung, mit der unsere besten optischen Instrumente keinen Vergleich aushalten.“

den zumeist ganz ungebildeten, aller anatomischen und pathologischen Kenntnisse entbehrenden Somnambulen sich verhält. Gilles de la Tourette, der den Praktiken der Consultationen ertheilenden Somnambulen in Paris eifrigst nachforschte und ihre Schwindeleien mit trefflichem Humor schildert, bemerkt bezüglich ihrer Leistungen: „Die Fähigkeiten der Somnambulen, mit dem Blick das Innere des Körpers zu durchdringen, auf unbegrenzte Entfernungen zu sehen, Zukünftiges vorauszusehen, besteht lediglich auf den Prospecten.“ Forel berichtet über eine mit spontanem Somnambulismus behaftete Frau, die in ihren Anfällen mit Wahrsagen und Kuriren sich befasste und einen grossen Patientenzulauf hatte. Die Versuche, die Forel mit dieser Person vornahm, zeigten, dass ihre Diagnosen durchwegs falsch ausfielen und lediglich auf von den Patienten ausgehenden Suggestionen, nicht auf irgend einer hellseherischen Fähigkeit beruhten. Richet stellte mit seinen Somnambulen auch Versuche mit Krankheitsdiagnosen an, und er betrachtet unter 53 dieser Experimente 15 als gelungen. In der That sind die diagnostischen Angaben, welche die Somnambulen bezüglich einzelner Krankheitsfälle machten, von einer Art, dass, wenn man nicht das Gesammtresultat der Experimente berücksichtigen würde, man geneigt sein könnte, dieselben auf ein Hellsehen zurückzuführen. Die Krankheitsschilderungen auch der Somnambulen Richet's bewegen sich jedoch im Grossen und Ganzen in weitschweifigen allgemeinen Redensarten, aus denen nur das Bemühen hervorgeht, irgend etwas zu errathen, und in den Fällen, wo die Angaben präciser lauten, sind die Missgriffe so zahlreich und bedeutend, dass man auch den anscheinend gelungenen Versuchen keine Beweiskraft beimessen kann. Um nur ein Beispiel von diesen Somnambuldiagnosen zu geben, sei Versuch 16 Richet's hier erwähnt. R. hatte soeben eine Frau besucht, die an sehr schmerzhafter Gesichtsneuralgie litt. Die Somnambule Helena gab auf Befragen an: „Ein Magenschmerz, der aufsteigt, ein bedeutendes Herzleiden, bitterer Geschmack im Munde, Neigung zum Erbrechen wie bei der Seekrankheit mit kaltem Schweisse, grosse Schwäche, Rückenschmerz, es ist ein Mann.“

Das Beweismaterial, welches gegenwärtig zu Gunsten des Hellsehens vorliegt, ist, wie wir sehen, verhältnismässig spärlich. Ob dies daran liegt, dass hellseherische Fähigkeiten bei Somnambulen überhaupt nur sehr selten sich finden, oder daran, dass man es unterlassen hat, nach solchen mit Geduld und Ausdauer zu forschen, lässt sich vorerst nicht entscheiden. Jedenfalls bildet das Hellsehen unter den occulten Erscheinungen, die wir hier in Betracht zu ziehen haben, diejenige, die unserem Verständnisse am wenigsten Schwierigkeiten macht. Einen gewissen Beweis hiefür bildet schon der Umstand, dass man selbst auf spiritistischer Seite (Du Prel) zur Erklärung desselben die natürlichen Fähigkeiten unseres Organismus als ausreichend erkannte und deshalb auf das Heranziehen des Geisterwelt verzichtete. Es ist physiologisch nicht undenkbar, dass die Netzhaut unter gewissen Umständen die Fähigkeit erlangt, von Röntgenstrahlen, dunklen Wärme- oder ultravioletten Strahlen erregt zu werden. Manche sind auch der Ansicht, dass das Reichenbach'sche Odlicht, welches nach den Mittheilungen dieses Schriftstellers von gewissen Personen (Sensitiven) wahrgenommen wird und das Sehen im Dunkeln und das Erkennen verhüllter Gegenstände ermöglichen soll, identisch ist mit dem als Röntgenstrahlen gegenwärtig bezeichneten Agens. Indes ist eine abnorme Empfänglichkeit der Retina für gewisse Strahlengattungen, die unter normalen Verhältnissen keine Gesichtsempfindungen hervorrufen, nicht die einzige Voraussetzung, unter der sich hellseherische Leistungen erklären lassen. Richet z. B. glaubt, dass das Hellsehen nicht auf einer Function des Auges, sondern einem Gehirnvorgange (ähnlich wie bei der noch zu besprechenden Gedankenübertragung), d. h. einer directen Einwirkung des äusseren Objectes auf das Gehirn beruht. Man kann diese Annahme, nach welcher das Hellsehen auf denselben Vorgang wie das räumliche Fernsehen zurückzuführen wäre, nicht als ganz unplausibel betrachten, da die beiden in Frage stehenden Leistungen sich auch nicht strenge von einander sondern lassen.

Eine dem Hellsehen nahestehende Erscheinung, die in den Berichten der älteren Magnetiseure über die Leistungen ihrer Somnambulen sich häufig erwähnt findet und an deren Vorkommen in den Kreisen der Occultisten noch heutzutage geglaubt wird, ist

die sogenannte Sinnesverlegung (Transposition der Sinne).[1]
Man versteht darunter die Fähigkeit, Eindrücke, welche unter
normalen Verhältnissen nur auf ein bestimmtes Sinnesorgan wirken,
mit anderen Körpertheilen wahrzunehmen. So soll es beobachtet
worden sein, dass mit der Stirne, der Nasenspitze, der Magengrube,
den Fingerspitzen, dem Rücken etc. Gedrucktes gelesen, mit der
Magengrube gehört, mit der Handfläche der Geschmack eines
Pulvers, süss oder salzig, wahrgenommen wurde. Indess ist es
bis zum heutigen Tage noch in keinem Falle gelungen, einen
stricten Beweis für das Bestehen der in Rede stehenden Fähigkeit
bei somnambulen oder nichtsomnambulen Personen zu liefern.
Zur Annahme einer Sinnesverlegung haben absichtliche oder un-
absichtliche Täuschungen seitens einer erheblichen Anzahl von
Personen geführt, die im somnambulen oder angeblich somnambulen
Zustande die erwähnten Leistungen scheinbar zu Stande brachten
und es zum Theil verstanden, sogar ihre Magnetiseure zu düpiren.
So berichtet Frapart, wie eine Somnambule Dr. Hublier's,
die angeblich mit ihrem Rücken ganze Seiten in einem sechs Fuss
entfernten Buche lesen konnte, bei diesem Kunststücke zu Werk
ging. Nachdem sie sich selbst durch einen magnetischen Ring
anscheinend eingeschläfert hatte, wurde von Dr. Frapart einige
Schritte hinter ihrem Rücken ein Buch auf einen Stuhl gelegt

---

[1] Die älteren Mesmeriker betrachteten die Sinnesverlegung als eine Vor-
stufe des eigentlichen Hellsehens; so bemerkt Kluge: „Zunächst metamor-
phosirt sich das Getaste zum vollkommenen Gesichtssinne, so dass der Somnambule durch dasselbe die feinsten Gesichtsgegenstände, sowohl ihren Umrissen als Farben nach auf das Deutlichste unterscheiden kann."

„Ausser diesem Vicariat durchs Getaste wird die Magengegend der
Sammelplatz aller Sinnesempfindungen, und hauptsächlich geschieht durch
sie die vorzüglichste Vermittelung des Gesichtssinnes."

„Wird dies Vermögen noch mehr entwickelt, so nehmen die Somnambulen auch solche Dinge wahr, die durch Zwischenkörper von ihnen getrennt sind."

Als Beleg führt der Autor an, dass eine Somnambule Petetin's genau
wusste, was er in der verschlossenen Hand hatte, sobald er den Rücken der
Hand auf ihre Herzgrube legte. Dieselbe Somnambule soll auch verschlossene
Briefe, die ihr auf die Herzgrube gelegt wurden, gelesen haben.

und sie hierauf längere Zeit sich selbst überlassen. Es wurde nun durch mehrere in den Thüren angebrachte Löcher beobachtet, dass sie öfters auf den Zehenspitzen zu dem Buche schlich und sich aus demselben Notizen machte, so dass es ihr natürlich dann leicht wurde, den Herren, die sich zur Prüfung ihrer Leistungen eingefunden hatten, das Lesen mit dem Rücken vorzuschwindeln. Thatsächlich handelt es sich bei dem Lesen mit der Nasenspitze. der Magengrube etc. in der Regel nur um ein Lesen mit den Augen, bei dem Hören mit der Magengrube um ein Hören mit Ohren. Die Verschärfung des Gesichtssinnes im sommambulen Zustande ermöglicht noch ein gewisses Sehen selbst bei anscheinend völligem Verschluss der Augen (durch Watteverbände oder ähnliche Vorrichtungen). Auf diesen Umstand wurde schon von Braid hingewiesen. Ebenso unterliegt es keinem Zweifel, dass bei Verschluss der Ohren durch diese gegen die Magengrube gesprochene Worte noch gehört werden können, so dass zur Annahme eines Hörens mit der Magengrube keinerlei Veranlassung vorliegt.

Bei den Leistungen. die als räumliches Fernsehen und Fernhören bezeichnet werden, handelt es sich um das Auftreten von sinnlich lebhaften Gesichtsbildern, resp. Gehörsvorstellungen. die einem räumlich entfernten und deshalb der sinnlichen Wahrnehmung entrückten Gegenstande oder Ereignisse entsprechen. Sofern hier das auftauchende Bild mit dem in grösserer oder geringerer Entfernung befindlichen Objecte oder vor sich gehenden Ereignisse übereinstimmt. ähnelt das geistige Geschehnis der Wahrnehmung. Da jedoch das Gesichtsbild (oder die Gehörsvorstellung) nicht durch Vermittelung des entsprechenden Sinnes hervorgerufen worden sein kann. müssen wir dasselbe als Hallucination ansprechen. Wir wollen zunächst einige Beispiele der in Frage stehenden Vorkommnisse anführen. Auch unter den Berichten über räumliches Fernsehen und Fernhören finden sich viele Erzählungen, die keineswegs den Stempel der Glaubwürdigkeit tragen. Allein unter der grossen Zahl dieser Mittheilungen sind immerhin einzelne. welche man auch bei aller in dieser Angelegenheit gerechtfertigten Skepsis nicht ohne Weiteres verwerfen kann. Am bekanntesten ist wohl das Ferngesicht. welches Swedenborg während seines Aufenthaltes in Gothenburg im Jahre 1756 hatte, in welchem er einen in Stockholm ausgebrochenen Brand sah. Stockholm ist von Gothenburg 50 Meilen entfernt. Die Zeit des Gesichtes entsprach genau der Zeit des Brandes, und die Schilderung, welche Swedenborg von diesem Ereignisse gab, wurde durch später eintreffende Mittheilungen bestätigt. Kant, Swedenborg's berühmter Zeitgenosse, berichtet, dass einer seiner Freunde durch Nachforschungen in Gothenburg und Stockholm sich von der Thatsächlichkeit des in Frage stehenden Ferngesichtes überzeugen konnte.

Ebenso bemerkenswerth sind die fernseherischen Leistungen einer Somnambule Namens Emma, über welche Dr. Haddok berichtete. Die Eltern eines jungen Mannes, der von Liverpool nach Amerika gereist war und seine Angehörigen längere Zeit ohne Nachricht gelassen hatte, wandten sich an Haddok, um durch Vermittelung der Somnambule Emma Auskunft über das Schicksal ihres Sohnes zu erhalten. Die Somnambule war im Stande, fernseherisch den Aufenthalt des Verschollenen aufzuspüren und Einzelheiten aus seinem Leben mitzutheilen, die später von demselben nach seiner Rückkehr nach England bestätigt wurden. Man könnte geneigt sein, die Haddok'schen Mittheilungen als phantastische Erfindungen zu betrachten; dieselben gewinnen jedoch sehr wesentlich an Glaubwürdigkeit durch die Berichte über fernseherische Leistungen einzelner Somnambulen, die in neuerer Zeit von durchaus zuverlässiger Seite geliefert wurden (Dr. Wiltse in Kansas, Dr. Backmann (Schweden), Mrs. Sidgwick, Dufay. Azam und Richet). Mehrere der von diesen Beobachtern zu fernseherischen Versuchen benützten Somnambulen waren im Stande, ein bestimmtes ihnen bezeichnetes Haus in einer entfernten Ortschaft, in der sie sich noch nie befunden hatten, im Geiste aufzusuchen, dessen äussere Beschaffenheit und innere Einrichtung sowie die augenblicklich in demselben stattfindenden Vorgänge, z. B. Beschäftigung oder das Befinden einer dort anwesenden Person, anzugeben, und die nachträglichen Nachforschungen ergaben die völlige Uebereinstimmung der betreffenden Ferngesichte mit den thatsächlichen Verhältnissen. Hierbei handelt es sich zum Theil um Dinge, von welchen die bei den Versuchen anwesenden Personen nichts wussten, so dass die Möglichkeit einer

Gedankenübertragung nicht vorlag. Besonders erstaunlich ist bei den Ferngesichten einzelner Somnambulen die Genauigkeit, mit welcher selbst untergeordnete Details des Gesehenen geschildert werden. So konnte z. B. eine Versuchsperson Backman's, ein 26jähriges Dienstmädchen, im somnambulen Zustande die Kleidung der in einem viele Meilen entfernten, ihr gänzlich unbekannten Hause befindlichen Personen genau beschreiben, die Gemälde in den betreffenden Zimmern schildern, ja sogar den Titel einer Zeitung angeben, in der eine Dame eben las. Diese Person erinnerte sich ihrer Ferngesichte nach dem Erwachen vollständig und vermochte sogar ihre Angaben in Einzelheiten nachträglich noch zu ergänzen. Eine andere Versuchsperson Backmann's, ein 14jähriges Mädchen, konnte hellseherisch die Stelle in einem See angeben, an der die lange gesuchte Leiche eines Ertrunkenen lag.

Richet gab einer seiner Somnambulen den Auftrag, sich in das Haus eines Dr. E. zu versetzen, der eine Irrenanstalt besass, was R. selbst nicht bestimmt wusste. Die Somnambule beschrieb das Verhalten der Insassen dieser Anstalt, ihre Kleidung etc. ganz correct, obwohl sie nie in seiner Irrenanstalt gewesen war.

Dr. Dufay und Azam berichten von den fernseherischen Leistungen einer Somnambulen, welche unter Anderem nach dem Verstecke des Instrumentes gefragt wurde, das ein Mörder zur Vollführung seiner grausen That gebraucht hatte. Sie gab an, dass sie dasselbe (eine Art Beil) auf dem Grunde eines Teiches sehe, und bezeichnete die Lage des Teiches und die Stelle so genau, dass es den nachforschenden Beamten gelang, das Mordwerkzeug zu finden.

Auch im spontanen Somnambulismus (Nachtwandeln) kann es zum Auftreten von Ferngesichten kommen. Dufay und Azam berichten von einem Seminarlehrer Theophile Janicot, der schon als Kind an Anfällen von Nachtwandeln gelitten hatte und nach einer langen Pause wieder von solchen befallen wurde. Während eines solchen Anfalles theilte er seinem Schwager die

Erkrankung eines Kindes desselben mit, das sich bei entfernt wohnenden Verwandten befand. Die Nachforschung ergab die Richtigkeit dieser Erzählung. Derselbe Nachtwandler sah eines Nachts die Leiche eines beim Baden ertrunkenen Mannes und die Fortschaffung desselben auf einem Wagen, während in dem Hause und in der Stadt, in welcher er wohnte, noch Niemand von dem Unfalle, der sich thatsächlich ereignet hatte, etwas wusste.

Um ein Beispiel des Fernhörens anzuführen — dessen Thatsächlichkeit wir übrigens völlig dahin gestellt sein lassen — so erwähnt Du Prel, dass eine Somnambule die Worte sagte, welche die Pfarrerin des Ortes augenblicklich in einem anderen Hause äusserte. Ueber Fälle von Fernhören wird im Ganzen ungleich seltener berichtet als über Ferngesichte, und diesen wenigen Berichten fehlt noch dazu genügende Beglaubigung, weshalb wir auch nur die Ferngesichte hier in Betracht ziehen. Bei denselben liegen nur zwei Möglichkeiten vor: entweder steht das Gesicht mit dem gleichzeitigen, correspondirenden Ereignisse in ursächlichem Zusammenhange wie die gewöhnliche Sinneswahrnehmung mit dem sie veranlassenden äusseren Eindrucke, oder aber das Gesichtsbild und das in der Ferne sich abspielende Ereignis bilden lediglich zufällige Coincidenzen, die ausser dem zeitlichen Zusammentreffen keinen Zusammenhang besitzen. Wenn die Hallucinationen einer Somnambulen zeitlich mit einem entsprechenden, in der Ferne vor sich gehenden Ereignisse zusammenfallen, so ist man a priori gewiss berechtigt, eher an einen Zufall, eine einfache Coincidenz, als einen ursächlichen Zusammenhang zu denken. Die Annahme eines Zufalls lässt sich jedoch nicht festhalten, wenn bei einer Somnambulen öfters Ferngesichte vorkommen, in welcher sie im Geiste entfernte, ihr völlig unbekannte Objecte und Vorgänge in einer mit der Wirklichkeit übereinstimmenden Weise sieht und insbesonders, wenn die Gesichte selbst auf untergeordnete Details an den Gegenständen und Vorgängen sich erstrecken, wie dies in mehreren oben erwähnten Fällen constatirt wurde.

Wir müssen also zugeben, dass selbst räumlich sehr entfernte Personen und Objecte in dem Geiste der Somnambulen entsprechende Gesichtsbilder hervorrufen können. Wie dies sich be-

17*

werkstelligen mag, hierfür besitzen wir vorerst allerdings keine Erklärung. Wir können nur sagen, dass eine Vermittelung der uns bekannten Sinne wohl nicht in Betracht kommt, sondern nur eine directe Einwirkung auf das Gehirn. Die Spiritisten allerdings halten unser Denkorgan zu einer derartigen Leistung für nicht qualificirt: nach ihrer Meinung können die in Frage stehenden aus der Ferne kommenden Eindrücke nur vom „Geiste‟ direct aufgenommen werden und erst durch dessen Vermittelung zum Gehirne gelangen. Die Thatsache des räumlichen Fernsehens soll daher ebenfalls einen Beweis für die Existenz des „Geistes‟ im spiritistischen Sinne bilden. Indes wird die Schwierigkeit, welche die Erklärung der hier in Betracht kommenden Erscheinungen bietet, nicht im Mindesten durch die Annahme verringert, dass der von der Ferne kommende Eindruck dem Gehirne durch ein Wesen übermittelt wird, von dessen Eigenschaften wir nichts Näheres wissen. Es ist zwar sehr bequem, einem X., wie es der spiritistische „Geist‟ für uns ist, all die Fähigkeiten und Leistungen zuzuschreiben, die man dem Gehirne nach den gewöhnlichen Erfahrungen zuzuerkennen, Bedenken trägt; allein dieser Vorzug der Bequemlichkeit kann für uns nicht in Betracht kommen. Wir müssen auch dem räumlichen Fernsehen gegenüber an dem wissenschaftlichen Grundsatze festhalten, dass die Erklärungsgründe nicht ohne Noth vermehrt werden sollen (Entia non sunt multiplicanda). So lange aber nicht nachgewiesen ist, dass das Gehirn zu einer Leistung wie das räumliche Fernsehen nicht befähigt ist, haben wir keinerlei Veranlassung und auch kein Recht, dasselbe einem von der Leiblichkeit getrennten Agenten zu überbürden. Wir müssen vorläufig es dabei bewenden lassen, das Fernsehen als eine thatsächliche, aber noch unerklärliche Leistung des Gehirnes zu betrachten, die in keiner Weise der spiritistischen Theorie eine Stütze gewährt.

Unter den hier zu erörtenden aussergewöhnlichen Erscheinungen des Somnambulismus haben bisher am meisten die Aufmerksamkeit der wissenschaftlichen Kreise die als Telepathie oder übersinnliche Gedankenübertragung bezeichneten Vorgänge erregt, bei welchen die Beeinflussung der seelischen Vorgänge bei einem Individuum A durch ein Individuum B ohne jede Vermittelung der bekannten menschlichen Sinne in Frage kommt [1]). Die Lösung der auf diesem Gebiete sich darbietenden Probleme wurde bisher auf zwei Wegen in Angriff genommen:

A. Durch experimentelle Untersuchungen, in welchen man festzustellen sich bemühte, ob, inwieweit und unter welchen Bedingungen bestimmte Vorstellungen (Willensacte. Empfindungen) einer Person bei einer anderen gleiche oder correspondirende geistige Vorgänge hervorzurufen im Stande sind;

B. durch Sammlung vereinzelter zufälliger Beobachtungen, aus welchen auf eine übersinnliche Einwirkung der geistigen Geschehnisse eines Menschen auf die eines anderen geschlossen werden kann.

Der experimentelle Weg der Untersuchung wurde von einer erheblichen Anzahl von Forschern betreten. Die Führung auf diesem Gebiete übernahm die Londoner Society for Psychical Research, welche speciell für die Prüfung der Gedankenübertragung ein Comité ernannte, dem die Gelehrten F. und A. Myers, Gurney, Sidgwick und Barret angehörten. Ausser diesen haben sich die amerikanische Society for Psychical Research. ferner Birchall. Gutrie. Lodge. Podmore, Ochorowicz, P. Janet, Beaunis, Liébault, Richet, Mesnet, Lombroso, Dessoir, Schmoller, v. Schrenk-Notzing u. A. mit der experimentellen Klärung der Frage beschäftigt. Bei den in Betracht kommenden Versuchen (wie überhaupt bei allen telepathischen Vorkommnissen) wird die Person, von welcher die geistige Beeinflussung ausgeht, als Agent, die Person, auf welche

---

[1]) In ähnlichem Sinne wie die Bezeichnung Telepathie werden die Ausdrücke Teleergie (Fernwirken), Teleaesthesie (Fernempfindung) und Suggestion mentale gebraucht. Die — übersinnliche - Gedankenübertragung hat nichts mit dem sogenannten „Gedankenlesen" zu thun. das so vielfach in öffentlichen und privaten Productionen geübt wird. Die Kunst des Gedankenlesers besteht darin. dass er im Stande ist, die unwillkürlichen Bewegungen einer mit ihm in Berührung stehenden Person. in welchen sich deren Gedanken äussern, aufzufassen und richtig zu deuten. Die Gedankenübertragung geschieht hier durch Einwirkung auf den Tastsinn. ist also keine übersinnliche.

eingewirkt werden soll, als Percipient bezeichnet. Die Gedankenübertragungsversuche wurden zumeist in der Weise angestellt, dass
der Agent oder andere Personen eine bestimmte ein- oder zweistellige
Zahl, einen Namen, ein Object, eine Karte oder eine Zeichnung
wählten, ohne dass der Percipient von der getroffenen Wahl eine
Kenntnis erlangen konnte. Der Agent hatte dann auf die betreffende
Zahl, Karte u. s. w. einige Zeit hindurch sein Denken in vollem
Masse zu 'concentriren, worauf dann der Percipient seine Angaben
über die in ihm auftauchenden Vorstellungen machte, resp. das
ihm vorschwebende Bild zeichnete. Dass bei derartigen Versuchen
zahlreiche Fehlerquellen in Betracht zu ziehen sind, wenn Irrthümer bei Beurtheilung der Ergebnisse vermieden werden sollen,
liegt sehr nahe. Die Experimentatoren haben sich denn auch zum
grossen Theile bemüht, ihre Versuche mit verschiedenen Vorsichtsmaassregeln anzustellen und den Einfluss, den der Zufall auf die
Ergebnisse haben konnte, zu berechnen.

Die wichtigste Fehlerquelle jedoch, die in dem sogenannten
„unwillkürlichen Flüstern" liegt, ist bei einem sehr grossen Theile
der Gedankenübertragungsversuche nicht ausgeschlossen worden.
Es ist gegenwärtig festgestellt, dass jede anhaltende Concentration
der Aufmerksamkeit auf gewisse Vorstellungen zu leisen unwillkürlichen Sprechbewegungen führt, in welchen sich das Gedachte
äussert. Das Geflüsterte kann wie Lehmann und Hansen
gezeigt haben, noch einigermaassen deutlich vernommen werden,
wenn der Mund auch völlig geschlossen ist und nur minimale,
äusserlich kaum merkliche Bewegungen zu Stande kommen. Da
der Agent, wie schon bemerkt wurde, anhaltend sein Denken auf
die zu übertragenden Vorstellungen zu richten hatte und die
Percipienten meist im Zustande der Hypnose sich befanden, in
welchem das Gehör sehr häufig verschärft ist, so ist man berechtigt,
die gelungenen Gedankenübertragungsversuche, in welchen nicht
besondere Vorkehrungen getroffen wurden, um den Einfluss des
unwillkürlichen Flüsterns auszuschalten, auf Wahrnehmung äusserst
schwacher Gehörseindrücke zurückzuführen. Diese Experimente
können daher für den Nachweis einer Gedankenübertragung ohne
jede Vermittelung der Sinne nicht als verwerthbar erachtet werden.
In manchen Versuchsreihen weisen schon die bedeutenden Schwan-

kungen, welche die Zahl der Treffer je nach der Entfernung zwischen Agent und Percipient zeigte, darauf hin, dass unwillkürliches Flüstern jedenfalls eine gewisse, wenn auch nicht genau abzuschätzende Rolle bei den gelungenen Versuchen spielte. So hatten Professor und Mrs. Sidgwick unter 644 Gedankenübertragungsversuchen mit Zahlen 131 Treffer bei Aufenthalt des Percipienten und Agenten im gleichen Zimmer, dagegen unter 228 Versuchen nur 9 Treffer bei Placirung der beiden Personen in verschiedene Zimmer. Herr und Frau Sidgwick glaubten zwar, durch eine Analyse ihrer Beobachtungen nachweisen zu können, dass das unwillkürliche Flüstern von keinem wesentlichen Einflusse auf ihre Versuchsergebnisse war, allein der Unterschied in den Resultaten beider Versuchsreihen ist zu bedeutend, als dass man auf die erwähnte naheliegende Erklärung verzichten könnte. Indes wäre es durchaus ungerechtfertigt, wenn man, wie dies von Lehmann geschieht, sämmtliche Treffer in den in Frage stehenden Gedankenübertragungsversuchen auf die Wahrnehmung von Gehörseindrücken zurückführen wollte. Bei den Zeichnungsversuchen gelang des Oefteren mehr oder minder vollständig die Wiedergabe von Figuren, welche nicht einen bestimmten Gegenstand darstellten, sondern rein willkürlich erdacht waren und deren genauere Bezeichnung durch geflüsterte Worte daher kaum möglich war. Ferner sind Versuche berichtet, in welchen auch bei Verschluss der Augen und Ohren des Percipienten oder beim Aufenthalte des Agenten und Percipienten in verschiedenen Räumen, selbst an verschiedenen Orten Treffer in einer Anzahl vorkamen, welche durch das Walten des Zufalls sich durchaus nicht erklären lassen. So stellte Lombroso mit einem Manne Namens Pickmann Versuche an, in welchen letzterem Augen und Ohren verschlossen waren und auch keinerlei Berührung desselben durch den Experimentator statthatte. Trotz dieser Vorsichtsmaassregeln errieth Pickmann unter 10 von Lombroso aus einem Packet gezogenen Karten 9 richtig, und beim Errathen von Ziffern brachte er es unter 10 Versuchen auf 7 Treffer. Herr v. Schrenk-Notzing berichtet über 25 Experimente mit Zeichnungen, die, obwohl unter allen möglichen Kautelen angestellt, 13 Erfolge hatten. Bei 4 von diesen Versuchen war der Experimentator

(Agent) durch eine Mauer von der Percipientin getrennt, trotzdem gelang 2 Mal die richtige, wenn auch nicht ganz vollständige Wiedergabe einer Zeichnung.

Aug. Glardon unternahm mit einer Mrs. M. erfolgreiche Gedankenübertragungsversuche mit Zeichnungen auf eine Entfernung von mehreren 100 Meilen. Mesnet berichtet von einem Somnambulen, dem er, während derselbe in dem grossen Garten seiner Anstalt spazieren ging, von einem Pavillon aus suggerirte, dass er sich vor einem unübersteigbaren Hindernisse befinde. Der Somnambule hielt an einer vorher bestimmten Stelle angelangt wie vor einer Mauer an und war durch Mesnet's Zurufe nicht zu bewegen, dieselbe zu überschreiten.

Bei alledem ist jedoch nicht zu verkennen, dass im Verhältnis zu der enormen Anzahl von Gedankenübertragungsversuchen, die mit Zahlen, Karten, Wörtern, Zeichnungen und ähnlichen Objecten an Hypnotisirten und Nichthypnotisirten angestellt wurden, die Zahl der für das Statthaben telepathischer Vorgänge unstreitig beweisenden Beobachtungen eine recht bescheidene ist, weshalb auch manche Autoren das Problem der Telepathie noch immer als ein ganz ungelöstes betrachten. Indess liegt noch eine weitere Reihe hier zu berücksichtigender Versuche vor, aus welchen sich die Möglichkeit einer übersinnlichen Gedankenübertragung mit grösserer Bestimmtheit wie aus den oben erwähnten Experimenten ergiebt und die durch ihre Beweiskraft daher eine wichtige Ergänzung letzterer bilden.

Schon von älteren Magnetiseuren, Wienhold, Du Potet, Barth u. A. wurde mit Erfolg der Versuch unternommen, Personen, die sie öfters auf irgend eine Weise in hypnotischen Somnambulismus versetzt hatten, auch aus der Entfernung durch einfache Willensconcentration zu beeinflussen und zwar sowohl einzuschläfern als auch zu erwecken [1]. Man hat diesen Experimenten

---

[1] Auch in dem Berichte, welchen B. Husson über den sogenannten thierischen Magnetismus 1838 in der französischen Akademie der Wissenschaften erstattete, findet sich der Umstand schon erwähnt, dass den Magnetiseuren die Hervorrufung von Somnambulismus auch aus der Entfernung möglich ist.

vielfach keinen Werth beigelegt, da bei denselben sehr leicht Täuschungen unterlaufen mögen. Eine öfters hypnotisirte Person kann, wie wir sahen, ohne Einwirkung eines Hypnotiseurs in Somnambulismus verfallen oder sich selbst in solchen versetzen, und das zufällige Zusammentreffen eines solchen Autosomnambulismus mit dem Versuche des Magnetiseurs mag das Statthaben einer Fernwirkung vortäuschen, die in Wirklichkeit nicht vorliegt.

Indes hat in neuerer Zeit eine Reihe völlig zuverlässiger französischer Beobachter (Richet, P. Janet, Beaunis, Liébault, Dufay, Dusart, Boirac) erfolgreiche Einschläferungsversuche aus der Ferne unternommen, zu deren Erklärung der Zufall nicht herangezogen werden kann. Richet stellte 9 Versuche mit einer $\frac{1}{2}$ Kilometer von ihm entfernt wohnenden Somnambulen (Leonie) an, die er zu verschiedenen Zeiten durch geistige Einwirkung aus der Entfernung einzuschläfern sich bemühte. Von den Experimenten misslangen 3 völlig, während 4 einen mittelmässigen Erfolg (Schläfrigkeit) und 2 völlig das gewünschte Resultat hatten. Mit derselben Somnambule stellten auch Paul Janet und Gibert Einschläferungsversuche aus der Entfernung mit zum Theil sehr auffälligen Erfolgen an. Besonderes und berechtigtes Aufsehen erregten die Versuche, welche 1886 Pierre Janet und Gibert zum Theil in Anwesenheit anderer hervorragender Forscher (Paul Janet, F. W H. Myers, A. Myers, Ochorowicz u. A.) mit einer Md. B., einer durchaus vertrauenswerthen Persönlichkeit, anstellten. Unter 25 Einschläferungsversuchen aus einer Entfernung von $\frac{1}{4}$—1 engl. Meile hatten 19 Erfolg, und das Misslingen der übrigen Experimente liess sich auf bestimmte Zufälle zurückführen. Besonders bemerkenswerth ist neben dem bedeutenden Ueberwiegen der gelungenen über die misslungenen Versuche der Umstand, dass Md. B. auch gewöhnlich unterscheiden konnte, von wem sie aus der Entfernung beeinflusst wurde, und dass sie Befehlen, die ihr während des Somnambulismus aus der Entfernung durch den Experimentator gegeben wurden, Folge leistete.

Die in Frage stehende Person verfiel nur äusserst selten spontan in Somnambulismus, sie liebte auch die Einschläferung aus der

Entfernung keineswegs, suchte vielmehr derselben Widerstand zu leisten. Da die Versuche zu sehr verschiedenen Tagesstunden vorgenommen wurden und Frau B. trotzdem zumeist zur Zeit der Beeinflussung in Somnambulismus verfiel, kann davon keine Rede sein, dass bei dem Eintreten desselben ein Zufall im Spiele war. Die Sorgfalt und Zuverlässigkeit der Experimentatoren bürgt auch dafür, dass keine Täuschung Seitens der Versuchsperson oder von anderer Seite stattfinden konnte.

Sehr bemerkenswerthe Resultate erzielte auch Dusart, der mehr als 100 Versuche von Beeinflussung aus der Entfernung unternahm, wobei er die Distanz allmählich von 200 m bis auf 10 km vergrösserte. So konnte er ein Frl. B. durch Willensaction allein, ohne je zu fehlen, in Somnambulismus versetzen und sie auch aus der Entfernung wieder erwecken. Die Somnambule fühlte auch sonst die von ihm ausgehende Beeinflussung genau zur Zeit, zu welcher dieselbe statthatte, und leistete gegebenen Weisungen Folge.

Einen äusserst interessanten Fall von Beeinflussung aus der Entfernung theilte Dr. Dufay mit. Dieser Arzt schläferte im Theater eine Schauspielerin, die sich in ihrem Ankleidezimmer befand und von seiner Anwesenheit nichts wusste, von einer Loge aus, in der er von Niemand gesehen werden konnte, ein. Zugleich gab er ihr die Suggestion, für eine erkrankte Collegin eine Rolle zu übernehmen, die sie noch nicht studirt, sondern nur spielen gesehen hatte. Die Einwirkung fand um $^1/_2$11 Uhr statt. Die Schauspielerin sank, wie D. nachträglich erfuhr, während des Ankleidens plötzlich auf das Sopha und bat die Garderobière, sie etwas ruhen zu lassen. Nach einigen Minuten erhob sie sich wieder, beendete ihre Toilette und begab sich auf die Bühne, wo sie die betreffende Rolle — zweifellos in somnambulem Zustande — in brillanter Weise durchführte. Dr. D. war nach Beendigung der Vorstellung genöthigt, die Schauspielerin zu wecken, um ihr die Theilnahme an einem von dem Theaterdirector gegebenen Souper zu ermöglichen.

Boirac endlich war ebenfalls im Stande, ein männliches Versuchsindividuum aus der Entfernung einzuschläfern und zu wecken. Die Versuche, bei denen der Experimentator zum Theil durch mehrere Zimmer vom Percipienten getrennt war, gelangen prompt auch unter Verhältnissen, die einer Einschläferung nichts weniger als günstig waren. z. B. während der Percipient sich in lebhafter Unterhaltung mit mehreren Personen befand.

Ueberblicken wir die im Obigen mitgetheilten Ergebnisse der Ferneinschläferungsversuche, so müssen wir zugestehen, dass dieselben geeignet sind. die Zweifel derjenigen zu beseitigen, welchen die Resultate der Versuche mit Karten, Zeichnungen, Namen u. s. w. eine Ueberzeugung von der Möglichkeit einer Gedankenübertragung ohne Vermittelung der bekannten Sinne nicht zu verschaffen vermochten. Gewiss ist den Mittheilungen gegenüber. in welchen von einer telepathischen Beeinflussung aus grösserer Entfernung berichtet wird. die äusserste Skepsis gerechtfertigt: allein der Charakter und die wissenschaftliche Qualität der Experimentatoren, unter welchen sich Forscher ersten Ranges befinden. sowie die peinliche Sorgfalt. mit welcher alle bei den Ferneinschläferungsversuchen in Betracht kommenden Umstände berücksichtigt wurden, lassen keine andere Annahme zu, als dass in den angeführten Fällen thatsächlich eine geistige Fernwirkung statthatte.

Während die experimentelle Untersuchung, wie wir sahen, gewichtiges Beweismaterial für das Statthaben telepathischer Vorgänge zu Tage förderte, hat bisher die Sammlung und Kritik zufälliger Beobachtungen, bei welchen die Möglichkeit geistiger Fernwirkung vorliegt, zu Gunsten einer solchen keine unantastbaren Belege geliefert. In den hier in Betracht kommenden Fällen handelt es sich um das zeitliche Zusammentreffen eines bestimmten Erlebnisses bei einem Individuum A mit dem Eintreten eines psychischen Vorganges (Vorstellung. Hallucination, Gefühl) bei einem räumlich entfernten Individuum B. Zwischen dem Erlebnisse bei A. das zumeist ernster oder trauriger Natur ist (Lebensgefahr durch Unglücksfall oder Erkrankung, Tod). und dem psychischen Vorgange bei B besteht eine gewisse Beziehung. die wir durch einige Beispiele erläutern wollen Eine mir bekannte Dame. die ihre entfernt wohnende. noch nicht sehr bejahrte Mutter bei bestem Wohlsein wusste. träumte eines Nachts von dem Ableben derselben. Am darauffolgenden Tage erhielt sie auch die Nachricht, das ihre

Mutter in der letzten Nacht einem Schlaganfalle erlegen war. Ein Militärbeamter war eines Nachmittags in seinem Bureau mit schriftlichen Arbeiten beschäftigt, als er plötzlich auf dem Papiere, auf welchem er schrieb, rothe Flecken, ähnlich Blutflecken sah. Diese Erscheinung wiederholte sich einige Zeit hindurch und versetzte den Herrn in grosse Beunruhigung, die ihn schliesslich veranlasste, seine Arbeit zu unterbrechen und nach Hause zu eilen, um dort nachzusehen, ob sich nichts Schlimmes ereignet habe. In seiner Wohnung angelangt fand er seine Gattin ermordet vor[1]). Ein weiterer Fall, dem wir in den Berichten über die hierher gehörigen zufälligen Vorkommnisse öfters begegnen. ist: Ein Individuum A wird von einem schweren Unglücksfalle betroffen: zu annähernd gleicher Zeit sieht ein Individuum B, Verwandter oder Freund des A. der an einem entfernten Orte lebt, hallucinatorisch die Gestalt des A.

In den erwähnten Fällen kommen nur zwei Möglichkeiten in Frage: entweder liegt bei dem zeitlichen Zusammentreffen eines bestimmten Erlebnisses einer Person mit einem correspondirenden seelischen Vorgange bei einer weit entfernt lebenden zweiten Person nur eine Laune des Zufalls (eine einfache Coincidenz) vor, die ja so oft einen ursächlichen Zusammenhang vortäuscht, oder aber es besteht zwischen dem Erlebnisse und dem correspondirenden psychischen Vorgange die Beziehung von Ursache und Wirkung, indem der seelische Zustand der ersten Person den der zweiten Person in irgend einer Weise, aber jedenfalls nicht durch Vermittlung der bekannten Sinne beeinflusst (Telepathie). Die Society for Psychical Research glaubte, dass man der Entscheidung dieser Frage näher kommen würde, wenn bei einer beliebig herausgegriffenen Serie aussergewöhnlicher Ereignisse eine grössere Anzahl von Coincidenzen der in Rede stehenden Art sich ermitteln liesse, als auf Grund einer Wahrscheinlichkeitsrechnung für die betreffende Anzahl von Vorkommnissen anzunehmen wäre, wenn es sich bei denselben lediglich um ein Spiel des Zufalls handelte. Als besonders geeignet für die Klärung der Sachlage erachtete das Comité der

---

[1]) Dieser Fall wurde mir von zwei befreundeten. durchaus glaubwürdigen Familien als verbürgt mitgetheilt.

Gesellschaft die Fälle von der Art unseres zweiten und dritten Beispieles. die sogenannten „Wachhallucinationen Gesunder", weil in den Berichten über diese vielfach Coincidenzen der in Frage stehenden Art mitgetheilt werden. Man ging daher daran, durch Aussendung von Fragebogen an eine sehr grosse Zahl von Personen eine internationale Statistik der Wachhallucinationen zu erheben. Dem Comité gingen von den befragten Personen 1942 Berichte von Hallucinationen zu, von denen 1112 das Gesicht betrafen. Unter diesen fanden sich 281 Fälle, in welchen die Hallucination die Erscheinung einer dem Hallucinanten bekannten Person vorführte, welche zu der betreffenden Zeit noch am Leben oder wenigstens nicht länger als 12 Stunden verstorben war: im letzteren Falle war der Tod der Person dem Hallucinanten noch unbekannt. In einem Sechstel der Hallucinationsfälle lagen Todescoincidenzen vor. Bemerkenswerth an dem gesammelten Materiale ist, dass Trugwahrnehmungen aus dem letzten Jahre vor Anstellung der Untersuchungen ungleich häufiger gemeldet wurden als aus früheren Jahren. Da eine Verschiedenheit der Jahre in Bezug auf die Häufigkeit der Hallucinationen nicht gut denkbar ist, so wurde angenommen, dass die befragten Personen ungefähr das Vierfache von den gemeldeten Wachhallucinationen thatsächlich erleben mussten, von welchen $^3/_4$ vergessen wurden. Das englische Comité berechnete, dass das Ableben einer Person mit dem hallucinatorischen Auftauchen ihrer Gestalt bei einer anderen Person als rein zufällige Coincidenz nur einmal unter 19000 Fällen von Wachhallucinationen vorkommen dürfte, während die Berechnung auf Grund der Ergebnisse der internationalen Statistik eine Todescoincidenz unter 43 Wachhallucinationen ergab. Das Comité der S. f. P. R. glaubte deshalb das Walten des Zufalls bei diesen Coincidenzen ausschliessen und eine telepathische Einwirkung bei denselben annehmen zu müssen.

Gegen die Beweisführung des englischen Comités hat v. Parish eine Reihe berechtigter Einwände geltend gemacht. von welchen wir hier nur einzelne erwähnen können. Dieser Autor betont u. A.. dass die von den Engländern als „Wachhallucinationen" bezeichneten Trugwahrnehmungen nicht Hallucinationen im Wachen, sondern im Dämmer-(Halbschlaf-)zustande bilden, also eigentlich den Schlafhallucinationen zuzurechnen sind. Der Autor weist dies speciell für 26 der bestbeglaubigten Fälle von Coincidenzen nach, die sich unter dem von den Engländern verwertheten Beobachtungsmateriale befinden, und knüpft daran die Folgerung, dass man, um das Verhältnis der Coincidenzen zu den Nichtcoincidenzen festzustellen, auch die Traumhallucinationen berücksichtigen müsse. Ob dann das Verhältnis der Coincidenzen zu den Nichtcoincidenzen die der Wahrscheinlichkeit des Zufalls entsprechende Zahl übersteigen werde, bezweifelt er. Des Weiteren hebt von Parish hervor, dass das Comité die Gedankenverbindungen bei dem Hallucinanten nicht berücksichtigt hat, welche in irgend einer Weise zu der Hallucination geführt haben mögen. Man kann dem Autor nur beipflichten, wenn er bemerkt, es sei a priori in jedem Falle die Annahme gerechtfertigt, dass gewisse Gedankenverbindungen das Auftreten einer bestimmten Hallucination auf associativem Wege bedingen und das Nichtzutreffen dieser Präsumption in jedem einzelnen Falle nachzuweisen sei.

Wenn nun auch die Bemühungen der Engländer keinen Beweis für das Statthaben telepathischer Vorgänge bei den hier in Frage stehenden zufälligen Beobachtungen geliefert haben, so haben sie auf der anderen Seite auch nichts ergeben, was gegen eine telepathische Erklärung der betreffenden Coincidenzen spräche. Man wird daher, nachdem die Möglichkeit geistiger Fernwirkungen auf anderem Wege bereits dargethan ist, bei den in Betracht kommenden Hallucinationen und anderen seelischen Phänomenen eine telepathische Verursachung nicht ganz ausschliessen können. Der spiritistischen Leichtgläubigkeit und Kritiklosigkeit gegenüber, die hier überall nur telepathische Leistungen sieht, wird man jedoch in der Annahme solcher die äusserste Zurückhaltung beobachten und in erster Linie immer zusehen müssen, ob sich die zu erklärenden Erscheinungen nicht auf die bekannten Gesetze unseres Gedankenverlaufes zurückführen lassen.

Wenn wir nun das bezüglich der übersinnlichen Gedankenübertragung im Vorstehenden Dargelegte kurz resümiren, so lässt sich Folgendes sagen:

1. Die Möglichkeit einer geistigen Fernwirkung von einem Menschen auf andere ohne Vermittlung der uns bekannten Sinne ist nach den derzeit vorliegenden Erfahrungen nicht abzuläugnen.

2. Diese Fernwirkung erheischt seitens des Beeinflussenden (Agenten) eine länger dauernde geistige Anstrengung, nämlich Concentration des Denkens auf diejenigen Bewusstseinselemente, welche dem zu Beeinflussenden mitgetheilt werden sollen, oder einen aussergewöhnlichen Geisteszustand (Lebensgefahr etc.).

3. Seitens des Percipienten befördert allem Anscheine nach der hypnotische Zustand die Empfänglichkeit für telepathische Einwirkungen.

4. Zwischen dem Agenten und dem Percipienten muss eine gewisse geistige Verbindung, Bekanntschaft oder Verwandtschaft bestehen.

Wenn wir im Vorstehenden von geistiger Fernwirkung sprachen, so will damit nicht gesagt sein, dass ein Vorgang im Bewusstsein des einen Individuums durch den Raum hindurch sich fortpflanzt und in das Bewusstsein eines anderen Individuums eingreift. Den Vorgängen in unserem Bewusstsein können wir als subjectiven Geschehnissen die Fähigkeit einer Fortpflanzung durch den Raum nicht zuschreiben. Das, was von dem einen Individuum ausgeht, und durch den Raum hindurch auf das andere Individuum einwirkt, muss nach unseren derzeitigen Begriffen ein, wenn auch noch völlig unbekanntes, physisches Agens sein. Die Fernwirkung muss ihren Ausgang von den materiellen Vorgängen im Gehirne nehmen, welche die Bewusstseinsacte begleiten, und das Gehirn des Percipienten muss die Stätte sein, auf welche das übertragende Agens einwirkt. Man hat über die Natur dieses letzteren verschiedene Hypothesen aufgestellt. Von spiritistischer Seite (Du Prel) wurde als übertragendes Agens eine psycho-magnetische Kraft angenommen; Ochorowicz und Podmore wollen den Uebertragungsvorgang Luft- oder Aetherschwingungen zuschreiben. Welcher Art das in Frage stehende Agens auch sein mag, der telepathische Vorgang hat nach seiner rein physikalischen Seite sein Analogon in der Marconi'schen drahtlosen Telegraphie. vermittelst welcher es bisher schon gelungen ist, Botschaften auf eine Entfernung von 100 und mehr Kilometer zu übermitteln. Unser Gehirn ist zweifellos ein Apparat von unendlich feinerem und complicirterem Bau als die Vorrichtungen, durch welche bei der Marconi'schen Telegraphie die Aussendung und Aufnahme der Depeschen geschieht. Man kann demnach ermessen, wie es mit der Begründung der spiritistischen Annahme bestellt ist. dass die bekannten Funktionen unseres Gehirns uns nicht berechtigen, dasselbe als das Instrument der telepathischen Leistungen zu betrachten, daher diese auf die Thätigkeit eines mit dem Gehirne nur verknüpften, mit unbegrenzten Fähigkeiten ausgestatteten Wesens. des Geistes im spiritistischen Sinne. zurückzuführen seien.

Vom grauen Alterthume bis in die Gegenwart melden uns fortlaufende Berichte von Personen. welche anscheinend die Gabe des zeitlichen Fernsehens. speciell des Fernsehens in die Zukunft besassen. Im Alterthum war bekanntlich der Glaube an die Orakel sehr verbreitet. deren Aussprüche göttlicher Inspiration zugeschrieben wurden. Es unterliegt jedoch, wie wir schon an früherer Stelle (S. 3) bemerkten. keinem Zweifel. dass wenigstens die den delphischen Pythien zugeschriebenen. seinerzeit viel angestaunten Orakelsprüche nicht auf eine fernseherische Begabung dieser Priesterinnen zurückzuführen sind, weil dieselben von den delphischen Priestern herrührten. welche ihre Kenntnis der Zukunft ganz natürlichen Quellen verdankten. Wir haben ferner gesehen, dass schon im Alterthume Proceduren. die geeignet sind, einen hypnotischen Zustand hervorzurufen zur Herbeiführung einer Disposition zu prophetischen Leistungen angewandt wurden, so das Anstarren glänzender Gegenstände, so genannter Zauberspiegel. stehenden Wassers, von Krystallen etc. Diese Wahrsagekünste (Crystallo-, Hydro-. Katoptro-, Gastro-, Onychomantik) haben sich durch das Mittelalter und zum Theil bis in die Neuzeit erhalten.

Die für uns in Betracht kommenden Erscheinungen zeitlichen Fernsehens lassen sich in mehrere Gruppen sondern.

A. Ahnungen (Vorahnungen) und deutliche Vorstellungen künftiger Ereignisse im Wachzustande.

B. Wahrsagende Träume.

C. Vorstellungen und Hallucinationen in somnambulen oder ähnlichen Zuständen.

Vorahnungen bilden zweifellos die häufigste und bezüglich ihres Vorkommens am wenigsten bezweifelte Form, in der sich eine nicht durch unsere Erfahrung und Combinationsgabe erklärbare Kenntnis künftiger Ereignisse offenbaren soll. Bei den Vorahnungen handelt es sich nicht um ein Vorstellen b e s t i m m t e r Ereignisse, sondern um gewöhnlich primäres Auftreten eines Gefühles oder einer Stimmung, an welche sich dunkle, vage Vorstellungen von einem bevorstehenden Etwas zumeist unangenehmer oder peinlicher Art knüpfen. Stimmungen und Gefühle trauriger Art sehen wir oft nach Träumen auftreten, die dem Schläfer schmerzliche Ereignisse vorführen und nach dem Erwachen vergessen sind. Von den Traumvorstellungen verbleiben jedoch die Gefühlselemente im Wachsein in Form einer Verstimmung, eines Verdrusses, eines Angstzustandes etc. Da in den augenblicklichen Verhältnissen eine Erklärung für diese Gemüthsverfassung nicht gefunden wird, so wird dieselbe mit etwas Kommendem in Zusammenhang gebracht, aus der Verstimmung wird dergestalt die Vorahnung von irgend einem drohenden Uebel oder Unglück. Viele Menschen werden von derartigen Vorahnungen zeitweilig heimgesucht, und die Erfahrung zeigt, dass dieselben zum grössten Theile nicht eintreffen. Es ist aber auch begreiflich, dass namentlich unter gewissen Umständen das Geahnte mitunter sich auch erfüllt. Ist z. B. eine Frau, welche ihre zärtlich geliebte Mutter in ungünstigen Gesundheitsverhältnissen weiss, längere Zeit ohne Nachricht von derselben und deshalb besorgt, so mag es vorkommen, dass sie in Folge ihrer Beunruhigung von ihrer Mutter Schlimmes träumt (schwere Erkrankung, Verschlimmerung des Zustandes, Tod) und hierüber im Traume sich entsetzt. Von diesem Traume verbleibt im Wachen der Frau ein beängstigendes Gefühl, welches von derselben unter den gegebenen Verhältnissen sofort auf den Zustand ihrer Mutter bezogen wird. Stellt sich nun die Nachricht von der schweren Erkrankung oder dem Ableben der Mutter ein. so war unbestreitbar eine Vorahnung von dem Ereignisse vorhanden. eine Vorahnung. der jedoch nichts Wunderbares anhaftet, sofern sich dieselbe auf Grund psychologischer Erfahrungen leicht erklären lässt. Es giebt jedoch auch Vorahnungen, die nicht von Träumen ausgehen und für welche in den gegebenen Verhältnissen der Schlüssel nicht immer zu finden ist. Es kommt z. B. vor, dass Personen den Abschied von Angehörigen ausserordentlich schwer nehmen. auch wenn in den augenblicklichen Umständen absolut kein Grund dazu vorliegt. Bei den Betreffenden werden durch die Trennung dunkle Ahnungen von bevorstehendem Unglück erweckt. das sie selbst oder die Angehörigen betreffen mag. Derartige Ahnungen finden wir besonders bei ängstlichen und abergläubischen Personen als einfache Folge ihres Gemüthszustandes und ihrer pessimistischen Denkgewohnheiten: sie können aber auch vereinzelt bei nicht ängstlichen Menschen in Folge zufälliger Anlässe (Hören oder Erleben von Unglücksfällen, Erkrankungen bei Bekannten, Ueberstehen von Gefahren etc.) auftauchen. Wenn derartige Ahnungen, wie es hie und da, jedoch jedenfalls nur in einer verschwindenden Minderzahl von Fällen geschieht, in Erfüllung gehen, so haben wir ebensowenig einen Grund, dieselben als Aeusserungen einer mystischen prophetischen Gabe zu betrachten. als die mit Träumen zusammenhängenden.

Ahnungen und selbst deutliche Vorstellungen künftiger Ereignisse, die durch ihr Eintreffen einen scheinbar prophetischen Charakter gewinnen, sind auch nicht selten das Resultat unbewusster Denkvorgänge, zu welchen Erinnerungen oder zufällige Wahrnehmungen den Anstoss geben. So kann z. B. ein Umstand in uns die Erinnerung an eine Person wecken. die uns einen Besuch seit Längerem schuldet; diese Erinnerung kann unbewusst bleiben und durch weitere unbewusste Associationen im Bewusstsein zum Auftauchen der Ahnung oder bestimmten Vorstellung führen, dass uns diese Person heute besuchen wird, was natürlich unter den obwaltenden Verhältnissen auch leicht zutreffen mag. Da in derartigen Fällen der geistige Vorgang, der zum Auftreten der Ahnung etc. führt, unbewusst sich abspielt, also der Kenntnis des Individuums sich entzieht, kann dieses, wie ich es mehrfach erlebte, sich im Besitz einer prophetischen Gabe wähnen, die sich natürlich bei näherer Untersuchung als Täuschung erweist.

Endlich haben wir hier noch die Thatsache zu berücksichtigen, dass unter gewissen Umständen die Vorstellung eines künftigen Ereignisses den Eintritt desselben verursachen kann. Es gilt dies jedoch nur für Vorstellungen von einer gewissen Stärke und Dauer, die sich auf körperliche Vorgänge und Leistungen beziehen. Bei vielen Nervenleidenden, insbesonders Hysterischen, genügt die Idee (Befürchtung) von dem Bevorstehen oder nur der Möglichkeit des Auftretens einer bestimmten Krankheitserscheinung, um dieselbe auch herbeizuführen. Die betreffende Vorstellung kann eine reine Autosuggestion oder von fremder Seite eingeflösst (Fremdsuggestion) sein. Erklären wir z. B. einer mit Magenbeschwerden behafteten Hysterischen, dass eine Aufregung, die sie soeben hatte, Appetitverlust und Erbrechen zur Folge haben werde, oder hat sie sich diesen Gedanken bereits selbst gebildet, so dürfen wir im Allgemeinen darauf rechnen, dass das Suggerirte auch eintritt. In zahlreichen Berichten von den Leistungen Somnambuler ist erwähnt, dass dieselben im Stande waren, den weiteren Verlauf ihrer Erkrankung und insbesonders die Wiederkehr von Anfällen zu bestimmten Zeiten vorher anzukündigen. Man hat dies vielfach, namentlich von occultistischer Seite als Aeusserung einer prophetischen Gabe betrachtet, während die in Frage stehenden Prophezeiungen thatsächlich nicht auf irgend einer unerklärlichen Erkenntnis des Künftigen beruhen, sondern Autosuggestionen von ganz zufälligem Inhalte waren, welche genügende Kraft besassen, um sich auch zu verwirklichen. Die ärztliche Erfahrung lehrt ferner, dass manche Kranke ihr Ableben für eine bestimmte Zeit ankündigen, während in ihrem augenblicklichen Befinden kein Anhaltspunkt für eine derartige Vorhersage zu finden ist. Wenn solche Erklärungen, wie es mitunter der Fall ist, sich realisiren, so dürfen wir dieselben ebenfalls nicht auf ein mystisches prophetisches Vermögen zurückführen, vielmehr ist hier anzunehmen, dass die festgehaltene Vorstellung von einer gewissen Todeszeit den Eintritt des Ereignisses zur angekündigten Stunde veranlasste oder wenigstens beförderte.

Der Glaube an die prophetischen Eigenschaften mancher Träume hat sich vom Alterthum bis in die Gegenwart erhalten. und es lässt sich auch nicht leugnen. dass sich in den Träumen nicht so ganz selten Vorgänge ankündigen. deren Eintritt auf Grund des im Wachen bestehenden Wissens nicht vorherzusehen ist. Der grösste Theil der sogenannten Wahrträume bezieht sich auf die Gesundheitsverhältnisse des Träumenden, und die Ankündigungen, welche dieselben enthalten. erklären sich aus dem Umstande. dass manche Krankheiten in ihren ersten Entwicklungsstadien im Wachen keine merklichen Beschwerden verursachen. während im Schlafe. vielleicht unter dem Einflusse der Bettlage oder des Druckes der Glieder gegen einander etc.. durch dieselben lebhaftere Empfindungen hervorgerufen werden. die im Traumbewusstsein eine phantastische Umdeutung erfahren. So kann es z. B. vorkommen. dass Jemand träumt. von einem Hunde am Bein gebissen zu werden. und an der betreffenden Stelle des Beines sich einige Tage später eine Venenentzündung zeigt. Die noch nicht erkannten ersten Anfänge der Entzündung verursachen hier schmerzhafte Gefühle. welche im Traume die Vorstellung des Hundebisses auslösen.

Träume können aber auch dadurch den Charakter von Wahrträumen scheinbar annehmen. dass der zufällige Eintritt in keiner Weise vorherzusehender Ereignisse ihre Realisirung herbeiführt. Von einem äusserst bemerkenswerthen Beispiele dieser Art erhielt ich vor einiger Zeit Kenntnis. Eine mir bekannte. mit sehr lebhafter Phantasie begabte Dame sah im August 1899 im Traume das gewöhnlich so bescheidene und friedliche Gewässer unserer Isar in eine mächtige. tosende Wassermasse verwandelt. die herrliche Luitpoldbrücke durch dieselbe zerstört und die Ufer weithin überfluthet. Die Dame erzählte von diesem Traume sofort ihren Angehörigen. welche mir dies bestätigten. Zur fraglichen Zeit dachte in München sicher Niemand an die Möglichkeit einer derartigen Wasserkatastrophe. zumal ein ähnliches Ereignis seit 86 Jahren in München nicht mehr stattgefunden hatte und speciell die Luitpoltbrücke äusserst solid construirt erschien. Und doch einige Wochen später ging dieser merkwürdige Traum völlig in Erfüllung. Ein Hochwasser der Isar, das durch fortgesetzte Wolkenbrüche im Gebirge binnen mehreren Tagen entstanden war, zerstörte in rascher Folge zwei grosse Brücken, darunter die vor wenigen Jahren neuerbaute, mächtige Luitpoldbrücke zur schmerzlichen Ueberraschung der Münchener Bevölkerung. Gewiss sind manche geneigt, einen Fall wie den eben angeführten als einen Beweis dafür zu erachten, dass sich in Träumen mitunter künftige Ereignisse offenbaren, deren Eintritt sich jeder Berechnung entzieht. Der Anschein des Prophetischen, der dem erwähnten Traume anhaftet, schwindet jedoch völlig, wenn wir die näheren Umstände des Falles in Betracht ziehen. Die Dame unternahm im August des Oefteren in den am Isarufer sich hinziehenden Gasteiganlagen Spaziergänge, bei welchen sie die Luitpoldbrücke überschreiten musste und die Isar für kürzere oder längere Zeit zu Gesicht bekam. Da bei dieser Dame schwere oder aufregende Träume keine Seltenheit sind und die Bilder in diesen wie in anderen Träumen sehr häufig von den Eindrücken des Tages bestimmt werden, so liegt nichts Befremdliches darin, dass sie von Hochwasser und Brückeneinsturz träumte. Dagegen ist es nur auf einen günstigen Zufall zurückzuführen, dass dieser Traum sich sobald schon erfüllte. Die Rolle, welche der Zufall den Träumen gegenüber spielt, indem er mitunter selbst das Unwahrscheinlichste herbeiführt, und der Umstand, dass von den Träumen vorzugsweise diejenigen im Gedächtnisse bleiben, die sich mehr oder minder verwirklichen — diese beiden Factoren sind es im Wesentlichen, die den Glauben erzeugten und noch unterhalten, dass sich im Traume prophetische Kräfte offenbaren.

Man hat diese je nach der Vorstellungsweise verschiedener Zeiten und Kreise auf verschiedenen Ursprung zurückgeführt: unsere derzeitigen Spiritisten betrachten die Geister Verstorbener als die Quelle, welche dem Träumenden die Kenntnis der in Dunkel gehüllten Zukunft verschafft. Wir brauchen auf diese Annahmen nicht weiter einzugehen. Nach dem derzeitigen Stande der Wissenschaft tritt in unserem Traumleben nichts zu Tage, was einer Erklärung durch aus der Geisterwelt stammende Einflüsse bedürfte. Auch die scheinbar prophetischen Vorgänge der

Traumthätigkeit lassen sich auf allgemein anerkannte psychologische Gesetze zurückführen [1].

Das bereits erwähnte Anstarren glänzender Gegenstände zu Wahrsagezwecken geschah und geschieht noch gegenwärtig so lange bis Visionen bei dem Beschauer auftreten, durch deren Deutung man die gewünschten Aufschlüsse über gegenwärtige oder künftige Ereignisse erlangen will. Von den hier in Betracht kommenden Wahrsagekünsten hat sich in der Gegenwart namentlich das „Krystallschauen“ erhalten, dessen Wirkungen von der Engländerin Miss Goodrich eingehender studirt wurden. Miss G. wies nach, dass sich durch diese Procedur bei vielen Menschen ein Zustand herbeiführen lässt, in welchem der Uebertritt unbewusster Vorstellungen in das Bewusstsein erleichtert ist. Als am besten geeignet zur Hervorrufung dieses Zustandes fand sie einen geschliffenen Krystall umgeben von schwarzen Tuchstoffen. Zum Sehen von Krystallvisionen ist jedoch nicht Jeder veranlagt. Eine wesentliche Bedingung ist vollständige Gesundheit. Die Bilder sind nicht nur inhaltlich, sondern auch hinsichtlich der Deutlichkeit sehr verschieden, mitunter von der Lebhaftigkeit der Sinneswahrnehmung. Ihre Grösse wird durch den benützten Krystall bestimmt, weshalb eine Verwechslung derselben mit der Wirklichkeit kaum möglich ist. Zum grossen Theile enthalten die Visionen nichts Auffälliges; es kommt aber auch vor, dass in denselben Eindrücke, die vor kürzerer oder längerer Zeit ohne deutliches Bewusstsein wahrgenommen wurden, oder Erlebnisse, die bereits der Vergessenheit anheimfielen, aus dem Unbewussten auftauchen. Die Krystallvision kann dergestalt Aufschlüsse über

[1] Auch der bedeutendste Forscher auf dem Gebiete des Traumlebens in neuerer Zeit, Freud (Wien), hat in überzeugender Weise dargethan, dass sich in den Träumen durchaus nichts von einem prophetischen Sinne offenbart. Nach seiner Ansicht behält zwar die Volksmeinung Recht, welche den Traum durchaus die Zukunft verkünden lässt, allein das Verkündete hat nur die Bedeutung eines Wunsches nicht die einer Realität. „In Wahrheit“, bemerkt der Autor, „ist die Zukunft, die uns der Traum zeigt, nicht die, die eintreffen wird, sondern von der wir möchten, dass sie so einträfe.“ (Ueber den Traum. S. 383. Grenzfragen des Nerven- und Seelenlebens, Heft 8, J. F. Bergmann. Wiesbaden, 1901).

vergessene oder der Beachtung entgangene Dinge geben. So gelang es beispielsweise Miss Goodrich. durch Befragen des Krystalles die vergessene Adresse eines Herrn. an welchen sie einen Brief zu richten beabsichtigte. zu erfahren. Sie sah im Krystall auf grauem Grunde mit weissen Buchstaben das Wort „Hibb's House“. welches sich als die richtige Adresse erwies. Natürlich fehlt es auch nicht an Krystallvisionen. welchen künftige Ereignisse scheinbar den Charakter von Weissagungen verleihen. Die Deutung der Visionen im letzteren Sinne beruht zum Theil auf mangelhafter Erinnerung. die eine Uebereinstimmung zwischen dem im Krystall Gesehenen und später Erlebten annehmen lässt. wo eine solche thatsächlich nicht besteht. Jedenfalls hat die bisherige Forschung nichts ergeben. was für die Annahme spräche. dass in den Krystallvisionen sich irgend welche prophetische Seelenkräfte äussern.

Was die Fähigkeit der Somnambulen betrifft, künftige Ereignisse vorherzusehen. so genügt es. wenn wir hier auf die an früherer Stelle mitgetheilte Aeusserung des erfahrenen Gilles de la Tourette verweisen. Es kann natürlich vorkommen. dass eine Somnambule durch schlaue Combination ein bevorstehendes Ereigniss erräth, oder dass der Zufall ihrer Ankündigung Recht giebt. Auch das zeitliche Fernsehen. welchem wir bei manchen spontan auftretenden somnambulen Zuständen, so bei dem sogenannten zweiten Gesichte[1]) begegnen, gestattet uns nicht. auf ein mystisch-prophetisches Vermögen der betreffenden Individuen zu schliessen. Die so viel besprochenen und anscheinend unerklärlichen Seherleistungen der mit dem zweiten Gesichte Begabten verlieren bei näherer Betrachtung von dem Charakter des Wunderbaren sehr wesentlich. Die Visionen und Prophezeiungen des zweiten Gesichts betreffen ausschliesslich Vorkommnisse des alltäglichen Lebens und zwar solche die dem geistigen Horizonte und den Denkgewohnheiten des Sehers naheliegen (Todes- und

---

[1]) Die Gabe des sogenannten zweiten Gesichtes, die sich in einzelnen europäischen Gegenden. insbesonders in Schottland, nach den uns vorliegenden Berichten nicht allzu selten findet. ist. wie es scheint, an Zustände von Auto-somnambulismus gewöhnlich gebunden.

Unglücksfälle, Hochzeiten u. dergl.). Es ist kein Fall bekannt, dass ein mit dem zweiten Gesichte Begabter eine Entdeckung oder Erfindung auf wissenschaftlichem oder industriellem Gebiete, eine bedeutende literarische Leistung, ein wichtiges politisches Ereignis oder auch nur eine auffallende Kursschwankung vorhersah. Diese Thatsachen sprechen dafür, dass die Leistungen des zweiten Gesichtes sich auf Steigerung der Combinationsgabe und Phantasie und ein Auftauchen unbewusster Vorstellungen im Bewusstsein zurückführen lassen und zur Erklärung derselben die Annahme besonderer prophetischer Kräfte unnöthig ist. Auch bei den sogenannten weissagenden Hallucinationen (Hallucinations véridiques) dürfen wir nicht auf solche schliessen. Wenn ein Mann hallucinatorisch die Gestalt seines Vaters erblickte, der, wie spätere Nachrichten ergaben, von einer Lebensgefahr um die gleiche Zeit bedroht war oder im Sterben lag, so kann dieser Coincidenz, wie wir schon erwähnten, ebensogut ein Zufall wie ein telepathischer Vorgang zu Grunde liegen. Bei letzterem wäre anzunehmen, dass der geistige Zustand des Vaters durch Fernwirkung bei dem Sohne die Hallucination hervorrief. Zu der Annahme, dass die Hallucination die Aeusserung einer plötzlich und spontan sich geltend machenden prophetischen Gabe bildet, besteht jedenfalls keine Veranlassung.

Wir wollen hier schliesslich die Frage noch berühren, ob denn die Gabe des zeitlichen Fernsehens, speciell des Fernsehens in die Zukunft, wenn für deren Vorkommen sich auch keine positiven Beweise beibringen lassen, nicht dennoch unter gewissen Umständen sich geltend machen kann. Den Spiritisten macht die Beantwortung dieser Frage keine Schwierigkeit: für sie bilden die Geister der Verstorbenen eine unerschöpfliche Quelle der Information über Vergangenheit, Gegenwart und Zukunft, und ihre Medien wissen diese Quelle sich nutzbar zu machen. Es ist nur schade, dass die Geister, um über all' das Auskunft geben zu können, was man von ihnen zu erfahren wünscht, allwissend sein müssten und daher neben ihrer Existenz auch noch diese besondere Eigenschaft derselben nachzuweisen wäre. Indes haben auch Denker ersten Ranges die Möglichkeit des zeitlichen Fernsehens nicht von der Hand gewiesen. So hielt Schopenhauer nicht nur dieses,

sondern auch das räumliche Fernsehen für völlig erwiesen und
versuchte für beide Leistungen eine Erklärung zu geben. Er
geht hierbei davon aus, dass die objective Welt lediglich ein
Gehirnphänomen (Vorstellung) ist, Zeit und Raum nur Formen
der Anschauung bilden und das „Ding an sich“ das allein Reale
an allen Erscheinungen darstellt, für welches die Unterschiede von
Nähe und Ferne, Gegenwart, Vergangenheit und Zukunft nicht
existiren. Nach Schopenhauers Ansicht bedarf es daher, um
das Räthselhafte des zeitlichen und räumlichen Fernsehens zu
beseitigen, nur der Annahme, dass im somnambulen Zustande eine
Veränderung des Erkenntnisvermögens eintritt, welche die Wahrnehmung „des Dinges an sich“ ermöglicht. Schopenhauer hat
hiebei nur eines übersehen: wenn die Somnambule mit ihrem
Erkenntnisvermögen zu dem hinter der Welt der Erscheinungen
verborgenen Realen (dem Ding an sich) vorzudringen vermag, an
welchem Unterschiede in Bezug auf Zeit und Raum nicht existiren,
wie soll sie dazu kommen, an dem von ihr Geschauten herauszufinden, ob sich dasselbe auf Vergangenheit oder Zukunft, auf
Nähe oder Ferne bezieht. So entpuppt sich die Schopenhauer'sche Annahme als eine sophistische Scheinerklärung, die
uns die Möglichkeit des zeitlichen Fernsehens keineswegs plausibel
macht. Die Gleichstellung des räumlichen und zeitlichen Fernsehens in Bezug auf thatsächliches Vorkommen und Erklärungs-
möglichkeit, der wir bei Schopenhauer und Anderen, so in
neuerer Zeit bei Richet begegnen, ist unseres Erachtens durchaus
ungerechtfertigt. Bei dem räumlichen Fernsehen handelt es sich
um eine Leistung, die uns gegenwärtig zwar nicht erklärlich ist,
aber unseren Begriffen von dem psycho-physiologisch Möglichen
nicht widerstrebt, sofern hiebei die Einwirkung thatsächlich vorhandener, wenn auch entfernter Objecte auf unser Denkorgan in
Frage ist. Das Künftige kann dagegen als das noch nicht Vorhandene weder direct, noch durch Vermittelung der Sinne auf
unser Gehirn eine Wirkung äussern. Unserer Erkenntnis ist dasselbe daher nur insoweit zugänglich, als unser Wissen von Ver-
gangenem und Gegenwärtigem uns Schlüsse auf Kommendes gestattet. Wenn der Astronom eine Mondsfinsternis für einen
bestimmten Tag ankündigt, der Arzt, den Verlauf einer Krankheit

vorhersagt, der Geologe die Zeit angiebt, in welcher der Kohlenreichthum der englischen Bergwerke erschöpft sein wird, so handelt es sich lediglich um die Anwendung bestimmter Fachkenntnisse für die Berechnung künftiger Ereignisse. Als prophetisch kann man jedoch nur Offenbarungen bezüglich der Zukunft betrachten, die aus dem normalen Wissen und den Lebenserfahrungen des Individuums sich nicht ableiten lassen. Solche könnten nur zu Stande kommen, wenn das Individuum in einem gegebenen Augenblicke einen Ueberblick über den gesammten Weltzustand mit seiner unermesslichen Reihe kausaler Verkettungen hätte und aus diesen auf Kommendes zu schliessen vermöchte, also temporär allwissend wäre. Man sieht, auf welche Absurditäten die Annahme einer von jeder natürlichen Erkenntnis unabhängigen prophetischen Begabung hinauslaufen würde.

Von den Spiritisten der Gegenwart wird manchen ihrer Medien die Gabe zugeschrieben, im Trancezustande in „fremden Zungen", d. h. in Sprachen zu reden, von welchen sie in ihrem normalen Zustande keinerlei Kenntnis besitzen. Das Vorkommen einer solchen Gabe (Glossolalie) wurde schon im griechisch-römischen Alterthum angenommen, in welchem dieselbe als ein Vorzug der Priester und Priesterinnen galt, den diese der Inspiration seitens ihrer Gottheiten verdankten. So soll die Pythia nach den Mittheilungen von Herodot und Pausanias fremde Sprachen verstanden und gesprochen haben. Später in der christlichen Aera hielt man das Reden in fremden Zungen für eine Aeusserung dämonischer Einflüsse; man betrachtete daher dasselbe als ein Zeichen der Besessenheit, das denn auch in den Berichten über verschiedene vereinzelte Fälle dieses Zustandes (Hystero-Dämonopathie) und manche Besessenheitsepidemien, wie sie insbesonders in Klöstern auftraten, keine untergeordnete Rolle spielte. Ganz besonders sollen die besessenen Klosterfrauen in Loudun durch fremdsprachliche Leistungen sich ausgezeichnet haben. Sie antworteten auf Fragen, die ihnen in den verschiedensten, ihnen gänzlich unbekannten Sprachen (türkisch, spanisch, griechisch, deutsch etc.) vorgelegt wurden, zum Theil in derselben Sprache, zum Theil französisch. Sie vollzogen auch, was hier nebenbei erwähnt werden soll, Befehle, die ihnen nur in Gedanken gegeben wurden. Es ist schwer zu sagen, was von diesen Mittheilungen auf Wahrheit beruht, und was von denselben auf Rechnung der Phantasie und des Aberglaubens der Berichterstatter zu setzen ist. Das Gleiche gilt für die Berichte aus neuerer Zeit über mediumistische Leistungen in fremden Zungen: in keinem der mitgetheilten Fälle wurde mit völliger Sicherheit constatirt, dass die Sprachkenntnisse, welche das Medium zeigte, nicht auf natürlichem Wege erworben sein konnten. Es gilt dies auch für das vielfach erwähnte Medium Miss Laura, die Tochter des amerikanischen Richters Edmonds, welche angeblich ausser ihrer Muttersprache nur französisch verstand und trotzdem einmal im Trancezustande in neugriechischer Sprache mit einem Griechen sich unterhielt, der ihre Ausdrucksweise als correct erklärte. Wie leicht Täuschungen über die von den sprechenden Medien entfalteten Kenntnisse in fremden Sprachen entstehen, zeigt ein von Lehmann mitgetheilter Fall. Ein Medium, das er zu beobachten Gelegenheit hatte, wurde in einer Sitzung von dem Geiste eines jüngst verstorbenen schwedischen Predigers ergriffen, der durch dessen Mund lange Predigten anscheinend in schwedischer Sprache hielt. „Bei der ganzen Vorstellung", bemerkt Lehmann, „wunderte mich nur eines, nämlich wie schnell der schwedische Geistliche im anderen Leben seine Muttersprache vergessen hatte. Seine Sprache war einfach nach dem nicht unbekannten Recepte gemacht: Wenn man das e am Schlusse eines dänischen Wortes mit a vertauscht, so wird es schwedisch. Selbst die gewöhnlichsten schwedischen Ausdrücke hatte der Prediger vergessen; noch schlimmer aber war es, dass die Aussprache der einzelnen schwedischen Wörter, die er gebrauchte, falsch war . . . . . Die ganze Leistung macht den Eindruck, dass das Medium einmal eine abgerissene Ecke einer schwedischen Zeitung gesehen hatte und nun im Trancezustand einige Brocken reproducirte, ohne eine Ahnung von der richtigen Aussprache des Schwedischen zu haben." Da im Somnambulismus auch die Erinnerung an Eindrücke und Kenntnisse, die im wachen Zustande völlig vergessen sind, wieder auftauchen kann, so ist es möglich, dass ein Medium während einer spiritistischen Sitzung Sprachkenntnisse äussert, über welche dasselbe in seinem Normalzustande nicht verfügt, ohne dass man deshalb annehmen müsste, dass der Geist irgend eines Verstorbenen sich der Sprachwerkzeuge des Mediums bemächtigt hätte, um durch dessen Mund sich zu offenbaren. Kurz, wie die Dinge derzeit liegen, lässt sich sagen, dass auch aus den sprachlichen Leistungen der Medien nichts gefolgert werden kann, was zu Gunsten der Existenz und des Eingreifens der Geister in unsere materielle Welt spräche, wie dies von spiritistischer Seite angenommen wird.

XII. Kapitel.

Die der Hypnose verwandten Zustände.

Unter den Zuständen, deren Erscheinungen mit denen der Hypnose zum Theil übereinstimmen oder denselben nur in grösserem oder geringerem Maasse ähneln, kommt in erster Linie der natürliche Schlaf in Betracht. Wir haben jedoch an früherer Stelle bereits die Beziehungen des natürlichen Schlafes zur Hypnose besprochen, so dass wir hier nur mehr auf die betreffenden Ausführungen zu verweisen brauchen. Dagegen müssen wir einen im Verlaufe des natürlichen Schlafes öfters auftretenden abnormen Zustand, der als Schlaf- oder Nachtwandeln (Noctambulismus, natürlicher oder spontaner Somnambulismus) bezeichnet wird, hier einer kurzen Betrachtung unterziehen.

Das Nachtwandeln bietet so viel Aehnlichkeit mit den tiefen hypnotischen (magnetischen) Schlafzuständen, dass schon die älteren Magnetiseure die Bezeichnung „Somnambulismus" für beide Zustände gebrauchten [1]). Der in Frage stehende Zustand ist dadurch charakterisirt, dass Traumvorstellungen eine Reihe von Handlungen veranlassen, die unter normalen Verhältnissen nur im Wachsein ausgeführt werden. Das Auffällige und Abnorme liegt hierbei nicht in der Art des Traumes, sondern in der Aeusserung desselben. Der Gesunde kann ebenso gut wie der Schlafwandelnde davon träumen, dass er irgend einen Gang unternimmt, eine Arbeit ver-

---

[1]) Man unterschied einen magnetischen und einen natürlichen Somnambulismus (Nachtwandeln). Die Unterscheidung einer 3. Form des Somnambulismus, des hysterischen S., ist neueren Datums; das Nachtwandeln wird öfters auch als „spontaner Somnambulismus" im Gegensatz zum künstlichen (hypnotischen) betitelt. Diese Bezeichnung liesse sich im Grunde genommen auch für den hysterischen S. gebrauchen, da dieser in gleicher Weise wie das Nachtwandeln spontan auftritt.

richtet und dergleichen; er bleibt dabei jedoch ruhig im Bette und gibt durch keine Bewegung den Inhalt seines Traumes kund, während der Schlafwandelnde das Bett verlässt und den Gang, von welchem er träumt, thatsächlich unternimmt, die betreffende Arbeit thatsächlich verrichtet. Man hat den Nachtwandlern in früheren Jahrhunderten die wunderbarsten Leistungen zugeschrieben, und die Aerzte haben den betreffenden Berichten gegenüber keineswegs den nöthigen Skepticismus gezeigt: in neuerer Zeit wird von wunderbaren Vollbringungen nachtwandelnder Menschen nichts mehr vernommen, obwohl das Nachtwandeln bei der allgemeinen Zunahme der Nervosität sicher nicht seltener geworden ist. Die Erfahrung zeigt, dass die Noctambulen sich zumeist darauf beschränken, nach dem Verlassen des Bettes eine Reihe einfacher Handlungen vorzunehmen: sie gehen im Zimmer umher, begeben sich auch in anstossende Räume, zünden Licht an, nehmen Gegenstände von einer Stelle fort, um sie an eine andere zu bringen, öffnen Schränke und verschliessen dieselben wieder, setzen auch bei Tage angefangene Arbeiten, insbesondere Handarbeiten, einige Zeit fort; hierauf begeben sie sich entweder in ihr Bett zurück (das Gewöhnlichere), oder sie legen sich an einem anderen Orte nieder, um ruhig weiter zu schlafen. Ungleich seltener sind körperliche Leistungen, welche ein besonderes Geschick erheischen oder zu welchen der Nachtwandler aus dem einen oder anderen Grunde während des wachen Zustandes nicht befähigt ist.

Unter den hier in Betracht kommenden Vorfällen hat das Umherwandern in gefährlichen Localitäten, namentlich auf Dächern, besonderes Aufsehen erregt. Man hat zuweilen beobachtet, dass Nachtwandler in ihren Anfällen durch ein Dachfenster auf das Dach sich begaben, dort in der Dachrinne fortwanderten oder auf dem Dache umherkletterten und dass sie hierbei eine Sicherheit und Gewandtheit zeigten, welche sie im wachen Zustande bestimmt nicht bekundet hätten. Mitunter haben aber diese nachtwandlerischen Kunststücke durch Absturz einen unglücklichen Ausgang genommen. Bemerkenswerth sind auch die geistigen Arbeiten, welche manche Noctambulen in ihren Anfällen verrichten. Es kommt zuweilen vor, dass Schüler die schriftlichen Schulaufgaben, welche sie unter Tags zu bearbeiten angefangen haben, in ihren

Anfällen fortsetzen und beendigen; auch sehr complicirte Tages-beschäftigungen können im noctambulen Zustande in sachgemässer Weise fortgesetzt werden. So erledigte z. B. ein von dem Arzte Soave beobachteter Apothekergehilfe Castelli, der häufig an An-fällen von Nachtwandeln litt, in diesen die seines Berufs ähnlich wie im wachen Zustande. Noch interessanter ist der Umstand, dass unter den Leistungen Noctambuler auch die dichterische, künstlerische und wissenschaftliche Thätigkeit nicht mangelt und in manchen Fällen auf diesen Gebieten das Können des Nacht-wandlers temporär sogar über das des wachen Individuums hinaus-ging. Wir haben an früherer Stelle gesehen, dass Aehnliches mit-unter auch im hypnotischen Somnambulismus beobachtet wird, dass auch in diesem Zustande eine Steigerung der geistigen Leistungs-fähigkeit wenigstens in gewissen Richtungen sich offenbaren kann. Von den hier in Betracht kommenden Vorkommnissen auf noctam-bulem Gebiete will ich hier nur eines erwähnen, welches der schottische Arzt Abercrombie berichtet. Ein hervorragender Anwalt war wegen einer äusserst wichtigen und schwierigen Rechtsangelegenheit zu Rathe gezogen worden und hatte sich in das Studium derselben mit grösstem Eifer gestürzt. Nachdem er mehrere Tage hiemit zugebracht hatte, bemerkte seine Frau, dass er Nachts das Bett verliess, sich an seinen Schreibtisch begab und dort längere Zeit schrieb, worauf er in sein Bett zurückkehrte und weiter schlief. Am nächsten Morgen erzählte er seiner Frau, dass er im Traume über einen schwierigen Fall, den er sich nicht zurecht legen konnte, ein sehr klares Gutachten abgegeben habe und dass er irgend etwas darum geben würde, wenn er den Gedankengang seines Traumes wieder auffinden könnte. Die Frau führte ihn nach dieser Mittheilung an seinen Schreibtisch, wo er das Gutachten vollständig niedergeschrieben fand; dasselbe erwies sich nachträglich als ganz correct.

Mehrfach sind auch Fälle beobachtet worden, aus welchen hervorgeht, dass der Nachtwandler sich dessen, was er in früheren somnambulen Anfällen vorgenommen hat, entsinnen kann, während ihm im wachen Zustande jede Erinnerung hiervon fehlt. Das gleiche Verhalten des Gedächtnisses haben wir beim hypnotischen Som-nambulismus kennen gelernt; auch bei diesem fanden wir neben posthypnotischer Amnesie Erhaltung der Erinnerung für die Erlebnisse früherer Somnambulismen. Bei Nachtwandlern hat die Amnesie für ihre Handlungen im Anfalle wiederholt schon zu unbegründeten Anschuldigungen Anlass gegeben. So erwähnt Carpenter eines nachtwandelnden Dienstmädchens. welches eines Tages einen ihrer Kämme vermisste und, da sie denselben nicht finden konnte. eine Gefährtin, die in ihrem Zimmer schlief, der Entwendung bezichtigte. Eines Morgens erwachte sie jedoch mit dem vermissten Kamme in der Hand; sie hatte denselben offenbar im somnambulen Zustande an einen Ort versteckt. dessen sie sich im Wachen nicht erinnerte. der ihr jedoch bei Wiederkehr dieses Zustandes wieder in's Gedächtnis kam.

Sinnesthätigkeit und Bewusstsein sind während des noctambulen Zustandes zweifellos erhalten: der Nachtwandler nimmt jedoch gewöhnlich nur das wahr. was mit dem ihn beschäftigenden Gedankengange in Verbindung zu bringen ist. Einzelne Sinne (Gesichts- und Muskelsinn) können hierbei eine bedeutende Verschärfung bekunden. Die Geschicklichkeit. mit welcher sich Nachtwandler in der Dunkelheit an gefährlichen Localitäten umherbewegen. spricht wenigstens dafür, dass dieselben besser als im Wachzustande die Objecte zu unterscheiden und ihre Bewegungen den Erfordernissen der Situation anzupassen vermögen. Wohleingeübte Bewegungen können sie wie Wachende automatisch ausführen: dagegen ist es ausgeschlossen, dass sie körperliche Leistungen. die besonderes Geschick. Umsicht und Kraftaufwand erheischen. oder schwierige geistige Operationen ohne Bewusstsein zu Stande bringen. Man glaubte dies insbesonders aus dem bei dem Nachtwandler nach dem Erwachen sich zeigenden Erinnerungsmangel für seine Schlafhandlungen folgern zu dürfen. Dieser bildet jedoch keine constante Erscheinung bei Noctambulen. Es mangelt auch nicht an Fällen. in welchen der Nachtwandler nachträglich sich der Details seines Traumvorstellens entsinnt. jedoch glaubt. wie der normal Träumende ruhig im Bette geblieben zu sein; die Erinnerung kann aber auch soweit gehen, dass der Nachtwandler nachträglich weiss. was er unternommen hat (Fall Spitta's). Es gelingt auch durch Suggestion in der Hypnose, die Erinnerung für das während des Schlafwandelns Vorgenommene und Erlebte wachzurufen.

Der natürliche Somnambulismus tritt nicht nur während des Nachtschlafes auf: er kann sich auch bei Tage aus dem gewöhnlichen Schlafe entwickeln. Einen bemerkenswerthen hieher gehörigen Fall, der einen 78jährigen Arzt (Dr. H.) betrifft, theilte Renterghem mit. Dr. H. wurde während eines Nachmittagschlafes von einer Hebamme zu einer niederkommenden Frau gerufen; er stand sofort auf, begab sich zu der Kreisenden und nahm bei derselben die künstliche Entbindung (Wendung und Extraction des Kindes) vor. Da das Kind scheintodt zur Welt kam, musste Dr. H. auch mit diesem sich beschäftigen; es gelang ihm auch nach einer $^1/_2$stündigen angestrengten Bemühung, dasselbe wieder zu beleben. Alle diese ärztlichen Dienste leistete Dr. H., wie sich später herausstellte, in somnambulem Zustande. Er schlief nach denselben zu Hause noch einige Zeit und wusste nach dem Erwachen von dem Vorfalle nichts.

Das Nachtwandeln bildet, wie wir an früherer Stelle (S. 76) gezeigt haben, eine Form der somnambulen Träume, welcher wie allen somnambulen Träumen ein partielles Wachsein zu Grunde liegt. Man kann mit Vogt beim Schafwandeln ein systematisches partielles Wachsein annehmen, weil bei demselben nicht wie bei den Träumen des oberflächlichen Schlafes regellos unzusammenhängende Vorstellungen sich aneinander reihen, sondern ein begrenzter, logisch zusammenhängender Vorstellungscomplex in das Bewusstsein tritt. Wir haben also im natürlichen Somnambulismus dasselbe Nebeneinander von Wachsein und Schlaf wie im hypnotischen: dieser Umstand erklärt einerseits die Leistungen der Nachtwandler und zwar die alltäglichen sowohl als die mehr exceptionellen, andererseits die Aehnlichkeit beider somnambuler Zustände. Die Einschränkung der associativen Thätigkeit, welche durch das partielle Wachsein bedingt ist, hat beim Nachtwandler wie beim Hypnotisirten zur Folge, dass die Gegenvorstellungen, welche im wachen Zustande unter gewissen Verhältnissen in's Bewusstsein treten, nicht geweckt werden, zugleich aber die geistige Thätigkeit innerhalb der begrenzten Sphäre des Wachseins mit erhöhter Energie vor sich geht. Phantasie, Gedächtnis und Wahrnehmungsvermögen können dergestalt beim Nachtwandler wie beim Hypnotisirten eine erhebliche Steigerung zeigen, auch das rein begriffliche Denken (Urtheilen) eine ungewöhnliche Schärfe documentiren. Die Einschränkung der associativen Thätigkeit steigert auch den Einfluss der Aufmerksamkeit. Dadurch, dass die Aufmerksamkeit anhaltend ausschliesslich von einem begrenzten psychischen Gebiete in Anspruch genommen wird und auf dieses sich in voller Intensität concentriren kann, erfahren die in demselben geweckten Vorstellungen eine erheblichere Verstärkung als unter gewöhnlichen Verhältnissen.

Die Kühnheit und Geschicklichkeit des nachtwandelnden Dachkletterers erklären sich nach dem Bemerkten aus seinem geistigen Zustande in ungezwungener Weise. Beim Nachtwandler fehlen die Gegenvorstellungen (Vorstellungen der Gefahr), welche den Wachenden von dem gefährlichen Unternehmen abhalten würden; seine Kühnheit ist die des Kindes, das sich ahnungs- und sorglos am Rande eines Abgrunds herumtreibt; dazu kommt, dass seine Sinne, soweit sie durch seine Wanderung in Anspruch genommen werden, in erhöhtem Maasse thätig sind und ihm die präcise Ausführung der erforderlichen Bewegungen erleichtern. Die Einschränkung der associativen Vorgänge und die anhaltende Concentration der Aufmerksamkeit auf ein bestimmtes Vorstellungsgebiet können auch zur Entwicklung neuer Gedanken führen, welche keine Willensanstrengung im wachen Zustande zu Tage zu fördern vermochte. Der Geist arbeitet auf dem eingeengten Terrain sozusagen mit höherem Drucke und gelangt dadurch zu Leistungen, die ihm bei Zugänglichkeit aller associativen Wege nicht oder nur sehr schwer erreichbar sind.

Die Abweichungen in den Erscheinungen beider somnambuler Zustände erklären sich andererseits aus der verschiedenen Entstehungsweise derselben. Der hypnotische Somnambulismus ist ein künstlich (suggestiv) hervorgerufener Zustand; der Hypnotisirte steht im Rapport mit demjenigen, welcher diesen Zustand herbeiführt, und sein Handeln wird durch die von diesem in ihm angeregten Vorstellungen bestimmt. Der natürliche Somnambulismus entsteht dagegen spontan; von einem Rapportverhältnis ist daher beim Nachtwandler keine Rede, sein Handeln wird zunächst wenigstens lediglich durch die in ihm auftauchenden Traumvorstellungen bestimmt. Dabei besteht bei demselben jedoch eine gewisse, in den Einzelfällen wechselnde Suggestibilität, weshalb auch Eingebungen von dritter Seite Einfluss auf das Verhalten des Nachtwandlers gewinnen können.

Das Nachtwandeln bildet eine pathologische Abart der somnambulen Träume, die in ihrer Gesammtheit nicht als krankhafte Erscheinungen betrachtet werden können. Manche Autoren, so z. B. Gilles de la Tourette, huldigen der Ansicht, dass die Nachtwandler sämmtlich Hysterische oder wenigstens hysterisch veranlagte Individuen sind. Diese Annahme geht entschieden zu weit; sicher ist nur, dass zum Nachtwandeln eine besondere, nicht mehr im Bereiche der Gesundheit liegende nervöse Disposition — die sogenannte reizbare Schwäche des Nervensystems — erforderlich ist. Dagegen finden wir die hier noch zu berücksichtigende dritte Form des Somnambulismus ausschliesslich bei Hysterischen.

— —

Die als „hysterischer Somnambulismus" bezeichneten Zustände können sowohl isolirt als in Zusammenhang mit hysterischen Anfällen anderer Art (Krampfanfällen, hysterischem Schlaf, hysterischer Katalepsie etc.) auftreten; es können z. B. hysterische Krampfanfälle den Somnambulismus einleiten und beschliessen, in einer Attaque Starrsucht und Somnambulismus sich unmittelbar aneinander reihen. Abgesehen von den durch diese Umstände bedingten Differenzen zeigen die einzelnen Anfälle des hysterischen Somnambulismus in ihrer Gestaltung so bedeutende Unterschiede, dass dieselben nur zum Theil mit der Hypnose in Vergleich gezogen werden können. Auf der einen Seite haben wir Fälle, in welchen die Kranken derart in einem hallucinatorischen Delir befangen sind, dass sie von der Aussenwelt keine Notiz nehmen und daher selbst bei Laien den Eindruck ausgesprochener geistiger Störung hervorrufen. Auf der anderen Seite stehen Fälle, in welchen an dem Gebahren der Kranken selbst für den Arzt nicht ohne Weiteres etwas Auffälliges oder Krankhaftes zu entdecken ist und nur auf Grund genauer Kenntnis des normalen geistigen Verhaltens des Patienten sich feststellen lässt, dass bei demselben ein abnormer psychischer Zustand vorliegt. Somnambule Zustände letzterer Art können ganz vorübergehend und vereinzelt bei Personen, die mit anderen hysterischen Zufällen behaftet sind, auftreten, aber auch eine Dauer und Bedeutung für das Schicksal des Kranken gewinnen, dass es keine Uebertreibung in sich schliesst, wenn man von einer Spaltung seines geistigen Wesens in zwei gesonderte Existenzen spricht. In der Literatur sind Fälle verzeichnet, in welchen der zweite (somnambule) Zustand Wochen und Monate ohne Unterbrechung anhielt. Die interessanteste Beobachtung dieser Art, eine Kranke Felida X. betreffend, wurde von Azam mitgetheilt. Ich begnüge mich hier einige Daten über diesen hochinteressanten Fall mitzutheilen:

Felida X. wurde schon mit 13 Jahren von hysterischen Anfällen heimgesucht. Im Alter von $14^1/_2$ Jahren verfiel sie täglich für einige Minuten in einen hysterischen Schlafzustand; nach dem Erwachen aus diesem zeigte sich in ihrem geistigen Wesen regelmässig eine sehr auffällige Veränderung (zweiter Zustand). Während sie in ihrem normalen (ersten) Zustande von mürrischem Charakter, wortkarg und fortwährend mit ihrer Krankheit beschäftigt war, verrieth ihr Verhalten im 2. Zustande nur Frohsinn, Heiterkeit und Lebhaftigkeit; über ihr Leiden führte sie keine Klage, die tausenderlei Schmerzen ihres normalen Zustandes fehlten, und ihre geistigen Fähigkeiten schienen vollkommener. Dieser zweite Zustand währte einige Stunden und endigte, wie er eingeleitet wurde, mit einem Schlafzustande von kurzer Dauer. In ihrem normalen Zustande wusste sie nicht das Geringste von dem, was sich im zweiten Zustande mit ihr zutrug. Als sie z. B. in diesem geschwängert wurde, hatte sie in ihrem normalen Zustande lange Zeit keine Ahnung von dem Sachverhalte, während sie im zweiten Zustande von ihrer Schwangerschaft wusste und sich darüber freute. Später dehnte sich der zweite Zustand der Kranken über grössere Zeiträume aus; er hielt Monate ohne Unterbrechung an und überwog schliesslich zeitweilig den normalen Zustand so erheblich, dass die Kranke diesen für ihre „Krise“ hielt.

Von den beiden erwähnten Gruppen von Somnambulien steht die erstere unter, die letztere über der Hypnose. Die Uebereinstimmung mit dem hypnotischen Somnambulismus beschränkt sich bei diesen Fällen in der Hauptsache auf das Verhalten des Gedächtnisses. Während die somnambule Existenz für das normale geistige Leben eine unbekannte Grösse ist, sind umgekehrt für die somnambule Person die Erinnerungen des normalen Lebens nicht oder wenigstens nicht vollständig ausgelöscht. Für Felida X. ist von Azam ausdrückich constatirt, dass sie in ihrem zweiten Zustande neben den Erinnerungen der früheren Anfälle auch die ihrer normalen Existenz besass. Das zweite Ich war demnach dem ersten, normalen gegenüber im Vortheile.

In gleicher Weise zeigt sich, wie wir sahen, das Gedächtnis im hypnotischen Somnambulismus dem Wachzustand gegenüber erweitert. Der in hypnotischen Somnambulismus Versetzte verfügt nicht nur über die Erinnerungen seines normalen wachen Lebens, er kann sich auch die Erlebnisse in früheren Hypnosen ins Gedächtnis zurückrufen, für welche bei ihm im Wachzustande vollkommene Amnesie besteht.

Zwischen den beiden im Vorstehenden angeführten, in ihrer Gestaltung so sehr von einander abweichenden Gruppen hysterischer Somnambulien steht eine Mittelgruppe, die sich der Hypnose mehr nähert als die beiden ersteren und die wir zum Theil bereits als Complication der Hypnose kennen gelernt haben.

Auch in diesen Fällen besteht mehr oder minder ausgesprochen ein hallucinatorischer Delirzustand, dabei ist jedoch der Kranke für Einwirkungen von Seiten seiner Umgebung empfänglich. Er nimmt von der Aussenwelt Notiz, wenn er auch das Percipirte zumeist im Sinne des ihn beschäftigenden Gedankenganges verwerthet. Durch verbale Suggestion lässt er sich mitunter zu gewissen, selbst complicirten Handlungen bestimmen. So konnte ein von Guinon beobachteter Kranker zum Schreiben veranlasst werden; nachdem er mit seinem Concept fertig war, wurde ihm das beschriebene Blatt weggenommen, ohne dass er es bemerkte; er nahm die Correctur des Geschriebenen auf einem untergeschobenen leeren Blatte vor. Ein anderer Patient Guinon's, ein Journalist, liess sich durch die Erinnerung an ein Vorhaben, das er im wachen Zustande geäussert hatte, während einer somnambulen Attaque dazu bestimmen, den Anfang eines Romans zu schreiben, den er in späteren Anfällen fortsetzte.

Das Festhalten und Weiterführen einer bestimmten Gedankenreihe in auf einander folgenden somnambulen Attaquen finden wir auch in anderen Beobachtungen. Eine analoge Erscheinung auf hypnotischem Gebiete ist die Wiederkehr der Erinnerungen von Erlebnissen in früheren Hypnosen.

Wir haben an früherer Stelle gesehen, dass hysterische Somnambulien der in Rede stehenden Art im Verlaufe der Hypnose auftreten können und dass die pathologische Natur dieser Complication wiederholt verkannt wurde. Wir wollen deshalb nur noch kurz die Momente berühren, welche beide Zustände mit einander gemeinsam haben, sowie diejenigen, wodurch dieselben sich unterscheiden.

Bei den hier in Betracht kommenden hysterischen Somnambulien besteht ein gewisser, im einzelnen Falle wechselnder Grad von Suggestibilität und nach dem Anfalle Amnesie für die Vorkommnisse während desselben. Diese Umstände bedingen eine gewisse Aehnlichkeit mit dem hypnotischen Somnambulismus; von letzterem unterscheidet sich der Zustand andererseits durch das spontane Auftreten von Hallucinationen und eines damit zusammenhängenden Vorstellungscomplexes, welcher suggestiv nur in beschränktem Maasse beeinflussbar ist, sowie den Mangel eines Rapportverhältnisses. Letzterer Umstand bedingt auch, dass die Unterbrechung der hysterischen Somnambulie nicht so leicht gelingt, wie die der Hypnose.

Eine weitere hysterische Anfallsform, die wir hier schon deshalb zu berücksichtigen haben, weil dieselbe zuweilen durch Hypnotisirungsversuche an Stelle der Hypnose herbeigeführt wird, auch aus dieser heraus sich entwickeln kann, ist der h y s t e r i s c h e S c h l a f (hysterische Lethargie). Es handelt sich hierbei um einen äusserlich schlafähnlichen Zustand, welcher hauptsächlich dadurch charakterisirt ist, dass durch Sinnesreize eine Reaction nur schwer oder überhaupt nicht hervorzurufen ist. Dieses Verhalten ist, wie ich anderenorts dargelegt habe, nicht oder wenigstens nicht in erster Linie auf Mangel bewusster Empfindung, sondern hochgradige Hemmung oder völlige Unterdrückung der willkürlichen Bewegung zurückzuführen. Es sind z. B. Fälle von tiefstem Lethargus (hysterischem Scheintod) beobachtet worden, in welchem das Gehör erhalten blieb. In einem von B o n a m a i s o n mitgetheilten Falle war trotz völliger Reactionslosigkeit in den Schlafanfällen das Gefühl völlig erhalten, das Gehör und der Geruchssinn sogar verschärft. Zur Kenntnis derartiger Thatsachen können wir natürlich nur dann gelangen, wenn von den Vorgängen während des Lethargus dem Kranken eine Erinnerung verbleibt, was zumeist nicht der Fall ist. Ist das Gehörvermögen im Lethargus nicht aufgehoben, so können die Kranken, wie Beobachtungen von Keser, Pietres und mir zeigen, sich auch für gewisse Suggestionen empfänglich erweisen. Das Auftreten hysterischer Schlafzustände ist von einer bestimmten Beschaffenheit des Nervensystems abhängig, welche ich als lethargische Disposition bezeichnet hatte [1]. Ist diese Disposition in erheblichem Maasse entwickelt, so lässt es sich nach meinen Erfahrungen nicht sicher verhüten, dass bei Hypnotisirungsversuchen an Stelle der Hypnose hysterischer Schlaf eintritt oder erstere in letzteren übergeht, sobald man den Eingeschläferten sich selbst überlässt. Bei einer Hysterischen meiner Beobachtung, deren bereits an früherer Stelle (S. 103) gedacht wurde, war die lethargische Disposition Jahre lang so hochgradig, dass sie bei Tag nur in sitzender oder liegender Stellung kurze Zeit die Augen zu schliessen brauchte, um in hysterischen Schlaf zu verfallen. Eine andere von mir behandelte Hysterische gerieth einige Male in hysterischen Schlaf, nachdem sie auf einem Sopha zum Behufe der Hypnotisirung Platz genommen hatte und eine kurze Frist sich selbst überlassen war, während zu anderen Zeiten die Einleitung einer Hypnose bei ihr auf keine Schwierigkeiten stiess.

Mit der Hypnose hat die hysterische Lethargie im Allgemeinen nur die äussere Schlafähnlichkeit gemein, die bei der auffälligen Verschiedenheit der übrigen Erscheinungen nicht leicht zu Verwechslungen führen dürfte. Nur die als passive bezeichnete Form des Somnambulismus, in welcher die willkürliche Bewegung erheblich erschwert ist, nähert sich durch diesen Umstand etwas mehr dem hysterischen Schlafe. Die Hemmung der willkürlichen Bewegung geht jedoch im hypnotischen Somnambulismus nie so weit wie im hysterischen Schlafe; in letzterem mangelt auch das bei ersterem bestehende Rapportverhältnis, ein Moment, das allein schon zur Unterscheidung beider Zustände genügt.

[1] Siehe meine Arbeit: „Ueber hysterische Schlafzustände, deren Beziehungen zur Hypnose und zur Grande hysterie." Archiv f. Psychiatrie, Bd. XXII u. XXIII.

Bei Hysterischen begegnen wir auch einer anderen Art pathologischer Schlafzustände, die unter der Bezeichnung der Narcolepsie von Gelineau 1880 zuerst beschrieben wurde und nach den vorliegenden Erfahrungen zweifellos auch bei Nichthysterischen vorkommt. Hierher gehörige Beobachtungen wurden von Roussean, Ballet, Foot, Caton, Böhm u. A. mitgetheilt. Die Narcolepsie ist durch Auftreten von Schlafanfällen charakterisirt, die den Kranken bei Tage in der Ruhe wie bei jeder Beschäftigung plötzlich und unwiderstehlich für kurze Zeit (zumeist nur einige Minuten) heimsuchen, in ihrer Gestaltung sich nicht von dem natürlichen Schlafe unterscheiden und zumeist keine ungünstige Nachwirkung hinterlassen.

Ein von mir behandelter junger Mann schlief bei Tage nicht nur bei jeder Beschäftigung, sondern mitunter selbst beim Gehen auf der Strasse ein; das Einschlafen erfolgte bei demselben auch, wenn er zum Behufe der Hypnotisirung auf einem Fauteuil mit geschlossenen Augen Platz nahm; der narcoleptische Schlaf liess sich jedoch unschwer in Hypnose überführen [1].

Zu den der Hypnose verwandten pathologischen Zuständen zählt ferner die bei einzelnen asiatischen Völkerschaften vorkommende, als Copirkrankheit, Latha, Sakit Latha, Mali mala, Myriachit, Meriatschenje (in Sibirien) bezeichnete Affection, mit welcher der von Beard als Jumping beschriebene, in dem nordamerikanischen Staate Maine beobachtete Krankheitszustand wahrscheinlich identisch ist. Haupterscheinung des in Frage stehenden Leidens bildet ein unwiderstehlicher Nachahmungszwang (Echolalie und Echochinese) [2]. Nach Tokarski, dem wir die erste genauere

[1] Von Drosdow wurde die Existenz eines Morbus hypnoticus angenommen, welcher eine selbständige Krankheit bilden und durch das spontane Auftreten hypnotischer Zustände bei vorher gesunden Personen charakterisirt sein sollte. In den Fällen, welche der Autor als Beispiele der fraglichen Krankheitsform mittheilt, handelt es sich jedoch lediglich um hysterische Schlafzustände, zum Theil von tagelanger Dauer und mit solcher Ausprägung der lethargischen Erscheinungen, dass die Deutung der betreffenden Anfälle als Hypnosen kaum verständlich ist.

[2] Unter Echolalie versteht man zwangsweises Wiederholen gehörter Worte, unter Echochinese zwangsmässige Nachahmung wahrgenommener Bewegungen.

Schilderung des Zustandes verdanken, sind die Kranken genöthigt, gegen ihren eigenen Willen nicht nur Bewegungen nachzuahmen, die man vor ihren Augen ausführte, und vorgesprochene Worte zu wiederholen, sondern auch ganz sinnlose, selbst verbrecherische Handlungen vorzunehmen, wenn ihnen dieselben befohlen werden.

Mitunter tritt das Leiden in epidemischer Form auf. Ueber einen interessanten Fall dieser Art berichtet Dr. Kuschin: Eine Truppenabtheilung wiederholte während der Uebungen die Befehle des Commandirenden, statt sie auszuführen, und als dieser darüber aufgebracht begann, die Soldaten zu schelten und ihnen zu drohen, wiederholten sie die Scheltworte und Drohungen. Von französischen Autoren (Charcot, Guinon, Gilles de la Tourette) wurde das Leiden mit der Maladie des Tics identificirt, von anderer Seite dagegen (Sommer-Allenberg) als hypnotischer Zustand aufgefasst. Erstere Ansicht wurde von Tokarski mit Recht als irrthümlich bezeichnet; dagegen lässt sich nicht verkennen, dass der Zustand der Hypnose, speciell der sogenannten Fascination sehr nahe steht und daher jedenfalls als ein hypnoider zu deuten ist[1]).

Von verschiedenen Seiten (Thorburn, Page, Charcot) ist die geistige Verfassung der unter der Einwirkung einer starken seelischen Erschütterung (psychischen Shocks) stehenden Personen mit der Hypnose verglichen worden, und dieser Vergleich ermangelt nicht der Berechtigung, weshalb wir auch diesen Zustand als hypnoid zu bezeichnen nicht anstehen. Der geistige Horizont des Individuums ist während desselben immer erheblich eingeengt, seine Willensthätigkeit herabgesetzt und in Folge dieser Umstände seine Suggestibilität gesteigert. Hiezu kommt, dass häufig nachträglich keine oder nur eine verschwommene coursorische Erinnerung für die Erlebnisse während des Zustandes vorhanden ist.

---

[1]) Die beobachteten Erscheinungen weisen jedenfalls auf eine bedeutende Steigerung der Suggestibilität als das Grundphänomen des Zustandes hin; daneben kommt in Betracht, dass dieser nach einzelnen vorliegenden Berichten speciell bei Frauen auf Java durch Erschrecken (plötzliches lautes Anrufen, überraschende heftige Gestikulationen etc.) hervorgerufen wird.

Zu den hier in Frage stehenden hypnoiden Zuständen mit nachträglicher Amnesie gehören ein Theil der Fälle, von Automatismus ambulatorius nach Traumen. Ich will von meinen eigenen hiehergehörigen Beobachtungen hier nur kurz folgende mittheilen: Eine 35jährige Frau erfuhr gelegentlich eines Ausfluges nach der Station Sch. durch Collision des Zuges, in welchem sie sich befand, mit einigen abgestossenen Wagen eine heftige, mit Schrecken verknüpfte Körpererschütterung. Was in den nächsten Stunden nach dem Unfall mit ihr vor sich ging, hiefür fehlte ihr nachträglich jegliche Erinnerung, während constatirt ist, dass sie mit dem betreffenden Zuge mit ihrem Knaben zurückfuhr, den Eisenbahnwagen ohne weitere Beihülfe verliess und zu Fuss in ihre Behausung sich begab, woselbst sie die Stiege hinauf getragen werden musste. Weitere Zustände von Automatismus ambulatorius sind bei der Kranken nicht beobachtet werden.

Hysterische sind zweifellos schon durch ihre stärkere emotionelle Erregbarkeit zu hypnoiden Zuständen im besonderen Maasse disponirt, und B r e u e r und F r e u d erblicken sogar in der Neigung zu diesen Zuständen das Grundphänomen der Hysterie. Indess darf nicht übersehen werden, dass die abnormen Bewusstseinszustände bei Hysterischen, welche die genannten Autoren unter der Bezeichnung „hypnoide“ zusammenfassen, nicht lediglich durch Affecte hervorgerufen werden: Br. und Fr. glauben, dass dieselben sich oft aus dem auch bei Gesunden so häufigen „Tagträumen“ entwickeln.

Unter einander und mit der Hypnose stimmen die hypnoiden Zustände bei aller Verschiedenheit darin überein, „dass die in ihnen auftauchenden Vorstellungen sehr intensiv, aber von dem Associativverkehr mit dem übrigen Bewusstseinsinhalte abgesperrt sind. Unter einander sind diese hypnoiden Zustände associrbar und deren Vorstellungsinhalt mag auf diesem Wege verschieden hohe Grade von psychischer Organisation erreichen. Im Uebrigen dürfte ja die Natur dieser Zustände und der Grad ihrer Abschliessung von den übrigen Bewusstseinsvorgängen in ähnlicher Weise variiren, wie wir es bei der Hypnose sehen, die sich von leichter Somnolenz bis zum Somnambulismus, von der vollen Erinnerung bis zur absoluten Amnesie erstreckt“ (B r e u e r und

Freud). Wir ersehen aus dem Angeführten, dass die „hypnoiden Zustände" der Wiener Autoren der schärferen Charakterisirung ermangeln, weshalb auch deren Unterscheidung von einer Form des hysterischen Anfalls, dem hysterischen Somnambulismus, auf Schwierigkeiten stösst. Döllken betrachtet die von Breuer und Freud als „hypnoid" bezeichneten Zustände als hysterische Autohypnose, eine Auffassung, die mir durch nichts gerechtfertigt erscheint. Dieser Autor fand dieselben in ausgeprägter Form nur selten und stets durch stärkere Affectbetheiligung und starkes Hervortreten der Autosuggestionen ausgezeichnet. Umwandlung dieser Zustände in eine normale Hypnose gelang D. nicht. Ich muss D. darin beipflichten, dass die gesteigerte Suggestibilität in den hysterischen Hypnoidzuständen ganz vorwaltend Autosuggestibilität ist, während bei der oben erwähnten Copirkrankheit die Steigerung der Fremdsuggestibilität auffällig hervortritt.

Auch die Geisteskrankheiten gehören endlich zu jenen pathologischen Zuständen, welche der Hypnose verwandte Züge aufweisen. Dieser Umstand hat verschiedene Autoren, insbesonders Irrenärzte dazu bestimmt, die Hypnose als artificielle Geistesstörung zu bezeichnen. Hiegegen liesse sich schwerlich etwas einwenden, wenn wir nicht gewohnt wären, als Geistesstörungen lediglich krankhafte Zustände zu betrachten. Die Hypnose ist jedoch, wie wir sahen, ein Zustand partiellen Schlafes, der durch seine künstliche Erzeugung noch keinen pathologischen Charakter erhalten kann. Mit gleichem Rechte wie die Hypnose könnte man das Träumen im natürlichen Schlafe als Geistesstörung betrachten, da bei letzterem die Abweichung von dem normalen geistigen Verhalten des Wachzustandes zum Theil erheblicher ist als in der Hypnose.

Die Ansichten der Autoren, welche die Hypnose zur Geistesstörung stempeln, gehen bezüglich der Art der Psychose, welcher sich die Hypnose anreihen soll, erheblich auseinander. Meynert erklärte die Hypnose für einen experimentell erzeugten Blödsinn. Luys brachte dieselbe mit der progressiven Paralyse in Parallele. Rieger und Conrad definirten dagegen die Hypnose als künstliche Verrücktheit.

In der That hat die Hypnose mit den verschiedenen Demenzformen die Einschränkung der associativen Thätigkeit gemeinsam, allein Natur und Tragweite dieses Phänomens sind in den beiden in Betracht stehenden Gruppen von Zuständen so verschieden, dass die Auffassung Meynerts als gänzlich unzutreffend bezeichnet werden muss.

In der Hypnose beruht die Einschränkung der associativen Thätigkeit auf einem corticalen Hemmungsvorgange, der in seiner Intensität und Ausbreitung veränderlich ist, daher jede im wachen Zustande ausführbare geistige Operation gestattet und selbst psychische Leistungen ermöglicht, welche über die Norm hinaus gehen. Bei den Demenzformen dagegen ist die Einschränkung der Associationsvorgänge eine durch Untergang associativer Bahnen bedingte Ausfallserscheinung, welche eine dauernde Herabsetzung der psychischen Leistungsfähigkeit zur Folge hat. Ein nicht minder auffälliger Unterschied zwischen Hypnose und Demenz ergiebt sich, wenn wir das Verhalten des Gedächtnisses berücksichtigen. Der Hypnotisirte verfügt nicht nur vollständig über die Erinnerungen seines normalen wachen Lebens, sein Gedächtnis umfasst auch die Erlebnisse in früheren Hypnosen und verschiedenen psychischen Ausnahmszuständen, für welche im Wachzustande keine Erinnerung besteht, ist also über die Norm ausgedehnt. In den Demenzzuständen weist das Gedächtniss dagegen stets eine mehr oder weniger erhebliche und constante Einbusse gegen die Norm auf; der Demente behält nicht nur die Eindrücke der Gegenwart mangelhaft, auch sein Gedächtnis für die entfernte Vergangenheit bekundet regelmässig geringere oder grössere Lücken, selbst die Erinnerungen der wichtigsten Lebensereignisse können ihm abhanden kommen. Mit der Verrücktheit (Paranoia) hat die Hypnose noch weniger gemein als mit dem Blödsinn. Wir können allerdings in der Hypnose den Wahnideen der Verrückten ähnliche Vorstellungen hervorrufen, z. B. einen Hypnotisirten in den Glauben versetzen, dass er von gewissen Personen verfolgt werde, und ihn entsprechende Gehörshallucinationen vornehmen lassen. Damit wird die Hypnose jedoch noch nicht zur Verrücktheit, denn die Vorstellungen, die wir dem Hypnotisirten suggeriren, können wir jederzeit durch Gegensuggestionen sofort wieder aufheben, während die die Verrücktheit charakterisirenden Wahnideen, weil organisch bedingt, weder einer logischen Correctur, noch einer suggestiven Beeinflussung zugänglich sind. Indess steht die Hervorrufung wahnhafter Vorstellungen bei Hypnotisirten ganz in unserem Belieben; derartige Suggestionen bilden nicht ein nothwendiges Symptom der·Hypnose. Ich kann mich damit begnügen, den suggestiv Eingeschläferten ruhig schlafen zu lassen oder ihm einige auf seinen Krankheitszustand sich beziehende Suggestionen zu geben, ohne dass deshalb der Zustand, den ich herbeigeführt habe, seinen Charakter als Hypnose verliert. Der ruhig und traumlos Schlafende hat doch wohl mit dem Verrückten keine Aehnlichkeit. Auf der anderen Seite kommt in Betracht, dass die gesteigerte Suggestibilität, das hervortretendste Symptom des hypnotischen Zustandes, bei keiner Geisteskrankheit in gleicher Ausprägung zu finden ist und die gleiche Bedeutung erlangt wie in der Hypnose.

Es sind nur wenige Formen der Geistesstörung, bei denen wir überhaupt einer erhöhten Suggestibilität begegnen (Paralyse, chronischer Alkoholismus, Katatonie insbesonders) und bei diesen ist die Empfänglichkeit gewöhnlich nur für eine bestimmte Art von Suggestionen, namentlich solche, die zu den vorhandenen psychopathischen Erscheinungen in Beziehung stehen, gesteigert. Es gelingt z. B. sehr leicht, einem Paralytiker gewisse Grössenvorstellungen zu suggeriren, ihm die Idee ungeheueren Besitzes etc. beizubringen, während andere Eingebungen bei demselben erfolglos bleiben. Bei Alkoholikern, bei denen bekanntlich Gesichtshallucinationen sehr häufig sind, lassen sich oft nur solche durch Suggestionen hervorrufen (Döllken). Die grosse Mehrzahl der Geisteskranken zeigt sich jedoch sehr wenig suggestibel, weniger als der geistesgesunde Durchschnittsmensch, ein Umstand, welcher schon aus den geringen Erfolgen der Suggestivbehandlung bei Geisteskrankheiten erhellt. Forel erklärt: „die Regel bleibt es, dass die Suggestibilität auch im Allgemeinen von jeder Geisteskrankheit stark beeinträchtigt oder zerstört wird.“

XIII. Kapitel.

Die Hypnose bei Thieren.

Versuche, bei Thieren eigenthümliche Zustände hervorzurufen, die mehr oder minder Uebereinstimmung mit den Erscheinungen der Hypnose bei Menschen zeigen, wurden schon vor Jahrhunderten unternommen. Wie Preyer berichtet, findet sich in dem „Deliciae physico-mathematicae" betitelten 1636 in Nürnberg publicirten Werke Daniel Schwenter's bereits als „Bezauberung des Huhns" ein hierher gehöriger Versuch angeführt. Derselbe Versuch wurde 10 Jahre später als „experimentum mirabile" von Athanasius Kircher in Rom beschrieben. Nach der Vorschrift Kircher's soll man ein Huhn mit zusammengebundenen Füssen auf den Boden legen und, nachdem dasselbe die Versuche, sich zu befreien, aufgegeben hat und ruhig geworden ist, vom Auge desselben aus einen geraden Kreidestrich ziehen. Wenn man nunmehr die Füsse des Thieres frei macht, so werde das Thier ruhig liegen bleiben. Kircher glaubte, das ruhige Verhalten des Thieres darauf zurückführen zu können, dass das Thier vermöge seiner lebhaften Phantasie den Kreidestrich für eine Fessel halte, welche ihm das Fortfliegen nicht gestatte. Czermak, welcher zuerst (1872/73) an die physiologische Untersuchung des „experimentum mirabile" ging, konnte das ruhige Daliegen nicht nur bei Hühnern, sondern auch bei einer Reihe anderer Vögel (Enten, Gänsen, Truthühnern, Kanarienvögel, Zeisigen etc.) erzielen, und er constatirte, dass es hierbei weder einer Fesselung der Füsse, noch eines Kreidestrichs bedarf. Es genügte, die Thiere mit den Händen festzuhalten und deren Kopf und Hals sanft auf die Unterlage zu drücken, um sie in den von Schwenter und Kircher beschriebenen Zustand zu versetzen. Das Gleiche erreichte er dadurch, dass er den Thieren verschiedene kleinere Gegenstände, Korkstöpsel, Glaskugeln etc.

dicht vor die Augen hielt. Nach Czermak's Ansicht sollten die
Thiere durch das Anstarren in einen hypnotischen Zustand gerathen.
Der Autor fasst auch den ohne Fixation erzeugten Zustand als
einen hypnoseartigen auf, ohne jedoch für die Entstehung desselben
eine bestimmte Erklärung zu geben. Preyer konnte in seinen
1873 angestellten Versuchen die von Czermak ermittelten Thatsachen bestätigen; dabei fand er, dass die Fixirung eines Gegenstandes ebenso irrelevant ist wie der Kreidestrich und die Thiere
unverkennbare Zeichen der Angst (Zittern der Extremitäten und
des Rumpfes, keuchenden Athem etc.) darbieten. Er fasste daher
die Bewegungslosigkeit der Thiere als eine Wirkung des Schreckens
auf, der durch das plötzliche Ergreifen bei denselben hervorgerufen wird, und bezeichnete den Zustand, den er von der Hypnose unterschieden wissen wollte, als Kataplexie (Schreckstarre),
während E. Heubel (1876), welcher hauptsächlich an Fröschen
experimentirte, denselben als gewöhnlichen Schlaf deutete. Diese
Annahme wurde von Preyer, insbesonders unter Hinweis darauf
bekämpft, dass, während der gewöhnliche Schlaf allmählich eintritt,
die ergriffenen Thiere plötzlich bewegungslos werden und dabei
die Augen meistens offen behalten, dass ferner die Extremitäten
dauernd emporgehoben, Athmung und Herzthätigkeit verändert,
Zittern regelmässig, kataleptische oder kataleptiforme Erscheinungen
häufig zu beobachten sind.

Der Preyer'schen Auffassung trat hinwiederum Forel entgegen. Dieser Autor betont, dass der gewöhnliche Schlaf und so
auch die Hypnose blitzschnell eintreten können und zahme Thiere
wie Hühner und Meerschweinchen sehr leicht kataplektisch werden,
ohne dass es hierzu eines Erschreckens derselben bedarf, während
wilde Thiere durch Schrecken viel weniger leicht in diesen Zustand
gerathen. Schon Liébeault hatte die Ansicht geäussert, dass
der sogenannte Winterschlaf der Siebenschläfer auf der Suggestion
verwandten psychischen Vorgängen beruhen dürfte, da diese Thiere
mitunter auch im Sommer in den fraglichen Zustand gerathen.
Forel beobachtete bei zwei Siebenschläfern (Myoxys glis), die sich
während des Winters munter erhalten hatten und fett geworden
waren, den Eintritt eines lethargischen Zustandes im Monate Mai,
der während des grösseren Theils des Sommers anhielt und erst

im August sich allmählich verlor. Der lethargische Schlaf dieser Thiere wurde von Zeit zu Zeit für mehrere Stunden oder einen Tag durch ein mehr oder minder vollständiges Wachsein unterbrochen. während dessen die Thiere Nahrung zu sich nahmen: sie konnten auch während des Schlafes dazu gebracht werden, zweckmässige Bewegungen auszuführen. Da der Siebenschläfer in der Freiheit nie ausserhalb seines Nestes einschläft und für den Schlaf gewisse Vorbereitungen trifft. erachtet Forel zu dessen Zustandekommen zwei Factoren erforderlich: einen gewissen Ernährungszustand (Fettansammlung), welcher das prädisponirende Moment bildet, und eine auf associativem Wege geweckte Suggestion. Die Beobachtungen, welche Forel an den Thieren während ihres lethargischen Zustandes machte. veranlassten ihn zu der Annahme. dass derselbe mit der Hypnose wie mit der Katalepsie verwandt ist.

Zahlreiche Hypnotisirungsexperimente an einer Reihe verschiedener Thiere (Huhn. Meerschweinchen. Schlange. junges Krokodil. Krebs. Hummer. Frosch) wurden auch von Professor Danilewsky in Charkow (1889) angestellt: der Autor fand hierbei, dass es zur Herbeiführung eines hypnotischen Zustandes genügt, das Thier während einer gewissen Zeit durch sanften Druck in einer abnormen Stellung. z. B. in der Rückenlage. festzuhalten. Da bei diesem Vorgehen die Angst oft fehlt. glaubt der Autor die Hypnose der Thiere lediglich von suggestiven Einwirkungen abhängig machen zu dürfen. Das Thier fasst das Vorgehen des Experimentators als einen Befehl auf, dem es sich unterwirft. Danilewsky hat bei hypnotisirten Thieren Katalepsie. Anästhesie und andere Erscheinungen der menschlichen Hypnose constatirt. Die Anästhesie währt bei verschiedenen Thieren verschieden lang. von 10—30 Minuten.

Mit der Hypnose (Kataplexie) von Fröschen beschäftigten sich ausser Preyer, Heubel und Danilewsky noch u. A. Rieger. Moll, Verworn und Gley. Letzterer Autor beobachtete bei diesen Thieren Cessiren der Willkürbewegung. Katalepsie, Verlangsamung und selbst Stillstand der Athmung, Verlangsamung der Herzthätigkeit, sowie Herabsetzung der Reflexe und der Sensibilität. Er glaubt, aus seinen Beobachtungen an Thieren, wie aus der Einschläferung kleiner Kinder folgern zu dürfen, dass es hypnotische Zustände ohne Suggestion gibt.

Verworn führte die Bewegungslosigkeit der Thiere bei den hier in Frage stehenden Versuchen auf zwei Factoren zurück: tonische Erregung des cerebralen Lagereflexgebietes und Unthätigkeit der motorischen Grosshirnrindenzone, welche sich in Ausfall der spontanen Impulse zum Aufstehen äussert. Der Autor erachtet ersteren Factor als den wichtigeren, weil derselbe das nach seiner Ansicht charakteristische Symptom des Zustandes herbeiführt. Verworn fand, dass der Körper der Thiere für bestimmte Lagen stets die gleiche charakteristische Haltung, nämlich die des Lagecorrectionsreflexes hat, welcher die Ueberführung der betreffenden Lage in die normale Körperlage bewirkt. Die am Reflex betheiligten Muskeln sind hiebei im Zustande tonischer Contractur. Diese Erscheinungen zeigen sich auch bei des Grosshirns beraubten Thieren, und dieser Umstand ist es, welcher den Autor bestimmt, dem Grosshirn nur einen untergeordneten Antheil an der Verursachung des in Rede stehenden Zustandes zuzuschreiben. Wir können die Auffassung Verworns nicht als stichhaltig erachten. Nicht die wechselnde Haltung der Thiere, wie immer dieselbe auch beschaffen sein mag, sondern das regungslose Verharren in derselben i. e. der Ausfall spontaner Lageveränderungsimpulse, welcher durch psychische Momente bedingt ist, ist das Hauptmerkmal des Zustandes. Gegen diese Deutung spricht das Verhalten der grosshirnlosen Thiere ebensowenig, als das Auftreten kataleptischer Erscheinungen bei bewusstlosen Kranken gegen die suggestive Natur der hypnotischen Katalepsie einen Beweis bildet.

Wenn wir das bezüglich der Hypnose bei Thieren bisher Ermittelte überblicken, so ist vor Allem zu betonen, dass bei den Versuchen der einzelnen Beobachter nicht immer ganz gleichartige Zustände hervorgerufen wurden. Offenbar hängt die Art des erzeugten Zustandes von dem Vorgehen des Experimentators ab, und je nach der Art desselben machen sich bei den Thieren Erscheinungen der Angst mehr oder weniger oder auch nicht geltend.

Was die Frage anbelangt, ob die Fälle, in welchen das Verhalten der Thiere zweifellos Angst verräth, als Zustände der Kataplexie nach Preyer von der Hypnose völlig zu trennen sind, so ist zu berücksichtigen, dass die emotionellen Vorgänge der Angst

und des Schreckens, wie wir an früherer Stelle gesehen haben,
einen der Hypnose ähnlichen — hypnoiden — Zustand hervorrufen.
Die Preyer'sche Kataplexie kann daher nicht als ein von der
Hypnose wesentlich verschiedener Zustand aufgefasst werden, wenn
auch andererseits zugegeben werden muss, dass dieselbe wegen des
auffälligen Hervortretens somatischer Begleiterscheinungen des
Angstaffectes sich mehr oder minder von den auf mehr suggestivem
Wege bei Thieren hervorgerufenen Zuständen unterscheidet. Die
wichtigsten Erscheinungen. Aufhebung der spontanen Bewegung.
Anästhesie, Katalepsie finden wir in beiden Zuständen in gleicher
Weise. Was die Zustände betrifft. welche grössere Raubthiere.
insbesonders Schlangen. durch ihren Blick bei kleineren Thieren
hervorrufen. so ist das hierbei Wirksame zweifellos wesentlich der
durch die drohende Gefahr erzeugte Schrecken und nicht die
Fixation: insofern sind diese Fälle der Preyer'schen Kataplexie
zuzurechnen. Dass die Fixation aber auch allein auf Thiere einen
hypnosigenen Einfluss auszuüben vermag, scheint aus den Erfolgen
hervorzugehen. welche von dem als „Balassieren" (nach dem
österreichischen Rittmeister Balassa) bezeichneten. beim Hufbe-
schlag störrischer Pferde angewandten Verfahren berichtet werden.
Hierbei wird das Pferd scharf fixirt, was die gewünschte Gefügigkeit desselben herbeiführen soll.

Ich habe bei der Nachprüfung des Schwenter-Kircher-
schen Versuches an Hühnern gefunden. dass die einzelnen Thiere
sich nicht ganz gleich verhalten, wobei das Alter eine Rolle spielen
mag. und der Kreidestrich nicht ganz so bedeutungslos ist, wie
man nach Czermak und Preyer annehmen könnte. Ich ergreife
ein Huhn, lege es auf den vor mir stehenden Tisch und drücke
es mit mässiger Gewalt auf die Unterlage derart. dass der Bauch.
sowie der Kopf mit dem gestreckten Halse auf derselben ruhen.
Das Thier sträubt sich anfänglich, wird jedoch alsbald ruhig. So
oft ich jedoch meine Hände von demselben entferne. erhebt es sich,
um auszureissen. Ich lasse nun von dem Schnabel des Thieres
ausgehend in gerader Richtung einen dicken Kreidestrich ziehen.
Wenn ich jetzt nach wenigen Augenblicken das Thier los lasse.
bleibt dasselbe regungslos liegen. Ergreife ich vorsichtig eines
oder beide Beine, so kann ich das Thier in die absonderlichsten

Stellungen bringen, z. B. den Rumpf derart drehen, dass der Bauch nach oben kommt, während Kopf und Hals regungslos dem Kreidestrich zugewandt bleiben. Nachdem der Versuch mit dem Kreidestrich geglückt ist, gelingt derselbe bei dem gleichen Thiere auch ohne Zuhilfenahme desselben, und bei einem anderen Thiere lässt sich das regungslose Verhalten ohne vorhergängige Anwendung des Kreidestriches erzielen, insbesonders wenn man das ohne besondere Gewalt am Tische festgehaltene Huhn plötzlich fester ergreift und Kopf und Hals gegen die Unterlage drückt.

Wie wir sehen, begünstigt der Kreidestrich entschieden die Hervorrufung des regungslosen Zustandes bei dem Huhne. Das Gleiche ist aber auch nach meiner Beobachtung, was bisher nicht constatirt wurde, bei Tauben der Fall. Auch bei diesen habe ich gesehen, dass selbst lange dauerndes Festhalten in irgend einer Stellung völlig erfolglos blieb, während nach dem Ziehen eines vom Schnabel ausgehenden Kreidestriches die Thiere sich selbst überlassen nur den Kopf von der Unterlage entfernten, im Uebrigen jedoch längere oder kürzere Zeit völlig regungslos verharrten. Dass hierbei die Fixation des Kreidestriches keine Rolle spielt, ergibt sich schon aus dem Umstande, dass Hühner, die ohne Anwendung des Kreidestriches in den regungslosen Zustand versetzt werden, während der Drehung des Rumpfes Kopf und Hals ebenso in der ihnen ertheilten Stellung lassen, wie Hühner, von deren Schnabel aus ein Kreidestrich gezogen wurde und die anscheinend diesen anstarren. Der Einfluss des Kreidestriches macht sich auch zu rasch geltend, als dass man annehmen könnte, dass das Anstarren desselben durch Ermüdung der Augen, ähnlich wie die Fixation bei Menschen, hypnosigen wirkt. Am wahrscheinlichsten ist, dass der Strich bei dem durch die Festhaltung bereits eingeschüchterten Thiere aus irgend einem Grunde Vorstellungen erweckt, welche den Einfluss der Aengstigung verstärken. Den Zustand des Huhnes und der Taube als eine Schreckstarre mit Preyer aufzufassen, kann ich mich trotzdem nicht entschliessen, da ich bei meinen Versuchsthieren während des Festhaltens, abgesehen von beschleunigter Herzthätigkeit, Angstäusserungen nicht beobachten konnte, und erschreckende Einwirkungen (plötzliches Schlagen mit der Faust gegen den Tisch etc.) den in Frage stehenden Zustand bei ihnen nicht herbeiführten. Die Thiere gerathen meines Erachtens durch das gewaltsame Ergreifen und Festhalten in einen Zustand ängstlicher Erregung, der ihre Suggestibilität steigert. In Folge dieses Umstandes erweckt die durch das Festhalten ihnen aufgezwungene Ruhestellung die Vorstellung der Bewegungsunfähigkeit, die auch nach dem Freilassen des Thieres kürzere oder längere Zeit sich erhält und ihre Wirkung äussert. Es handelt sich also in der Hauptsache um einen durch Suggestion, nicht durch Schrecken erzeugten Zustand.

XIV. Kapitel.

Theoretisches.

Wir sind an früherer Stelle hinsichtlich des Wesens der Hypnose zu dem Schlusse gelangt, dass dieselbe als eine Form partiellen Schlafes zu betrachten ist, dem dieselben physiologischen Veränderungen in dem functionellen Verhalten der corticalen Elemente zu Grunde liegen wie dem natürlichen Schlafe. Wie wir ferner darlegten, spricht die Uebereinstimmung verschiedener Vorgänge beim Eintritt des suggestiv erzeugten wie des spontanen Schlafes dafür, dass beide Formen des Schlafes durch den gleichen Mechanismus zu Stande kommen. Wir müssen daher bei unserer Betrachtung der Vorgänge, durch welche der hypnotische Zustand eingeleitet wird, von dem Mechanismus des natürlichen Schlafes ausgehen. Wir machen hier wieder die Erfahrung, dass je geringer die Summe der positiven Kenntnisse auf einem Gebiet ist, um so mehr die Zahl der Theorieen wächst. Die Schlaftheorieen, die gegenwärtig noch in der Literatur Vertreter besitzen, lassen sich in der Hauptsache in 5 Gruppen sondern: a) psychische, b) chemische, c) physiologische, d) histologische, e) complicirte. Die psychischen Theorieen führen den Eintritt des Schlafes auf die Wirkung einer Autosuggestion, die chemischen auf die Anhäufung gewisser Umsatzproducte im Körper und insbesonders im Gehirn (sog. Ermüdungsstoffe, Milchsäure etc. nach Preyer), die physiologischen auf Circulationsänderungen im Gehirn oder in verschiedener Weise ausgelöste Hemmungsvorgänge zurück. Die histologischen Theorien lassen den Schlaf durch Verkürzungen oder Lageveränderungen der feinsten Ausläufer der Achsencylinder und Protoplasmafortsätze der Nervenzellen entstehen, wodurch der Contact der Endbäumchen der einzelnen Neurone, welcher die Uebertragung der nervösen Erregung von Neuron zu Neuron bedingt, gelockert oder aufgehoben werden soll (Puppin, van de Lanoitte). Die complicirten Theorien endlich nehmen für die Herbeiführung des Schlafes mehrere Factoren in Anspruch, z. B. chemische Einwirkungen und Circulationsveränderungen im Gehirn. Ich verzichte darauf, auf alle diese Theorien näher einzugehen, zumal dieselben zum Theil (so insbesonders die histologischen) nur den Werth mehr oder minder geistvoller Speculationen beanspruchen können.

Bei meiner eigenen Auffassung der dem Schlafe zu Grunde liegenden Vorgänge gehe ich lediglich von unbestreitbaren Erfahrungsthatsachen aus. Dem natürlichen (Nacht-)Schlafe geht gewöhnlich eine durch die Tagesleistungen bedingte Aenderung in dem functionellen Verhalten des Nervensystems vorher Ob diese durch Anhäufung gewisser Stoffwechselproducte (Ermüdungsstoffe, ponogene Substanzen) oder durch Verarmung des Nervensystems an gewissen, für seine Thätigkeit besonders wichtigen chemischen Verbindungen bedingt ist, will ich dahin gestellt sein lassen.

Ueber die Beziehungen des Ermüdungszustandes zum Schlafe gehen die Ansichten auseinander; meines Erachtens kann man in demselben ebensowenig ein einfaches Begleitmoment als die einzige Ursache des Schlafes erblicken. Wir wissen, dass auf der einen Seite hochgradige Ermüdung den Schlaf zur unvermeidlichen Folge haben kann, deren Eintritt keine Willensanstrengung zu verhindern vermag, auf der anderen Seite aber auch trotz beträchtlicher Ermüdung der Schlaf mitunter ausbleibt. Zum Zustandekommen des Schlafes scheint daher noch ein weiterer Factor erforderlich.

Dass dieser nur in einer Aenderung der Circulationsverhältnisse im Gehirn bestehen kann, hat sich mir in stringenter Weise aus Beobachtungen ergeben, die ich an mir selbst und anderen Personen gemacht habe.

In Folge geistiger Ueberanstrengung war bei mir schon öfters das Einschlafen zeitweilig erschwert; ich legte mich mit ausgesprochener Schläfrigkeit zu Bett und gelangte alsbald in jenen Dämmerzustand des Bewusstseins (Halbschlaf), der dem völligen Einschlafen vorherzugehen pflegt. Da war es mit einem Male als wenn ein Schleier vor meinem Bewusstsein sich gehoben hätte, ich war ohne irgend eine äussere Einwirkung wieder wach, völlig wach geworden wie am hellen Tage. Dieser Vorgang wiederholte sich mitunter mehrere Male. Wodurch kann ein derartiger plötzlicher Uebergang vom Halbschlaf in völliges Wachsein bedingt werden? Die Ermüdungsstoffe können hier nicht in Betracht kommen, da dieselben nicht plötzlich verschwinden oder auch nur erheblich sich vermindern. Offenbar kann nur eine Aenderung in den Cirkulationsverhältnissen im Spiele seien, da nur Contraction und Erschlaffung von Arterien so schnell eintreten, um einen derartigen momentanen Wechsel auf psychischem Gebiete zu ermöglichen. Ueber die Art der circulatorischen Aenderung lassen die vorliegenden Erfahrungen auch keinen Zweifel. Da Gehirnanämie Schläfrigkeit hervorruft, und auf der anderen Seite jene Vorgänge, welche mit stärkerer Blutzufuhr zum Gehirn resp. der Grosshirnrinde sich verknüpfen (gemüthliche Erregungen, bedeutende geistige Anstrengungen), den Eintritt des Schlafes verhindern oder erschweren, so erübrigt nur die Annahme, dass für das Einschlafen ein Zustand corticaler Anämie erforderlich ist[1]). Von den beiden Momenten, Ermüdung und Gehirnanämie, scheint das letztere für die Verursachung des natürlichen Schlafes das wichtigere, weil dieser auch ohne Vorhergang von Ermüdung, z. B. bei Einwirkung einförmiger Sinnesreize eintreten kann. Es ist mindestens sehr wahrscheinlich, dass die Schlafanämie des Gehirns durch Erregung eines vasomotorischen Centrums in der medulla oblongata zu Stande kommt[2]). Ob diese jedoch unter gewöhnlichen Verhältnissen durch reflectorische Reize, wie Vogt annimmt, oder auf anderem Wege (Ausfall hemmender corticaler Impulse, Einwirkung von Ermüdungsstoffen etc.) ausgelöst wird, muss wiederum dahingestellt bleiben. Dass ferner auch psychische Momente eine gewisse

[1]) Auch Mosso's Untersuchungen ergaben, dass der Schlaf mit Anämie des Gehirns verknüpt ist.

[2]) Vogt hat dieses vasomotorische Centrum als Schlafcentrum bezeichnet.

Rolle bei der Einleitung des natürlichen Schlafes spielen können, lässt sich nicht in Abrede stellen. Der Zustand der Ermüdung und Schläfrigkeit, der dem Einschlafen vorherzugehen pflegt, ist mit gewissen Empfindungen (Müdigkeit, Schwere in den Augen, den Gliedern etc.) und Veränderungen in dem Ablaufe der psychischen Processe verknüpft. Die Erinnerungsbilder dieser Empfindungen und psychischen Veränderungen bilden einen associativen Complex, den wir als Schlafvorstellung bezeichnen können. Das Associationsprincip der Contiguität (der Angrenzung in Zeit und Raum), welches nicht lediglich in der Verbindung von Vorstellungen untereinander, sondern auch in der Verknüpfung von Vorstellungen mit nervösen Vorgängen zum Ausdruck gelangt, bedingt es, dass eine Art functionellen Connexes zwischen der Schlafvorstellung und der Thätigkeit jenes vasomotorischen Centrums im verlängerten Mark, von welchem die Schlafanämie des Gehirns abhängt, sich allmählich entwickelt. Die unmittelbare zeitliche Aufeinanderfolge der Müdigkeitsempfindungen etc. und der Erregung des vasomotorischen Centrums schafft ein associatives Band zwischen beiden, das auch bei den Erinnerungsbildern der fraglichen Empfindungen in Wirksamkeit tritt. Es kann daher unter Umständen die Schlafvorstellung allein Anämie des Gehirns und damit den Eintritt des Schlafes herbeiführen. Wir sehen dies insbesonders beim Mittagsschlafe. Manche Personen können ihr Mittagsschläfchen nur in einer gewissen Position, in einem Fauteuil z. B., oder nur zu einer gewissen Zeit einnehmen, weil eben nur die bestimmte Position oder Zeit in Folge von Gewöhnung bei ihnen die Schlafvorstellung mit ihren Folgen in genügender Stärke zu reproduciren vermag. Beim Nachtschlafe wirkt die Schlafvorstellung zumeist nur als unterstützendes Moment, das jedoch nicht immer von untergeordneter Bedeutung ist. Die gewohnte Umgebung erleichtert bei Vielen offenbar durch die Wirkung von Erinnerungsbildern früheren Einschlafens den Eintritt des Schlafes, und manche Menschen können an einem fremden Orte wenigstens in der ersten Nacht überhaupt keinen Schlaf finden.

Wenden wir uns nun den Vorgängen zu, durch welche der als Hypnose bezeichnete partielle Schlafzustand hervorgerufen wird, so sehen wir zunächst, dass das Moment der Ermüdung fehlt oder wenigstens nicht erforderlich ist. Bei der üblichen Einschläferung durch verbale Suggestion suchen wir die Erinnerungsbilder der Empfindungen und Zustandsänderungen, die beim spontanen Einschlafen sich gewöhnlich einstellen, i. e. die Schlafvorstellung möglichst lebhaft zu erwecken. Diese ist, wie wir gesehen haben, in Folge eines erworbenen functionellen Connexes im Stande, durch Erregung des vasomotorischen Schlafcentrums die für den Eintritt des Schlafes erforderliche Gehirnanämie herbeizuführen. Der Mechanismus der Schlaferzeugung bei Anwendung eintöniger Sinnesreize ist, wie wir bei Besprechung der Hypnotisirungsmethoden bereits sahen, wenn wir von den mesmerischen Strichen absehen, der gleiche, da diese Reize nur dadurch eine hypnosigene Wirksamkeit gewinnen, dass sie durch Ermüdung die Schlafvorstellung erwecken. Die mesmerischen Striche dagegen mögen ihre Wirksamkeit einer directen Beeinflussung des vasomotorischen Schlafcentrums in der medulla oblongata verdanken. Wir wissen, dass auch analoge Reize, warme Zimmertemperatur, prolongirte warme Bäder, Schläfrigkeit erzeugen.

Die cerebrale Anämie, die wir im Vorstehenden als physiologische Bedingung des hypnotischen Zustandes kennen gelernt haben, ist mit einer Herabsetzung der Erregbarkeit im Bereiche der Grosshirnrinde verknüpft. Wir haben nunmehr zuzusehen, ob und in wie weit sich aus dieser Veränderung die Erscheinungen der Hypnose ableiten lassen. Wenn wir zunächst die drei Hauptphänomene auf psychischem Gebiete, die Einschränkung der associativen Thätigkeit, die Herabsetzung der Willensenergie und die erhöhte Suggestibilität, in Betracht ziehen, so ist von denselben das erstgenannte Phänomen ohne jede Schwierigkeit auf die Veränderung der corticalen Erregbarkeit zurückzuführen. Das Sinken der Erregbarkeit der corticalen Elemente geht nicht so weit, dass dadurch ein Ausfall der Thätigkeit derselben bedingt wird, ist aber genügend, eine Erschwerung in der Leitung der Erregungsvorgänge nach sich zu ziehen. In Folge dieser können sich die corticalen Erregungsvorgänge, mit welchen das Auftreten einzelner Vorstellungen im Bewusstsein verknüpft ist, nicht in gewohnter Weise auf den verfügbaren associativen Bahnen fortpflanzen, und die Vorstellung führt dementsprechend nicht zur Reproduction

derjenigen weiteren Vorstellungen, die sich mit ihr im wachen
Zustande gewöhnlich associiren. Bei der Hypnose kommt noch
der weitere Umstand in Betracht, dass mit dem Schlaf a priori
schon ein partielles Wachsein verknüpt ist, d. h., dass die Erregbarkeit gewisser corticaler Elemente sich auf dem Niveau des
Wachzustandes wenigstens annähernd erhält. Dieser Umstand
begünstigt zwar die Anregung psychischer Processe bei dem Eingeschläferten, allein auf die Gestaltung dieser macht die Erregbarkeitsherabsetzung ihren Einfluss geltend. Wir können bei dem
Hypnotisirten jede beliebige Vorstellung erwecken, allein die
Associationen, welche von dieser aus angeregt werden, bleiben,
sofern wir nicht auf suggestivem Wege nachhelfen, beschränkt.

Die Erschwerung der corticalen Leitung erklärt auch die
Verringerung der Willensenergie in der Hypnose. Was wir
Willensacte nennen, sind lediglich Vorstellungen besonderer Art:
hinter jeder Willensvorstellung steht der geschlossene Vorstellungscomplex des Ego mit allen seinen leitenden, treibenden und
und hemmenden Tendenzen. Der Einfluss des Ego ist es, der
unserem Denken den Charakter des Geordneten, unserem Handeln
den Charakter der Besonnenheit verleiht. Jede Erschwerung der
corticalen Leitungsvorgänge muss die Fähigkeit des Ego, auf
unser Denken und Handeln bestimmend einzuwirken, i e. die
Willensenergie vermindern, da die ungehemmte Bethätigung des
Ego auf der völlig freien Zugänglichkeit aller associativen Bahnen
beruht. Die Suggestibilität haben wir als eine Disposition zur
Hemmung oder Abschwächung der Associationsthätigkeit gewissen
Vorstellungen gegenüber kennen gelernt. Es ist ohne Weiteres
begreiflich, dass diese im Wachzustande bei jedem Menschen in
gewissem Maasse bestehende Disposition durch die Einschränkung
der associativen Thätigkeit und die Herabsetzung des Willenseinflusses, welcher den Verlauf der Associationsprocesse im Wachzustande bestimmt, eine ausgesprochene Steigerung erfahren muss.
Mit der Einschränkung der associativen Thätigkeit in der Hypnose
geht jedoch eine Steigerung gewisser psychischer Leistungen Hand
in Hand, welche gewissermaassen ein gegensätzliches Verhalten
zu dieser Einschränkung repräsentirt: die hypnotische Hypermnesie.
Wir sahen, dass in der tiefen Hypnose das Gedächtnis gegenüber

dem Wachzustande eine Erweiterung aufweist, sofern in derselben nicht nur sämmtliche Erinnerungen des wachen Lebens geweckt, sondern auch Vorgänge in früheren Hypnosen und anderen Zuständen, von welchen das wache Individuum keinerlei Erinnerung besitzt, ins Gedächtnis zurückgerufen werden können. Dieses Verhalten und andere Thatsachen, auf welche wir noch zu sprechen kommen werden, veranlassen uns hier einige Bemerkungen über die Beziehungen des Bewusstseins zu den psychischen Processen einzuschalten.

Wir müssen bei unseren Darlegungen von der Annahme eines psycho-physischen Parallelismus ausgehen. Jedem Vorgange in unserem Bewusstsein entspricht eine Veränderung in dem Molecularzustande bestimmter Rindenelemente, und man kann sich das Verhältnis zwischen dem nervösen und dem subjectiven Vorgange in der Weise denken, dass beide nicht von einander getrennt und verschieden sind, sondern zusammenfallen, sofern das, was unserer inneren, subjectiven Auffassung als ein Geschehnis im Bewusstsein erscheint, der äusseren Betrachtung als nervöser Molecularvorgang sich darstellt (monistische Auffassung).

Die Annahme eines psychophysischen Parallelismus ist für uns schon aus dem Grunde nothwendig, weil dieselbe allein die Hervorrufung körperlicher Veränderungen durch seelische Einwirkungen unserem Verständnis zugänglich macht. Das psychische Leben deckt sich jedoch nicht mit den Vorgängen in unserem Bewusstsein. Die Vorstellungen, welche den Inhalt unseres jeweiligen Bewusstseins bilden und während unseres wachen Zustandes in unaufhörlicher Folge sich aneinander ketten, stellen nur eine Seite unserer psychischen Thätigkeit dar. Vergleichen wir das geistige Leben mit den Vorgängen auf einer Bühne, so entsprechen die Acte unseres Bewusstseins den Vorgängen im Vordergrund der Bühne. Die Thätigkeit auf der Bühne beschränkt sich jedoch, wie wir wissen, keineswegs auf das unserem Blicke zugängliche, im Vordergrund derselben Geschehende. Eine geordnete, zusammenhängende Darstellung hat zur Bedingung die unablässige

Mitwirkung zahlreicher, hinter den Coulissen thätiger Factoren, deren Einzelleistungen unserer Wahrnehmung entzogen sind. Ebenso ist der wechselnde Inhalt unseres Bewusstseins nicht lediglich durch die in dessen Rayon eintretenden geistigen Elemente, resp. die diesen entsprechenden corticalen Vorgänge, sondern noch durch eine Menge anderer Processe bedingt, welche sich im Bereiche der den psychischen Vorrichtungen dienenden Grosshirncentren abspielen. Man hat früher diese nicht in der gewöhnlichen Bewusstseinsbeleuchtung sich vollziehende, vorbereitende und begleitende geistige Thätigkeit als unbewusstes oder latentes Vorstellen, als unbewusste oder automatische Gehirnthätigkeit (unconscious cerebration) etc. bezeichnet. Indes lehrt die Beobachtung, dass die Eigenschaft des Bewusstseins den geistigen Elementen, welche Bestandtheile des jeweiligen Bewusstseinszustandes sind, nicht in gleicher Weise anhaftet, dass es Grade des Bewusstseins giebt oder, bildlich gesprochen, in der Sphäre des Bewussten die Beleuchtung von dem Centrum gegen die Peripherie allmählich abnimmt. Neben der in einem gegebenen Augenblicke in völliger Klarheit unserem Bewusstsein gegenwärtigen Vorstellung befinden sich andere, die geringere Deutlichkeit in verschiedenen Abstufungen zeigen. Schon dieser Umstand macht eine strenge Sonderung von Bewusstem und Unbewusstem schwierig. Es kommt jedoch hier noch eine Reihe anderer Thatsachen in Betracht.

In unserem Geiste können gleichzeitig verschiedene Processe vor sich gehen, wie aus zahlreichen Erfahrungen des täglichen Lebens, Beobachtungen an Kranken und experimentellen Untersuchungen sich ergiebt. Einem Menschen, der tief in Gedanken versunken von zu Hause fortgeht, um einem Besuch in einem bestimmten Hause zu machen, kann es passiren, dass er auf dem Wege, ohne es zu wollen, statt in die Strasse A, in die Strasse B einbiegt, dort sich in ein Haus begiebt, in dem er früher öfters Besuche machte, und seines Irrthums erst gewahr wird, nachdem er 2 Treppen erstiegen hat. Das Einbiegen in die Strasse B, das Durchschreiten dieser Strasse und der Eintritt in das Haus geschah hier, wie man sagt, in Gedanken, d. h. ohne ein deutliches Bewusstsein und während das deutlich bewusste Vorstellen mit einem ganz anderen Gegenstand beschäftigt war. Dabei handelt es sich nicht um rein automatisch sich abspielende Bewegungen, da das Einbiegen in die Strasse B, das Durchschreiten dieser Strasse ohne Anrennen an vorübergehende Personen und der Eintritt in das in Frage stehende Haus nicht nur die correcte Auffassung eine Reihe äusserer Eindrücke und deren intelligente Verwerthung, sondern auch das Auftauchen gewisser Erinnernngen voraussetzt. Wir sehen also, dass hier neben dem deutlich bewussten Vorstellen eine Reihe anderer psychischer Operationen abläuft, denen wir, obwohl sich dieselben der Kenntnis des Individuums entziehen und dessen bewussten Absichten nicht entsprechen, wegen ihres ausgesprochenen intelligenten Charakters ein gewisses Bewusstsein nicht absprechen können.

Während im Vorstehenden und in ähnlichen Fällen das Individuum von den beiden gleichzeitig ablaufenden psychischen Processen nur von dem einen Kenntnis hat, kann es auch vorkommen, dass der neben den deutlich bewussten Associationen sich abspielende zweite psychische Vorgang sich durch gewisse bewusste Elemente signalisirt. Hiefür ein Beispiel: Ich treffe auf der Strasse einen mir befreundeten Collegen, den ich lange Zeit nicht mehr gesehen hatte. Ich unterhalte mich mit demselben über Verschiedenes, wobei ich jedoch ein eigenthümliches, mir nicht erklärliches Gefühl fortwährend habe, ein Gefühl, als ob ich eigentlich von etwas Anderem sprechen sollte. Diese Erscheinung klärt sich mir erst in dem Momente auf, in dem wir voneinander zu gehen, uns anschicken. Es fällt mir plötzlich ein, dass ich dem Collegen eine Mittheilung über einen Patienten zu machen habe, den er mir vor längerer Zeit zugewiesen hatte. Hier hat offenbar der Anblick des Collegen und das Gespräch mit demselben eine Kette von Erinnerungen angeregt, die mit den Gegenständen unserer Unterhaltung, d. h. meines deutlich bewussten Vorstellens nichts zu thun hatte. Diese Erinnerungen traten mit ihrem intellectuellen Inhalte nicht in's Bewusstsein, aber ihr Wiederaufleben manifestirte sich doch in diesem durch ein undefinirbares Gefühl. Auf pathologischem Gebiete stossen wir sehr häufig auf gleichzeitiges Statthaben zweier psychischer Vorgänge, von welchen der eine unter der Sphäre des deutlich Bewussten bleibt. Ein Beispiel

mag genügen. Ein an Phobien leidender Herr A. trifft auf der Strasse
einen guten Bekannten, der ihn in ein Gespräch verwickelt. Während
desselben wird es Herrn A. sehr unangenehm zu Muthe, ohne dass
er sich dies im Geringsten zu erklären vermag. Der Kopf wird
ihm eingenommen, die Beine werden zitterig, es kommt zu einem
Schweissausbruche; diese Erscheinungen verschwinden, sobald Herr
A. sich verabschiedet hat und seinen Weg ungestört fortsetzen
kann. In dem gepflogenen Gespräche und in den Beziehungen
des Herrn A. zu dem Bekannten liegt nicht das Geringste, was
das Auftreten der erwähnten Störungen veranlassen konnte. Diese
sind offenbar durch psychische Vorgänge verursacht, von welchen
der Patient keine Kenntnis hat. Die Nöthigung, in einer gewissen Situation zu verharren, bildet bei demselben den Anlass
zum Auftreten von Angstzuständen mit verschiedenen körperlichen
Begleiterscheinungen (Kopfeingenommenheit, Zittern etc.). Das
Gespräch, in welches Herr A. ohne einen Wunsch seinerseits verwickelt wurde, nöthigte ihn zu längerem Stehenbleiben und veranlasste dadurch bei ihm offenbar das Auftauchen von Erinnerungen an in ähnlichen Situationen erlebte Angstzustände und
daran sich knüpfende Befürchtungen. Diese Vorgänge verblieben
unter der Sphäre des deutlich Bewussten, äusserten jedoch die gewöhnlichen körperlichen Rückwirkungen des bewussten Angstzustandes, für welche der Patient keine Erklärung finden konnte.
Auf experimentellem Wege lässt sich der gleichzeitige Ablauf
zweier verschiedener psychischer Processe leicht herbeiführen. Ich
veranlasse z. B. eine Person, sehr laut und sehr rasch, ohne jede
Unterbrechung zu zählen und dabei gleichzeitig einen vorher bestimmten längeren oder kürzeren Satz hinzuschreiben. Der Versuch gelingt natürlich nicht in jedem Falle, bei manchen Personen
aber ohne jede besondere Vorübung. Mit Rücksicht auf die angeführten Thatsachen scheint es mir gerechtfertigter, statt zwischen
bewussten und unbewussten, zwischen im gewöhnlichen
Sinne bewussten und unterbewussten psychischen Vorgängen zu unterscheiden. Man kann, um das Verhältniss der
beiden Bewusstseinssphären zu einander prägnanter hervorzuheben,
die im gewöhnlichen Sinne bewussten geistigen Processe mit
Dessoir auch als oberbewusste bezeichnen und dementsprechend

ein Oberbewusstsein dem Unterbewusstsein gegenüber-
stellen. Dem Oberbewusstsein gehören die während unseres
wachen Zustandes sich abspielenden psychischen Acte an, deren
wir völlig und zweifellos bewusst und zwar ich — bewusst sind,
d. h. die bei ihrem Bewusstwerden auch sogleich mit dem den
Grundstock unserer inneren Erfahrung bildenden Vorstellungscomplexe unseres Ego sich verknüpfen, die wir als unserer
geistigen Persönlichkeit angehörig erkennen. Dem Unterbewusstsein
fallen die psychischen Elemente mit weniger klarem Bewusstsein
zu, welche neben den oberbewussten einhergehen, sowie jene, welchen
wir eine subjective Seite (Bewusstsein) nicht auf Grund direkter
innerer Erfahrung, sondern lediglich auf Grund von Analogie-
schlüssen zuerkennen. Die beiden Sphären des Ober- und Unterbewusstseins berühren und beeinflussen sich in mannigfacher
Weise. Vorstellungen, welche aus dem Oberbewusstsein scheiden,
treten in das Unterbewusstsein über und setzen in diesem ihre
associativen Wirkungen fort, deren Resultat dann wieder in das
Oberbewusstsein tritt. Wir begegnen auf der Strasse z. B. einer
bekannten Person, deren Name uns jedoch nicht einfällt. Wir
kümmern uns um diesen Umstand nicht weiter, und nach einer
Weile, während welcher wir anscheinend, d. h. in unserem Oberbewusstsein nicht mehr an die Person dachten, fällt uns der
Name plötzlich ein. Die Vorstellung der betreffenden Person ist
hier offenbar mit ihrem Scheiden aus dem Oberbewusstsein nicht
aus der Sphäre der geistigen Thätigkeit geschwunden, sie hat
unterbewusst associative Vorgänge angeregt, und das Resultat
dieser, der Name, ist wieder in das Oberwusstsein eingetreten.

Dessoir glaubt, man müsse „in jeder Hemisphäre ein
paralleles Substrat sowohl für Unterbewusstsein als für Oberbewusstsein annehmen." Flechsig hält es für fraglich, ob das
unbewusste (i. e. unterbewusste) Arbeiten der Associationscentren
nur gewissen Elementen (vielleicht den centralsten der nicht
direkt mit den Sinnessphären zusammenhängenden Neurone) zukommt, oder allen ohne Ausnahme, sobald die Erregung unter
eine gewisse Intensität sinkt. Daran ist allerdings nicht zu
zweifeln, dass in jedem gegebenen Momente ober- und unterbewusste Vorgänge an die Thätigkeit verschiedener Gehirnelemente

geknüpft sind. Hieraus dürfen wir jedoch keineswegs folgern, dass das Substrat beider Vorgänge im Gehirne constant ein verschiedenes ist. Die Thatsachen, welche die Selbstbeobachtung lehrt, sprechen vielmehr dafür, dass die gleichen Gehirnregionen und corticalen Schichten bei den ober- wie bei den unterbewussten psychischen Akten betheiligt sind; es hängt offenbar häufig nur von zufälligen Umständen ab, ob wir mit einem Gegenstande uns ober- oder unterbewusst beschäftigen. Wenn ich mir eine Thatsache, die ich wissen möchte, augenblicklich nicht in's Gedächtnis zurückrufen kann und ich darüber nicht weiter nachdenke, so fällt mir dieselbe oft nachträglich plötzlich ein; das Unterbewusstsein hat hier die Reproduktion der betreffenden Vorstellung übernommen. Wenn ich mir jedoch Zeit genommen hätte, mich länger zu besinnen, so hätte mein Oberbewusstsein die gleiche Leistung zu Stande gebracht. Wir beschäftigen uns mit einem Probleme, ohne momentan zu einer Lösung desselben zu kommen: am nächsten Tage findet sich diese bei Wiederaufnahme des Problems ohne Weiteres; das Unterbewusstsein hat hier die Ueberlegungen des Oberbewusstseins fortgesetzt und zu einem Abschlusse gebracht. Wenn wir diesen näher in's Auge fassen, so ergiebt sich jedoch zweifellos, dass wir durch oberbewusstes Nachdenken zu demselben Resultate hätten gelangen müssen.

Wichtige Angelegenheiten beschäftigen uns abwechselnd im Ober- und Unterbewusstsein. Wir erhalten z. B. die Nachricht von einem wichtigen Familienereignisse; wir können, da noch viele laufende Geschäfte zu erledigen sind, uns mit derselben zunächst nicht länger beschäftigen; allein man findet, dass wir je nach der Art der erhaltenen Nachricht heiterer oder ernster als gewöhnlich oder verstimmt sind. Die Nachricht regt offenbar in unserem Unbewusstsein weitere Associationen an, und diese werfen in das Oberbewusstsein einen Reflex in Form einer Stimmung. Dass das Unterbewusstsein mit einer Intelligenz ähnlich dem Oberbewusstsein arbeitet, kann nach den erwähnten Leistungen desselben nicht bezweifelt werden. Allein die Intelligenz der unterbewussten psychischen Thätigkeit ist doch in gewisser Hinsicht von anderer Art wie die des Oberbewusstseins. Die unterbewusste psychische Arbeit wird nicht in der Weise wie die oberbewusste von momentanen Eindrücken und den Erinnerungen der jüngsten Zeit beeinflusst; sie bewegt sich auch nicht in neuen, schwer zugänglichen associativen Bahnen, sondern in häufiger benützten und daher keine besonderen Hemmnisse bietenden Gedankenpfaden. Sie wickelt sich daher mehr automatisch, reflexartig ab und ist deshalb im Stande, sicherer und deutlicher das zu Tage zu fördern, was der Lebenserfahrung, den Denkgewohnheiten und dem Charakter des Individuums entspricht, als die oberbewusste geistige Arbeit. Dass das Unterbewusstsein für seine Thätigkeit ein eigenes Gedächtnis hat, ist indirect aus dessen Leistungen schon zu erschliessen. Die Existenz dieses gesonderten Gedächtnisses ist auch auf experimentellem Wege an Gesunden und Kranken (Hysterischen) nachgewiesen worden (Binet. P. Janet etc.). Dieses Gedächtnis kann durch Uebung bei Gesunden zu sehr bemerkenswerther Ausbildung gelangen. [1]

Das unterbewusste psychische Leben ist bei gesunden Individuen allem Anscheine nach sehr verschieden entwickelt und verschiedener Leistungen fähig. Die Einheit unserer Persönlichkeit aufzugeben, besteht deshalb jedoch keine Veranlassung. Das Verhältnis des Oberbewusstseins zum Unterbewusstsein ist nicht das zweier völlig coordinirter psychischer Sphären oder, um ein Bild zu gebrauchen, zweier Geschäftspartner, sondern eher das eines Amtsvorstandes zu seinen Hilfsarbeitern. Der Chef kann nicht alle ihm zufallenden Arbeiten allein ausführen, er überlässt daher die Erledigung derselben zum grossen Theile seinen Untergebenen (Unterbewusstsein), diese übernehmen auch manche von aussen zugehende Arbeiten ohne besonderen Auftrag (unterbewusste Verarbeitung äusserer Eindrücke); der Chef erhält jedoch von allen wichtigeren Geschäften Kenntnis. und die Leitung des Ganzen bleibt immer in seiner Hand. Unter pathologischen Verhältnissen kann das Unterbewusstsein jedoch eine grössere Selbständigkeit und Leistungsfähigkeit gewinnen. so dass der Anschein eines Nebeneinander zweier Ego's (eines pri-

---

[1] Ein Mr. Barkworth hat es dahin gebracht, dass er während eines lebhaften Gespräches. ohne dies irgendwie zu unterbrechen, grössere Zahlenreihen rasch und richtig zu addiren vermochte.

mären und secundären) entsteht. Wir wollen hier von den zahlreichen Versuchen, welche von französischen Forschern, insbesonders Pierre Janet, Binet und Féré zur Aufdeckung der Leistungen des Subconscient (Unterbewusstseins) bei Hysterischen angestellt wurden, nur einen anführen. Giebt man einer Hysterischen mit Anästhesie eines Armes in die gefühllose, durch einen Schirm verdeckte Hand einen Bleistift, so kommt es bei einzelnen dieser Personen vor, dass sie ganze Seiten vollschreiben, ohne ihre Unterhaltung über ganz andere Gegenstände zu unterbrechen. Das Oberbewusstsein nimmt hier allem Anscheine nach keine Notiz von dem, was die Hand ausführt.

Im Obigen handelt es sich um einen Fall von sogenanntem „automatischem Schreiben.“ Als solches wird jede schriftliche Thätigkeit bezeichnet, welche ausgeführt wird, während das Individuum mit seinen bewussten Gedanken in anderer Richtung beschäftigt ist (also ein unwillkürliches, unterbewusstes Schreiben). Die ersten Anfänge des automatischen Schreibens haben wir vor uns, wenn Jemand während des Nachdenkens über einen Gegenstand einzelne Buchstaben oder Wörter hinkritzelt, ohne von dieser Thätigkeit etwas wahrzunehmen. Der Impuls zu diesem Schreiben geht vom Unterbewusstsein aus. Das automatische Schreiben kann jedoch eine Ausbildung erlangen, dass durch dasselbe in zusammenhängender Weise über Dinge Mittheilungen gemacht werden, von welchen das Individuum in seinem Oberbewusstsein nichts weiss. Dies lässt sich insbesonders in der Hypnose und bei Krankheitsfällen (Hysterie) erreichen, und man hat deshalb das automatische Schreiben vielfach als ein Mittel benutzt, über unterbewusste psychische Vorgänge Aufschluss zu erlangen. Manche Hysterische lassen sich, wie insbesonders die Versuche Pierre Janet's und Binet's lehren, im wachen sowohl als im hypnotischen Zustande, während ihre oberbewussten Gedanken in einer ganz anderen Richtung beschäftigt sind (z. B. während einer Unterhaltung mit anderen Personen), dadurch, dass man ihnen einen Bleistift in die Hand giebt, dahin bringen, dass sie, ohne es zu wissen und zu wollen, die augenblicklichen Gedanken ihres Unterbewusstseins niederschreiben. Es kann dabei auch vorkommen, dass sie auf Fragen, die sie anscheinend nicht hören, schriftlich antworten. Wenn die unterbewusste psychische Thätigkeit eine grössere Entwicklung und Selbständigkeit erlangt, wird das Organ, dessen sich das Unterbewusstsein zu seinen Aeusserungen bedient, anästhetisch. Als typisches automatisches Schreiben können nur die Fälle betrachtet werden, in welchen das Individuum weder die Schreibbewegungen der Hand wahrnimmt, noch den Inhalt des Geschriebenen mit seinem Oberbewusstsein kennt. Man hat jedoch zum automatischen Schreiben auch Fälle anderer Art gerechnet (Sidis). Fälle, in welchen das Individuum die Schreibbewegung wahrnahm, aber von dem Inhalte des Geschriebenen vor der Niederschrift nichts wusste, ferner auch Fälle, in welchen das Individuum vorher wusste, was seine Hand niederschrieb, die Schreibebewegung aber ohne darauf hinzielenden Willensimpuls erfolgte. Es ist begreiflich, dass in diesen Fällen wie bei der typischen automatischen Schrift bei psychologisch ungebildeten und kritiklosen Individuen der Eindruck entstehen kann, dass der Impuls zum Schreiben nicht von der geistigen Persönlichkeit des Individuums, sondern von einem ihm fremden Wesen ausgeht. Diese Annahme hat insbesonders in den spiritistischen Kreisen Eingang gefunden. Nach der Ansicht der Spiritisten geht die Kraft, die sich in dem automatischen Schreiben äussert, von den Geistern Verstorbener aus. Das schreibende Medium bildet nur ein Instrument für die Mittheilungen der Geisterwelt. In der That wird auch seitens der Spiritisten das automatische Schreiben vielfach benützt, um Botschaften aus der Geisterwelt zu erlangen. Die Annahme der Spiritisten, dass das automatische Schreiben der Medien durch Einwirkung der Geister zu Stande kommt, stützt sich indess nicht nur auf den Umstand, dass das in Frage stehende Schreiben unwillkürlich statthat, sondern auch auf die Behauptung, dass die Medien auf dem Wege des automatischen Schreibens zum Theil Kenntnisse von Personen und Dingen verrathen, die ihnen in ihrem gewöhnlichen Zustande mangeln und von ihnen auch auf natürliche Weise nicht erlangt werden konnten. An Versuchen seitens der Medien, derartige Kenntnisse vorzutäuschen, und an gläubiger Aufnahme dieser Versuche seitens der Spiritisten hat es natürlich nicht gefehlt. An der fraglichen Behauptung ist jedoch nur so viel richtig, dass die spiritistischen Medien in ihrem

Trancezustande [1]) gelegentlich wie andere Hypnotisirte Erinnerungen
an Eindrücke reproduciren mögen, deren sie sich in ihrem normalen Wachzustande nicht mehr entsinnen können. Diese dem
wachen Ego unzugänglich gewordenen Erinnerungen können im
Trance geweckt werden und durch das automatische Schreiben
sich offenbaren. Dass die Medien auf diesem Wege oder durch
ähnliche automatische Vorgänge (Tischklopfen etc.) Kenntnisse
manifestirten, die sie auf natürlichem Wege nicht erlangt haben
konnten, hierfür ist nie ein stichhaltiger Beweis erbracht worden.

Das automatische Schreiben geschieht seitens der Medien wie
auch anderer Individuen zum Theil einfach mittels eines Bleistiftes,
zum Theil mittels der sogenannten Planchette. Letztere ist eine
Art Tischchen, dessen Platte nur so gross ist, dass 2 Hände darauf Platz finden können, und auf 3 nur einige Zoll hohen Beinen
ruht: von diesen sind 2 mit Rollen, das dritte mit einem Bleistift
versehen, welcher die der Holzplatte mitgetheilten Bewegungen
auf Papier überträgt. Die Schreibvorrichtung ist geeignet, auf
minimale Anstösse in Thätigkeit zu treten, doch gelingt es den
Meisten nicht ohne weitere Uebung damit leserliche Buchstaben
und Wörter zu Stande zu bringen.

Wir haben im Vorstehenden gesehen, dass neben den im
Oberbewusstsein aneinander sich reihenden psychischen Processen
andere psychische Vorgänge sich abspielen, von welchen das Ego,
d. h. das Oberbewusstsein nichts weiss. Ebenso können in der
Zeitfolge die dem Oberbewusstsein angehörigen, mit unserem Ego
verknüpften und jeder Zeit in das Gedächtnis zurückrufbaren
psychischen Thätigkeiten durch andere abgelöst werden, welche in
keine oder wenigstens keine feste und dauernde associative Beziehung zum Ego treten und wegen dieses Mangels an Verbindung
von diesem aus sich nicht in das Gedächtnis zurückrufen lassen,
für dieses also quasi nicht existiren. Diese besonderen, von dem
normalen Oberbewusstsein isolirten Bewusstseinszustände hinter-

---

[1]) Mit dem englischen Worte „trance" (Verzückung, Entrücktheit) wird
gewöhnlich der somnambule Zustand bezeichnet, in welchen sich die Medien
zum Behufe des Verkehrs mit der Geisterwelt versetzen oder versetzen
lassen.

lassen wie jeder geistige Act gewisse Spuren und sind daher, wenigstens sehr häufig, wenn auch nicht von dem Ego aus reproducirbar, so doch auf anderem Wege der Erinnerung zugänglich. Verwandte derartige vom Ego isolirte Bewusstseinszustände können sich untereinander associativ verknüpfen, d. h. augenblicklich vorhandene Bewusstseinszustände mit den Erinnerungen früherer ähnlicher in Verbindung treten und so sich neben dem Grundcomplexe des Ego geistige Sonderexistenzen entwickeln. Man spricht dann von einer Spaltung des Bewusstseins oder der Psyche, einem ersten (normalen) und einem zweiten Zustande, auch von einer Verdopplung oder Vervielfältigung der Persönlichkeit.

Das Auftreten besonderer, vom normalen Oberbewusstsein isolirter Bewusstseinszustände gibt indes, wie insbesonders von Schrenk-Notzing dargelegt hat, keinen genügenden Anlass zur Annahme zweier oder mehrerer abwechselnd sich manifestirender Ego's bei dem betreffenden Individuum. Die körperliche Grundlage mit den aus ihr resultirenden Organempfindungen bleibt immer dieselbe. Ebenso verhält es sich mit den Erinnerungsbildern früherer Erlebnisse, den Kenntnissen und Fertigkeiten des Individuums. Der zweite Zustand kann dem ersten (normalen) gegenüber sich sowohl als minderwerthig, wie als überwerthig präsentiren: immer handelt es sich aber dabei um Verwerthung derselben psychischen Elemente wie im ersten Zustande.

Die Bildung geistiger Sonderexistenzen kann sich unter normalen sowohl als pathologischen Verhältnissen vollziehen, auch auf artificiellem Wege zu Stande kommen. Unter normalen Verhältnissen zeigt nur das Traumvorstellen die Eigenschaften eines zweiten Zustandes. Der Traum, welcher uns in unmögliche Situationen versetzt, um die Schranken des Raumes und der Zeit sich nicht kümmert und von der Logik unseres wachen Denkens keinen Gebrauch macht, bekundet sich hiedurch zur Genüge als ein von unserem wachen (Ober-) Bewusstsein verschiedener geistiger Zustand; er behält jedoch den Charakter einer geistigen Sonderexistenz nur dann, wenn von demselben keine oder nur summarische Erinnerungen verbleiben. Dem Traumbewusstsein nahestehenden Zuständen begegnen wir auch im wachen Geistesleben. Tiefe und mächtige Erschütterungen können auch bei normalen Menschen, wie wir schon gesehen haben, einen psychischen Ausnahmszustand (hypnoiden Zustand) hervorrufen, welcher die Charaktere einer geistigen Sonderexistenz aufweist, soferne von dem in diesem Zustande Erlebten nachträglich keine oder nur eine verschwommene, cursorische Erinnerung besteht. Von den pathologischen Zuständen, welche mit der Bildung geistiger Sonderexistenzen sich verknüpfen, sind in erster Linie die hysterischen Anfälle zu erwähnen, welche Amnesie für die Anfallsereignisse hinterlassen. Bei öfterer Wiederkehr solcher Anfälle kann man beobachten, dass die Kranken sich ihrer früheren Anfallserlebnisse während der Attaque zum Theil wenigstens erinnern und dieselben auch in gewissem Sinne verwerthen, während sie im wachen Zustande von den Geschehnissen während der Anfallszeit nicht die verschwommenste Vorstellung haben.

Abnorme Bewusstseinszustände, welche die Charaktere einer geistigen Sonderexistenz aufweisen, werden ferner bei Epilepsie (Anfälle von Petit Mal und psychische Aequivalente), bei Intoxicationen (Rausch, Urämie etc.), Infectionen (Fieberdelirien) und verschiedenen Psychosen beobachtet.

Eine auf artificiellem Wege herbeigeführte geistige Sonderexistenz repräsentirt der hypnotische Somnambulismus. Von Dessoir wird die Anschauung vertreten, dass die Hypnose lediglich in der artificiellen Freilegung des Unterbewusstseins besteht, das gewöhnlich blos verborgen hinter dem normalen Bewusstsein wirkt. Diese Auffassung, zu der sich auch Sidis bekennt, stützt sich auf mehrere Umstände:

1. eine gewisse Uebereinstimmung in der Art der unterbewussten und der hypnotischen Geistesthätigkeit;

2. das Verhalten des Gedächtnisses in der Hypnose, insbesonders die Möglichkeit, in derselben die Erinnerung an unterbewusste psychische Vorgänge, die dem Oberbewusstsein unzugänglich sind, zu erwecken;

3. die Beobachtung, dass bei Zunahme unterbewusster Acte der Wachzustand in Hypnose übergeht, i. e. das Unterbewusstsein das Oberbewusstsein quasi verdrängt.

Die Unterbewusstseinsschichte, die in der Hypnose zu Tage treten soll, umfasst jedoch nach der Ansicht Dessoir's nicht lediglich die unterbewussten, neben den oberbewussten normaler Weise einhergehenden psychischen Processe. Die mit der Erinnerungskette des normalen wachen geistigen Lebens (des Ego) nicht verknüpften Vorstellungsreihen treten, wie aus deren Erinnerbarkeit in der Hypnose sich schliessen lässt, zum Theil wenigstens zu einander in associative Beziehungen (unterbewusste Vorgänge des wachen Zustandes, Träume mit Amnesie, aus dem Gedächtnis des Oberbewusstseins verschwundene oder verdrängte Erinnerungen, Hypnose, hypnoide Zustände, hysterische Anfälle etc.). Das in der Hypnose freigelegte Unterbewusstsein soll alle diese von der Normalpsyche abgespaltenen Gruppen psychischer Elemente in sich schliessen. Gegen diese Erweiterung des Begriffes des Unterbewusstseins, wie gegen die Annahme, dass in der Hypnose ein zu Tage tretendes Unterbewusstsein vorliegt, bestehen ernste Bedenken. Wir können ein über Jahre sich erstreckendes Fortbestehen von Gedächtnisbildern in einer anderen Form als der in unserem Gehirne localisirter und irgendwie fixirter Erregungsdispositionen (dynamischer Spuren) nicht annehmen: dies gilt natürlich in gleicher Weise für die der wachen Normalpsyche angehörigen, wie für die von dieser abgespaltenen Vorstellungsreihen. Wenn wir dem Unterbewusstsein einen Sinn im Gegensatze zum Oberbewusstsein beilegen wollen, können wir als dessen Bestandtheile nur active Vorstellungen, nicht Gedächtnisspuren längst abgelaufener psychischer Processe annehmen; wir müssten sonst auf jede Unterscheidung zwischen Gedächtnis und Unterbewusstsein verzichten.

Gegen die Identificirung des hypnotischen Bewusstseins mit dem Unterbewusstsein spricht andererseits der Umstand, dass in der Hypnose das Nebeneinander von ober- und unterbewussten psychischen Thätigkeiten ebenso wie im Wachzustande beobachtet werden kann. Wir haben bei Besprechung der negativen Hallucinationen gesehen, dass die von dem anscheinend verschwundenen Gegenstande ausgehenden Sinneseindrücke unterbewusst percipirt werden, während alle übrigen Sinneseindrücke in gewöhnlicher Weise, i. e. oberbewusst wahrgenommen werden. Man kann

ferner, wie wir ebenfalls schon erwähnten, Hypnotisirte dahin
bringen, dass sie, während sie mit ihrem Oberbewusstsein einer
Unterhaltung folgen, durch automatisches Schreiben ihre unterbewussten Gedanken kundgeben.

Um die Ausbildung der Lehre vom Unterbewusstsein hat
sich im letzten Decennium eine Reihe von Autoren Verdienste erworben. Es sind hier neben Dessoir und Forel vor Allem die
französischen Autoren Binet, Féré und Pierre Janet, ferner
F. Myers und Gurney in England, James und Sidis in
Amerika zu erwähnen. Während diese Lehre bei den englischen
und französischen Psychologen sich mehr und mehr einbürgert,
hat dieselbe bei den deutschen noch wenig Gnade gefunden. Die
Einwände, welche man gegen das Unterbewusstsein erhebt, sind
jedoch verschiedenartig und betreffen zum Theil die subjective
Seite der in Frage stehenden psychischen Processe, zum Theil
deren zeitliches Verhältnis zu den zweifellos bewussten (oberbewussten) Vorgängen. Ein Theil der Psychologen erklärt es für
ungerechtfertigt, psychische Vorgänge, von deren Statthaben wir
nichts wissen, die Eigenschaft des Bewusstseins zuzuerkennen;
nach ihrer Ansicht genügt zur Verknüpfung zweier bewusster
psychischer Vorgänge ein nervöser (corticaler), ohne Bewusstseins-
correlat verlaufender Vorgang. Die psychische Causalreihe setzt
sich aus bewussten und unbewussten, i. e. der subjectiven Seite
ermangelnden nervösen Vorgängen zusammen. Hiegegen lässt
sich Folgendes bemerken: Von der Existenz eines Bewusstseins
wissen wir unmittelbar nur aus unserer eigenen inneren Erfahrung.
In das Innere anderer Wesen haben wir keinen directen Einblick.
Trotzdem sind wir überzeugt, dass auch andere Menschen und
selbst Thiere ein Bewusstsein haben, wenn wir auf diesen Besitz
auch nur auf dem Wege der Analogie schliessen können. Wir
sind überzeugt, dass bei einem Hunde, der in Folge einer Verletzung heult, sich ein bewusster Vorgang abspielt, den wir als
Schmerz bezeichnen. Wir betrachten das Heulen als einen sicheren
Beweis für das Vorhandensein von Schmerz bei dem Thiere, weil
wir den Schmerz, den wir selbst empfinden, in ähnlicher Weise
äussern. Mit demselben Rechte können wir aber doch auch auf
dem Wege des Analogieschlusses annehmen, dass in uns selbst

ablaufende psychische Vorgänge, in welchen intelligente Verwerthung äusserer Eindrücke und Erinnerungen sowie logisches Urtheil, also alle wesentlichen Merkmale des bewussten Denkens sich kundgeben, eines gewissen Bewusstseins nicht ermangeln, wenn wir auch von demselben unmittelbar nichts wissen. Unser Nichtwissen von diesen in uns sich abspielenden Vorgängen ist ebenso wenig ein Beweis dafür, dass dieselben der subjektiven Seite ermangeln, als unsere Unfähigkeit, Vorgänge in dem Bewusstsein anderer Individuen direct zu erkennen, einen Beweis für die Nichtexistenz eines Bewusstseins ausserhalb des unsrigen bildet. Ob ein psychischer Process in uns bewusst im gewöhnlichen Sinne wird oder nicht, hängt von dessen Verknüpfung mit dem Vorstellungscomplexe unseres Ego ab, weil durch diese die Aufmerksamkeit auf denselben gelenkt wird. Diese Verknüpfung kann immer nur gewissen psychischen Elementen zu Theil werden; was daneben in unserem Geiste sich abspielt, kann ebenfalls die Eigenschaft des Bewusstseins besitzen, wenn unser Ego auch von den betreffenden Vorgängen, weil sie zu demselben nicht in Beziehung treten, keine Kenntnis hat.

Einwände anderer Art sind gegen die Lehre vom Unterbewusstsein, resp. Doppelbewusstsein im Sinne Dessoir's von v. Schrenk-Notzing geltend gemacht worden. Dieser Autor geht jedoch bei seiner Polemik von der irrthümlichen Annahme aus, dass nach Dessoir und Anderen zwei bewusste Acte von derselben Bewusstseinsintensität, aber mit verschiedenem psychischem Inhalte, entsprechend den beiden psychischen Reihen, gleichzeitig nebeneinander vor sich gehen können. Eine derartige Ansicht hat weder Dessoir, noch irgend ein anderer Anhänger der Lehre vom Unterbewusstsein geäussert. Nach der Auffassung der in Betracht kommenden Autoren, der ich mich anschliesse, ist das Unterbewusstsein von geringerer Intensität als das Oberbewusstsein. Das gleichzeitige Statthaben gleich intensiv bewusster psychischer Acte wurde von keiner Seite behauptet. Nach v. Schrenk-Notzing beruht die Annahme eines gleichzeitigen Ablaufs ober- und unterbewusster psychischer Vorgänge in der Hauptsache auf einer Täuschung hinsichtlich des zeitlichen Verhaltens beider Processe zu einander. Die Beobachtungen, welche als Beispiele einer unterbewussten, gleichzeitig mit einer oberbewussten ablaufenden psychischen Thätigkeit betrachtet werden. (automatisches Schreiben, unterbewusstes Rechnen während eines Gespräches etc.), erklären sich nach v. Schrenk-Notzing dadurch, dass die Aufmerksamkeit bald der einen, bald der anderen Reihe von psychischen Vorgängen sich zuwendet. i. e. dass bald Theile der einen, bald Theile der anderen Reihe in den „Wellengipfel des Bewusstseins" treten. Es soll sich also thatsächlich nicht um ein simultanes Ablaufen. sondern um eine unter beständigem, raschem Wechsel vor sich gehende Aufeinanderfolge zweier inhaltlich verschiedener psychischer Reihen handeln. Was sich in dieser Weise nicht erklären lässt, ist nach v. Schrenk-Notzing auf eingeübte, automatisch sich vollziehende Thätigkeiten zurückzuführen. Wir wollen nicht bestreiten, dass die Auffassung des Autors für einzelne dem Unterbewusstsein zugeschriebenen Leistungen zutreffen mag. für die grosse Mehrzahl der in Frage stehenden Beobachtungen erscheint uns dieselbe dagegen ungleich weniger plausibel als die Unterbewusstseinstheorie. Der Autor hat keine Erklärung dafür beizubringen vermocht, wie es möglich sein soll, dass zwei Vorstellungsreihen, deren Glieder in raschem Wechsel in das Bewusstsein treten. ohne jede Verbindung bleiben, so dass das Ego nur von dem Ablaufe der einen Reihe mit Bestimmtheit Kenntnis hat.

Die Lehre vom Unterbewusstsein hat. wie wir sehen, durch die bisher dagegen erhobenen Einwände keine ernsthafte Erschütterung erfahren. dagegen unterliegt es keinem Zweifel, dass die Gestaltung, welche Dessoir und in neuerer Zeit insbesonders Sidis dieser Lehre gab. durch die uns bekannten Thatsachen keineswegs gerechtfertigt ist. Was wir von den unterbewussten psychischen Thätigkeiten wissen, nöthigt uns durchaus nicht, die Einheit unserer Persönlichkeit aufzugeben und ein Doppel-Ich, i. e. zwei von einander getrennte und selbständig neben einander thätige Ego's in uns mit Dessoir. Sidis u. A. anzunehmen. Sidis ist sogar so weit gegangen. eine Schilderung der Charakterzüge des unterbewussten Ego zu liefern, welche diesen Theil unserer Persönlichkeit als einen nahezu unheimlichen Besitz erscheinen lässt. Nach Sidis ist das unterbewusste (subwaking) Ich dumm und ohne jeden kritischen Sinn, äusserst leichtgläubig, servil und feige, ohne jede Moralität; „es ist im Stande, ohne Scrupel zu stehlen, zu vergiften, zu stechen, seine besten Freunde zu morden. Das unterbewusste Ego folgt der Mode, plaudert in Gesellschaft, macht Tumult bei geschäftlicher Panik, schwärmt mit der Menge, stürmt mit dem Pöbel, betet im camp-meeting. Seine Sinne sind scharf, sein Sinn aber null. Die Association geschieht bei ihm nur nach dem Princip der Contiguität, dem geistigen Mechanismus des Thieres. Das unterbewusste Ich ermangelt aller Persönlichkeit und Individualität: es hat keinen Willen, es wird durch Suggestionen aller Arten hin und her getrieben, it is essentailly a brutal self-

Es unterliegt keinem Zweifel, dass diese gruselige Schilderung sich in der Hauptsache auf Beobachtungen an Hypnotisirten stützt. Das Recht, diese Beobachtungen für die Charakterisirung des unterbewussten Ego zu verwerthen, leitet Sidis von der Annahme ab, dass in der Hypnose das Unterbewusstsein zu Tage tritt, das Ich des Hypnotisirten also das unterbewusste Ich repräsentirt. Wir haben an früherer Stelle gezeigt, dass diese Annahme unhaltbar ist, und müssen hier beifügen, dass den Erfahrungen bei Hypnotisirten, welche Sidis bei seiner Charakterisirung des unterbewussten Ego verwendet hat, sich andere gegenüber stellen lassen, welche geradezu die entgegengesetzten Schlüsse über die Eigenschaften des „unterbewussten Ego" gestatten würden. Wir haben gesehen, dass die Somnambulen zum Theil zu sehr bemerkenswerthen geistigen Leistungen befähigt sind und Eingebungen, die mit ihren Grundsätzen nicht harmoniren, Widerstand leisten, sohin Verstand, Wille und moralischen Sinn bekunden können. Es ist in der That eine ungeheuerliche Uebertreibung, was uns Sidis in seinem Gemälde von dem „unterbewussten Ich" liefert, zu dem er dadurch gelangte, dass er Erfahrungen an einzelnen Individuen verallgemeinerte. — Was wir von den unterbewussten psychischen Vorgängen thatsächlich wissen, erlaubt uns durchaus nicht, daraus eine Persönlichkeit mit bestimmten Charaktereigenschaften zu construiren. Auf der anderen Seite müssen wir betonen, dass die unterbewussten psychischen Thätigkeiten in unserem psychischen Leben das nicht leisten könnten, was wir ihnen zuschreiben müssen, wenn dieselben lediglich nach dem Mechanismus des thierischen Denkens sich gestalteten. Unser Unterbewusstsein würde nie dahingelangen, irgend eine schwierigere Frage, mit welcher das Oberbewusstsein sich zeitweilig vergeblich abmüht, zu lösen, wenn dasselbe lediglich zu so einfachen Gedankenoperationen befähigt wäre, wie dies Sidis annimmt.

Wenn wir nunmehr an die Frage herantreten, wie das psychische Verhalten in der Hypnose die Realisirung von Suggestionen zur Folge hat, i. e. wie die Suggestionswirkungen in der Hypnose zu Stande kommen, so müssen wir vor Allem bemerken, dass wir zur Erklärung der hier in Betracht kommenden Vorgänge lediglich die mit den Vorstellungen einhergehenden nervösen Processe heranziehen können. Es handelt sich bei den Suggestionswirkungen zum Theil um rein körperliche Vorgänge, und wir würden vergebens für dieselben ein Verständnis zu gewinnen suchen, wenn wir dieselben mit der subjectiven Seite der Suggestion in Zusammenhang bringen wollten.

Man kann die Wirkungen der Suggestionen im Allgemeinen in zwei Gruppen sondern:

a) in solche, bei denen es sich um Anregung (resp. Steigerung) einer Function.

b) in solche, bei denen es sich um Hemmung einer Function handelt.

Diese Unterscheidung gilt, wie bemerkt, nur im Allgemeinen, da die Einreihung mancher Suggestionswirkungen in die eine oder andere Gruppe bei unseren derzeitigen physiologischen Kenntnissen auf Schwierigkeiten stösst, Anregung und Hemmung von Funktionen auch nebeneinander hergehen können. Um Suggestionswirkungen der ersten Gruppe handelt es sich z. B. bei der suggestiven Hervorrufung von Bewegungen, Hallucinationen, Gemeingefühlen, um Suggestionswirkungen der zweiten Gruppe bei der suggestiven Hervorrufung von Lähmungen, Anästhesien, negativen Hallucinationen.

Die Herabsetzung der corticalen Erregbarkeit im hypnotischen Schlafe hat, wie wir sahen, eine Einschränkung der associativen

Thätigkeit zur Folge. Die der einzelnen Vorstellung entsprechenden corticalen Erregungen können sich nicht nach allen Richtungen hin in die ihnen im Wachzustand offenstehenden associativen Bahnen fortpflanzen. Diese Abflusshemmung bedingt ein stärkeres Anwachsen, eine Art Stauung der in Frage stehenden corticalen Erregungen, der eine grössere Intensität der Vorstellungen resp. Steigerung ihrer sinnlichen Qualität parallel gehen muss. Hiezu kommt noch der Einfluss der Aufmerksamkeit, jenes centralen Vorgangs, durch welchen die einzelnen in unser Bewusstsein tretenden psychischen Elemente die zur vollen Deutlichkeit erforderliche Verstärkung erfahren. Je beschränkter das psychische Gebiet ist, welches die Aufmerksamkeit in Anspruch nimmt, um so intensiver muss sich ihre Wirkung auf die einzelnen psychischen Elemente geltend machen. Die Einschränkung der Associationsvorgänge in der Hypnose bedingt daher auch, dass durch den Vorgang der Aufmerksamkeit die mit den geweckten Vorstellungen parallel gehenden nervösen Erregungen eine bedeutendere Verstärkung erfahren als im Wachzustande. Diese Verhältnisse machen die Realisirung verschiedener Suggestionen, die auf Anregung oder Steigerung von Functionen beruht, ohne Weiteres verständlich, wenn wir annehmen, dass der Intensität der corticalen Erregung die Intensität des Vorgangs im Bewusstsein proportional ist. Die Vorstellung einer Bewegung (das Bewegungsbild) hat, wenn sie eine gewisse Lebhaftigkeit erreicht, den Eintritt der betreffenden Bewegung zur unvermeidlichen Folge, d. h. erreicht die der Bewegungsvorstellung entsprechende corticale Erregung eine gewisse Stärke, so pflanzt sich dieselbe auf die ihr zugänglichen motorischen Bahnen fort und führt so zu den den „Bewegungsact" verursachenden Muskelcontractionen. Erfährt die corticale Erregung, welche dem Erinnerungsbilde einer Sinneswahrnehmung entspricht, eine erhebliche Steigerung, so gewinnt das Erinnerungsbild die sinnliche Stärke der Wahrnehmung, wodurch dasselbe zur Hallucination wird. Wenn in der Hypnose die suggerirte Vorstellung einer Bewegung den betreffenden Bewegungsact, die Suggestion einer Hallucination die betreffende Hallucination herbeiführt, so erklärt sich dies demnach dadurch, dass in Folge der Einschränkung der Associationsvorgänge und des verstärkten Einflusses der Aufmerksamkeit die nervösen Parallel-vorgänge der suggestiv geweckten Vorstellungen jene Steige-rung erfahren, mit welcher die Auslösung der Bewegung, resp. das Auftreten der Hallucination verknüpft ist.

Wir müssen hier jedoch noch einen Augenblick bei der Be-schaffenheit der durch Suggeriren geweckten Vorstellungen ver-weilen. Sage ich einem Hypnotisirten: „Ich gebe Ihnen hier eine Rose“, während ich ihm nichts übergebe, so erwecke ich in dem-selben die Vorstellung einer Rose mit zwei Componenten. Diese sind: a) das Wort-(Laut-)Bild „Rose“, b) die entsprechende Object-vorstellung, i. e. ein sinnlich sehr schwaches Erinnerungsbild einer Rose.

Die Wortbilder, in welchen unser Denken sich vorzugsweise vollzieht, haben nämlich, soweit dieselben auf Objecte oder Vor-gänge sich beziehen, die Eigenthümlichkeit, dass sie sich mit einem sinnlich schwachen Bilde des betreffenden Objectes oder Vorganges verknüpfen. Die Wirkungen einer suggerirten Vorstellung gehen, wie dies an sich nahe liegt, nicht von dem Wortbilde, sondern von der begleitenden Objectvorstellung aus[1]). In dem oben er-wähnten Beispiele führt also das Wortbild „Rose“ nicht direct zum Auftreten der Hallucination einer Rose; die Hallucination geht viel-mehr aus dem das Wortbild „Rose“ begleitenden, sinnlich schwachen Erinnerungsbilde durch Verstärkung hervor. Ist das geweckte Wortbild nicht im Stande, sich mit der entsprechenden Objectvor-stellung zu verknüpfen, so bleibt die Eingebung wirkungslos. Sage ich einem Hypnotisirten, der einen Scorpion nie gesehen und von dessen Aussehen keine Vorstellung hat: „Hier ist ein Scorpion“. so wird bei demselben, wenn er auch noch so suggestibel ist, die Hallucination eines Scorpions nie auftreten, weil die Vorbedingung, die betreffende Objectvorstellung, fehlt. Das Wortbild „Scorpion“ allein, das ich bei ihm erwecke, ist nicht im Stande, das Gesichts-bild eines Scorpions hervorzurufen.

Etwas schwieriger gestaltet sich die Erklärung jener Sug-gestionswirkungen, denen Hemmung einer Function zu Grunde liegt. Wir haben hier zunächst zu berücksichtigen, dass die Art.

---

[1]) Auf diesen Umstand wurde schon von Vogt hingewiesen.

resp. Intensität der hier in Betracht kommenden Functionshemmungen in den einzelnen Fällen verschieden ist. Die Suggestion der Lähmung kann die Fähigkeit zur Bewegung des betreffenden Theiles vollständig aufheben. Die Suggestion der Anästhesie (des Nichtfühlens, Nichtsehens, Nichthörens) beraubt dagegen, wie wir gesehen haben, das Individuum des Vermögens, die betreffenden Sinneseindrücke wahrzunehmen, nicht vollständig; die Suggestion verhindert nur den Eintritt der betreffenden Empfindungen in das Oberbewusstsein, nicht aber die unterbewusste Perception. Dieser Unterschied erklärt sich aus der Verschiedenheit der centralen Vorgänge, die zur Auslösung einer Bewegung und Empfindung erforderlich sind. Die Bewegungsvorstellung, resp. der sie begleitende nervöse Erregungsvorgang muss eine gewisse Stärke besitzen, wenn der in die motorische Bahn abfliessende Theil dieser Erregung zur Muskelcontraction führen soll. Bleibt die Erregung unter diesem Intensitätsniveau, so kommt es zu keiner Bewegung. Eine Erregung im Bereiche der Sinnescentren von ähnlich geringer Stärke mag dagegen mit einer unterbewussten Empfindung sich verknüpfen. Der gleiche Hemmungsvorgang kann daher je nach der centralen Stätte seiner Einwirkung zur völligen Aufhebung oder nur zur Einschränkung einer Function führen. Was nun die Art des Vorganges anbelangt, durch welchen die suggestive Functionshemmung zu Stande kommt, so gestatten die vorliegenden Erfahrungen nicht, überall den gleichen Mechanismus anzunehmen. Wenn ich einem Hypnotisirten suggerire, sein rechter Arm sei gelähmt, und bei dem Hypnotisirten in Folge dieser Eingebung der rechte Arm bewegungsunfähig wird, so dürfen wir diese Wirkung ebenfalls nicht von den bei dem Hypnotisirten geweckten Wortvorstellungen: „der Arm ist gelähmt“ abhängig machen. Wir müssen auch hier annehmen, dass mit dem Wortbilde sich ein weiteres psychisches Element verknüpft, von dem die hemmende Einwirkung ausgeht. Um eine correspondirende Objectvorstellung kann es sich jedoch dabei nicht handeln, da der Zustand der Lähmung wenigstens für denjenigen, der denselben nicht erlebt hat, nicht vorstellbar ist. Für das nicht Vorstellbare muss ein Surrogat positiven Inhalts, wie schon Vogt betonte, eintreten. Im concreten Falle ist es wahrscheinlich, dass die Erinnerungsbilder gewisser Empfindungen (Empfindungen der Schwere. Steifigkeit etc.), die im Unterbewusstsein bleiben mögen, mit den Wortbildern sich verknüpfen und durch diese Empfindungen, resp. die ihnen parallel gehenden nervösen Erregungen der hemmende Einfluss auf die Centralstelle für Armbewegungen in der motorischen Rindenzone ausgeübt wird. Diese Annahme wird dadurch nahe gelegt. dass, wie wir an früherer Stelle erwähnten, die Suggestion der Anästhesie häufig auch Lähmung zur Folge hat.

Mit der negativen Hallucination verknüpft sich. wie wir ebenfalls an früherer Stelle sahen. gewöhnlich eine positive und zweifellos ist es dieser Factor, welcher dem Bewusstwerden der Sinneseindrücke. die vom Objecte der negativen Hallucination ausgehen, entgegenwirkt. Der Mechanismus dürfte hier der sein, dass die von dem betreffenden Objecte ausgehenden Sinneseindrücke auf associativem Wege die positive Hallucination erwecken, welche das Anwachsen der durch die Sinneseindrücke direct ausgelösten Erregungen zur Höhe des Bewusstwerdens verhindert. Bei den einfachen Anästhesien handelt es sich wohl um einen ähnlichen Mechanismus. Die Wortvorstellung des Blindseins auf einem Auge z. B. mag sich mit der Empfindung des Schwarz- oder Nebelsehens verknüpfen. von der erst die Hemmung ausgeht. Ein anderer Mechanismus ist dagegen wahrscheinlich bei den suggestiven Amnesien im Spiele. Wir haben wenigstens keinen Anhaltspunkt dafür, dass bei der suggestiven Aufhebung gewisser Erinnerungen die Hemmung durch mit der Wortvorstellung sich verknüpfende Erinnerungen anderer Art bewirkt wird: allem Anscheine nach geht hier die Hemmung direct von den Wortvorstellungen der Suggestion aus und erstreckt sich andererseits auf die Wortbilder. in welchen unsere Erinnerungen vorzugsweise fixirt sind.

Bei der Wirkung der functionanregenden Suggestionen können auch Hemmungsvorgänge im Spiele sein. Suggerire ich einem Hypnotisirten. dass er in 5 Minuten erwachen werde, so errege ich neben dem Wortbilde des Erwachens die Erinnerungsbilder an gewisse das Erwachen begleitende Vorgänge, die in diesem Falle die Objectvorstellung der Suggestion repräsentiren. Das Erwachen setzt aber eine Aufhebung der Erregung des bulbären vasomotorischen Centrums voraus, durch welche die Schafanämie des Gehirns herbeigeführt wird. Die Suggestion des Erwachens muss daher. wenn sie sich realisiren soll, eine Hemmungswirkung auf das in Frage stehende vasomotorische Centrum ausüben. Diese geht jedenfalls nicht von der Wortvorstellung, sondern von den mit dieser associirten Erinnerungsbildern aus. da letztere mit dem Vorgange der Hemmung des vasomotorischen Schlafcentrums ebenso in functionellem Connex stehen wie die Ermüdungsempfindungen und ihre Erinnerungsbilder mit der Erregung dieses Centrums. Bei den functionserregenden Suggestionen können auch mehrere Factoren in gleichem Sinne wirken. Ich erhebe den Arm eines Hypnotisirten, derselbe verharrt nach kurzem Festhalten in der Stellung. welche ich ihm gegeben habe. Die Empfindungen, welche durch die dem Gliede gegebene Stellung verursacht werden. erwecken hier Bewegungsvorstellungen, durch welche die zur Beibehaltung der gegebenen Stellung erforderlichen Muskelcontractionen ausgelöst werden. Die Lageempfindungen sind jedoch, wie wir schon sahen, zur Erzielung einer derartigen Suggestivwirkung nicht immer ausreichend. Bei einem anderen Hypnotisirten fällt der erhobene Arm. sobald ich denselben loslasse. wieder herab. Um Katalepsie zu erzeugen. muss ich hier den Arm etwas länger halten und bemerken: „Der Arm bleibt in dieser Stellung.“ In diesem Falle werden die Bewegungsvorstellungen, von welchen die zur Fixirung des Armes in der gegebenen Stellung erforderlichen motorischen Impulse ausgehen. nicht nur durch Lageempfindungen, sondern auch durch Wortvorstellungen angeregt.

Ich beschränke mich auf die angeführten Beispiele für die Erläuterung des Mechanismus der Suggestionswirkungen. Ich möchte hiermit nicht den Glauben erweckt haben, dass es uns bereits gelungen ist. das Geheimnis dieser Wirkungen zu ergründen. den Schleier zu lüften, hinter dem sich diese merkwürdigen Vorgänge thatsächlich abspielen. Wir sind vorerst nur im Stande, uns gewisse Vorstellungen darüber zu bilden, wie ein Theil dieser Vorgänge nach ihrer materiellen (nervösen) Seite sich gestalten mag: wir dürfen uns jedoch über den hypothetischen Charakter dieser Vorstellungen nicht täuschen. Für die Deutung eines anderen Theiles der Suggestionswirkungen gewähren uns unsere derzeitigen

physiologischen und psychologischen Kenntnisse noch so wenig
Anhaltspunkte, dass wir besser auf jeden Versuch in dieser Richtung verzichten. Wie sollten wir z. B. für die suggestive Herbeiführung einer bestimmten Körpertemperatur eine einigermaassen
befriedigende Erklärung geben?

Was wir im Vorstehenden bezüglich des Wirkungsmodus der
hypnotischen Suggestion bemerkten, gilt selbstverständlich nicht
für diese allein, sondern auch für die Wachsuggestion. Diese
unterscheidet sich in ihren psycho-physiologischen Characteren in
keiner Weise von der hypnotischen. Die ihrer Realisirung zu
Grunde liegenden Vorgänge können daher auch nicht von anderer
Art als bei der hypnotischen Suggestion sein.

Wir haben hier schliesslich noch die Erscheinungen der posthypnotischen Amnesie zu würdigen, die, wie wir gesehen haben,
sich an die tiefe Hypnose anschliesst.

Döllken hat die Beziehungen dieser Amnesie zur Associations-
und Perceptionsstörung in der Hypnose eingehend erörtert und ist
dabei zu dem Schlusse gekommen, dass sich ein Abhängigkeitsverhältnis zwischen der Associationsstörung und der Amnesie nicht
feststellen lässt und daher letztere wahrscheinlich lediglich durch
die verminderte Function der Sinnescentren bedingt ist. Zu Gunsten
dieser Ansicht führt er an, dass, so lange in den Vorstadien des
Schlafes, bei Ermüdung und in narkotischen Zuständen nur die
Association gestört ist, die Erinnerung erhalten bleibt und nach
der Hypnose Amnesie nie gefunden wird, bevor es zu einer be-
trächtlichen Herabsetzung der Sinnesfunctionen kam. Gegen die
Abhängigkeit der posthypnotischen Amnesie von der Perceptionsstörung in der Hypnose spricht indes schon folgende Thatsache:
Wenn wir tief in Gedanken versunken sind, so dass wir von dem
um uns her Vorgehenden nichts sehen und nichts hören, unsere
Sinnesthätigkeit also hochgradig herabgesetzt ist, zeigt sich nachträglich keine Amnesie für die Vorstellungen, welche unsere Aufmerksamkeit ganz und gar in Anspruch nahmen; die Erinnerungen
an dieselben zeichnen sich sogar durch Genauigkeit aus.

Döllken hat bei seinen Erörterungen ferner den Umstand
ausser Betracht gelassen, dass die posthypnotische Amnesie nur

im Wachzustande besteht und in der Hypnose wieder schwindet, sohin nur relativer Natur ist. Dieser Umstand weist uns darauf hin, dass die Amnesie durch Verhältnisse bedingt sein muss, durch welche die Hypnose vom Wachzustand sich unterscheidet, Verhältnisse, welche die Wiedererweckung der Erinnerungen im Wachzustande verhindern, in der Hypnose dagegen ermöglichen. Als solche können nicht einzelne in der Hypnose eintretende psychische Veränderungen wie die Störungen der Association oder Perception in Anspruch genommen werden. Wir können uns nicht vorstellen, wie z. B. die Herabsetzung der Perception in der Hypnose die Reproducirbarkeit der Erinnerungen früherer intrahypnotischer Vorgänge nach sich ziehen soll. Allem Anscheine nach ist es die psychische Gesammtconstellation in der Hypnose, resp. die ihr zu Grunde liegende Veränderung in den corticalen Ernährungsvorgängen, was die posthypnotische Amnesie verursacht. Diese Ansicht gewinnt eine wesentliche Stütze in dem Umstande, dass auch die Amnesie, welche für die Traumvorgänge im tiefen Schlafe nach dem Erwachen besteht, und verschiedene Amnesien pathologischen Ursprungs (nach hysterischen Anfällen, psychischen Aequivalenten des epileptischen Anfalls etc.) in der Hypnose sich verlieren. Bei allen diesen Zuständen handelt es sich aber um mehr oder minder erhebliche Veränderungen in den corticalen Ernährungsvorgängen. Wir werden durch diese Thatsachen zu dem Schlusse gedrängt, dass die posthypnotische Amnesie nur der Ausdruck eines allgemeineren Gesetzes ist, welches etwa in folgender Weise formulirt werden mag: Im normalen Wachzustande sind ohne besondere Hilfsmittel nur jene psychischen Vorgänge reproducirbar, welche unter den dem Wachzustande eigenthümlichen corticalen Ernährungsverhältnissen stattfanden. In der Hypnose andererseits werden neben den Vorstellungen des Wachzustandes allem Anscheine nach alle oder fast alle psychischen Vorgänge erinnerbar, die unter anderen als den dem Wachzustande eigenthümlichen corticalen Ernährungsverhältnissen abliefen.

XV. Kapitel.

Hypnose und Suggestion im Dienste der Medicin.

—

Bevor wir auf den derzeitigen Stand der medicinischen Verwerthung der Hypnose eingehen, wollen wir uns einen kurzen historischen Rückblick gestatten.

Wenn auch gelegentlich schon früher hypnotische Zustände zu Heilzwecken hervorgerufen und ausgenützt wurden, so ist doch nicht in Abrede zu stellen, dass erst durch Anhänger der Mesmer'schen Lehre (speciell die Puységur'sche Schule) eine systematische und in gewissem Maasse zielbewusste therapeutische Verwerthung der Hypnose statthatte. Die Anhänger Mesmer's betrachteten die hypnotischen Zustände, welche sie durch ihre Manipulationen hervorriefen, als Wirkungen des thierischen Magnetismus und theilten diese in verschiedene Grade ein, ähnlich wie wir jetzt verschiedene Abstufungen der Hypnose unterscheiden. Zweifellos hatten die alten Mesmeriker auch gar manche Heilerfolge zu verzeichnen, welche zum Theil auf den hypnotischen Zustand allein, zum Theil auf unbeabsichtigte suggestive Einwirkungen zurückzuführen sind. Es ist gegenwärtig beim Beginn eines neuen Jahrhunderts gewiss nicht ohne Interesse, zuzusehen, wie sich die Aerzte im Laufe des verflossenen Jahrhunderts zu dem von Mesmer angeregten Heilverfahren stellten.

In den ersten Decennien des verflossenen Jahrhunderts wurde der Mesmerismus namentlich in Deutschland und den nordischen Ländern von einer Anzahl hervorragender Aerzte bei Behandlung verschiedener Krankheitszustände (namentlich solcher des Nervensystems) verwerthet. In den Werken über Nervenkrankheiten finden wir unter den empfohlenen Heilfactoren den Mesmerismus oder thierischen Magnetismus neben der Elektricität und den länger gebräuchlichen Nervenmitteln angeführt (so bei van Hoven „Versuch über die Nervenkrankheiten“. Nürnberg 1813. bei Joseph Frank, Handbuch der Nervenkrankheiten. deutsche Uebers. Leipzig 1842).

Von den 30er Jahren anfangend ist ein entschiedener Rückgang in der Anwendung des Mesmerismus, respective der auf Herbeiführung hypnotischer Zustände abzielenden Heilverfahren zu bemerken. ein Rückgang. der allmählich so bedeutend wurde. dass nur mehr vereinzelte ärztliche Enthusiasten sich der Methode bedienten. Der Fortschritt, der in der theoretischen Auffassung der hypnotischen Zustände durch die Arbeiten Braid's und Liébeaults angebahnt wurde, blieb für die Masse der Aerzte völlig bedeutungslos, vermochte aber auch bei den hervorragenderen Vertretern der medicinischen Forschung kein Interesse für die nach Braid als Braidismus bezeichnete Methode zu erwecken. Noch Mitte der 70er Jahre waren die Aerzte. in deren Praxis die Verwerthung der Hypnose eine grössere Rolle spielte, rarae aves. Es ist nicht leicht zu sagen, durch welche Umstände dieser bedeutende Rückgang in dem Gebrauche eines Verfahrens bedingt war, das, wenn es sich auch auf irrthümliche Voraussetzungen stützte, doch unbezweifelbare Heilerfolge aufzuweisen hatte. Allem Anscheine nach wirkten hier verschiedene Factoren zusammen.

Die naturphilosophische Richtung, welcher in den ersten Decennien des letzten Jahrhunderts auch die medicinischen Kreise huldigten. begünstigte in gewissem Maasse die Anwendung des Mesmerismus. Mit dem Aufschwung der Medicin und der Naturwissenschaften. der mit den 40er Jahren begann. trat diese Richtung in den Hintergrund; zugleich entwickelte sich. namentlich angeregt durch die Wiener Schule. ein gewisser therapeutischer Nihilismus, der auch nicht ohne Einfluss auf den Gebrauch einer von allgemeiner Anerkennung sehr entfernten Heilmethode wie des Mesmerismus bleiben konnte. Dazu kam. dass die magnetische Behandlung mehr und mehr von kurpfuschenden Laien in die Hand genommen wurde. welche durch Unwissenheit oder Gewinnsucht sich zu den überschwenglichsten Anpreisungen ihres Verfahrens bestimmen liessen, ein Vorgehen, welches den Mesmerimus in den Augen vieler Aerzte zum Schwindel stempelte und eine Beschäftigung mit demselben zwecklos erscheinen liess. Endlich hat wohl auch die Neigung mancher Aerzte und Laienmagnetiseure, die magnetischen Schlafzustände als eine Quelle übernatürlicher Kräfte hinzustellen, welche die Magnetisirten zu verschiedenen wunderbaren Leistungen (wie Hellsehen, zeitliches und räumliches Fernsehen etc.) befähigen sollten, wohl dazu beitragen, den Mesmerismus zu discreditiren. Wie die Académie de médecine in Paris den Mesmerismus verwarf, weil gewisse von Magnetiseuren berichtete Leistungen der Somnambulen (Hellsehen etc.) sich nicht nachweisen liessen, so gelangten sicher auch viele andere Aerzte zu einem ungünstigen Urtheile über das Verfahren, weil ihnen der Glaube an die Wunderleistungen der Somnambulen fehlte.

Auch die Wiederaufnahme des Studiums der hypnotischen Zustände seitens einer Anzahl von Forschern — die Renaissance hypnotique Delboeuf's —, die ungefähr Mitte der 70er Jahre begann, blieb zunächst ohne wesentlichen Einfluss auf die Therapie. Erst Anfangs der 80er Jahre, also ungefähr ein Jahrhundert nach der ersten Ausbreitung der Mesmerschen Lehren und der Entdeckung des künstlichen Somnambulismus trat, und zwar wesentlich in Folge der Bemühungen der Nancyer Schule eine Aenderung der Sachlage ein. Binnen wenigen Jahren wuchs die Zahl der Aerzte, welche sich mit der medicinischen Verwerthung der Hypnose in ausgedehnterem Maasse befassten, sehr bedeutend an, und die Erfahrungen über die Leistungsfähigkeit dieser Methode vermehrten sich dementsprechend gewaltig. Dabei fehlte es nicht, wie wir sahen, an erfolgreichen Bestrebungen, die Hypnotisirungstechnik mehr und mehr zu verbessern, auch wurden in der therapeutischen Ausnützung der Hypnose verschiedene neue Wege betreten. Trotz alledem kann der unbefangene Beurtheiler nicht verkennen, dass die derzeitige praktische Verwerthung der Hypnose in der Medicin weder dem Stande der Theorie, noch dem der therapeutischen Erfahrung entspricht. Die grosse Masse der ärztlichen Praktiker verzichtet auf die Anwendung der Hypnotherapie und ist auch zweifellos über die Leistungsfähigkeit dieser Methode und ihre Indicationen noch wenig orientirt. Dieser Missstand ist in erster Linie auf den Mangel an Unterrichtsgelegenheit für diesen Zweig der Therapie an unseren Universitäten zurückzuführen. Wären unsere Medicinstudirenden und angehenden Aerzte in der Lage, sich während ihrer Studienzeit durch Theilnahme an Cursen mit den Elementen der Hypnotherapie vertraut zu machen, so würde dies Heilverfahren sicher schon erheblich mehr Eingang in die Praxis erlangt und dessen Bedeutung eine zutreffendere Beurtheilung in den ärztlichen Kreisen gefunden haben. Indess scheint mir ein anderer Umstand der richtigeren Würdigung und ausgedehnteren Verwerthung der Hypnotherapie ebenfalls bisher sehr hinderlich gewesen zu sein.

Das Hauptgebiet für die Leistungen der Hypnotherapie bilden die Nervenkrankheiten, und in den Denkgewohnheiten eines grossen Theils unserer Aerzte (namentlich der süddeutschen) ist Nervenleiden und Anstaltsbehandlung allmählich zu einer unlösbaren Association geworden, die sehr bequem ist und den Praktiker weiteren Nachdenkens überhebt. Man schickt die Nervenpatienten von den Tumorkranken anfangend bis zu den Neurasthenischen leichtester Sorte in Anstalten (Wasserheilanstalten, Sanatorien etc.), in der Erwartung, dass hier alle für die Behandlung von Nervenkrankheiten erforderlichen Heilfactoren vorhanden seien und die Anstaltsärzte das Richtige finden werden. Bei dieser Auffassung der Anstaltsbehandlung als Allheilmittel für Nervenleiden braucht man sich natürlich kein Kopfzerbrechen darüber zu machen, ob in diesem oder jenem Falle eine hypnotische Behandlung von Nutzen sein könnte.

Die Erwartungen der Aerzte bezüglich der in den Anstalten zur Anwendung gelangenden Heilfactoren entsprechen jedoch nicht ganz den thatsächlichen Verhältnissen. Die Hypnotherapie, die doch für gar manche psychisch-nervöse Störungen eine ungleich grössere Bedeutung besitzt als die Hydro- und Electrotherapie, wird nur in wenigen Anstalten in erheblicherem Maasse geübt und die Verhältnisse vieler dieser Etablissements, die Beschränkung ihres Betriebs auf eine Saison und der Patientenandrang während einiger Monate, gestatten auch nur eine sehr beschränkte Verwerthung der Hypnotherapie.

Ich zähle gewiss nicht zu den Verächtern der physikalischen Heilmethoden, habe aber doch oft genug mich über die Hoffnungen wundern müssen, die man auf dieselben ärztlicherseits bei verschiedenen, namentlich psychopathischen Zuständen setzte. Was will man mit einer Wasserkur bei den so häufigen Zwangsvorstellungsleiden, bei inveterirten Phobien, bei den so mannigfaltigen autosuggestiven Affectionen leisten? Eine Roborirung des Nervensystems mag ja auch bei derartigen Zuständen in gewissem Maasse günstig wirken, allein weder Bäder, noch Douchen, noch irgend welche andere hydriatische Proceduren sind im Stande direct oder auch nur indirect die Grunderscheinungen dieser Leiden zu bebeseitigen. Die Wasserkur bildet hier gleich den anderen physikalischen Agentien bestenfalls nur ein indirect wirkendes Heilverfahren von untergeordnetem Werthe, während die hypnotische Suggestivtherapie uns in den Stand setzt, direct die vorliegenden Störungen in Angriff zu nehmen und dieselben ohne Beihilfe irgend welcher anderer therapeutischer Maassnahmen zu beseitigen.

Die Ansichten der Kliniker (Internisten) über die Bedeutung der Hypnotherapie sind noch sehr getheilt, worüber man sich schliesslich nicht wundern kann, wenn man berücksichtigt, dass auch ihre Urtheile über den Werth verschiedener anderer Heilmethoden (Elektrotherapie, Massage etc.) sehr von einander abweichen. Auffälliger ist, dass auch noch in den Kreisen der Irren- und Nervenärzte, welche doch bei der Art ihres Krankenmaterials reichliche Gelegenheit und Veranlassung zur Prüfung der Leistungsfähigkeit der Hypnotherapie haben, die Anschauungen über die praktische Bedeutung dieses Verfahrens ebenfalls noch sehr differiren. In der Literatur finden die hier in Frage stehenden Meinungsverschiedenheiten nur in beschränktem Maasse Ausdruck. Die Anhänger und Verehrer der Hypnotherapie sind viel mehr beflissen, ihre Ansichten bekannt zu machen, als diejenigen, welche bezüglich derselben einen gegnerischen oder skeptischen Standpunkt einnehmen. Wenn wir zunächst die Extreme berühren, so haben wir auf der einen Seite die Vertreter der Nancyer Schule strenger Observanz, welche die hypnotische Therapie zu einer der grössten medicinischen Errungenschaften des letzten Jahrhunderts stempeln und dieselbe als den bei Weitem wichtigsten Zweig der Psychotherapie. als die „Psychotherapie par excellence" betrachten. Diesen steht die gegenwärtig wohl nicht mehr zahlreiche Gruppe jener gegenüber. welche (wie z. B. Navratil und Richter) der hypnotischen Suggestivbehandlung keinerlei Vortheile. sondern nur schädliche Wirkungen zuschreiben und sie daher ganz und gar verwerfen. oder dieselbe wie Rieger in unerklärlicher Voreingenommenheit als „Altweiberkur" ins Lächerliche ziehen wollen. Zwischen diesen Parteien steht eine ansehnliche Zahl von Beobachtern. deren Ansichten zum Theil mehr nach der Seite der Nancyer. zum Theil nach der Seite ihrer extremen Gegner neigen.

Manche wollen wegen der vermeintlichen Gefährlichkeit der Hypnose nur eine sehr beschränkte Verwerthung derselben zugestehen (so Gilles de la Tourette z. B.), andere halten dieselbe überhaupt für entbehrlich. weil sich nach ihrer Ansicht die Heilerfolge. welche man vermittelst der Hypnose erzielt, auch auf anderem Wege erreichen lassen (Rosenbach, Strümpell). Auch an solchen mangelt es nicht, welche die von Anderen berichteten Heilresultate schlankweg als zum grössten Theile auf Täuschung beruhend erklären: „Die Patienten fügen sich der Autorität des Arztes, wagen nicht zu widersprechen. und wenn sie ihn los sein wollen. so sagen sie ihm. sie seien gesund (Benedict): auf diese Art. meint der genannte Autor. sind etwa 90 % aller in der modernen Literatur mitgetheilten hypnotischen Heilungen zu Stande gekommen. Bei alledem scheint sich eine sachgemässere. ruhigere, von Ueberschwenglichkeit ebensowohl als von Gehässigkeit freiere Beurtheilung der hypnotischen Therapie und ihrer Leistungen doch mehr und mehr anzubahnen. Die Anhänger der Hypnotherapie sind zum grossen Theile von dem Uebereifer in der Anwendung und Anpreisung derselben. der früher so oft zu Tage trat, zurückgekommen und haben die Bedeutung der übrigen psychotherapeutischen Methoden mehr und mehr zu würdigen gelernt. Während auf dieser Seite in den letzten Jahren ein entschiedener Fortschritt sich offenbarte. sind auch im anderen Lager Skepsis und schroffe Verurtheilung den thatsächlichen Erfolgen des Verfahrens gegenüber weniger mehr hervorgetreten. Dagegen lässt sich nicht behaupten, dass die Zahl der entschiedenen Freunde der Hypnotherapie in neuerer Zeit eine auffällige Vermehrung gefunden hat.

Die oben erwähnte Divergenz der Meinungen könnte an sich höchlichst befremden, sie wird jedoch verständlich, wenn wir berücksichtigen, wie die Einzelnen zu ihren Urtheilen gelangten. Für Diejenigen, welche den hypnotischen Zustand als identisch mit einem hysterischen Anfalle erachten, bedeutet Hypnotisiren artificielle Erzeugung von Hysterie; damit ist, wie man leicht begreift, der Stab über das Verfahren gebrochen.

Manche Derjenigen, welche sich eine Meinung über die Hypnotherapie gestatten, begnügen sich damit, diese oder ähnliche Auffassungen (so die Meynert'sche, dass die Hypnose lediglich einen experimentell erzeugten Blödsinn darstellt) gedankenlos nachzubeten; dass diese Auffassung von anderer Seite widerlegt wurde, kommt für sie nicht in Betracht (so bei Navratil, Richter). Das absprechende Verdict Anderer ist auf die leicht erklärliche Unzulänglichkeit ihrer eigenen Erfolge zurückzuführen. Es liegt nahe, dass nicht jeder Kliniker und nicht jeder Psychiater die Zeit findet, sich mit der Theorie der Hypnose und der Technik des Hypnotisirens genügend vertraut zu machen. Diesen Mangel kann natürlich die sonstige ärztliche Tüchtigkeit und Erfahrung nicht ausgleichen, und wenn ein so ungenügend ausgerüsteter Arzt Versuche mit hypnotischer Suggestivbehandlung unternimmt oder einen noch weniger qualificirten Assistenten zu solchen veranlasst, so können wir uns nicht wundern, dass die Resultate z. Th. recht kläglich ausfallen. Diese sind jedoch nicht der Methode an sich, sondern lediglich ihrer fehlerhaften Handhabung, dem Mangel an Sachkenntnis des dieselbe Practicirenden zuzuschreiben (so z. B. bei Friedrich). Was weiter die Behauptung betrifft, dass die Erfolge der hypnotischen Suggestivtherapie sich auf anderem Wege erzielen lassen, so ist dieselbe unstichhaltig und lediglich auf ungenügender Erfahrung fussend, wie wir zeigen werden. Noch weniger fundirt und von einer geradezu erstaunlichen Voreingenommenheit zeugend ist die Auffassung Benedict's von der grossen Mehrzahl der hypnotherapeutischen Erfolge. Dem hyp-

notisch Behandelten fällt es im Allgemeinen ebensowenig ein, sich
für gesund zu erklären, wenn er es nicht ist, als einem in irgend
einer anderen Weise Behandelten; er kann ja wegbleiben, ohne
sich für gesund zu erklären. Dass es gelegentlich vorkommen
mag, dass eine Hypnotisirte unter dem Vorwande, gesund zu sein,
sich weiterer Behandlung entzieht, kann doch nicht im Geringsten
berechtigen, $^9/_{10}$ der hypnotischen Heilresultate auf Schwindel
Seitens der Patienten zurückzuführen.

Soweit ich die Literatur übersehen kann, ist kein Autor,
welcher jahrelang mit voller Unbefangenheit und Unverdrossenheit
die Hypnotherapie klinisch geprüft hat, zu einem absprechenden
Urtheil über dieselbe gelangt, und keiner von Denjenigen, welche
die Hypnotherapie als verwerflich oder entbehrlich bezeichnen,
hat den Nachweis erbracht, dass seine Behauptungen auf ausreichende eigene Erfahrungen sich stützen. Mit allgemeinen Rede-
wendungen kann in einer solchen Angelegenheit nichts entschieden
werden.

Bevor wir nun an die Prüfung der Frage gehen, ob die Hypnotherapie den übrigen Methoden psychischer Behandlung gegenüber
gewisse besondere Vortheile bietet und daher durch diese nicht zu
ersetzen ist, müssen wir uns mit der Methodik des Verfahrens beschäftigen, die an sich schon über die Leistungsfähigkeit desselben
werthvolle Aufschlüsse verschafft.

Die therapeutische Verwerthung der Hypnose, so wie dieselbe
gegenwärtig geübt wird, beruht auf der Ausnützung verschiedener
Seiten des hypnotischen Zustandes, und wir haben deshalb nicht
mehr ein einziges, sondern mehrere hypnotherapeutische Verfahren
zur Zeit in Gebrauch:

A. Therapeutische Verwerthung des hypnotischen
    Schlafzustandes allein,

B. Ausnützung der dem hypnotischen Zustande
    eigenthümlichen erhöhten Suggestibilität,

C. Ausnützung der dem hypnotischen Zustande
    eigenthümlichen Hypermnesie.

A. Therapeutische Verwerthung des hypnotischen Schlafzustandes allein:

Die Heilwirkungen, welche der Hypnose als einem Ruhe- oder Schlafzustande an sich zukommen, sind bisher entschieden weniger gewürdigt worden als die der hypnotischen Suggestion. Der überaus günstige Einfluss, welchen der Schlaf bei verschiedenen Krankheitszuständen äussert, lässt a priori schon einen ähnlichen Effect von der Hypnose erwarten. Eine Reihe von Beobachtern, Moll, Obersteiner, Binswanger, Beaunis, Benedict[1]), Vogt, Wetterstrand, haben denn auch von dem hypnotischen Zustande dem natürlichen Schlafe ähnliche günstige Erfolge gesehen. Ich selbst habe auf den beruhigenden Einfluss der Hypnose an sich schon vor längerer Zeit hingewiesen und erwähnt, dass sich derselbe bei Schlafmangel, Kopfschmerzen und Angstzuständen mit Vortheil verwenden lässt.[2]) Manchen Beobachtern ist es auch gelungen durch die Hypnose drohenden hysterischen Anfällen vorzubeugen. Das Verdienst, der therapeutischen Verwerthung des hypnotischen Schlafes Eingang in die Praxis verschafft zu haben, muss jedoch in erster Linie Wetterstrand zuerkannt werden. Dieser Autor hat auch zuerst protrahirte Hypnosen bei Behandlung einzelner Krankheiten, insbesonders schwerer Fälle von Hysterie mit ausgeprägten psychischen Störungen (auch bei Morphinismus, Alkoholismus, Cocaïnismus) angewendet und damit Heilung in Fällen erzielt, in welchen die hypnotische Suggestion keinen oder keinen genügenden Erfolg hatte. Wetterstrand hat den „künstlich verlängerten“ Schlaf in einzelnen Fällen über mehrere Wochen und selbst über Monate ausgedehnt. Er hält hiebei Somnambulismus zwar für vortheilhaft, jedoch durchaus nicht für

---

[1]) Benedict erachtet sogar die Hypnose als das in der Regel Wirksame, die Suggestion in der Hypnose mit seltenen Ausnahmen für werthlos: Benedict steht jedoch mit dieser Anschauung ziemlich isolirt. Lloyd Tuckey andererseits glaubt, dass man auch in den Fällen, in welchen die Hypnose allein wirksam erscheint, die Heilsuggestion nicht ausschliessen könne, da der Kranke diese sich selbst geben kann.

[2]) S. Loewenfeld, Die moderne Behandlung der Nervenschwäche (Neurasthenie), der Hysterie und verwandter Leiden. 3. Aufl., Wiesbaden 1895. S. 133.

nothwendig. Die Schlafenden müssen aber stetig überwacht werden. Vogt hat die Wetterstrand'sche Schlafkur in der Weise modificirt, dass er in den Fällen, in welchen er dieselbe überhaupt für angebracht hält, die Kranken nur etwa 20 Stunden vom Tage schlafen lässt und es ihnen dadurch ermöglicht, Nahrungs- und Getränkezufuhr wie die übrigen körperlichen Verrichtungen ohne fremde Beihilfe vorzunehmen. Hierdurch wird die Pflege der betreffenden Patienten sehr wesentlich erleichtert.[1]) Andere Autoren (v. Corval, Rifat, Voisin) beschränken sich auf tägliche Anwendung eines mehrstündigen Schlafes. Nur Voisin hat, namentlich bei aufgeregten Geisteskranken, gelegentlich den Schlaf über mehr als 24 Stunden ausgedehnt.

Die therapeutische Ausnützung des hypnotischen Schlafes lässt sich natürlich auch mit der im Folgenden zu besprechenden hypnotischen Suggestivbehandlung ohne jede Schwierigkeit verknüpfen. Ich habe von diesem combinirten Verfahren zumeist in der Weise Gebrauch gemacht, dass ich die Patienten nach Ertheilung der erforderlichen Eingebungen noch längere Zeit, doch selten über 2 Stunden schlafen liess. Eine derartige Verlängerung der Hypnose kann auch in Fällen vortheilhaft sein, in welchen wir nicht auf die therapeutischen Wirkungen des hypnotischen Schlafes reflectiren müssen. Manche Personen haben einen Glauben an die Heilkraft der Hypnose an sich und sind deshalb geneigt, von einem längeren Schlafe eine grössere Wirkung zu erwarten als von einem kürzeren. Es ist entschieden rathsam, derartigen Anschauungen, soweit die Verhältnisse es gestatten, bei Bemessung der Dauer der Einzelhypnosen Rechnung zu tragen.

<hr>

[1]) Eine andere Art von hypnotischer Schlafkur verwendet Vogt bei Individuen mit pathologisch gesteigerter Ermüdbarkeit. Er lässt solche Patienten, um die durch eine Arbeitsleistung verursachte Erschöpfung besser zum Ausgleich zu bringen, in den Arbeitspausen schlafen und ist dabei bemüht, den Eintritt der Hypnose nach einer bestimmten Arbeitszeit durch posthypnotische Suggestion zu bewirken. Das Verfahren scheint mir im Allgemeinen entbehrlich und die öftere Herbeiführung einer Hypnose durch posthypnotische Suggestion nicht ganz ohne Schattenseiten.

B. Ausnützung der dem hypnotischen Zustande eigenthümlichen erhöhten Suggestibilität:

Hypnotische Suggestivtherapie.

Die derzeit übliche Anwendung der Suggestion während des hypnotischen Zustandes zur Beseitigung von Krankheitszuständen ist auf Liébeault zurückzuführen, und alle Aenderungen, welche die Technik des Suggerirens im Laufe der Zeit erfahren hat, bilden lediglich Modificationen des von Liébeault ursprünglich angegebenen Verfahrens. Die Verdienste dieses Mannes werden durch den Umstand keineswegs geschmälert, dass schon die alten Mesmeriker gelegentlich von der Verbalsuggestion Gebrauch machten. Von einem Verständnis für die Wirkungen der Suggestion konnte bei ihnen ebensowenig die Rede sein, als von einer systematischen Anwendung derselben, da sie ja die Heilwirkungen ihres Verfahrens dem von ihrem Körper ausströmenden Fluidum zuschrieben. Auch Braid war weit davon entfernt, die Bedeutung der Suggestion genügend zu erkennen, wenn er sich derselben auch therapeutisch bediente. Nach Liébeault's Methode beginnt man nach der Einschläferung mit dem Wegsuggeriren der vorhandenen Krankheitserscheinungen, i. e. mit der Einwirkung auf dieselben durch verbale Suggestion. Man hat sich früher bezüglich des hierbei nöthigen Verfahrens zumeist Anschauungen hingegeben, die den sich häufenden Erfahrungen gegenüber sich als unzulänglich oder ganz unhaltbar erwiesen. Gegenwärtig ist der Glaube wohl überwunden, dass die hypnotische Suggestion eine Art Zauberformel bildet, die ihre Wirkung nicht versagt, wie, wo und wann sie auch ausgesprochen wird, i. e. dass es zur suggestiven Beseitigung vorhandener Leiden lediglich der Ankündigung ihres Verschwindens bedarf. Die hypnotische Suggestivtherapie der Jetztzeit ist des mystischen Scheines entkleidet und nähert sich erheblich den übrigen psychotherapeutischen Verfahren: diese nüchternere Gestaltung derselben hat jedoch ihre Leistungsfähigkeit nicht vermindert, sondern entschieden gehoben. Die hypnotische Suggestion besitzt den speciellen Vorzug, dass sie es uns ermöglicht, sowohl auf die vom Organe der Psyche, der Hirnrinde, aus bedingten Krankheitserscheinungen, als auch auf Störungen anderen Ursprunges, soferne dieselben nur auf psychischem Wege zu beeinflussen sind, isolirt einzuwirken und dieselben isolirt zu beseitigen. Mit diesem Vorzuge ist jedoch eine Beschränkung der therapeutischen Verwerthbarkeit verknüpft. Wir sehen zwar, dass mitunter eine einzige Suggestion (die Suggestion der Heilung oder Besserung) das Gesammtbefinden eines Kranken in günstiger Weise verändert; im Allgemeinen besitzt jedoch die hypnotische Suggestivbehandlung nur die Bedeutung eines symptomatischen Verfahrens: die hypnotische Suggestion muss gegen einzelne Krankheitserscheinungen sich richten, wenn ihre Heilkraft sich bethätigen soll. Dieser Sachverhalt macht für den Hypnotherapeuten vor Allem genaue Kenntnis der vorliegenden Krankheitserscheinungen erforderlich, da nur eine solche die nothwendige Anpassung der therapeutischen Suggestionen ermöglicht. Der Suggestivtherapie muss daher in jedem Falle eine eingehende Erhebung der Anamnese und Krankenuntersuchung vorangehen. Lässt uns die Natur der vorliegenden Erkrankung eine hypnotische Behandlung angezeigt erscheinen und sind wir über die vorhandenen Symptome genügend aufgeklärt, so ist zunächst zu erwägen, in wie weit diese für die Suggestivbehandlung sich eignen.

In zahlreichen Fällen, in welchen die hypnotische Behandlung in Betracht kommt, begegnen wir Complexen von Symptomen, von welchen einzelne der hypnotischen Suggestion entschieden zugänglich sind, während andere für die Suggestivbehandlung überhaupt sich nicht eignen oder wenigstens auf anderem Wege leichter und sicherer als durch diese beseitigt werden. Bei einer Mehrzahl suggestiv zu bekämpfender Symptome kommt dann noch die Reihenfolge in Frage, in welcher dieselben in Angriff zu nehmen sind, da, wie wir besonders betonen müssen, die Realisirungstendenz therapeutischer Eingebungen im Verhältnis zu ihrer Zahl abnimmt und es sich daher dringend empfiehlt, schrittweise vorzugehen und sich jeweils auf die Bekämpfung einzelner Beschwerden zu beschränken. Für die Bestimmung der Reihenfolge der suggestiven Operationen können zwei Gesichtspunkte maassgebend sein: der Grad der suggestiven Beeinflussbarkeit der Erscheinungen und die Dringlichkeit ihrer Beseitigung.

Ceteris paribus wird man die durch Suggestion leicht beeinflussbaren Symptome vor den dieser schwerer zugänglichen in Angriff nehmen, da der erzielte therapeutische Erfolg das Vertrauen in das Verfahren erhöht und dadurch die Lösung der schwierigeren Suggestivaufgaben erleichtert. Liegen dagegen einzelne Erscheinungen vor, welche den Kranken in hohem Maasse belästigen und auch auf die übrigen Symptome eine ausgesprochen ungünstige Rückwirkung äussern, so hat man vor Allem die Beseitigung dieser anzustreben. Genaue Kenntnis der zu bekämpfenden Symptome genügt indes keineswegs zur erfolgreichen Anwendung der hypnotischen Eingebung. Richtet sich diese direct gegen die zu beseitigenden Erscheinungen, so bleibt sehr häufig der gewünschte Erfolg aus, weil die psychischen Momente, durch welche dieselben bedingt werden, unbeeinflusst fortbestehen und ihre pathogene Wirksamkeit weiter bethätigen. Vorbedingung einer erfolgreichen hypnotischen Suggestivbehandlung ist daher die causale Analyse der zu bekämpfenden Erscheinungen, insbesonders eine Erforschung ihrer etwaigen psychischen Ursachen, auf welche die suggestive Beeinflussung in erster Linie zu richten ist. Die Aufgabe, welche uns hiermit zufällt, ist oft eine recht schwierige. Die seelischen Fäden, an welchen die einzelnen Krankheitserscheinungen hängen, sind häufig verwickelt und verborgen, und es erheischt dann mühevolle und geduldige Arbeit, dieselben aufzudecken. Genügen zur Lösung dieser Aufgabe die Aufklärungen nicht, welche uns der Patient im Wachzustande zu geben vermag, so müssen wir das gesteigerte Erinnerungsvermögen in der Hypnose in Anspruch nehmen. Die Ausforschung in der Hypnose hat übrigens auch mitunter den Vortheil, dass der Kranke in derselben weniger durch Bedenken zurückgehalten wird, sich über die Ursachen seines Leidens dem Arzte gegenüber seinem Wissen gemäss zu äussern. Ein relativ einfaches Beispiel mag genügen um die Bedeutung der causalen Analyse für die Suggestivtherapie darzulegen. Nehmen wir an, es handle sich um die Beseitigung hartnäckiger Schlaflosigkeit. In einem erheblichen Theile der Fälle, in welchen diese Störung besteht, mag die nachdrücklichste Versicherung in der Hypnose, dass der Schlaf künftig eintreten werde, ohne jede Wirkung bleiben, auch wenn der Hypnotisirte genügende Suggestibilität besitzt. Es erklärt sich dies einfach aus der Art der Verursachung der Schlafstörung. Häufig entwickelt sich bei den mit Schlafmangel aus irgend einem Grunde Behafteten die Zwangsvorstellung des Nichtschlafenkönnens, welche auch nach Beseitigung der primären Ursache der Schlafstörung bei dem Versuche, einzuschlafen, sich regelmässig einstellt und ihre schlafhemmende Wirkung geltend macht. In anderen Fällen bilden Vorstellungen anderer Art, insbesonders solche mit peinlicher Gefühlsbetonung das Schlafhindernis, so schmerzliche Erinnerungen, Sorgen und Befürchtungen wegen bevorstehender Ereignisse, Reue etc., gelegentlich aber auch Vorstellungen gleichgiltigen Inhaltes, die sich wegen eines gewissen Zwangscharakters nicht bannen lassen. Bei manchen Personen wird der Eintritt des Schlafes durch die Furcht vor während desselben auftretenden Beschwerden, z. B. schweren Träumen, Beklemmungsanwandlungen etc., verhindert. Wieder in anderen Fällen wird der Schlaf durch Angstzustände und damit zusammenhängende Erscheinungen, Herzklopfen etc. oder durch sexuelle Reizzustände gestört etc. Nur durch sorgfältige Berücksichtigung dieser verschiedenartigen ursächlichen Momente, auf deren Beseitigung die suggestive Einwirkung in erster Linie abzielen muss, können wir den gewünschten Erfolg bezüglich des Schlafes herbeiführen.

Ein wesentlicher Fortschritt der neueren Suggestivtherapie liegt darin, dass dieselbe nicht mehr in dem Maasse wie die früher geübte ein Sacrificium intellectus seitens des Patienten erheischt: wir suchen dem Hypnotisirten die Annahme der ertheilten Eingebungen zu erleichtern, indem wir dieselben irgendwie motiviren, also nicht mehr als einen einfach hinzunehmenden Ausspruch aufoctroyiren. Dieses Vorgehen, dessen ich mich übrigens fast seit Beginn meiner hypnotischen Praxis bediene, wurde insbesonders von Grossmann empfohlen. Wir suggeriren also dem Hypnotisirten nicht einfach: „Ihre Schmerzen werden schwinden", sondern wir sagen z. B.: „Dieser Schlaf (die Hypnose) beruhigt Ihre Nerven ganz und gar; in Folge dieser Beruhigung werden Ihre Schmerzen aufhören." Indem wir dergestalt unsere Eingebung begründen, nähert sich unser Vorgehen einem anderen psychotherapeutischen Verfahren, der Belehrung und Aufklärung des Patienten, auf dessen bedeutenden Heilwerth

ich anderenorts hingewiesen habe[1]). Wir brauchen mit unserer
Motivirung der einzelnen therapeutischen Eingebungen nicht zu
ängstlich den Forderungen der Logik Rechnung tragen; es genügt
zumeist, dass wir der Hypnose gewisse Heilkräfte zuschreiben, um
unseren Ankündigungen eine gewisse Plausiblität zu geben. Man
kann aber auch die Motivirung der Eingebung in anderer Weise
vornehmen, indem man z. B. erklärt: „Bei einem Leiden von der
Art des Ihrigen dauern die Schmerzen nie lange an. Ihre Schmerzen
werden sich daher bis morgen bestimmt verlieren."

Die ärztliche Suggestion muss selbstverständlich ebensowohl
wie ihre Motivirung immer dem Verständnisse und der geistigen
Individualität des Patienten angepasst werden. Man darf auch
von den Leistungen der einzelnen Eingebungen nicht zu viel auf
einmal erwarten: bei schweren und lange bestehenden Symptomen
ist auch, wenn ein plötzliches Schwinden derselben möglich erscheint, doch zunächst nur auf Erzielung einer Besserung Bedacht
zu nehmen. Es ist gleich unrathsam, in intensiver wie in exten-
siver Hinsicht zu viel auf einmal anzustreben. Die einfache verbale Suggestion führt uns auch nicht immer zum Ziele: wir können
deren Wirkung verstärken und ihr eine gewisse Motivirung verleihen, indem wir Reibungen und Streichungen der leidenden Theile
zu Hilfe nehmen. Bei der Behandlung von Lähmungs- und
Schwächezuständen kann man mit Vortheil von Uebungen der
betreffenden Theile Gebrauch machen. Auch die Anwendung der
Electricität, Magnetapplicationen und indifferente oder an sich ungenügend wirksame Arzneimittel können zur Unterstützung und
Motivirung der therapeutischen Eingebungen herangezogen werden[2]).

[1]) Lehrbuch der gesammten Psychotherapie und „die moderne Behandlung der Nervenschwäche"

[2]) Ich will hier nur eine Beobachtung anführen, welche zeigt, wie medi-
camentöse Wirkungen und der Einfluss der Suggestion sich wechselseitig unterstützen können. Bei einer von mir behandelten Dame bestand eine sehr hart-
näckige Obstipation, gegen welche ich weder durch die einfache verbale
Suggestion in der Hypnose, noch durch Zuhilfenahme leichter Bauchmassage
und indifferenter Mittel, die als kräftige Abführmittel in der Hypnose gereicht
wurden, etwas auszurichten vermochte. Es stellte sich als einzige Wirkung
der angeführten Maassnahmen um die Zeit, zu welcher der Eintritt des Stuhl-
ganges suggerirt wurde, ein leichtes Gefühl des Dranges ohne weitere Folge
ein. Ein Esslöffel voll Tinct. Rhei aq., im wachen Zustande genommen, hatte
ebenfalls keine Wirkung. Die gleiche Dosis in der Hypnose mit entsprechender Suggestion dargereicht erzielte dagegen prompten Erfolg.

Da die Wiederholung einer verbalen Eingebung deren Realisirungstendenz steigert, ist es rathsam, die therapeutischen Eingebungen gleichlautend oder in Variationen mehrfach hinter einander dem Hypnotisirten vorzusprechen und die wichtigsten Erklärungen kurze Zeit vor dem Erwachen zu wiederholen. Bei der ersten wie bei der wiederholten Ertheilung einer verbalen Eingebung in irgend einer Form darf nie ausser Acht gelassen werden, dass Klarheit und Bestimmtheit des Ausdruckes, sowie die Betonung der gesprochenen Worte für den Erfolg von erheblicher Bedeutung sind.

Man ist in den letzten Jahren mehr und mehr davon abgekommen, die Ausnützung der erhöhten Suggestibilität (Gläubigkeit) in der Hypnose auf die Anwendung der Suggestivmethode zu beschränken. Der Hypnotisirte ist in Folge seiner psychischen Verfassung psychotherapeutischen Einwirkungen jeder Art zugänglicher als das wache Individuum. Wir können daher Aufklärungen, die auf den Kranken im wachen Zustande wenig Eindruck machen, in der Hypnose mit entschiedenerem Erfolge ertheilen. Ebenso verhält es sich mit Mahnungen und Rathschlägen (z. B. bezüglich geeigneter Lebensweise), tröstlichem Zuspruche, sowie den Einwirkungen, die wir in Form von Anerkennung und Tadel ausüben. Die Hypnotherapie erfährt hiedurch eine bedeutungsvolle Erweiterung, die zugleich deren Sonderstellung den verschiedenen Methoden psychischer Wachbehandlung gegenüber in gewissem Maasse beseitigt. Die meisten der letzteren können in der Hypnose neben der Suggestivbehandlung Anwendung finden.

C. Ausnützung des gesteigerten Erinnerungsvermögens in der Hypnose.

Die therapeutische Verwerthung der hypnotischen Hypermnesie kann zwei Zwecke verfolgen: a) die Beseitigung pathologischer, über einen kürzeren oder längeren Zeitraum sich erstreckender Amnesien, deren Hebung im Interesse des Kranken oder für die Orientirung des Arztes (Vervollständigung der Anamnese) wünschenswerth ist; b) die Aufdeckung pathogener psychischer Momente, welche durch Ausforschung des Kranken im Wachzustande nicht zu eruiren sind.

Bei pathologischen Amnesien hat die hypnotische Suggestion bereits in einer Reihe von Fällen recht bemerkenswerthe Erfolge erzielt. Vogt gelang es, hysterische, infectiöse und postepileptische Amnesien, desgleichen durch acute Verwirrtheit und Affectzustände bedingte völlig zu beseitigen. Besonders beachtenswerth sind die Resultate bei epileptischen Amnesien, die man früher für irreparabel hielt. Graeter berichtet über einen Fall von Alkoholepilepsie (Alkoholdelir mit folgendem Dämmerzustande), in welchem eine über 7 Tage sich erstreckende, zum Theil retrograde Amnesie bestand. Es konnte hier in der Hypnose nicht nur die retrograde Amnesie aufgehoben, sondern auch die Erinnerung an die Erlebnisse während des Delir- und Dämmerzustandes wachgerufen werden. Von Mural beobachtete einen an schweren Anfällen leidenden Epileptiker, bei welchem nach gehäuften Attaquen und folgendem Dämmerzustande eine über etwa 18 Tage sich erstreckende, ebenfalls zum Theil retrograde Amnesie constatirt wurde. Auch hier gelang die Beseitigung der Amnesie in der Hauptsache, die Erinnerung an die Erlebnisse der retrograden Periode war jedoch viel leichter wachzurufen als an die des Dämmerzustandes, bei welchem auch die richtige zeitliche Localisation fehlte. Erinnerungen an die Vorgänge während des gewöhnlichen epileptischen Anfalles haben sich dagegen bisher nur in sehr geringem Maasse in der Hypnose erwecken lassen. Hilger, welcher bei einer Anzahl von Epileptischen zu ermitteln sich bemühte, inwieweit vor, während und nach dem Anfalle statthabende psychische Vorgänge sich reproduciren lassen, kam in der Hauptsache zu negativen Resultaten. Es gelang ihm nur in somnambuler Hypnose die Erinnerung an Hallucinationen vor und während der Anfälle wachzurufen.

Die Verwerthung der Hypnose zur Aufdeckung pathogener psychischer Momente wurde von Breuer und Freud in Wien zuerst empfohlen und hat sich für diagnostische und therapeutische Zwecke bisher sehr fruchtbar erwiesen. Die genannten Autoren fanden verschiedene Symptome, welche früher als sozusagen idiopathische Leistungen der Hysterie betrachtet wurden, in Zusammenhang mit speciellen psychischen Veranlassungen (Traumen), von welchen Erinnerungen blieben, die nach Art eines Fremdkörpers durch eine fortdauernde Wirkung das hysterische Symptom unterhielten. Die betreffenden Erscheinungen schwinden nach den Angaben der genannten Beobachter, wenn es in der Hypnose gelingt, den veranlassenden Vorgang zu voller Helligkeit zu erwecken und damit auch den begleitenden Affect wachzurufen, und wenn dann der Kranke in möglichst ausführlicher Schilderung des Erlebnisses seinem Affecte Worte verleiht. Der gleichsam eingeklemmte Affect muss eine Entladung durch die Rede finden; affectloses Erinnern bleibt fast ohne Wirkung. Bei dem Vorgange (Abreagiren) treten nach Breuer und Freud Reizerscheinungen — Krämpfe. Neuralgien etc. — noch einmal in voller Intensität auf, um dann bei leichterer Hypnose ohne Weiteres für immer zu verschwinden. Bei tieferer Hypnose fanden die Autoren zur Beseitigung der fraglichen Symptome eine ärztliche Suggestion noch erforderlich. Die Hoffnungen, welche die Wiener Autoren an das angeführte, von ihnen als „kathartische Methode“ bezeichnete Verfahren knüpften und wohl auch bei Anderen erregten, haben sich nicht erfüllt. Die hypnotische Aufdeckung der pathogenen Erinnerungen, welche die Ursache hysterischer Erscheinungen bilden mochten, scheiterte in einer Reihe von Fällen an dem Umstande, dass die Betreffenden nicht, oder nicht genügend zu hypnotisiren waren; auch hat wohl die Ausforschung in der Hypnose nicht immer ganz befriedigende Resultate geliefert. Freud wurde dadurch veranlasst, ein allgemeiner verwerthbares psychoanalytisches Verfahren in Gebrauch zu ziehen, das er nach seinen Mittheilungen in einer Anzahl von Fällen von Hysterie und Erkrankung an Zwangsvorstellungen mit Erfolg angewendet hat [1]). Wir müssen hier zunächst hervorheben, dass das von Breuer und Freud angegebene Verfahren in therapeutischer Hinsicht durchaus nicht das leistet, was die Autoren von demselben annahmen. Auch wenn es in der Hypnose gelingt, das in Vergessenheit gerathene psychische Trauma, welches die Veranlassung eines hysterischen Symptomes

---

[1]) Die neuere psychoanalytische Methode Freud's, auf deren Details wir hier nicht eingehen können, basirt hinsichtlich ihrer Technik auf dem Verfahren, dessen sich Bernheim bedient, um die Erinnerung an die Vorgänge während der Hypnose bei anscheinender Amnesie für dieselben zu erwecken.

bildet, mit vollster Bestimmtheit festzustellen, und der Vorgang
des Abreagirens in der von den Autoren beschriebenen Weise
stattfindet, kann jeder Erfolg ausbleiben. Auf diese Thatsache
wurde zuerst von v. Krafft-Ebing und mir hingewiesen [1]. Ich
machte, um ein Beispiel anzuführen, bei einem 14jährigen, seit
längerer Zeit von hystero-epileptischen Anfällen heimgesuchten
Knaben von der Hypnose Gebrauch, um die Veranlassung dieser
Anfälle zu eruiren, über welche der Patient im Wachzustande
keinerlei Auskunft zu geben vermochte. Der junge Patient war
leicht in Somnambulismus zu versetzen, und es gelang mir in demselben unschwer, den Vorgang, welcher die Anfälle verursacht
hatte, festzustellen und den Patienten zu einer wahrhaft dramati-
schen Schilderung desselben zu veranlassen. Es handelte sich, wie
schon nach den Hallucinationen und Delirien der Anfälle zu ver-
muthen war, in welchen regelmässig Verfolgungsscenen wieder-
kehrten, um einen scherzweise von einem Unbekannten unter-
nommenen Ueberfall des ahnungslos dahingehenden Knaben, der
dadurch heftig erschreckt wurde. Die Anfälle wurden durch diese
Eruirung und die Aussprache des Patienten nicht zum Schwinden
gebracht. Vogt fand, dass das Breuer-Freud'sche Verfahren
in einzelnen Fällen Besserung erzielt, bei welchen er jedoch eine
autosuggestive Einwirkung für nicht ausgeschlossen hält. Diese
Heilwirkungen erwiesen sich jedoch nicht von erheblicher Dauer,
und in einer Reihe von Fällen, insbesonders solchen, in welchen das
Abreagiren in typischer Weise stattfand, konnte der Autor von
dem Verfahren keinen Erfolg, sondern nur Verschlimmerung des
Zustandes beobachten. Die Erfahrungen, welche Seif mit
dem Breuer-Freud'schen Verfahren machte, lauten ganz
ähnlich.

Wenn nun auch die Aufdeckung der pathogenen Vorstellungen
(Erinnerungen), welche die Quelle gewisser hysterischer Erschei-

---

[1] v. Krafft-Ebing bemerkt: „aber selbst wenn die psychische Genese
klar zu Tage liegt, sind die wirksamen psychischen Momente (peinliche Erlebnisse, Vorstellungen) oft so fest wurzelnd, dass selbst die sinnreiche von
Freud und Breuer ersonnene Methode zu ihrer Eliminirung versagt, zumal
wenn es nicht gelingt, den Kranken in Zustände von tieferer Hypnose — Somnambulismus — zu versenken.“

nungen bilden, allein noch nicht zur Beseitigung dieser führt, so giebt sie uns doch in der Regel werthvolle Fingerzeige für das nöthige weitere Vorgehen. Stadelmann hat in einzelnen Fällen gegen pathogene Erinnerungen, welche hysterische Symptome veranlassten, mit Erfolg die Suggestion des Vergessens angewandt, ein Verfahren, das auch von Vogt empfohlen wird. Das Suggeriren des Vergessens führt jedoch bei durch pathogene Vorstellungen bedingten Störungen aus verschiedenen Gründen nicht immer zum Ziele. Die gefühlsschwache hypnotische Eingebung kann sich unzulänglich erweisen, eine Amnesie für Vorstellungen von bedeutender Gefühlsstärke, die durch vielmalige Reproduction fixirt sind, herbeizuführen; auch kann die suggestiv erzielte Amnesie nach kurzer Frist durch associative Vorgänge, welche durch äussere Eindrücke angeregt werden, wieder zum Schwinden gebracht werden. Es kommt des Weiteren vor, dass hysterische Symptome, welche ursprünglich nur durch die Erinnerung an ein peinliches Erlebnis hervorgerufen wurden, im Laufe der Zeit auch durch andere — ähnliche — psychische Vorgänge oder eine Autosuggestion producirt werden und dergestalt eine gewisse Unabhängigkeit von dem primären ursächlichen Factor gewinnen. Diesen Verhältnissen muss natürlich in geeigneter Weise Rechnung getragen werden. Wo die Eingebung des Vergessens auf die pathogenen Erinnerungen ohne nachhaltigen Einfluss bleibt, kann sich die Entfernung des Patienten aus seiner bisherigen Umgebung und die Versetzung in neue Verhältnisse nützlich erweisen, da hiemit oft die Veranlassungen zum Auftauchen der schädlichen Erinnerungen in Wegfall kommen oder wenigstens sich verringern. Neben der Einwirkung auf die causalen psychischen Momente ist oft noch eine direct suggestive oder sonstige Behandlung der vorliegenden Störungen erforderlich.

Eine weitere Frage der hypno-therapeutischen Methodik, die in den letzten Jahren mannigfache Discussionen veranlasste, betrifft die für Behandlungszwecke erforderliche und wünschenswerthe Tiefe der Hypnose. Eine Anzahl erfahrener Hypnotherapeuten, insbesonders van Eeden, Hirt, Grossmann, Hecker, Hirschlaff[1]) haben sich für ausschliessliche Anwendung leichterer Hypnosen ausgesprochen, während Vogt und seine Schüler tiefere Hypnosen für entschieden vortheilhafter erklären. Die Vertreter ersterer Richtung halten auf Grund ihrer Erfahrungen leichtere hypnotische Zustände für die Erzielung der durch die hypnotische Suggestion überhaupt erreichbaren therapeutischen Erfolge für ausreichend und deshalb einen tieferen Eingriff in das Seelenleben, wie ihn der Somnambulismus[2]) darstellt, für unnöthig und ungerechtfertigt. Zum Theil halten die erwähnten Aerzte es auch für erforderlich, den Wünschen der Patienten Rechnung zu tragen, welche die tiefen Hypnosen wegen des damit scheinbar verbundenen Bewusstseinsverlustes scheuen.

Vogt und seine Schüler andererseits gehen bei ihrer Befürwortung der tiefen Hypnosen von der schon erwähnten Annahme aus, dass die Tiefe der Hypnose und der Grad der Suggestibilität einen Parallelismus zeigen und daher die tiefe Hypnose ein günstigeres Feld für suggestive Beeinflussung bildet als die leichte. Ich habe schon an früherer Stelle erwähnt, dass von einer constanten Proportionalität zwischen Schlaftiefe und Entwicklung der Suggestibilität keine Rede sein kann und in einer Reihe von Fällen sich im Somnambulismus eine relativ geringe Suggestibilität zeigt. Diesen Fällen stehen andere gegenüber, welche bei leichter Hypnose eine beträchtliche Suggestibilität aufweisen. Bei alledem ist jedoch nicht in Abrede zu stellen, dass im Durchschnitt die Suggestibilität im Somnambulismus eine beträchtlichere Entwicklung zeigt als in den leichteren Graden der Hypnose. Hieraus ist jedoch noch nicht zu folgern, dass wir bei therapeutischer Verwerthung der Hypnose immer die Erzielung von Somnambulismus anzustreben haben.

---

1) Hirschlaff, welcher die therapeutische Verwerthung der tiefen Hypnose aus ethischen Gründen verwirft, hat seinen Standpunkt in dem paradox scheinenden Ausspruch präcisirt, dass der therapeutische Hypnotismus weder von einer eigentlichen Hypnose, noch von wirklichen Suggestionen Gebrauch machen dürfe. Der Autor betrachtet nämlich nur den Somnambulismus als wirkliche Hypnose und die therapeutischen Suggestionen nicht als eigentliche Suggestionen.

2) Van Eeden, der entschiedenste Gegner tiefer Hypnosen, hält denselben für einen geradezu pathologischen Zustand.

vielmehr wird im Einzelfalle immer der Zweck, den wir bei Einleitung der Hypnose im Auge haben, in Betracht zu ziehen sein. Handelt es sich um Ausnützung des hypnotischen Zustandes als solchen, so wird man auf möglichste Vertiefung der Hypnose Bedacht nehmen müssen, da man annehmen darf, dass mit der Tiefe des Schlafes dessen nervenberuhigende und restaurirende Wirkung wächst. In den Fällen, in welchen Verwerthung der hypnotischen Hypermnesie in erster Linie in Frage kommt, sind die tiefen Hypnosen den leichteren ebenfalls vorzuziehen, da in ersteren die suggestive Erweiterung des Gedächtnisses leichter gelingt als in letzteren. Für eine wirksame hypnotische Suggestivbehandlung genügen dagegen nach meinen eigenen Erfahrungen und denen zahlreicher anderer Autoren wenigstens in einem grossen Theile der Fälle leichtere hypnotische Zustände, und ist daher ein Bemühen, die Hypnose möglichst zu vertiefen, durchaus nicht immer erforderlich. Auf der anderen Seite ist jedoch nicht in Abrede zu stellen, dass die tieferen Hypnosen für die Suggestivbehandlung, abgesehen von der (nicht constanten) bedeutenderen Steigerung der Suggestibilität, einige besondere Vortheile bieten, die bei einer nicht geringen Zahl von Patienten sehr wohl in Betracht kommen. Das Haftenbleiben und die Wirksamkeit therapeutischer Eingebungen wird nach meinen Erfahrungen wesentlich durch zwei Factoren mitbestimmt: a) das Vertrauen, welches der Patient der hypnotischen Behandlung entgegenbringt; b) das Ausbleiben schädlicher Gegenwirkungen. Das Vertrauen in die Wirksamkeit des hypnotischen Verfahrens wird durch die Erzielung tieferer Hypnosen oft in entschiedener Weise gehoben. In den Vorstellungen vieler Patienten bildet die Tiefe des Schlafes den Maassstab für die Wirksamkeit des Verfahrens: sie erblicken im festen Schlafe den Ausdruck einer tieferen Beeinflussung, der auch eine grössere Heilkraft zukommen muss als dem leichten Schlummer. Der Glaube an die Wirksamkeit des Verfahrens ist aber wohl zweifellos ein Factor, der auf jede einzelne therapeutische Eingebung einen günstigen Einfluss ausübt, ihre Realisirungstendenz und Andauer fördert. Die mit dem Somnambulismus zusammenhängende Amnesie für die intrahypnotischen Eingebungen schützt diese wenigstens in gewissem Maasse vor den nachtheiligen

Einwirkungen von Gegenvorstellungen, die bei dem Patienten durch seine Denkgewohnheiten oder durch Aeusserungen von dritter Seite angeregt werden mögen. Bei hypochondrischen und sehr suggestiblen Individuen erweckt die Erinnerung an die in der Hypnose ertheilten Eingebungen gewöhnlich Gegenvorstellungen (Bedenken, Zweifel etc.), welche alle Bemühungen des Suggestionstherapeuten vereiteln können. Bei derartigen Individuen lässt sich durch die hypnotische Suggestion häufig nur dann ein Heilresultat erzielen, wenn die Hypnose tief genug ist, um durch die sich anschliessende Amnesie die ertheilte Eingebung gegen die Kritik des Patienten zu schützen.

Schon aus dem im Vorhergehenden Dargelegten ergiebt sich, dass die Hypnotherapie in gewissen Beziehungen den übrigen psychotherapeutischen Methoden gegenüber besondere Vortheile darbietet und daher durch diese nicht zu ersetzen ist. Die Herbeiführung prolongirter Schlafzustände, durch welche, wie wir sahen, insbesonders von Wetterstrand in einzelnen Fällen höchst beachtenswerthe Heilerfolge erzielt wurden, ist auf keinem anderen als hypnotischem Wege möglich. Auch die beruhigenden Wirkungen hypnotischer Schlafzustände von kürzerer Dauer sind durch die im Wachzustande anwendbaren psychotherapeutischen Verfahren nicht zu erreichen. Dass die hypnotische Suggestion in der Wachsuggestion eine mächtige Concurrentin hat, lässt sich wohl nicht läugnen; allein bei nüchternster Prüfung der vorliegenden Thatsachen kann man sich der Erkenntnis nicht entziehen, dass die hypnotische Suggestion in vielen Fällen Hilfe bringt, in welchen die Eingebung im Wachen, in verschiedenen Formen angewandt, versagt. Gelegentlich können wohl auch andere Formen der psychischen Wachbehandlung (Aufklärung, Uebung, Ablenkung etc.) mit der hypnotischen Suggestion in Concurrenz treten, sie bleiben jedoch ebenfalls nicht selten in ihren Leistungen hinter letzterer erheblich zurück. Es würde uns zu weit führen, hier aus der Literatur nur einen Theil der markantesten Beispiele hiefür anzuführen; ich beschränke mich darauf, im Folgenden über eine kleine Anzahl selbstbeobachteter Fälle in Kürze zu berichten.

Beobachtung 1.

Ein 28 jähriges Fräulein, Lehrerin, trat vor 7 Jahren wegen eines schweren Zwangsvorstellungsleidens in der Form der Zweifel- und Grübelsucht in meine Behandlung. Die erblich belastete Patientin litt als Kind an Convulsionen, war jedoch später bis nach Ablegung des Lehrerinnenexamens gesund. Nach diesen zeigte sich bei derselben grosse Aufgeregtheit und Ruhelosigkeit und in den folgenden Jahren ausgesprochene gemüthliche Depression, zeitweilig auch ein erhöhter Beschäftigungsdrang verbunden mit erzwungener Heiterkeit. Allmählich entwickelten sich auch Erscheinungen von Zweifelsucht, zunächst in der Form, dass die Patientin glaubte, die sie bedienende Frau könnte beim Zusammenräumen des Zimmers irgend etwas Werthvolles in den Ofen geworfen haben, was sie zu endlosen Nachforschungen im Ofen veranlasste: hieran knüpfte sich eine Art Sammelmanie für werthlose Gegenstände. „da man nicht wissen könne, ob dieselben nicht doch noch zu etwas zu gebrauchen seien.“ Im Laufe der Zeit wurde das Gebiet, über welches sich die Zweifel erstreckten, immer grösser: sie stellten sich nach und nach ein: bei weiblichen Handarbeiten, beim Schreiben, beim Unterricht bei allen möglichen Vorkommnissen, bei allen häuslichen Verrichtungen, selbst beim An- und Auskleiden, der Patientin jede Thätigkeit auf das Aeusserste erschwerend. Mit den Zweifeln verknüpften sich eine Menge von Zwangshandlungen (so insbesonders beim Waschen, Ankleiden etc.) und eine Neigung zum Grübeln über ganz gleichgültige Dinge, wie zufällig gehörte Bemerkungen etc. Die Zweifel beim Unterricht veranlassten die Kranke zu verschiedenen auffälligen Maassnahmen: dabei wurde sie von Furcht gequält, dass sie durch ein besonderes Aussehen den Spott der Kinder errege. Sie hörte auch öfters in der Schule Stimmen, anscheinend von den Kindern kommend, die ihren Namen oder „Seht das Fräulein an“ riefen. Beim Rechnen hörte sie oft falsche Resultate. In der Kirche vernahm die Patientin öfters, wenn es ganz stille wurde, einen lauten Schrei, der ihr förmlich in den Ohren gellte und den sie selbst ausgestossen zu haben glaubte. Hierüber gerieth sie begreiflicherweise in grosse Angst. Bemühte sich die Patientin gegen die Zweifel anzukämpfen, so stellten sich bei ihr Schmerzen im Unterleibe (Ovarialgegend) ein, die mit der Intensität der Bemühung zunahmen und erst mit dem Aufgeben derselben nachliessen. Die durch die Zweifel verursachten Schwierigkeiten beim Unterrichte steigerten sich allmählich derart, dass die Patientin schliesslich genöthigt war, ihre Schulthätigkeit aufzugeben. Die hierdurch erlangte Ruhe führte jedoch auch nach längerer Zeit keine Besserung bezüglich der Zwangsvorstellungen herbei. Als die Patientin in meine Beobachtung kam, wurde folgender Status constatirt:

Die Zweifel beginnen schon Morgens unmittelbar nach dem Aufstehen. Die Auswahl der Kleidungsstücke wird hiedurch schon zu einer schweren Aufgabe und einer Quelle vieler Aufregungen, noch schlimmer gestaltet sich die Sache beim Waschen: wie lange dasselbe auch fortgesetzt werden mag, die Zweifel bezüglich der Sauberkeit der gewaschenen Theile bleiben bestehen. Dazu kommen manche andere Zwangsvorstellungen; das Waschen muss in einer gewissen Reihenfolge geschehen, einzelne Theile müssen so, andere wieder anders gewaschen werden: ähnlich verhält es sich mit dem Kämmen etc. Der Zustand ist, wie leicht begreiflich, für die Patientin höchst peinlich: das Toilettemachen erheischt mitunter mehr als zwei Stunden, und doch ist dies nur ein Theil des Ungemaches, welches der Patientin durch ihre Zwangsvorstellungen bereitet wird; denn bei jeder Beschäftigung werden durch die Zwangszweifel die gleichen Schwierigkeiten verursacht. Aufklärung der Kranken und systematische Anleitung derselben, immer wiederholter Appell an ihre Willenskraft bewirkt eine gewisse Erleichterung, das Ankleiden und Waschen geht etwas rascher vor sich: aber der Zustand erfährt keine wesentliche Veränderung. Nun wird die Patientin einer hypnotischen Behandlung unterworfen: durch entsprechende Suggestionen gelingt es alsbald, die Zwangsvorstellungen, welche das Ankleiden etc. so erschweren, zu verringern und schliesslich auch soweit zu beseitigen, dass das Toilettemachen ohne Verzögerung und Qual geschehen kann. Auch die unter Tags bei den verschiedensten Anlässen auftretenden Zweifel und Grübeleien lassen sich nach und nach bis auf ein Minimum reduciren, so dass die Patientin wieder fähig wird, ihre Unterrichtsthätigkeit aufzunehmen. Sie ist auch seitdem dienstfähig geblieben.

Ueber ähnliche Erfolge bei Zwangsvorstellungen berichten Hirt, Hecker, Bechterew u. A. Dass sich das, was in den betreffenden Fällen durch hypnotische Suggestion erreicht wurde, auch auf anderem Wege hätte erzielen lassen, hiefür liegt keinerlei Beweis vor.

Beobachtung II.

Eine Frau in den 50er Jahren leidet in Folge eines Schreckens seit fast einem Jahre an der als Basophobie bezeichneten Zwangsangst. Sie kann ohne Begleitung nicht ausgehen und bewegt sich auch in ihrer Wohnung nur an den Wänden und Möbeln sich anhaltend umher. Reicht man ihr den kleinen Finger, so kann sie so rasch und sicher wie jeder Gesunde gehen, selbst laufen. Fordert man sie dagegen auf, allein eine kleine Strecke zu gehen, so geräth sie nach ein paar Schritten in's Taumeln und würde ohne Unterstützung hinstürzen. Die Frau wurde schon längere Zeit mit Arzneien behandelt und elektrisirt, ohne jeden Erfolg. Aufklärung über ihren Zustand und ermuthigender Zuspruch erweist sich ohne Nutzen; dagegen gelingt es in sechs hypnotischen Sitzungen, die Patientin völlig und dauernd von ihrer Phobie zu befreien. Sie kommt zu den letzten Sitzungen schon von ihrer entfernten Wohnung ohne Begleitung zu mir.

Beobachtung III.

Ein 20jähriges Mädchen wird nach schweren Aufregungen von hysterischen Anfällen heimgesucht, welche täglich auftreten; daneben besteht eine ganz excessive gemüthliche Reizbarkeit, welche zu Wuthausbrüchen bei den geringfügigsten Anlässen und selbst zu Thätlichkeiten gegen ihre Angehörigen führt; Verkehr mit Fremden deshalb ganz unmöglich. Eine vierwöchentliche Behandlung mit Bädern, Elektricität, und Gebrauch von sedativen Arzneien neben der Sachlage entsprechender psychischer Beeinflussung (energische Ermahnung zur Selbstbeherrschung etc.) hat nur einen bescheidenen Erfolg; die Anfälle werden etwas seltener, die gemüthliche Erregbarkeit bleibt fast unverändert. Nunmehr hypnotische Behandlung in einer kleinen Anzahl von Sitzungen mit dem Resultate, dass die Patientin von dem Tage der ersten

Sitzung an nur mehr einen Anfall (und diesen in Folge zufälliger
Umstände) hat und die gemüthliche Erregbarkeit sich alsbald derart verringert, dass die Patientin nach Aussage ihrer Angehörigen
eine grössere Sanftmuth zeigt als vor ihrer Erkrankung. Die
Patientin blieb geheilt. Der Erfolg bez. der Anfälle hätte hier
vielleicht auch auf anderem Wege erzielt werden können, bezüglich des psychischen Verhaltens dagegen nicht.

Beobachtung IV.

Ein Beamter in den 30ger Jahren von hysterischer Veranlagung leidet nach einer Venenentzündung an einem Beine, welche
eine Anschwellung desselben hinterlassen hat, an Schmerzen an
diesem, welche beim Umhergehen sich allmählich bis zum Uner-
träglichen steigern. Der Patient verlässt deshalb sechs Wochen
das Zimmer nicht. Verschiedene während dieser Zeit von dem
Hausarzte des Patienten angewendete Mittel, welche sämmtlich
eine Suggestivwirkung hätten äussern können, beeinflussen den
Zustand in keiner Weise (Massage, Einreibungen etc.): Patient
wird deshalb an mich zu weiterer Behandlung überwiesen. Auch
die von mir neben entsprechender psychischer Beeinflussung geübte elektrische Behandlung erzielt keinen erheblichen Fortschritt:
nun wird der Patient in der Hypnose am Beine elektrisirt, was
zur Folge hat, dass derselbe alsbald weitere Strecken ohne jeden
Schmerz zurücklegen und seinen Dienst wieder aufnehmen kann.

Beobachtung V

Eine seit vier Jahren verheirathete, etwa 30jährige Frau,
leidet in Folge von früher geübter Masturbation an sehr hart-
näckigem Vaginismus. Der eheliche Verkehr hat ihr nie etwas
Anderes als Qualen bereitet. Verschiedene von gynäkologischer
Seite angewandte Mittel hatten nur eine vorübergehende Erleichterung zur Folge. Die Kranke wird hypnotisirt und ihr
Schwinden aller Beschwerden bei dem Verkehre mit ihrem Manne
suggerirt. Diese Suggestion realisirt sich auch in vollem Maasse,
und der Erfolg erweist sich auch als dauernd, doch genügt mir
dies nicht. Der sexuelle Verkehr macht der Patientin nunmehr
zwar keine Schmerzen, er bereitet ihr aber auch nicht die ge-

ringste Annehmlichkeit, ihr Empfinden ist dabei ganz indifferent. Da ich es für möglich halte, dass das Fehlen jeder sexuellen Befriedigung bei der Frau einen Zusammenhang mit gewissen bei ihr bestehenden Angstzuständen hat (Freud'sche Theorie), so erachte ich es für angezeigt, ihr auch die richtige Befriedigung, den Eintritt der normalen Empfindungen beim Congressus zu suggeriren. Auch diese Suggestion realisirt sich, allerdings ohne dass bezüglich der Angstzustände ein merklicher Erfolg eintritt. Das Resultat bezüglich des Vaginismus in vorstehendem Falle ist gewiss schon ein sehr beachtenswerthes; dass der Erfolg bezüglich der Herbeiführung der normalen Empfindung beim Congressus auch auf anderem Wege sich hätte erzielen lassen, dürfte dagegen kaum von irgend einer Seite ernsthaft behauptet werden.

Beobachtung VI.

Ein 30jähriges Fräulein, Beamtenstochter, leidet seit ihren Kinderjahren (sicher seit dem 10. oder 11. Lebensjahre) an Schmerzen in den Beinen, insbesonders den Knieen, welche die Patientin selbst mit häufigen peinlichen Erlebnissen in ihrer Jugendzeit in Zusammenhang bringt. Das eheliche Leben der Eltern der Patientin war kein sehr friedliches: die Auftritte zwischen den Eltern und auch rohe Behandlung, welche sie selbst seitens ihres Vaters erfuhr, bildeten eine Quelle häufiger gemüthlicher Erregungen, welche mit Schmerzen in den Beinen sich verknüpften. Diese haben sich bis zur Gegenwart nicht mehr verloren, kehren regelmässig täglich, insbesonders Morgens wieder, und zeigen noch immer eine gewisse Abhängigkeit von dem Gemüthszustande der Patientin. Wenn dieselbe heiter gestimmt ist oder sich in Gesellschaft befindet, ist der Zustand der Beine besser, und jede Aufregung macht sich in denselben durch Schmerzen fühlbar. Die Leistungsfähigkeit der Beine ist bei günstiger Gemüthslage gut; ein Verdruss verursacht dagegen auch rasches Ermüden beim Gehen. Des Morgens sind die Beine gewöhnlich wackelig, und seit 6 Jahren macht sich auch eine gewisse Schwäche in den Armen bemerklich, die sich im Laufe des Tages verringert. Zu den Schmerzen in den Beinen gesellen sich häufig, namentlich nach dem Aufstehen des Morgens, ein gegen

das Herz und gegen den Kopf aufsteigendes Gefühl, ferner Kopfschmerzen und Gemüthsverstimmung mit Thränenausbrüchen. Die
Menses sind ganz regelmässig und sehr spärlich; während derselben zeigt sich in der Regel eine Steigerung der Beschwerden.

Patientin ist eine ziemlich fettleibige Person von blassem
Aussehen, welche seitens des Nervensystems keine objectiv nachweisbaren Störungen darbietet. Die Kniegelenke, welche den
Hauptgegenstand ihrer Klagen bilden, zeigen weder Anschwellung
noch besondere Empfindlichkeit für Druck oder Bewegung.

Die Patientin wird durch eine mehrwöchentliche hypnotische
Suggestivbehandlung von allen ihren Beschwerden befreit und zwar
nicht lediglich vorübergehend: erst nach etwa fünf Vierteljahren
stellten sich bei derselben und zwar in Folge länger andauernder
und bedeutender gemüthlicher Erregungen, die durch schwere Erkrankung ihrer Mutter veranlasst waren, wieder Schmerzen in den
Beinen ein. Diese wurden wieder durch eine kleinere Anzahl
hypnotischer Sitzungen beseitigt. Bei dieser Gelegenheit unternahm ich es auch auf Wunsch der Patientin, auf eine Verstärkung ihrer bis dahin sehr spärlichen Menses hinzuwirken. Wie
mir die Patientin später mittheilte, waren meine Eingebungen in
der Hypnose auch in dieser Richtung von Erfolg; die Menstrual-
blutung wurde wenigstens für eine Anzahl von Monaten entschieden erheblicher.

Die Beschwerden in den Beinen waren im vorstehenden Falle
zum Theil durch immer wiederkehrende — wahrscheinlich vorwaltend unterbewusste — peinliche Erinnerungen an frühere Erlebnisse, zum Theil durch neue gemüthliche Erregungen verursacht. Die hypnotische Eingebung musste sich gegen diese beiden
Quellen richten und erzielte auch den gewiss beachtenswerthen
Erfolg, Beschwerden, die vielleicht seit 20 Jahren bestanden, für
eine lange Zeit zu bannen. Es ist mindestens sehr unwahrscheinlich, dass dieses Resultat auch auf anderem Wege sich hätte erzielen lassen: das Gleiche gilt, wenigstens so weit psychotherapeutische Einwirkungen in Betracht kommen, für die Beeinflussung
der Menstruation.

Beobachtung VII.

Frl. W., eine in den 30ger Jahren stehende, sehr begabte Malerin aus den Vereinigten Staaten, die sich zum Behufe ihrer Weiterbildung hier aufhielt, wurde seit einiger Zeit beim Arbeiten durch die Vorstellung gestört, dass ihr das, was sie zu malen vorhabe, nicht nach Wunsch gelingen werde. Diese Vorstellung versetzte sie in Aufregung und bewirkte auch sehr oft, dass sie die Farben nicht so hinbrachte, wie es ihrem Wunsche und ihrem Können entsprach. Die Dame war sehr bekümmert, sich durch eine solche „Einbildung" in ihrer künstlerischen Thätigkeit behindert zu sehen; denn bezüglich ihrer Befähigung war sie durchaus nicht im Zweifel. In vier hypnotischen Sitzungen gelang es, die störende Zwangsvorstellung dauernd zu beseitigen.

Derartige Zwangsvorstellungen sind bei Künstlern nicht selten und können ein die Berufsthätigkeit in hohem Maasse erschwerendes, zeitweilig sogar verhinderndes Moment bilden. So wurde ein junger Maler, den ich vor Jahren beobachtete, durch die Zwangsvorstellung des Nichtkönnens bei seinen Studien zeitweilig derart verfolgt, dass er die Arbeit aussetzen musste. Der Betreffende litt auch an der Zwangsvorstellung, nicht hypnotisirt werden zu können, was seine Hypnotisirung verhinderte.

Zwei Musiker, welche bei öffentlichen Aufführungen regelmässig von der peinlichen Vorstellung heimgesucht wurden, dass ihnen das Spielen gewisser schwieriger Passagen misslingen werde, wurden von dieser Zwangsbefürchtung, welche ihnen das Spielen in der Oeffentlichkeit bedeutend erschwerte, durch hypnotische Suggestivbehandlung ebenfalls dauernd befreit.

Beobachtung VIII.

Herr S., 52 Jahre alt, Privatier, erblich neuropathisch belastet, litt schon früher wiederholt an schweren neurasthenischen Affectionen und Depressionszuständen von längerer Dauer, zum Theil anscheinend in Folge geschäftlicher Ueberanstrengung. Er hatte deshalb sein Geschäft seit mehreren Jahren aufgegeben, liess sich jedoch vor einigen Monaten bestimmen, die Vertretung

einer auswärtigen Firma zu übernehmen, wodurch er sich eine für
seine geringe Leistungsfähigkeit zu erhebliche geschäftliche Belastung auflud. Seit etwa 14 Tagen Kopfschmerzen, Kopfdruck,
Schlafmangel. hochgradige gemüthliche Depression, Gefühl allgemeiner körperlicher Schwäche: in den letzten Tagen anhaltende
Angstzustände und in deren Gefolge auch Selbstmordgedanken.

Patient ist auch körperlich heruntergekommen. sein Gesichtsausdruck schwer melancholisch und leidend, alle Bewegungen langsam. Puls 48—50. Die Gehfähigkeit bedeutend herabgesetzt.

Patient erhielt nur in den ersten Tagen geringe Opiumgaben.
der Weitergebrauch solcher wurde durch hypnotische Behandlung
entbehrlich gemacht, unter deren Einfluss so rasch eine Besserung
aller Symptome eintrat. dass der Pat., bei dem die Depressionszustände sich früher immer während einer Reihe von Monaten erhalten hatten. nach etwa 3 Wochen als beschwerdefrei entlassen
werden konnte.

Beobachtung IX.

Herr S.. Postbeamter, 46 Jahre alt. erblich nicht belastet und
früher immer gesund, litt seit mehreren Jahren bereits. allem Anscheine nach in Folge häufigen Nachtdienstes, an zunehmendem
Schlafmangel. In den letzten Monaten hatte sich der Zustand so
verschlimmert. dass Pat. es kaum auf 2 Stunden Schlaf brachte.
Dementsprechend verschlechterte sich das übrige Befinden. Kopfdruck. Abnahme der Arbeitskraft, hochgradige Verstimmung und
psychische Unruhe, sowie Appetitmangel stellten sich ein. Bei
dem Patienten musste zunächst von hypnotischer Behandlung abgesehen werden, weil mehrere Versuche nach der fractionirenden
Methode erfolglos blieben; Pat. war nicht im Stande. sich kurze
Zeit liegend ruhig zu halten. Es wurde zunächst ein rein
somatisches Heilverfahren (Halbbäder, Brom etc.) angewandt und
der Pat. beauftragt. sich für die später vorzunehmende Hypnotisirung durch öfteres ruhiges Liegen mit geschlossenen Augen und
lautloses Zählen vorzubereiten. Hiebei trat nur eine geringe
Besserung des Zustandes ein: Pat. kam nicht über 3 Stunden
Schlaf hinaus. Als 14 Tage später die Hypnotisirung neuerdings
versucht wurde. liess sich Somnolenz und nach wenigen Sitzungen

bereits ein ausgeprägter Schlafzustand erzielen. Von diesem Zeitpunkte an besserte sich der Schlaf in ganz auffälliger Weise. Pat. brachte es alsbald auf 7—8 Stunden festen Schlafes, und in einigen Wochen war sein Befinden in jeder Hinsicht befriedigend.

Schliesslich sei hier noch ein Fall angeführt, bei dem es dahingestellt sein mag, ob das gewiss sehr bemerkenswerthe therapeutische Resultat der hypnotischen oder der Wachsuggestion oder der combinirten Wirkung beider Suggestionen zuzuschreiben ist.

Beobachtung X.

M. Z., Correctorssohn, $11^1/_2$ Jahre alt, Schüler eines hiesigen Gymnasiums, zugewiesen durch Collega Dr. Gantl. 24. April 1899.

Patient ist das einzige Kind seiner Eltern, sein Vater sehr nervös, die Mutter gesund. Von Kinderkrankheiten hat der Junge Masern, Varicellen, Mumps und Croup durchgemacht, auch litt er öfters an Angina. Das jetzige Leiden begann im Anschlusse an einen Bronchialkatarrh Anfangs März l. J. Zunächst wurden die Lider, dann die Arme, der Rumpf und schliesslich auch die Beine von Zuckungen ergriffen. An ersteren Theilen verloren sich dieselben jedoch nach mehrwöchentlichem Bestehen fast völlig, seit ungefähr einem Monat zeigen sich in der Hauptsache nur mehr die Beine ergriffen. Die Zuckungen traten an diesen in letzterer Zeit jedoch nur mehr unter besonderen Umständen auf. Der Patient ist im Stande, in seiner Wohnung sich frei umher zu bewegen, auch die Treppe hinauf- und herabzulaufen, dagegen kann er seit etwa 14 Tagen auf der Strasse nicht mehr gehen. Sobald er das Haus verlässt, werden seine Beine von regellosen Krämpfen ergriffen, so dass sich dieselben förmlich verwickeln und er ohne Stütze sich nicht mehr aufrecht erhalten kann. Dabei wird er von Aufregnng, Herzklopfen und Schweissausbruch (Angstzustand) befallen. Er musste deshalb in letzterer Zeit den Schulbesuch aufgeben, auch zu mir konnte er nur mittelst einer Droschke gelangen. Patient zeigt beim Schreiben und anderen manuellen Verrichtungen keinerlei Ungeschicklichkeit, auch haben bei ihm Intelligenz und Sprache in keiner Weise gelitten. Schlaf, Appetit und Stuhlgang sind völlig normal.

Status präsens: Blass aussehender Knabe von etwas dürftiger Allgemeinernährung und seinem Alter entsprechender Grösse; Schädelconfiguration normal, auch im Bereiche der Gehirnnerven nichts Abnormes. Stehen mit offenen und geschlossenen Augen ohne Störung, auch der Gang völlig unbehindert und ohne irgend eine auffällige Erscheinung. An dem entkleideten Körper ab und zu Zuckungen der Rücken- und Gesässmuskulatur wahrnehmbar, mitunter auch Rucke, welche den ganzen Körper durchfahren. Während dergestalt an dem Knaben während der Untersuchung von ticartigen Bewegungen nur wenig zu bemerken war, berichtete mir nachträglich ein Patient, der den Jungen im Wartezimmer zu beobachten Gelegenheit gehabt hatte, dass derselbe während seines Aufenthaltes in letzterem derart von Zuckungen heimgesucht wurde, dass dessen Mutter in Thränen ausbrach und ihm selbst der Anblick lästig geworden sei. Die Aufregung wegen der bevorstehenden Untersuchung hatte also bei dem Knaben vorübergehend das Krampfleiden in der früheren Stärke wieder hervorgerufen. Der Knabe war bisher mit innerlichen Mitteln und Bädern behandelt worden. Ich war der Ueberzeugung, dass bei demselben die einfache verbale Wachsuggestion genügen müsse, um die Gehstörung zu beseitigen; doch erschien es mir nicht rathsam, von derselben allein den Erfolg abhängig zu machen. Ich liess daher den Knaben Platz nehmen, die Augen schliessen, legte ihm meine Hand auf die Stirne und schläferte ihn auf verbalem Wege etwa zwei Minuten lang ein, worauf ich ihm die Suggestion gab, dass er auf der Strasse wieder gehen könne. Ohne dann weiter zu prüfen, ob die Schlafsuggestionen irgend eine Wirkung hatten, liess ich den Knaben wieder aufstehen und erklärte ihm mit Nachdruck, dass sein Leiden beseitigt sei und er auf der Strasse wieder ohne jeden Anstand gehen könne. Aus Vorsicht erlaubte ich ihm jedoch nur, zunächst von meiner Wohnung bis zur Pferdebahnhaltestelle (etwa 4 Minuten) zu gehen und an den folgenden Tagen Spaziergänge von fünf bis zehn Minuten zu unternehmen.

1. Mai. Die Mutter des Patienten berichtet, dass derselbe nach seinem ersten Besuche bei mir von meiner Wohnung bis zur Pferdebahnhaltestelle zu gehen vermochte. Den folgenden Tag

ging er etwa 10 Minuten spazieren; die Bewegung war hiebei noch etwas mühsam; gestern und heute war das Gehen auf der Strasse jedoch völlig unbehindert, der Knabe marschirte mit derselben Leichtigkeit und Sicherheit wie je zuvor. Der Erfolg war auch von Dauer; der Knabe nahm alsbald den Schulbesuch wieder auf.

Im vorstehenden Falle handelt es sich, wie ich andern Orts (Wiener klin. Rundschau No. 23, 1900) ausführlicher dargelegt habe, um einen hysterischen Tic, dessen Auftreten durch eine mit Angst verknüpfte Autosuggestion, eine Art Phobie bedingt wurde. Man denke, welches Kapital unter Umständen ein Kurpfuscher aus einem derartigen Falle schlagen mag, wenn er es versteht, dem Pat. genügend zu imponiren und dadurch seine Suggestibilität zu steigern Für den Arzt zeigt die Beobachtung wiederum, dass die Erkenntnis des psychischen Ursprungs eines Leidens auch für die Therapie den richtigen Fingerzeig giebt.

Die therapeutische Ausnützung der hypnotischen Hypermnesie hat eine Concurrentin in der Psychoanalyse im Wachzustande nach der Freud'schen Methode. Letzteres Verfahren ist jedoch höchst umständlich und in seinen Resultaten ziemlich unsicher; ausserdem ist die Verwerthbarkeit desselben für verschiedene Amnesien, bei denen die Ausnützung der hypnotischen Hypermnesie von Erfolg war (epileptischen, toxischen, infectiösen Amnesien), noch sehr fraglich, und es kann schon deshalb nicht behauptet werden, dass die therapeutische Verwaltung des gesteigerten Erinnerungsvermögens in der Hypnose durch das Freud'sche Verfahren entbehrlich geworden ist.

In Summa: Wir können bei einem ganz objectiven Vergleiche der Leistungen der einzelnen hypnotherapeutischen Verfahren mit denen der übrigen psychotherapeutischen Behandlungsmethoden nicht verkennen, dass erstere eine höchst werthvolle Bereicherung unseres psychischen Heilschatzes bilden. Die Bedeutung, welche wir der Hypnotherapie zusprechen müssen, geht aber durchaus nicht so weit, dass wir dieselbe als die für alle Fälle geeignetste und erfolgreichste Art der psychischen Behandlung erachten dürften. Auch müssen wir, wenn wir unsere Erfahrungen strenge prüfen, zugeben, dass die Hypnotherapie neben ihren bedeutenden Vorzügen manche Schattenseiten aufweist und die thatsächlichen Erfolge derselben nicht ganz dem entsprechen, was man nach der Theorie dieser Methode erwarten sollte.

Zunächst kommt hier die beschränkte Verwerthbarkeit der einzelnen hypnotischen Verfahren in Betracht. Zwar nimmt in Folge der Vervollkommnung der Hypnotisirungstechnik die Zahl der Refractären oder nur wenig Beeinflussbaren mehr und mehr ab, allein es ist doch kein seltenes Vorkommnis, dass man bei Kranken, bei welchen man von einer hypnotischen Behandlung aus dem einen oder anderen Grunde sich gute Dienste verspricht, auf dieselbe verzichten muss, weil bei den ersten Hypnotisirungsversuchen nicht das gewünschte Resultat erzielt wurde und es den betreffenden Personen an Geduld und Vertrauen zur Fortsetzung der Versuche gebricht.[1]) Wichtiger ist die von mir schon lange betonte und im Laufe der Jahre auch von anderer Seite mehr und mehr anerkannte Unsicherheit der Wirkungen der Methode. Nicht nur bei oberflächlicher Beeinflussung (Somnolenz), sondern auch bei ausgeprägterem, selbst tiefem Schlafzustande (Somnambulismus) können die ertheilten therapeutischen Eingebungen unrealisirt bleiben. Häufiger als gänzlichen Misserfolgen begegnen wir lediglich oder vorwaltend temporären Erfolgen. Der Kranke fühlt sich nach der Hypnose ausgezeichnet, seine Leiden sind geschwunden wie eine Fata Morgana, um jedoch schon am nächsten Morgen, oder in den nächsten Tagen wieder in verringertem Maasse oder in der alten Stärke wiederzukehren. Nicht selten beobachtet man ferner, dass von einer Mehrzahl von Krankheitserscheinungen nur einzelne unter der suggestiven Einwirkung weichen, die übrigen dagegen hartnäckig sich erhalten: es kommt auch vor, dass während der hypnotischen Behandlung an Stelle der durch Sug-

---

[1]) Häufig ist es auch der Fall, dass Kranke in Folge irgend welcher, mitunter auch von ärztlicher Seite angeregter Vorurtheile, zu einer hypnotischen Behandlung sich überhaupt nicht verstehen. Selbst in den Kreisen der Höhergebildeten begegnet man noch vielfach Anschauungen betreffs der Hypnotherapie, welche für ihre Anwendung ernstliche Hindernisse bilden.

gestion beseitigten neue Symptome auftreten. Diese können durch Umstände veranlasst sein, welche mit der Behandlung nichts zu thun haben, aber auch lediglich Aequivalente von Erscheinungen bilden, welche durch Suggestion beseitigt wurden. Insbesonders bei Behandlung der so häufigen pathologischen Angstzustände (Phobien) ist zu beobachten, dass ein beseitigtes durch ein anderes — äquivalentes — Symptom ersetzt wird. Ich suggerire z. B. einem an Topophobien leidenden Neurasthenischen, dass er beim Aufenthalte an verschiedenen Orten von den Angstzuständen, von welchen er bei diesen Anlässen regelmässig heimgesucht wurde, frei bleiben werde. Der Patient erklärt mir nach einiger Zeit, dass er beim Besuche eines Theaters, Gasthauses etc. nicht mehr von Angst, aber von Uebelkeiten und Schweissausbruch befallen werde. Ich beseitige durch hypnotische Eingebung auch diese Erscheinungen, doch tritt an deren Stelle beim Besuche der in Frage stehenden Localitäten nunmehr Schwindel und Kopfeingenommenheit, d. h. an die Stelle des einen tritt ein anderes Aequivalent des Angstzustandes, da das Grundphänomen, der Angstaffect, durch die hypnotische Suggestion nur unter die Schwelle des Bewusstseins gedrängt, nicht aber beseitigt wurde.

Diese Unzulänglichkeiten der Hypnotherapie betreffen, wie wir sehen, im Wesentlichen das Suggestivverfahren und erklären sich einerseits aus dem bei diesem wirksamen Agens, andererseits aus der Art der zu bekämpfenden Krankheitszustände. Die sehr suggestiblen Individuen sind nicht immer dankbare Objekte der hypnotischen Suggestivbehandlung, wie man a priori annehmen möchte: ihre Beschwerden werden zwar oft durch die therapeutische Eingebung rasch beseitigt, stellen sich jedoch alsbald wieder ein, da ihre hohe Suggestibilität und ihre Denkgewohnheiten dazu führen, dass die ursächlichen krankhaften Vorstellungen durch rein associative Vorgänge, körperliche Störungen (Empfindungen) oder Einwirkungen seitens Dritter wieder geweckt werden und allgemach die frühere Stärke wieder erlangen. So können bei manchen Individuen schon durch von Dritten geäusserte Zweifel über den Heilwerth der hypnotischen Behandlung im Allgemeinen oder deren Nutzen im speciellen Falle die auf hypnotisch-suggestivem Wege erzielten Heileffecte wieder aufgehoben werden.

Die durch die fraglichen Bemerkungen erweckten Gegenvorstellungen verdrängen die nicht genügend gefestigte Heilsuggestion und bewirken dadurch das Wiederauftauchen der krankhaften Vorstellungen und ihre Folgezustände. Ein weiterer sehr in's Gewicht fallender Factor ist die Fixirung und Gefühlsstärke der durch die hypnotische Eingebung zu bekämpfenden krankhaften Ideen. Häufig sind diese durch frühere Erlebnisse, krankhafte Körperempfindungen und die ganze Richtung des Denkens so intensiv fixirt und durch die ihnen anhaftenden Gefühle zugleich so verstärkt, dass die von aussen kommende und jeder weiteren Stütze im Vorstellen entbehrende ärztliche Eingebung ihnen nicht gewachsen ist. Es begreift sich, dass unter diesen Verhältnissen nicht die krankhaften Vorstellungen, sondern die ärztlichen Eingebungen eine Verdrängung erfahren, da auch im Widerstreite psychischer Elemente der Sieg auf Seite des Stärkeren bleibt. Besonders häufig finden wir, dass eingewurzelte und mit bedeutenden Angstgefühlen verknüpfte Vorstellungen — Befürchtungen bestehender oder kommender Leiden — der ärztlichen Eingebung Trotz bieten. Wir verfügen leider noch nicht über Mittel, um die Gefühlsstärke der therapeutischen Eingebungen in einer Weise zu erhöhen, dass dieselben ihren Aufgaben unter allen Verhältnissen sofort genügen; doch können wir dadurch, dass wir das Vertrauen zu dem Verfahren bei dem Patienten möglichst heben, auch die einzelnen Heilsuggestionen in ihrer Intensität und Gefühlsbetonung verstärken und durch schrittweises Vorgehen und zähe Beharrlichkeit in der Ausnützung des gewonnenen Bodens schliesslich der Heilsuggestion zum Durchdringen in Fällen verhelfen, die anfänglich sehr wenig Erfolg versprachen. Endlich kommen hier die Fälle in Betracht, in welchen in Folge der Beschaffenheit des hypnotischen Zustandes (Annäherung an den natürlichen Schlaf oder schwere Erkrankung) die hypnotische Suggestibilität so gering ist, dass therapeutische Eingebungen nur in ungenügendem Maasse oder gar nicht realisirt werden.

Ich habe mich im Vorstehendem bemüht, neben den grossen der Hypnotherapie zuzuerkennenden Lichtseiten auch deren Schattenseiten und Unzulänglichkeiten, soweit ich dieselben in meiner ärztlichen Thätigkeit kennen gelernt habe, darzulegen, um dem Leser eine zutreffende Würdigung des Verfahrens zu ermöglichen. Was von den Gegnern der Hypnotherapie gegen dieselbe geltend gemacht wird, ist jedoch nicht die Reihe der im Obigen von mir angeführten Thatsachen, sondern die angebliche Gefährlichkeit der Hypnose. Die Hypnotherapie soll mit verschiedenen nicht völlig vermeidbaren Gefahren für das leibliche und seelische Befinden der Behandelten verknüpft sein. Diese werden wir im Folgenden einer Beleuchtung unterziehen.

Gefahren der Hypnose.

Dass die Versetzung in den hypnotischen Zustand unter Umständen zu Gesundheitsschädigungen führen kann, unterliegt keinem Zweifel. In der Literatur findet sich eine Reihe von Fällen mitgetheilt, in welchen die Hypnotisirung nervöse und psychische Störungen nach sich zog, deren ursächlicher Zusammenhang mit dem Verfahren nicht in Abrede zu stellen ist. Für die Verwerthbarkeit der Hypnotherapie kommt jedoch nur in Betracht. ob bei Anwendung dieses Verfahrens in technisch völlig correcter Weise und Verzicht auf alle für die Zwecke der Behandlung nicht erforderlichen Einwirkungen (Experimente) gesundheitliche Nachtheile für den Behandelten nicht vermieden werden können. Hierüber kann lediglich die Erfahrung entscheiden, und diese belässt in diesem Punkte nicht den geringsten Zweifel.

Zunächst muss ich bemerken, dass ich selbst bei einer über mehr als 12 Jahre sich erstreckenden therapeutischen Verwerthung der Hypnose von derselben nie schädliche Folgen gesehen habe. Die Beobachtungen aller Aerzte in den verschiedenen Kulturländern, welche sich seit Langem ernsthaft mit der Hypnotherapie beschäftigen, stimmen hiemit völlig überein. Liébeault und Bernheim in Nancy, Bérillon (Paris), Forel, Ringier (Schweiz), Lloyd Tuckey und Milne Bramwell (London), van Renterghem und van Eeden (Amsterdam), Bechterew (Petersburg), Wetterstrand (Stockholm), von Krafft-Ebing, Hirt, Moll, Grossmann, Vogt, v. Schrenk-Notzing und Andere in Deutschland und Oesterreich haben bei vielen Tausenden hypnotisch behandelter Personen nie einen ernsten Nachtheil für den geistigen Zustand oder das körperliche Befinden gesehen. Es

kann diesem überwältigenden Beweismaterial gegenüber gewiss
als feststehend betrachtet werden, dass das hypnotische Verfahren
bei sachgemässer Anwendung keinerlei Gefahren für die körperliche oder geistige Gesundheit der Behandelten in sich birgt und
die in einer Reihe von Fällen beobachteten ungünstigen Wirkungen
(Nervosität, Kopfschmerz, Neigung zum Verfallen in Autohypnose,
abnorm leichte Hypnotisirbarkeit, andauernd erhöhte Suggestibilität etc.) lediglich auf fehlerhaftes Vorgehen seitens der Hypnotiseure zurückzuführen sind. Bei der therapeutischen Verwerthung
der Hypnose ist eben, wie aus unseren früheren Darlegungen zur
Genüge erhellt, der modus procedendi von grösster Wichtigkeit;
doch kann der Umstand, dass durch unzweckmässige oder fehlerhafte Handhabung des Verfahrens Schaden verursacht werden mag
und dessen correcte, den Anforderungen des Einzelfalls angepasste
Anwendung sich nicht so einfach gestaltet, wie man früher vielfach annahm, in den Augen nüchtern Denkender sicher keinen
Grund zur Verwerfung der Hypnotherapie bilden.

Mit der Gefährlichkeit der Hypnose verhält es sich nicht anders wie mit der wohl aller wirksamen therapeutischen Agentien.
Das Messer, in der Hand des erfahrenen, auf der Höhe seiner
Kunst stehenden Chirurgen gewiss ein segensreiches Instrument,
kann in der Hand eines ärztlichen Stümpers ein sehr gefährliches
Werkzeug werden. Selbst mit an sich viel harmloseren Instrumen-
ten wie Morphiumspritze und Katheter kann durch unvorsichtigen,
kunstwidrigen Gebrauch bedeutender Schaden gestiftet werden.
Es giebt überhaupt kaum ein wirksames Heilmittel oder Verfahren,
durch welches bei unzweckmässiger Anwendung nicht nachtheilige
Wirkungen herbeigeführt werden könnten. Bei der Anwendung
der Hypnose bei Kranken erheischt eine Menge von Details eingehende Berücksichtigung. Schon der Act der Einschläferung erfordert Vorsicht und sorgfältige Anpassung an die Individualität
des Patienten. Wir haben gesehen, dass eine Hypnose auf sehr
verschiedenen Wegen herbeigeführt werden kann; doch sind die
einzelnen Hypnotisirungsmethoden nicht blos hinsichtlich der
Wirksamkeit, sondern auch der Harmlosigkeit nicht völlig
gleichwerthig. Ungünstige Nachwirkungen sind insbesonders
bei Anwendung des Braid'schen Verfahrens (Fixation) öfters

beobachtet worden. Es empfiehlt sich daher entschieden, bei
Kranken mit sehr angegriffenen Nerven von der Fixation nur in
sehr beschränktem Maasse Gebrauch zu machen oder auf dieselbe
ganz zu verzichten. Nach geschehener Einschläferung ist der
Kranke andauernd zu überwachen und auch geeignete Vorkehrung
zu treffen, dass derselbe nicht durch einen unvorhergesehenen Eindruck, z. B. heftiges Geräusch, plötzlich geweckt wird. Dass den
Kranken durch unzweckmässige therapeutische Eingebungen directer
Schaden zugefügt wird, dürfte wohl selten der Fall sein. Der
Nachtheil derartiger Eingebungen liegt gewöhnlich nur darin, dass
dieselben keine Aenderung in dem bestehenden Krankheitszustande
herbeiführen; doch zeigen vereinzelte Beobachtungen immerhin,
dass durch ungeeignete oder wenigstens unpassend formulirte therapeutische Suggestionen intra- und posthypnotisch unangenehme
Zufälle verursacht werden können.¹) Dass man bei Kranken,
welche zu Behandlungszwecken hypnotisirt werden, sich auf die
Suggestionen zu beschränken hat, welche durch das bestehende
Leiden erheischt werden, und ein Experimentiren mit anderen Eingebungen stricte zu vermeiden hat, hierüber besteht unter den ge-
wissenhaften Vertretern der Hypnotherapie wohl keine Meinungs-
verschiedenheit. Bei Hysterischen, die an Anfällen leiden, können
solche (Krampfattaquen, Schlafzustände, Somnambulismen), wie

¹) Ueber einen beachtenswerthen hieher gehörigen Fall berichtet Lloyd
Tuckey: Ein ihm befreundeter Arzt, welcher auf hypnotischem Gebiete noch
sehr geringe Erfahrungen besass, schläferte eine an Bronchitis, complicirt mit
Asthma und Fettherz, leidende Dame ein, um ihr Erleichterung ihrer Athem-
beschwerden zu verschaffen. Es gelang ihm leicht, die Dame in tiefe Hypnose
zu versetzen, worauf er der Patientin andauernd leichtere und ruhige Athmung suggerirte. Die Respiration wurde zunächst auch ruhiger, allgemach
aber auch schwächer, um plötzlich ganz aufzuhören; der Herzschlag wurde
hiebei auch ganz unfühlbar. Der Arzt, welcher mit seinen Suggestionen mehr
erreichte, als er wünschte, fühlte sich sehr erleichtert, als die spasmodische
Athmung sich wieder einleitete. Der Fehler lag hier nicht allein in der zu
häufigen Wiederholung der auf Erleichterung der Respiration gerichteten
Eingebungen, sondern mehr noch in dem Umstande, dass der Arzt es verab-
säumte, suggestiv auch auf die Vertiefung der Athemzüge einzuwirken. Ich
selbst habe bei suggestiver Beeinflussung von Respirationsstörungen in der
Hypnose nie einen ungünstigen Zwischenfall gesehen.

wir schon sahen, während der Einschläferung oder des Verlaufes
der Hypnose auftreten. Hiedurch erwächst den Kranken in der
Regel kein Schaden, doch ist es immerhin wünschenswerth, dass
derartige Zufälle möglichst vermieden werden. Die Entwicklung
von Krampfanfällen kann durch entsprechende Suggestionen zumeist verhindert werden, wenn die Vorläufererscheinungen des Anfalles rechtzeitig Beachtung finden. Bei hochgradiger Disposition
zu hysterischen Schlafzuständen kann ein solcher eintreten, wenn
man die Patientin mit geschlossenen Augen auf einem Sopha oder
Fauteuil Platz nehmen lässt, noch bevor irgend etwas mit ihr vorgenommen wurde. Man kann in derartigen Fällen die Umwandlung des hysterischen Schlafes in einen hypnotischen Zustand versuchen; wenn sich hiebei keine befriedigenden Resultate ergeben,
wird man wenigstens temporär auf weitere Hypnotisirungsversuche
am besten verzichten.

Unangenehme Nachwirkungen der Hypnose (Schläfrigkeit,
Müdigkeit, Schwere im Kopfe oder in den Augen) und Störungen
des Befindens in Folge von während oder nach der Hypnose auftauchenden Autosuggestionen können zum Theil schon durch be-
ruhigende Aufklärungen vor der Einschläferung, zum Theil durch
entsprechende Suggestionen während der Hypnose, wie wir bereits
gesehen haben, verhindert (desuggerirt) werden.

Der in manchen Fällen nach öfterer Hypnotisirung beobachteten Neigung zum Verfallen in Autohypnose kann auf verschiedene Weise vorgebeugt werden. Man sah diese Disposition insbesonders nach Anwendung der Braid'schen Einschläferungsmethode sich entwickeln, und es ist auch begreiflich, dass bei
Personen, bei welchen andauerndes, absichtliches Fixiren zur Erzielung der Hypnose öfters benützt wird, gelegentlich auch unab-
sichtliches (zufälliges) Fixiren den gleichen Erfolg hat. Dieser Umstand bildet einen weiteren Grund für die beschränkte Verwerthung
der Fixation für Hypnotisirungszwecke. Direct kann der Neigung
zur Autohypnose, wenn sich dieselbe in irgend einem Maasse zeigt,
durch entsprechende hypnotische Suggestionen entgegen gewirkt
werden. Das gleiche gilt für die abnorm leichte Hypnotisirbarkeit, die mitunter als Folge öfterer Hypnotisirungen vorkommt.

Es genügt hier, um den Kranken gegen missbräuchliche Ausnützung seiner Hypnotisirbarkeit zu schützen, dass wir demselben in der Hypnose suggeriren, er könne nur durch eine bestimmte Person eingeschläfert werden. Es hat sich gezeigt, dass derartigen Suggestionen gegenüber die erfahrensten Hypnotiseure ihre Kunst vergebens aufboten.

Eine auffällige Erhöhung der Wachsuggestibilität, die von Manchen unter den ungünstigen Folgewirkungen der Hypnose angeführt wird, habe ich bei meinen Hypnotisirten nie beobachtet, und ich glaube, dass eine solche auch bei Beschränkung der Eingebungen auf das therapeutische Gebiet nie eintritt. Es ist ferner behauptet worden, dass öftere Hypnotisirung eine gewisse Abhängigkeit des Hypnotisirten vom Hypnotiseur, eine gewisse Gewöhnung des Organismus an die Hypnose und damit eine Art Hypnosehunger, ähnlich dem Morphinismus, bedingen könne. Wir begegnen derartigen Vorstellungen nicht selten bei Patienten, und es ist begreiflich, dass, wenn man denselben nicht a priori entgegentritt, dieselben sich gelegentlich zu Autosuggestionen entwickeln und die entsprechenden Folgen nach sich ziehen können. Man kann derartigen Vorstellungen schon durch Aufklärung im Wachen, noch nachhaltiger durch hypnotische Suggestion entgegen wirken. Ich habe in Folge dieses Vorgehens auch nie etwas von den erwähnten Erscheinungen bei meinen Hypnotisirten wahrgenommen.

Pierre Janet berichtet in einer Mittheilung auf dem 3. internationalen Congress für Psychologie, dass bei manchen Hysterischen nach der Hypnose zunächst eine auffallende Erleichterung ihrer Beschwerden eintritt, an welche sich eine Periode der Wiederverschlechterung und gemüthlicher Verstimmung anschliesst, während welcher dieselben von einem mächtigen Verlangen nach einer neuen Hypnose befallen werden. Dieses Verlangen wird von den Kranken als Ausfluss zärtlicher Gefühle für den Hypnotiseur interpretirt. Manche derselben fügen sich dem vermeintlichen Einflusse des Hypnotiseurs ohne Widerstreben, andere kämpfen gegen denselben an. Pierre Janet führt das geschilderte Verhalten zum Theil auf das unterbewusste Persistiren der von dem Hypnotiseur suggerirten Vorstellungen, zum Theil auf die Willensschwäche der Kranken zurück und bemerkt, dass man die gleichen Erscheinungen, i. e. das Bedürfnis nach ärztlicher Beeinflussung und Leitung auch bei Kranken beobachtet, welche nicht hypnotisch behandelt werden (an Zwangsvorstellungen, Zweifelsucht etc. Leidenden). In der That begegnen wir einer Neigung, sich von der ärztlichen Direction abhängig zu machen, bei einer ganzen Reihe von Kranken, die keiner hypnotischen Behandlung unterzogen werden, Hypochondrischen, Neurasthenischen und Hysterischen insbesonders. Diese Neigung darf daher, wenn sie während hypnotischer Behandlung zu Tage tritt, nicht ohne Weiteres auf dieselbe zurückgeführt werden. Die Hypnotherapie befördert dieselbe nach meiner Erfahrung im Allgemeinen nicht in besonderem Maasse und gewährt uns durch die hypnotische Suggestion ein sehr wirksames Mittel gegen dieselbe.

Es sind indess auch ernstere Zufälle, insbesonders schwere hysterische Störungen nach vereinzelten, wie auch öfters wiederholten Hypnotisirungen beobachtet worden. Dass solche üble Folgen auch bei völlig sachgemässer Einleitung und Verwerthung der Hypnose und Berücksichtigung der auch sonst nöthigen Vorsichtsmaassregeln auftraten, hiefür liegt jedoch keinerlei Beweis vor. Erheblichere Gesundheitsschädigungen sind öfters namentlich durch unerfahrene und nicht medicinisch gebildete Amateurhypnotiseure durch Experimente, die sie zur Unterhaltung ihrer Freunde anstellten, sowie durch herumziehende, ihre Künste in öffentlichen Schaustellungen producirende Magnetiseure verursacht worden. Das Treiben letzterer hat sich häufig in doppelter Richtung unheilvoll erwiesen, indem nicht nur einzelne ihrer Versuchspersonen durch die mit ihnen vorgenommenen Experimente gesundheitlich zu Schaden kamen, sondern auch viele Unberufene zur Nachahmung der öffentlich vorgeführten Versuche verleitet wurden, was bei einer Anzahl weiterer Personen nicht ohne üble Folgen verlief. Man hat deshalb in den meisten Kulturländern sich veranlasst gesehen, die öffentliche Vorführung hypnotischer Experimente durch polizeiliche Verbote zu verhindern. Ich will von den zahlreichen in der Literatur mitgetheilten Fällen von Gesundheitsschädigung durch von Amateurs vorgenommene Hypnotisirungen nur einige wenige hier anführen, die als warnende Beispiele dienen können. Charpignon berichtet Folgendes: Ein 13jähriger Knabe wurde von einem Amateur hypnotisirt mit dem Erfolge, dass bei demselben in einem Halbschlafzustande Krämpfe auftraten. Der unerfahrene Magnetiseur war nicht im Stande, den Eingeschläferten zu wecken; dessen Zustand verschlimmerte sich, man musste einen Arzt rufen. Die nervösen

Störungen nahmen in der Folge bei dem Kranken zu, und es entwickelte sich eine Krankheit von mehr als einjähriger Dauer. Der Fall führte zu gerichtlichen Verhandlungen, welche mit der Verurtheilung des Amateurs zu einer Geldstrafe und Schadenersatz endeten.

In einem von Doctor Solow mitgetheilten Falle hypnotisirte ein Amateur einen seiner Freunde dadurch, dass er denselben einen Diamantring fixiren liess; der Hypnotisirte wurde von schweren Convulsionen befallen, verlor die Sprache und gerieth in der Folge beim Anblick glänzender Gegenstände immer in grosse Aufregung.

Lloyd Tuckey führt den Fall eines jungen Mädchens von ausgeprägter hysterischer Veranlagung an, welches von einem Amateur zum Vergnügen ihrer Umgebung nach der Fascinationsmethode hypnotisirt worden war. Das Mädchen wurde in der Folge von häufigen kataleptischen Anfällen heimgesucht und litt an der Idee, dass sie von ihrem Hypnotiseur aus der Entfernung beeinflusst werde.

Hysterische Erscheinuugen können auch gelegentlich im Anschlusse an eine Hypnotisirung zum ersteu Male auftreten, ohne dass man aus diesem post hoc auf ein propter hoc schliessen darf. Diese Auffassung scheint mir in einem Falle berechtigt, über welchen Jolly berichtet. Bei einem 19 jährigen, an Dystrophia musculorum progressiva leidenden Mädchen, welches früher hysterische Erscheinungen nicht gezeigt hatte, trat nach einer von einem Arzte vorgenommenen Hypnotisirung ein heftiger Krampfanfall auf, und derartige Anfälle stellteu sich auch in den folgenden Wochen täglich ein. Wenn wir die Umstände des Falles jedoch näher prüfen, erscheint es sehr zweifelhaft, dass die Hypnotisirung als solche mit den Krampfanfällen in ursächlichem Zusammenhange stand. Die Kranke war durch ihr Muskelleiden in ihrem Nervenzustande herunter gekommen und auch psychisch weniger widerstandsfähig geworden. Sie musste im Vorzimmer des Arztes vor der Hypnotisirung mehrere Stunden warten, wobei sie müde und hungrig wurde. Die Einschläferung gelang nur unvollständig, und die ihr ertheilten Eingebungen, dass sie ihre Arme besser heben könne als vorher, blieben erfolglos. Als sie dann erschöpft nach Hause kam, stellte sich der erste Aufall ein. Es handelt sich hier offenbar um eine Person, bei welcher zwar keine angeborene, aber eine acquirirte Disposition zur Hysterie bestand, bei welcher des Weiteren durch zufällige Umstände temporär ein Erschöpfungszustand herbeigeführt wurde, zu welchem sich wahrscheinlich gemüthliche

Erregungen (Enttäuschung oder Hoffnungslosigkeit wegen der Unvollständigkeit der Einschläferung und der Erfolglosigkeit der Eingebungen) gesellten. Ich glaube, dass diese Combination von Umständen vollständig genügte, bei der Kranken einen hysterischen Anfall auszulösen, und die Hypnotisirung, selbst wenn dieselbe nicht mit allen nöthigen Cautelen vorgenommen wurde, keinen nennenswerthen Antheil an der Verursachung des Anfalles hatte.

Nach den Behauptungen der Gegner der Hypnotherapie sollen auch Geistesstörungen verschiedener Art, abgesehen von hysterischen Psychopathien, unter den Folgezuständen der Hypnose figuriren. An Beobachtungen, welche dieser Behauptung eine zuverlässige Stütze gewähren könnten, mangelt es jedoch ganz und gar. Es ist begreiflich, dass bei Personen, bei welchen eine Disposition zu Geistesstörung besteht oder die ersten Anfänge einer solchen bereits vorliegen, wie andere Heilverfahren so auch gelegentlich die Hypnotherapie versucht wird. Es kann daher während oder nach einer hypnotischen Behandlung zur Entwicklung oder Verschlimmerung einer Geistesstörung kommen, ohne dass diese an dieser ungünstigen Veränderung irgend einen Antheil hat. In der Auffassung von Laien und unkritischen Aerzten unterliegt in diesen Fällen der ursächliche Zusammenhang zwischen Hypnose und Geistesstörung vielfach keinem Zweifel. Bei Vorhandensein von Wahnideen kann die besondere Gestaltung, welche dieselbe unter dem Einflusse hypnotischer Behandlung nehmen, dieser irrthümlichen Anschauung anscheinend noch eine besondere Stütze gewähren, wie der folgende Fall zeigt.

Eine Anfangs der dreissiger Jahre stehende Dame, welche vor einiger Zeit wegen gewisser nervöser Beschwerden in meine Behandlung trat, musste einige Jahre, bevor sie in meine Beobachtung kam, wegen acuter Manie in eine Privatirrenanstalt gebracht werden. Bevor die Patientin jene Verschlimmerung erfuhr, welche deren Transferirung in die Anstalt nöthig machte, war dieselbe von einem Collegen hypnotisch behandelt worden, und unter dem Einflusse dieser Behandlung hatten sich bei derselben Wahnideen von einer besonderen zwischen ihr und dem betreffenden Arzte bestehenden Beziehung (Seelengemeinschaft etc.) gebildet. Diese Ideen erweckten bei den Angehörigen der Patientin den Glauben, dass der krankhafte Geisteszustand derselben durch die hypnotische

Behandlung verursacht worden sei, und es kostete mich, als ich um mein Urtheil über den Fall während des Anstaltsaufenthaltes der Patientin angegangen wurde, grosse Mühe, die Betreffenden von ihrer irrthümlichen Auffassung abzubringen. Ich konnte nicht ermitteln, dass der in Frage stehende College durch die Art seines Vorgehens der Entwicklung der erwähnten Ideen besonderen Vorschub geleistet hatte; allein derselbe hätte meines Erachtens in seinem Interesse wenigstens besser gethan, von einer hypnotischen Behandlung der Patientin Umgang zu nehmen.

Bei einer von Jolly beobachteten Kranken, einer 57-jährigen Arbeiterfrau, welche wegen verschiedener nervöser Beschwerden mehrere Jahre von einem in der Hypnotherapie erfahrenen Arzte zeitweilig hypnotisch behandelt worden war, zeigten sich nach den Mittheilungen des genannten Autors schon alsbald nach Beginn der Behandlung Wahnideen, deren Inhalt mit letzterer in Zusammenhang stand. Die Kranke äusserte sich dahin, dass der Arzt sowohl auf ihre Person, wie auf Gegenstände in ihrer Nähe aus der Entfernung einen Einfluss ausübe. Indes ist hier zu berücksichtigen, dass Wahnideen hypnotischer, magnetischer oder telepathischer Beeinflussung aus der Entfernung sich bei den Geisteskranken der Gegenwart ziemlich häufig finden und auch bei Personen vorkommen, bei welchen nie eine Hypnotisirung vorgenommen wurde. Ich habe selbst mehrfach derartige Ideen bei Kranken, die nie hypnotisirt worden waren, angetroffen; so erst kürzlich bei einer anfangs der 30 er Jahre stehenden Frau, welche wegen eines Uterinleidens gynäkologisch behandelt worden war. Die Patientin erzählte u. A., dass sie, während sie auf dem Untersuchungsstuhle sich befand und der sie behandelnde Arzt eine Localprocedur vornahm, in magnetischen Schlaf verfiel.[1] Sie äusserte sich ferner dahin, dass der betreffende Arzt sie nicht nur, wenn sie sich in seiner Nähe befand, sondern auch aus der

---

[1] Die Erzählung der Kranken erinnert an die Schlafzustände, in welche in früheren Jahrhunderten manche der Hexerei beschuldigte Frauen während der Tortur verfielen. Bei unserer Patientin handelt es sich jedoch lediglich um eine wahnhafte Idee; von dem Collegen, welcher die Frau gynäkologisch behandelte, wurde von dem Eintritt eines Schlafzustandes bei derselben nie etwas beobachtet.

Entfernung hypnotisirt, ihr gewisse Gedanken eingegeben habe etc. und daher wohl auch Magie studirt haben müsse. Man sieht aus dem Angeführten, dass wie die hypnotische, auch irgend eine andere Behandlung das Auftauchen von Wahnideen einer geheimnisvollen Beeinflussung durch den Arzt begünstigen kann.

Der hypnotische Zustand eines Individuums kann auch seitens des Hypnotiseurs oder anderer Personen zu unlauteren oder verbrecherischen Zwecken missbraucht werden. Mit den Gefahren, welche die Hypnose in dieser Richtung birgt, werden wir uns im folgenden Kapitel zu beschäftigen haben.

Man kann nach dem im Vorstehenden Dargelegten fragen: Zugegeben, dass eine sachgemäss unternommene hypnotische Behandlung mit keiner Gefahr verknüpft ist, wie steht es aber mit den hypnotischen Experimenten? Bezüglich dieser ist zu bemerken, dass, wie wir schon an früherer Stelle sahen, zweifellos durch medicinisch nicht gebildete und auf hypnotischem Gebiete unerfahrene oder gewissenlose, lediglich auf Knalleffecte hinarbeitende Experimentatoren geschadet werden kann. [1] Es ist auch nicht zu läugnen, dass manche der älteren Forscher, welche sich mit Untersuchungen auf hypnotischem Gebiete beschäftigten, so insbesonders

---

[1] Ueber ein hypnotisches Experiment mit besonders unglücklichem Ausgange berichtete die Tagespresse im Jahre 1894 aus Ungarn. Ein Laienmagnetiseur hatte ein Mädchen von zarter, nervöser Constitution öfters hypnotisirt und glaubte die hell- resp. fernscherischen Fähigkeiten, welche man bei demselben entdeckt haben wollte, für diagnostische Zwecke ausnützen zu dürfen. In einer hypnotischen Sitzung wurde dem Mädchen die Weisung gegeben, die Krankheit eines entfernt wohnenden Mannes anzugeben und den Zustand seiner Lunge zu beschreiben. Während die sehr suggestible Hypnotisirte dieser Aufgabe zu entsprechen sich bemühte, fiel sie plötzlich zusammen und verschied. Der Sectionsbefund brachte keine Aufklärung über die Todesursache. Der Fall ist dunkel, doch wäre es jedenfalls ganz und gar ungerechtfertigt, den hypnotischen Zustand an sich für den Tod des Mädchens verantwortlich machen zu wollen; dagegen ist die Vermuthung nicht ganz von der Hand zu weisen, dass die gemüthlichen Erregungen, welche durch die Eingebungen des Hypnotiseurs oder die lebhafte Vorstellung der erkrankten Lunge — die Somnambule brachte diese vielleicht irgendwie mit ihrer eigenen Person in Zusammenhang — den unglücklichen Ausgang bewirkten. Letzterer Auffassung neigen auch Liébeault, Bernheim und Forel zu.

Heidenhain, bei einzelnen ihrer Versuchsobjecte gesundheitliche Störungen herbeiführten; dagegen ist mir nicht bekannt,
dass in neuerer Zeit ernste Forscher auf hypnotischem Gebiete
durch ihre Experimente bei ihren Versuchspersonen nennenswerthe
gesundheitliche Nachtheile verursacht haben. Natürlich muss bei
Versuchen an Gesunden wie an Kranken eine Reihe von Cautelen
beobachtet werden. Von Suggestionen, welche dem Hypnotisirten
peinlich sind, ist möglichst Umgang zu nehmen. Man darf ferner
Hallucinationen nicht zu oft hervorrufen und die hervorgerufenen
nicht zu lange bestehen lassen. Vor dem Erwecken muss alles,
was suggerirt wurde, sofern der Zweck des Experimentes dies zu-
lässt, durch Gegensuggestionen wieder aufgehoben werden; insbesonders ist Bedacht darauf zu nehmen, dass erregende Suggestionen
vollständig beseitigt werden. Dass die Art des Erweckens nicht
gleichgiltig ist, haben wir an früherer Stelle gesehen: dasselbe
muss mit der nöthigen Vorsicht und dabei in einer Weise geschehen, dass bei der Versuchsperson ein völliger Wachzustand
herbeigeführt wird.

Ich habe im Vorstehenden gezeigt, dass die Einwände, welche
gegen die Hypnotherapie von verschiedenen Seiten geltend gemacht
wurden, in keiner Weise als stichhaltig erachtet werden können.
Wenn wir uns nunmehr fragen, bei welchen Krankheitszuständen
die hypnotische Behandlung mit Erfolg anzuwenden ist, so ergiebt
eine Umschau in der Literatur, dass die Zahl dieser Affectionen
eine ausserordentlich grosse ist. Bei den schwersten Erkrankungen
innerer und äusserer Theile, Krebsleiden und Tuberkulose, wie den
leichtesten alltäglichen Affectionen, Bronchialkatarrh. Muskelrheumatismus, Warzen etc. ist die Hypnotherapie gelegentlich mit
einem gewissen Nutzen verwerthet worden. Dem ärztlichen
Praktiker ist jedoch mit der Kenntnis dieser Thatsachen wenig
gedient; unläugbar wird von den Specialisten auf dem Gebiete
der Hypnotherapie, von welchen die grösste Mehrzahl der betreffenden Mittheilungen in der Literatur herrührt, von einer
hypnotischen Behandlung bei vielen Leiden Gebrauch gemacht,
bei welchen auch andere Mittel mit Erfolg Verwendung finden
können, zum Theil aus dem Grunde, weil die Patienten speciell
zum Behufe hypnotischer Behandlung sich an sie wenden, zum

Theil wegen einer begreiflichen Vorliebe für das ihnen wohlvertraute Verfahren. Für den ärztlichen Praktiker handelt es sich in erster Linie darum, zu wissen, bei welchen Krankheitszuständen die hypnotische Behandlung für die Erzielung wesentlicher Heilerfolge anderen therapeutischen Verfahren gegenüber besondere Vortheile bietet oder wenigstens unter Umständen bieten kann, in zweiter Linie erst, bei welchen Affectionen die Hypnotherapie überhaupt mit Nutzen in irgend einer Hinsicht sich verwenden lässt. Man kann das Bestreben, die Schmerzen eines Krebsleidenden durch hypnotische Suggestion zu erleichtern, weder als verwerflich, noch als zwecklos bezeichnen. Da jedoch die hypnotische Suggestion auf den Verlauf eines Krebsleidens keinen Einfluss hat und die Leiden eines Krebskranken auch durch andere Mittel Erleichterung finden können, wäre es meines Erachtens sehr unangebracht, von den Leistungen der Hypnotherapie bei Krebserkrankungen Aufhebens zu machen und auf dieselben die Aufmerksamkeit der Aerzte lenken zu wollen. Es ist für den Arzt, der ein Dutzend oder mehr wirksame somatische Mittel gegen den Muskelrheumatismus kennt, auch von keiner erheblichen Bedeutung, zu ersehen, dass man bei diesem Leiden mit hypnotischer Suggestion ebenfalls etwas ausrichten kann. Dagegen ist es für ihn von grosser Wichtigkeit, die Krankheitszustände und Störungen zu kennen, welche nach der bisherigen Erfahrung besonders geeignete und dankbare Objecte der Hypnotherapie bilden. Ueber diesen Punkt sind jedoch die Ansichten derzeit noch sehr getheilt, und selbst die erfahrensten Hypnotherapeuten stimmen bezüglich der Wirksamkeit der hypnotischen Behandlung bei einzelnen Krankheiten nicht überein. Forel führt als Zustände, welche der hypnotischen Suggestion am besten zu weichen scheinen, folgende an: Spontaner Somnambulismus, Schmerzen aller Art, vor Allem Kopfschmerzen, Neuralgien, Ischias, Zahnschmerzen, die nicht auf Abscess beruhen etc., Schlaflosigkeit, Lähmungen und Contracturen, organische Lähmungen und Contracturen (als Palliativmittel), Chlorose (sehr günstig), Menstruationsstörungen (Metrorrhagie wie Amenorrhoe), Appetitlosigkeit und alle nervösen Verdauungsstörungen, Stuhlverstopfung und Diarrhoe (wenn letztere nicht auf Katarrh oder Gährungen beruht), psychische Impotenz.

Pollutionen, Onanie, conträre Sexualempfindung und dergl. mehr, Alkoholismus und Morphinismus, Rheumatismus muscularis et articularis chronicus, neurasthenische Beschwerden, Stottern, nervöse Sehstörungsn, Blepharospasmus, Pavor- nocturnus der Kinder, Uebelkeit und Seekrankheit, Erbrechen der Schwangeren. Enuresis nocturna (oft sehr schwierig, des tiefen normalen Schlafes wegen), Chorea, nervöse Hustenanfälle (auch bei Emphysem), hysterische Störungen aller Art, inclusive hysteroepileptische Anfälle, Anaesthesie etc., schlechte Gewohnheiten aller Art. Nach Wetterstrand auch Epilepsie, Blutungen etc.

Unter den von Forel angeführten Leiden finden sich, wie wir sehen, auch solche, gegen welche wir eine Reihe anderer bewährter Mittel besitzen: Neuralgie. Ischias. Chlorose, Stuhlverstopfung. chronischer Muskelrheumatismus. Chorea. Wir können nicht sagen. dass die hypnotische Behandlung dieser Affectionen überhaupt ungerechtfertigt ist, aber wir müssen dieselbe als jedenfalls in der grossen Mehrzahl der Fälle entbehrlich bezeichnen. Hiezu kommt der Umstand. dass. wie aus den Mittheilungen der Leiter der psychotherapeutischen Klinik in Amsterdam, van Renterghem und van Eeden, hervorgeht, die Erfolge der Hypnotherapie bei den in Frage stehenden Affectionen durchaus nicht immer glänzend sind. Nach dem Berichte dieser Beobachter über die Resultate ihrer hypnotherapeutischen Behandlung während der Jahre 1889-1893 wurden erzielt: auffallend günstige Resultate bei Neurasthenie. Schwindel, Cephalalgie und anderen Neuralgien. Anämie und psychischer Depression, sowie bei functionellen Lähmungen und Paresen, weniger günstige, aber doch sehr bemerkenswerthe Resultate bei chronischem Alkoholismus, Stottern, Chorea, Hypochondrie, nervösem Asthma. habitueller Obstipation, Onanie; ganz ohne Resultat oder mit keinem nennenswerthen Erfolge wurde die Behandlung angewendet bei Epilepsie. chronischem Gelenkrheumatismus, Tabes. Schreib- und Klavierspielerkrampf. sowie bei organischen Erkrankungen des Nervensystems und internen Leiden, insofern es sich hier nicht bloss um Beseitigung begleitender functioneller Störungen handelte. Die Chorea und die Obstipation rangiren hier an zweiter und der chronische Gelenkrheumatismus an dritter Stelle.

Meine eigenen psychotherapeutischen Erfahrungen betreffen vor Allem functionelle Nervenkrankheiten (Neurosen) und gewisse psychopathische Zustände, neurasthenische und hysterische Erscheinungen verschiedener Art, Zwangsvorstellungen und andere psychische Zwangserscheinungen, insbesonders Angstzustände (Phobien), leichtere Melancholien, periodische Depressionszustände. ferner verschiedene Formen von Cephalea und andere insbesonders autosuggestiv verursachte schmerzhafte Affectionen, Schlaflosigkeit. chronische Chorea, Tics, nervöse Functionstörungen des Herzens. Obstipation und sexuelle Störungen. Dass ich hiebei zum Theil sehr beachtenswerthe dauernde Resultate erzielte, ist aus dem im Vorhergehenden Mitgetheilten ersichtlich: doch habe ich auch die an früherer Stelle angeführten Schattenseiten der Hypnotherapie zur Genüge kennen gelernt und in manchen Fällen. in welchen das hypnotische Verfahren sich unzulänglich erwies, durch die Suggestivbehandlung im Wachen und andere psychotherapeutische Maassnahmen noch befriedigende Resultate erzielt.

Bevor ich daran gehe eine kurze Uebersicht über die Leistungen der Hypnotherapie auf Grund meiner eigenen Erfahrungen und der Mittheilungen in der Literatur zu geben. möchte ich einige in der hypnotherapeutischen Praxis zu berücksichtigende allgemeine Gesichtspunkte berühren. Es kommt vor, dass durch hypnotische Behandlung Erfolge erzielt werden, welche durch ihre Schnelligkeit und Gründlichkeit den Anschein des Wunderbaren gewinnen: derartige Fälle sind jedoch nur als Ausnahmen, nicht als Regel anzusehen. Am Allgemeinen gilt für die Hypnotherapie, was die Erfahrung bezüglich anderer therapeutischer Methoden lehrt: schwere und veraltete Leiden erheischen in der Regel eine ungleich längere und geduldigere Behandlung als leichtere und noch nicht lange bestehende. Die für eine erfolgreiche Behandlung erforderliche Zeit hängt im Einzelfalle von der Gestaltung des Leidens ab. und es ist nicht angängig, für eine hypnotische Cur, ähnlich wie dies bei Badecuren üblich ist, eine bestimmte Frist a priori festzusetzen. Der momentane Erfolg verbürgt auch noch kein definitives Heilresultat; die Aufgabe des Hypnotherapeuten ist daher keineswegs gelöst, wenn die zu bekämpfenden Störungen temporär beseitigt sind. Soll dem momentanen Erfolg Dauer

verliehen werden, so sind wenigstens bei länger bestehenden
Beschwerden noch fortgesetzte, umsichtige Bemühungen des Arztes
gewöhnlich erforderlich. Der Patient muss nicht nur so weit als
möglich vor den Rückfällen bewahrt werden, zu welchem er durch
seinen körperlichen und geistigen Zustand disponirt ist, die Behandlung muss ihn auch gegen ungünstige Beeinflussung seitens
Dritter thunlichst schützen. In dieser Beziehung sind, wie ich
nicht verhehlen kann, nicht bloss unverständige oder übelwollende
Angehörige und Freunde, sondern auch manche Aerzte zu fürchten.
Vielfach sind die Aerzte noch weit davon entfernt, die suggestive
Bedeutung ihrer Aeusserungen Kranken oder deren Angehörigen
gegenüber zu ermessen. Es kann uns daher nicht Wunder nehmen,
dass Aerzte gelegentlich Patienten gegenüber, bei denen nach
längerer erfolgloser anderweitiger Behandlung ein hypnotisches
Verfahren angewandt wurde, nicht in böser Absicht, sondern
lediglich aus Unachtsamkeit oder in Folge von Unkenntnis bezüglich der Leistungen der Hypnotherapie Zweifel über die Wirksamkeit der gebrauchten Cur oder die Dauer bereits erzielter Erfolge
aussprechen. Um einer nachhaltigen Beeinflussung des Kranken
durch derartige Bemerkungen vorzubeugen, ist es rathsam, demselben in der Hypnose mit Nachdruck zu erklären: „Sie werden,
resp. sind und bleiben gesund und werden keinem Menschen
glauben, der Ihnen irgend etwas Anderes sagt.“ In vielen Fällen
ist es wohl Sache der persönlichen Liebhaberei des Arztes, ob er
vor Anwendung der Hypnotherapie es mit anderen psychotherapeutischen oder somatischen Heilverfahren versuchen will;
dagegen ist die principielle Anwendung der Hypnotherapie als
ultimum refugium durchaus unrathsam. Es ist für die Wirksamkeit einer hypnotischen Cur keineswegs abträglich, sondern eher
förderlich, wenn der Kranke weiss, dass er in derselben nicht
seinen letzten Hoffnungsanker zu erblicken hat. Auf der anderen
Seite sehen wir sehr häufig, dass Kranke mit eingewurzelten
Leiden, welche die verschiedensten Mittel und Heilverfahren
gebraucht haben, ohne das gewünschte Resultat zu erzielen, das
Vertrauen zu jeder ärztlichen Behandlung verlieren, trotzdem aber
auf ärztliche Hilfe nicht verzichten wollen. Dieser Pessimismus,
resp. Skepticismus erschwert häufig schon die Hypnotisirung der

betreffenden Personen und noch mehr die Erreichung entschiedener Heilresultate.

Schliesslich möchte ich betonen, dass es bei einer grösseren Zahl von Beschwerden nicht nöthig ist, jeder einzelnen Klage des Patienten durch eine Suggestion Rechnung zu tragen. Wenn die Hauptstörungen beseitigt sind, kann man auf das Schwinden untergeordneter Beschwerden dadurch einwirken, dass man den Kranken für gesund erklärt. Hiemit wird dem Kranken indirect suggerirt, dass die noch bestehenden Molesten von keiner Bedeutung sind, und diese Auffassung trägt zur Beseitigung derselben wesentlich bei. Endlich möchte ich betonen, dass man von einer hypnotischen Behandlung besser absieht, wenn der Patient auch nach genügender Aufklärung derselben nicht das nöthige Vertrauen entgegenbringt.

Von den Krankheiten des Nervensystems bilden die organischen Erkrankungen des Gehirns, Rückenmarks und der peripheren Nerven begreiflicher Weise für eine erfolgreiche Verwerthung der Hypnotherapie nur ein beschränktes Feld. Psychische Einwirkungen, welcher Art dieselben auch sein mögen, sind nicht im Stande, zerstörte Nervenelemente wieder herzustellen oder structuell hochgradig veränderte ad integrum zu restituiren. Indes finden sich bei den hier in Betracht kommenden Leiden neben den durch gröbere structuelle Läsionen bedingten Ausfallerscheinungen häufig Functionsstörungen, welche auf geringeren und ausgleichbaren Schädigungen von Nervenelementen beruhen oder lediglich durch Reizungs- oder Hemmungsvorgänge oder accessorische Circulationsanomalien bedingt sind. Zur Ausgleichung derartiger Störungen kann das hypnotische Suggestionsverfahren (im weiteren Sinne[1]) wesentlich beitragen. Bernheim, Fontan, Grossmann, Lloyd Tuckey u. A. haben hiermit bei manchen cerebralen Herderkrankungen und organischen Rückenmarksaffectionen (Tabes, chronischer Myelitis etc.) recht beachtenswerthe Resultate erzielt.

---

[1] Man kann z. B. bei Lähmungszuständen die suggestive Einwirkung in der Hypnose durch Muskelübungen unterstützen; Brodmann hat durch dieses Verfahren in einem Falle schwerer organischer Lähmung in wenigen Sitzungen bereits eine entschiedene Besserung erzielt.

Von ungleich grösserer Bedeutung als für die organischen hat sich für die sogenannten functionellen Nervenkrankheiten (die Neurosen) die hypnotische Behandlung erwiesen: letztere Leiden bilden nach allgemeiner Erfahrung die Hauptobjecte der Hypnotherapie. Was zunächst die Hysterie anbelangt, so lassen sich bei derselben die verschiedenen hypnotischen Verfahren zweifellos verwerthen. Die Literatur enthält auch massenhaft Berichte über bedeutende Erfolge, welche bei den verschiedensten hysterischen Störungen erzielt wurden. Diese günstigen und zum Theil glänzenden Zeugnisse gewähren jedoch keinen genügenden Einblick 'in die thatsächlichen Leistungen der Hypnotherapie bei hysterischen Zuständen. In praktischer Hinsicht kommt von den verschiedenen hypnotherapeutischen Verfahren der Verwerthung des hypnotischen Schlafzustandes als solchem die geringste, der hypnotischen Suggestivbehandlung die grösste Bedeutung zu. Die hypnotische Suggestion leistet jedoch nach meinen Erfahrungen bei hysterischen Zufällen nicht immer, was man a priori von derselben erwarten zu dürfen glaubt. Den bedeutenden und selbst glänzenden Resultaten, zu welchen sie uns bei einer Reihe von Kranken verhilft. stehen lediglich vorübergehende Besserungen und selbst gänzliche Misserfolge bei anderen gegenüber. und die Zahl der Fälle ist durchaus nicht gering, in welchen wir durch die Wachsuggestion und andere psychotherapeutische Massnahmen mehr erzielen als durch die hypnotische Suggestivbehandlung [1]). Die Unzulänglichkeit dieses Verfahrens bei einem Theile der Hysterischen ist auf verschiedene Umstände zurückzuführen. von welchen wir hier nur die wichtigsten erwähnen wollen. Die schwerkranken Hysterischen sind. wie es scheint. durch die hypnotische Eingebung deshalb wenig beeinflussbar. weil sie in Folge ihres psychischen Zustandes zumeist unfähig sind, die suggerirten Vorstellungen festzuhalten und weiter zu verarbeiten. Die grosse Klasse der hypochondrischen Hysterischen bietet wegen des Verhaltens ihrer Suggestibilität ernste Schwierigkeiten. Diese

---

[1]) Auch F o r e l erklärt. dass man nach seinen Wahrnehmungen bei Hysterischen durch geschickte Suggestion im Wachen mehr noch als durch förmliche (angekündigte) Hypnose erreicht.

Kranken mögen sehr suggestibel sein; ihre Suggestibilität geht jedoch fast ganz in Autosuggestibilität auf: sie halten ihre Autosuggestionen sehr fest und sind dabei für Fremdsuggestionen sehr wenig zugänglich.

Die neurasthenischen Zustände bilden für die hypnotische Suggestivbehandlung ebenfalls ein sehr lohnendes Feld, doch leistet uns das Verfahren den einzelnen neurasthenischen Erscheinungen gegenüber durchaus nicht die gleichen Dienste. Die specifischen Erschöpfungssymptome, Herabsetzung der geistigen Leistungsfähigkeit, Gedächtnissabnahme, motorische Schwäche, sind der Suggestion in jeder Form wenig oder gar nicht zugänglich. Dagegen bilden von den psychischen Symptomen die Stimmungsanomalien, Angstzustände und Zwangsvorstellungen, ferner die sensiblen Reizerscheinungen (Kopf- Rücken- und Gliederschmerzen etc.) häufig dankbare Objecte der Hypnotherapie; auch bei der nervösen Herzschwäche, der nervösen Dispepsie und Enteropathie, sowie den sexuellen Functionsstörungen lässt sich dieselbe oft mit Vortheil verwerthen. Angstzustände und Zwangsvorstellungen treten nicht nur als Erscheinungen der Neurasthenie, sondern zum Theil auch als Symptome selbständiger Leiden (Angstneurose und Zwangsvorstellungskrankheit) auf. Es veranlasst uns dies, über die hypnotische Behandlung dieser Erscheinungen im Allgemeinen noch einige Bemerkungen anzufügen:

Für die Behandlung bilden die einfachen, i. e. primär oder überhaupt inhaltlosen Angstzustände ungleich günstigere Objecte als die complicirteren, bei bestimmten äusseren Veranlassungen auftretenden oder wenigstens von gewissen Vorstellungen ausgehenden Angstzuständen, die Angst der Phobien, die sich oft genug zu einer crux medicorum gestalten. Dieses ungleiche Verhalten ist in folgenden Umständen begründet: die einfachen Angstzustände werden durch verschiedenartige (zumeist somatische) Momente ausgelöst, deren Wirksamkeit sich von dem jeweiligen Nervenzustande in sehr erheblichem Masse abhängig zeigt; hiedurch behält die Angst den Charakter eines inconstanten, flottirenden Symptoms, welcher für deren Beseitigung entschieden vortheilhaft ist. Bei der Angst der Phobien fungiren dagegen als auslösende Momente lediglich psychische Reize — Vorstellungen — und zwar bei der einzelnen Phobie immer im Wesentlichen die gleichen. Dieser Umstand begünstigt, zumal die auslösenden Vorstellungen zum Theil wenigstens den Charakter von Zwangsvorstellungen besitzen, bei öfterer Wiederkehr des Angstzustandes die Entwickelung eines phobischen Automatismus, d. h. einer Art von psychoreflectorischem Mechanismus, der bei Einwirkung gewisser Reize mit derselben Regelmässigkeit in Thätigkeit tritt wie irgend ein Reflexapparat. Hat sich einmal ein solcher phobischer Automatismus entwickelt, dann ist die Wiederkehr der Angstzustände bei Einwirkung auslösender Reize nicht mehr von der Fortdauer der primären essentiellen Ursachen abhängig: die Phobie kann sich auch nach Beseitigung dieser unbegrenzte Zeit erhalten, sie ist zu einer selbständigen Störung geworden.

Das angegebene Verhalten erklärt es, dass wir auf hypnotherapeutischem Wege bei den einfachen Angstzuständen im Allgemeinen bessere Resultate als bei den Phobien erzielen. Von ersteren sind es hinwiederum die leichteren Formen, bei denen sich die hypnotische Suggestion vorzugsweise hilfreich erweist: bei den schweren Angstzuständen können wir zumeist wenigstens beim Beginne der Behandlung somatischer Mittel, speciell des Opiums, nicht entrathen. Es ist selbstverständlich, dass neben der hypnotischen Suggestivbehandlung, welche lediglich symptomatisch wirkt, auch die causale Therapie nicht zu vernachlässigen ist. Bei der Angst der Phobien bieten sich, abgesehen von den Causalindicationen[1]), die wir hier nicht weiter berücksichtigen können, für die Therapie zwei Angriffspunkte: a) die Vorstellungen von welchen die Angstzustände ausgehen, b) der abnorme Nervenzustand, welcher sich in den Angstanfällen äussert. Letzterer fällt im Wesentlichen in das Gebiet der somatischen Behandlung, welche jedoch bei den Phobien durchaus nicht das leistet, was gemeinhin von derselben angenommen wird. Ich habe trotz einer sehr reichen Erfahrung nicht die Ueberzeugung gewinnen können, dass irgend ein somatisches Mittel oder Heilverfahren bei länger

---

[1]) Siehe hierüber: Loewenfeld „Zur Lehre von den neurotischen Angstzuständen", Münchner medic. Wochenschrift No. 24, 25, 1897.

bestehenden und völlig fixirten Phobien die Resistenzfähigkeit
des Nervensystems genügend zu erhöhen vermag, um die Auslösung des Angstanfalls durch die in Betracht kommenden Vor-
stellungsreize zu verhindern. Wie es scheint, lässt sich bei den
fixirten Phobien auf somatischen Wege gewöhnlich nur eine Verringerung der Erregbarkeit des phobischen Automatismus erreichen,
wodurch die Angstanfälle seltener und minder intensiv, aber nicht
beseitigt werden. Dagegen sind wir zweifellos in der Lage, durch
psychische Behandlung allein, i. e. auf die Ausschaltung der angst-
auslösenden Vorstellungen gerichtete psychische Einwirkungen
recentere und inconstante sowohl als bereits fixirte Phobien völlig
zu beseitigen. Unter den in Betracht kommenden psychotherapeutischen Einwirkungen spielt die hypnotische Suggestion keine
untergeordnete Rolle. Dass man durch deren Anwendung mitunter sehr rasch an's Ziel gelangt, haben wir an einer früher mitgetheilten Beobachtung gesehen. Bei der Natur der in Frage
stehenden Affectionen ist es indes wohl begreiflich, dass die hypnotische Suggestion zur Beseitigung derselben allein sich nicht immer
als zulänglich erweist und öfters nur Besserungen herbeizuführen
vermag, die unter Umständen auch rückgängig werden können.
Die Vorstellungen, gegen welche die hypnotische Suggestion sich
zu richten hat, besitzen zum Theil, wie wir schon erwähnten,
Zwangscharakter und sind mit schwächeren oder stärkeren Angstzuständen verknüpft. Je bedeutender der begleitende Angstaffect
und je fixirter der phobische Automatismus ist, durch welchen
derselbe ausgelöst wird, einen um so schwereren Stand hat die an
sich gefühlsschwache hypnotische Eingebung. Dieselbe bedarf
daher wenigstens in vielen Fällen der Unterstützung durch andere
psychotherapeutische Massnahmen, und solche können auch allein
ans Ziel führen, wo die hypnotische Suggestion versagt[1]. Bei den
Zwangsvorstellungen ist die Hypnotherapie zweifellos, wie wir
schon an früherer Stelle betonten, jeder anderen psychotherapeutischen Methode überlegen. Sowohl bei den vereinzelten Zwangsvorstellungen, als bei den schlimmeren Formen des Zwangsdenkens

---

[1] Bezüglich der hier in Betracht kommenden Methoden der psychischen
Wachbehandlung s. mein Lehrbuch der gesammten Psychotherapie S. 195 u. f.

(Zweifel-. Frage-, Grübelsucht, Berührungsfurcht, Zwangsscrupel, Vorwürfe etc.) leistet uns die hypnotische Suggestion vorzügliche Dienste. Ein unfehlbares Specificum gegen diese psychischen Störungen bildet jedoch dieselbe durchaus nicht. Sowohl die Extensität des Zwangsvorstellens, wie die Art einzelner Zwangsgedanken, kann der Behandlung grössere oder geringere Schwierigkeiten bereiten. Vereinzelte und nur vorübergehend sich zeigende Zwangsvorstellungen sind begreiflicher Weise leichter zu beseitigen als beständig bei allen möglichen Gelegenheiten sich aufdrängende. Was die Art der Zwangsvorstellungen betrifft, so leisten im Allgemeinen indifferente Zwangsgedanken der hypnotischen Suggestion weniger Widerstand als dem Kranken wegen ihres Inhaltes peinliche, i. e. mit mehr oder minder ausgesprochenen Gefühlen der Unruhe oder Angst verknüpfte. Die hypnotische Suggestivbehandlung erheischt bei stärkerer Entwickelung des Zwangsvorstellungsleidens ein streng systematisches, schrittweises Vorgehen. Wir müssen zunächst trachten, die zu gewissen Zeiten oder bei gewissen Gelegenheiten sich einstellenden Zwangsgedanken abzuschwächen und successive zu eliminiren und von dem eroberten Terrain aus unsere suggestiven Operationen mehr und mehr ausdehnen. Die an Zwangsvorstellung Leidenden sind nicht selten schwer zu hypnotisiren und manche derselben laboriren an der Zwangsvorstellung, nicht hypnotisirt werden zu können, die unter Umständen zu einem unüberwindbaren Hindernisse für die Erzielung einer Hypnose werden kann.

Die Erfolge, welche die Hypnotherapie bei Geisteskranken bisher zu verzeichnen hatte, sind im Grossen und Ganzen nicht erheblich, und es lässt sich daher auch nicht behaupten, dass in der Therapie der Psychosen das hypnotische Verfahren eine grössere Bedeutung erlangt hat. Zum Theil erklärt sich dies aus dem schon erwähnten Umstande, dass nur etwa 10 $^0/_0$ aller Geisteskranken hypnotisirbar sind. Bei einem Theile der Geisteskranken, so insbesonders bei den paranoischen, können Hypnotisirungsversuche sogar eine entschieden schädliche Einwirkung äussern. Unter den einzelnen Formen von Geistesstörung werden bei leichteren Melancholien und Psychosen auf hysterischer Basis am häufigsten günstige Resultate erzielt.

Unter den Insomnien sind die rein nervösen (neurasthenischen). sowie die durch gemüthliche Erregungen verursachten der hypnotischen Behandlung am meisten zugänglich. Bei der Chorea minor wurden von einer Anzahl von Beobachtern (Bernheim, Wetterstrand, van Renterghem und van Eeden, Dumontpallier u. A.) durch die hypnotische Suggestivbehandlung sehr beachtenswerthe Resultate erzielt. Ich habe das Verfahren bei der chronischen Form dieses Leidens und bei verschiedenartigen Tics und anderen localisirten Muskelzuckungen. auch in einzelnen Fällen von Tremor mit günstigem Erfolge angewendet. Bei localisirten Spasmen haben auch Bernheim, Wetterstrand, Tatzel. Stadelmann u. A. in einzelnen Fällen von der hypnotischen Behandlung günstige Erfolge gesehen. Auch gegen das Stottern hat sich die hypnotische Suggestion als ein höchst werthvolles Mittel erwiesen. Von 48 hypnotisch behandelten Stotternden vermochte Wetterstrand 15 vollständig zu heilen, 20 zu bessern. v. Corval, Ringier, Hirt und Tatzel berichten ebenfalls von hypnotischen Heilerfolgen bei Stotterern. Fälle von Schreibkrampf wurden von Lloyd Tuckey und Bernheim durch hypnotische Suggestion geheilt. Bei Epilepsie mag durch hypnotische Behandlung öfters eine vorübergehende Besserung erzielt werden. Für die Heilbarkeit des Leidens trat insbesonders Wetterstrand ein, welcher bei demselben die Anwendung des künstlich verlängerten Schlafes empfahl. Ueber Heilungen von Epilepsie durch hypnotische Suggestion berichten auch verschiedene andere Autoren (Bernheim, Bérillon, Barwise, Forel u. A.) In einem Theile dieser Fälle dürfte es sich jedoch um Verwechslung von Hysteroepilepsie mit Epilepsie handeln. Nach den Erfahrungen der grossen Mehrzahl der Hypnotherapeuten wie meinen eigenen Beobachtungen ist bei inveterirter genuiner Epilepsie auf hypnotischem Wege nicht viel zu erreichen.

Unter den Neuralgien und anderen in der Form des Schmerzes sich äussernden (algischen) Affectionen eignen sich für die hypnotische Behandlung insbesonders 2 Gruppen: 1. Diejenigen, welche sich auf hysterischer, neurasthenischer oder anämischer Basis entwickeln, und unter diesen hinwiederum ganz besonders die durch psychische Momente verursachten oder unterhaltenen. 2. Diejenigen, welche mit abgelaufenen oder veralteten rheumatischen Leiden zusammenhängen. Bei recenteren Neuralgien, die überhaupt für die Psychotherapie in Betracht kommen, bietet nach meinen Wahrnehmungen das hypnotische Verfahren gegenüber der larvirten Suggestivbehandlung (spec. in der Form der Electrotherapie) keinen wesentlichen Vortheil. Dagegen empfiehlt sich die hypnotische Behandlung entschieden bei länger bestehenden Affectionen, welche anderen Arten der Behandlung trotzten.

Unter den verschiedenen Formen der Cephalea bilden insbesonders die Kopfschmerzen der Neurasthenischen und Hysterischen und der sogenannte habituelle Kopfschmerz geeignete Objecte der Hypnotherapie; doch leistet bei diesen Affectionen auch die larvirte Wachsuggestion bedeutende Dienste.

Unter den Affectionen des Respirationsapparates, bei welchen die hypnotische Behandlung in Betracht kommt, ist zunächst der nervöse Husten zu nennen. Eine Beobachtung Hirt's zeigt in markantester Weise, was bei diesem Zustande durch die hypnotische Suggestion geleistet werden kann. „Der Sohn des Geh. Med.-Rathes Prof. Dr. Klapsch litt seit acht Jahren an sehr beschwerlichen Hustenanfällen, welche den 14jährigen Knaben derart schwächten, dass der Schulbesuch und jede geregelte Beschäftigung aufgegeben werden musste; von Nachtruhe war keine Rede, und als der Vater mich December 1890 aufsuchte, erzählte er mir, dass Wochen vergingen, ehe überhaupt Jemand von der Familie zu Bette gehen könnte. Seebäder, Elektricität, Ausbrennen der Nase, alles war vergebens versucht worden, und schliesslich erklärten bedeutende medicinische Autoritäten den Fall für unheilbar, weil man eine physikalisch nicht zu diagnosticirende anatomische Erkrankung der Lunge annehmen müsse. Der Knabe wurde eines Vormittags in Gegenwart seines Vaters durch Streichen und Zureden in einen leichten Ermüdungszustand versetzt, und während desselben suggerirte ich ihm, dass sein Kehlkopf und seine Lunge ganz gesund, sein Husten verschwunden und er selbst geheilt sei; er werde die nächste Nacht im Bette zubringen und vortrefflich schlafen. Der Erfolg war geradezu verblüffend. Patient schlief ausgezeichnet, hustete gar nicht mehr und ist bis heute (nach mehr als 4 ½ Jahren) gesund geblieben; ich habe ihn nur ein Mal, nachher ärztlich nie mehr, sondern nur als gesunden Menschen im Theater wiedergesehen.

Unter den verschiedenen Asthmaformen ist nach den Erfahrungen Brügelmann's die neurasthenische (besser psychoneurasthenische), bei welcher die Angst vor dem Anfalle das diesen auslösende Moment bildet. diejenige, bei welcher durch hypnotische Suggestion am meisten zu erzielen ist. Beim essentiellen Asthma ist von der Hypnotherapie. wie Bernheim betont hat, kein wesentlicher Erfolg zu erwarten. Günstiger sind hinwiederum die Resultate bei dem Asthma der Emphysematiker (Bernheim, Forel). In einem von Forel mitgetheilten Falle von Asthma mit Emphysem und Bronchialkatarrh bei einem 38jährigen Manne wurde unter hypnotherapeutischer Behandlung nicht nur das Asthma beseitigt. sondern auch das Emphysem gebessert.

Auch bei den nervösen Herzaffectionen lässt sich die Hypnose häufig mit Erfolg verwerthen. Ich habe jedoch nicht die Ueberzeugung gewinnen können, dass die hypnotische Suggestion hier erheblich grössere Dienste leistet als die larvirte Wachsuggestion.

Dass auch bei organischen Herzleiden die hypnotische Suggestion günstige Wirkungen erzielen kann, erhellt aus Beobachtungen Wetterstrands. Lloyd Tuckeys und A. Smiths. Wetterstrand fand die hypnotische Behandlung insbesonders bei mit Anämie und allgemeiner Schwäche vergesellschafteten Herzleiden wohlthuend. Lloyd Tuckey erzielte bei einer 33jährigen Frau. welche in Folge von Mitralisinsuficienz an Kurzathmigkeit, Schmerzen und Herzklopfen bei Anstrengungen litt. durch 10tägige hypnotische Behandlung bedeutende Besserung. Sehr interessant ist die von A. Smith (Marbach) in jüngster Zeit mitgetheilte Beobachtung. Dieser Autor suggerirte einem an Herzerweiterung und epileptoiden Anfällen leidenden Patienten. bei welchem durch faradische Bäder Verkleinerung des Herzens herbeigeführt wurde, in der Hypnose, „er fühle genau. dass sein Herz kleiner werde. er merke das charakteristische, erleichterte Gefühl in der linken Brust, es zöge sich deutlich mehr und mehr zusammen." Bei der Untersuchung nach der Hypnose zeigten sich jedoch dieselben Herzgrenzen wie vor der Einschläferung;

die Suggestionen waren wirkungslos geblieben und zwar, wie der Autor mit Recht bemerkt, offenbar deshalb, weil der Patient die suggerirten Gefühle der Herzverkleinerung etc. sich nicht genügend vorstellen konnte. Dem gleichen Patienten, der schon weit über hundert faradische Bäder genommen hatte, wurde am folgenden Tage suggerirt, er nehme ein faradisches Bad, er fühle es in den Beinen zucken (P. zuckt leicht mit den Beinen) jetzt im Rücken, jetzt in den Armen (Zusammenziehung der Muskeln wie im faradischen Bade). Die Untersuchung nach der Hypnose ergab hier starke Verkleinerung des Herzens, von der Art, wie sie nach dem faradischen Bade beobachtet wurde.

Wirkung einer hypnotischen Suggestion auf das Herz.[1])

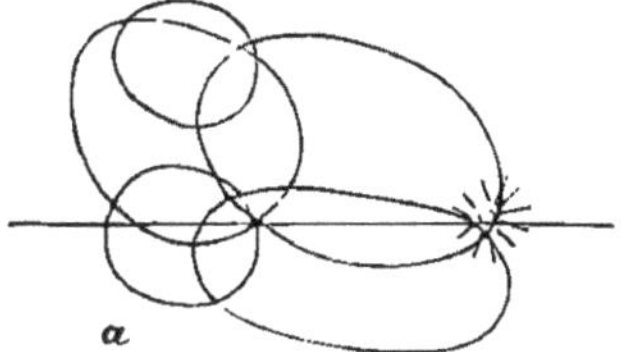

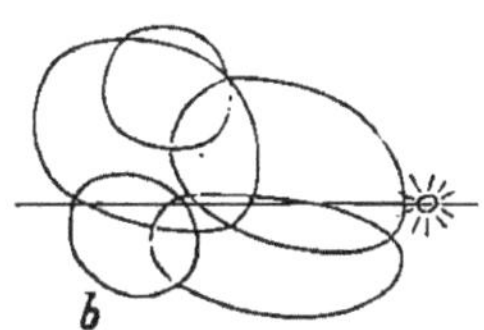

a   b
vor der Hypnose   nach der Hypnose

Auch die nervösen Affectionen des Verdauungsapparates zählen zu den lohnenden Objecten der Hypnotherapie. Ich habe insbesonders bei den durch emotionelle Vorgänge bedingten nervösen Dispepsien und Gastralgien rasche Erfolge von der hypnotischen Suggestion gesehen. Die hypnotische Behandlung der habituellen Obstipation wurde insbesonders von Forel empfohlen. Ich habe hiermit in veralteten Fällen dieses Zustandes keinen befriedigenden Erfolg zu erzielen vermocht; auch Vogt's Erfahrungen sind nicht günstiger.

Von den Störungen des Harnapparates kommt für die hypnotische Behandlung nur die Enuresis nocturna in Betracht. Eine Anzahl von Autoren, Liébault, Bérillon, Ringier, Wetterstrand u. A. berichten über die Wirksamkeit der hypnotischen Suggestion bei diesem Leiden. Auch meine eigenen hypnotherapeutischen Erfahrungen bei demselben sind entschieden günstig.

[1]) Nach Smith, Ueber objective Veränderungen des Herzens etc. (Verhandlungen des XVIII. Congresses für innere Medicin).

Von den Störungen der sexuellen Functionen bei Männern bilden die nervöse (neurasthenische) und die psychische Form der Impotenz besonders lohnende Objecte der hypnotischen Suggestivbehandlung: auch bei sexuellen Reizzuständen (übermässiger Libido. häufigen Pollutionen kann die Hypnotherapie Dienste leisten: die Erfolge bei diesen Zuständen sind jedoch im Ganzen weniger günstig. als bei Impotenz. Auch bei den sexuellen Perversionen. insbesonders der conträren Sexualempfindung (Urningthum) hat nach den Berichten von v. Schrenk-Notzing, Bernheim, Fuchs u. A. die hypnotische Behandlung in einer Anzahl von Fällen sehr befriedigende Resultate geliefert. Ebenso ist bei eingewurzelten masturbatorischen Gewohnheiten die Hypnotherapie mit entschiedenem Nutzen zu verwerthen. Nach meinen Erfahrungen empfiehlt sich das hypnotische Verfahren insbesonders bei älteren Kindern die nicht genügend zu überwachen sind. bei Erwachsenen mit höheren Graden von Willensschwäche und in Fällen, in welchen der Impuls zur Onanie ausgesprochenen Zwangscharakter zeigt

Von den krankhaften Zuständen des weiblichen Sexualapparates eignen sich begreiflicher Weise die nervösen Affectionen (Vaginismus. Hysteralgie, Ovarie, Genitalerethismus und sexuelle Anästhesie) in erster Linie für die hypnotische Behandlung; doch lassen sich, wie insbesonders die Beobachtungen Grossmann's zeigen. mitunter auch bei organischen Erkrankungen der weiblichen Beckenorgane durch die hypnotische Suggestion recht bemerkenswerthe Heilerfolge erzielen Liébeault. Voisin. Bernheim. Brunnberg u. A. gelang es, auf hypnotisch-suggestivem Wege Menstruationsanomalien verschiedener Art zu beseitigen. Ich habe ebenfalls bei diesen Störungen in einzelnen Fällen durch hypnotische Behandlung günstige Wirkungen erzielt. Gascard und Bérillon konnten bei einer 48jährigen Frau, die in Folge von Uterinblutungen dem Tode nahe war. durch hypnotische Suggestion dem Blutverluste sofort Einhalt thun,

Auch beim chronischen Gelenkrheumatismus (Grossmann). sowie bei acuten und chronischen rheumatischen Muskelaffectionen ist die Hypnotherapie mit Erfolg verwerthet worden.

Ungleich wichtigere Dienste leistet dieselbe jedoch beim chronischen Alkoholismus und Morphinismus. Eine Reihe von

Autoren, Wetterstrand, Forel, Lloyd Tuckey, Hirt u. A.
berichten über sehr günstige Resultate, die sie durch hypnotische
Behandlung bei Alkoholikern erzielten. Nach den Erfahrungen
Wetterstrand's[1] Bernheim's und Dizard's erweist sich
das hypnotische Verfahren bei Behandlung von Morphiumsüchtigen
von grossem Werthe, wenn dasselbe dem Patienten auch die Leiden
der Abstinenzperiode nicht erspart.

Die Verwerthung der Hypnose für chirurgische und zahnärzt-
liche Zwecke nahm in den 20er Jahren des letzten Jahrhunderts
ihren Anfang. Schon 1821 hat Recamier in Paris chirurgische
Eingriffe im magnetischen Schlafe vorgenommen, und seitdem wurde
die hypnotische Anästhesie zur schmerzlosen Ausführung kleinerer
chirurgischer und zahnärztlicher Operationen vielfach ausgenützt.
Einer Reihe von Aerzten ist es jedoch auch gelungen, grössere
und länger dauernde Operationen in der Hypnose schmerzlos auszuführen. So hat bereits Cloquet 1826 bei einer in Somnambulismus versetzten Frau die operative Entfernung des Brustkrebses
vorgenommen. Die Patientin äusserte keinen Schmerz während
der Operation und hatte auch nachträglich keine Erinnerung von
dem ganzen Vorgange. Esdaile in Calcutta führte in den 40er
Jahren eine Anzahl grösserer Operationen unter Zuhilfenahme der
hypnotischen Anästhesie aus. Loysel nahm 1846 ebenfalls eine
Reihe schmerzloser Operationen an Hypnotisirten vor, darunter
die Exstirpation einer Geschwulst. Guérineau (Poitiers) ampu-
tirte 1859 den Oberschenkel bei einem Manne unter Anwendung
der suggestiven Anästhesie während einer leichten Hypnose (der
Kranke hatte vollkommenes Bewusstsein von dem Vorgange und
war nicht amnestisch). Broca, Pozzi. Fort. Wood.
Tillaux u. A. berichten ebenfalls über grössere operative Eingriffe, welche unter hypnotischer Anästhesie stattfanden.[2] Es ist
begreiflich, dass trotz alledem die Hypnose die Chloroform- und
Aethernarkose keineswegs zu verdrängen vermochte. Die Einleitung
einer genügend tiefen Hypnose vor einer Operation stösst schon

---

[1] Wetterstrand hat beim chronischen Morphinismus den künstlich
verlängerten hypnotischen Schlaf mit grossem Erfolg verwendet.

[2] Auch Braid verwerthete. wie wir schon erwähnten, die Hypnose für
chirurgische Zwecke.

wegen der gemüthlichen Erregung der Patienten häufig auf bedeutende Schwierigkeiten. Die hypnotische Anästhesie ist auch keineswegs immer so tief und anhaltend, dass bei derselben auf eine ungestörte Durchführung einer längeren Operation zu rechnen wäre: das bei manchen Operationen nöthige absolut ruhige Verhalten des Patienten wird auch durch die Hypnose nicht erzielt. Als Ersatz der Narkose kann daher die Hypnose nur in Ausnahmsfällen in Betracht kommen: dagegen verdient die hypnotische (und die Wach-) Suggestion mehr Beachtung und Verwerthung als Mittel zur Unterstützung und Erleichterung der chemischen Narkose. Wetterstrand bemerkte, dass man schon bei leichter Hypnotisirung geringerer Menge von Chloroform zur Erzielung der erforderlichen Anästhesie bedarf, und Davis fand, dass bei Hypnotisirten die Narkotisirung tiefe Anästhesie in der Hälfte der Zeit, die unter anderen Verhältnissen nöthig ist, herbeiführt. Man hat auch öfters die hypnotische Suggestion zur Erleichterung der Beschwerden von Kranken mit unheilbaren chirurgischen Leiden, z. B. bei Carcinom, wie wir schon erwähnten, mit Erfolg angewendet.

Von Affectionen des Gehörs sind nervöse Schwerhörigkeit und Ohrensausen durch die hypnotische Suggestion öfters gebessert worden.

Auch in der Geburtshilfe hat die hypnotische Anästhesie Verwerthung gefunden. Eine Reihe von Aerzten (Liébeault. Mesnet. Dumontpallier, Wetterstrand, Journée. von Schrenk-Notzing u. A.) haben durch die hypnotische Suggestion bei Entbindungen die Wehenschmerzen beseitigt: der hypnotische Zustand hat hiebei auf die Uteruscontractionen keinen oder nur einen etwas verlangsamenden Einfluss ausgeübt. Aus mehreren Beobachtungen erhellt, dass durch die hypnotische Suggestion der Verlauf der Geburtsthätigkeit beschleunigt sowohl als verlangsamt. der Eintritt der Wehen in bestimmten Intervallen erzielt werden kann (Beobachtungen von Fanton, Fraipont und Delboeuf). Liébeault erwähnt auch, dass es ihm mehrere Male gelang, durch hypnotische Suggestion einen drohenden Abortus hintanzuhalten.

Zum Schlusse haben wir hier noch des als „moralische Orthopädie" bezeichneten Suggestivverfahrens zu gedenken. Von einer Reihe von Beobachtern, de Jong, Voisin, Dumontpallier, Bernheim u. A., insbesonders jedoch von Bérillon und Liébeault wurde die hypnotische Suggestion zur Beseitigung fehler- und lasterhafter — z. Th. jedenfalls krankhafter — Angewöhnungen und Neigungen bei Kindern und jungen Individuen angewendet und nachdrücklich empfohlen, so bei unwiderstehlicher Neigung zum Stehlen, Lügen, zur Masturbation, Hang zur Trägheit, Unreinlichkeit, Grausamkeit, Nägelkauen etc. Die Erfolge der hypnotischen Behandlung waren in einem Theile der mitgetheilten Fälle offenbar sehr günstig. Man hat die Verwerthung der Hypnose zu pädagogischen Zwecken verschiedenfach bemängelt, unseres Erachtens entschieden mit Unrecht. Bei Charakterfehlern geistig normaler Kinder wird man allerdings gut thun, sich auf die üblichen pädagogischen Mittel zu beschränken: bei moralischen Mängeln und Gewohnheiten pathologischer Natur (wie z. B. der Neigung zum Stehlen, zu Grausamkeiten bei Kindern moralisch intacter Eltern, unwiderstehlichem Hange zur Onanie etc.) besteht jedoch kein Grund, von der Anwendung der Hypnose abzusehen, wenn die zur Verfügung stehenden erzieherlichen Mittel ohne Erfolg versucht worden sind.

Die hypnotische Suggestion hat als Heilagens eine mächtige Concurrentin in der Suggestion im Wachen. Die im Wachzustand geweckte Heilvorstellung kann, wenn dieselbe die Charaktere der Suggestion erlangt, d. h. völlig unbeeinflusst von Gegenvorstellungen bleibt, dieselben Heilwirkungen entfalten wie die hypnotische Heilsuggestion. Die Anwendung von Heilverfahren, die wir nach unseren derzeitigen Kenntnissen als Suggestionsbehandlung im Wachen auffassen müssen, lässt sich bis ins graueste Alterthum verfolgen und ist unzweifelhaft in früheren Jahrhunderten ungleich häufiger geübt worden als in der Jetztzeit, allerdings zumeist ohne dass die Aerzte eine Ahnung von dem thatsächlichen Sachverhalte hatten. Die Beschwörungs- und Zauberformeln, deren sich Priester und Magier bei den alten Sumeriern, Indern und Aegyptern bei Krankheiten zu Heilzwecken bedienten, konnten wie die in der christlichen Aera benützten geweihten Oele und Salben, die Berührung von Reliquien, Exorcismen etc. und die ärztlich gebrauchten Mittel der sogenannten Dreck-Apotheke den Kranken nur dadurch sich nützlich erweisen, dass sie bei denselben die Vorstellung der Heilung mit suggestivem Charakter erweckten.

Der Einfluss der Einbildungskraft, i. e. von Vorstellungen bei der Heilung von Krankheiten ist zwar schon in früheren Zeiten nicht ganz unbeachtet geblieben, doch sind wir erst in den letzten Decennien durch das Studium der hypnotischen Phänomene und die dadurch gewonnene Kenntnis von dem mächtigen Einflusse, welchen Vorstellungen auf das Entstehen und Schwinden von Krankheitserscheinungen äussern, dahin gelangt, die immense Bedeutung der Suggestion in unserer Therapie mehr und mehr zu erfassen. Auch in dieser Richtung hat sich die Nancyer Schule entschiedene Verdienste erworben.

Die Vorstellung der Heilung, des Schwindens einer vorhandenen Krankheitserscheinung, kann auf verschiedene Weise bei dem zu Behandelnden erweckt (demselben suggerirt) werden: a) Durch das blosse Wort, die mündliche Versicherung, dass die betreffende Störung nicht mehr vorhanden sei, oder durch die Ankündigung, dass dieselbe innerhalb einer gewissen Zeit verschwinden werde oder müsse, in manchen Fällen auch durch Befehle, welche zu einer bis dahin für unmöglich gehaltenen Leistung auffordern. Die angeführten psychischen Einwirkungen lassen sich, wenn bei dem Patienten der erforderliche Grad von Gläubigkeit — Suggestibilität — vorhanden ist, insbesonders bei einer Reihe neurasthenischer und hysterischer Zufälle mit Erfolg verwerthen. So ist es mir z. B. öfters gelungen, topophobische Neurasthenische, welche längere Zeit schon nicht mehr allein auszugehen im Stande waren, durch die energische Versicherung, dass sie überall hin allein gehen könnten und dass ihnen dabei nicht das Geringste zustossen werde, dahin zu bringen, dass sie ohne Anstand wieder allein ausgehen konnten. Es ist mir ferner gelungen, intensiven Schlundkrampf, welcher das Schlucken verhinderte, durch die energische Versicherung: „Sie können schlucken“, hysterischen Trismus durch die Versicherung: „Sie können den Mund öffnen“ wenigstens zeitweilig zu beseitigen. ebenso fand ich die energische Versicherung: „Sie können" bei manchen hysterischen Lähmungen und Schwächezuständen (hysterischer Aphonie z. B.) von Nutzen. Durch Zureden lassen sich auch die hysterischen Anfälle z. Th. beeinflussen. Die Erklärung des Arztes. dass der Anfall von keiner Bedeutung und in wenigen Augenblicken vorüber sei, hat häufig eine alsbaldige Beendigung des Anfalles oder wenigstens einen temporären Nachlass desselben zur Folge.

Die Ankündigung. dass eine vorhandene Störung alsbald weichen werde. hat begreiflicher Weise am meisten Aussichten auf Erfolg bei Symptomen, die gewöhnlich von transitorischem Charakter sind (Schmerzen. Tremor. Zuckungen etc.) Das Schwinden einer seit längerer Zeit bestehenden Krankheitserscheinung für einen bestimmten (näheren oder entfernteren) Termin anzukündigen. ist immer eine sehr unsichere Sache und empfiehlt sich für den ärztlichen Praktiker wenig. wenn auch durch diesen modus procedendi in manchen Fällen (namentlich von Charlatanen) unstreitig Heilresultate herbeigeführt worden sind. Auch die Befehlsform der Heilsuggestion ist bei länger bestehenden Leiden ein sehr unsicheres und riskirtes Vorgehen und darum wohl nur in ganz vereinzelten Fällen rathsam. Zwar ist es öfters gelungen. seit längerer Zeit bettlägerige Hysterische mit Lähmung der Beine dadurch. dass man sie ohne Weiteres aus dem Bette nahm. auf die Füsse stellte und ihnen den Befehl ertheilte. nunmehr zu gehen. von ihrer Lähmung zu befreien. Allein der Versuch. derartige Wunderkuren zu vollbringen. ist. wenn er ohne entsprechende Vorbereitung unternommen wird. nicht viel besser als ein Glückspiel. Auch der Arzt von grösster Autorität ist keineswegs sicher. bei dem Patienten sofort jenen Grad von Suggestibilität zu finden. welcher seinem Worte Erfolg verschafft. Bleibt die erwartete Wirkung aus, so büsst der Arzt gewöhnlich das Vertrauen des Patienten sogleich ein: hiemit verliert er auch die Möglichkeit. auf anderem Wege dem Patienten sich nützlich zu erweisen. Jedenfalls empfiehlt es sich daher. in derartigen Fällen den Kranken. bei welchem man mit dem Imperativ vorgehen will. für die Annahme dieser Art von Heilsuggestion vorher durch geeignete psychische Einwirkungen

zu präpariren, wenn auch hiedurch ein Erfolg noch keineswegs
gesichert wird.[1])

Weniger Bedenken erheben sich gegen die Anwendung der
Befehlsform der Heilsuggestion bei manchen nicht zu lange bestehenden Störungen, auf deren Unterdrückung der Wille Einfluss
hat, so bei nervösem Husten oder Aufstossen (insbesonders bei
jugendlichen Individuen). Der Befehl, aufzuhören, kann hier sofort
eine Unterdrückung der vermeintlich unwillkürlichen, in Wirklichkeit jedoch dem Willen unterworfenen Bewegungen herbeiführen.
Ein Beispiel mag dies erläutern. Vor Jahren wurde ich Nachts
um 1 Uhr ungefähr durch Läuten geweckt und war sehr über-
rascht, als in meiner Wohnung statt eines Boten, der mich zu
irgend einem Kranken rufen sollte, ein Mann erschien, der mich
vor Kurzem wegen leichter dyspeptischer Beschwerden consultirt
hatte. Der Ankömmling erklärte mir, dass er nicht umhin könne,
mich zu dieser nachtschlafenden Zeit zu stören, „weil er seinen
Magen nicht mehr zubringen könne“. Ich errieth aus dieser Bemerkung bereits den Sachverhalt einigermaassen, und nachdem eine
kurze Beobachtung des Mannes mich von der Richtigkeit meiner
Vermuthung überzeugt hatte, rief ich demselben in sehr energischem
Tone zu: „Was soll denn dies sein, wollen Sie augenblicklich mit
dem Unsinn aufhören?“ Diese Bemerkung wirkte auf den zweifellos wegen seines Zustandes sehr ängstlichen Mann wie ein kalter
Wasserstrahl. Das vermeintlich unwillkürliche, in Wirklichkeit
aber willkürliche Luftschlucken und Rülpsen, welches der Mensch
fortwährend übte, hörte sofort und zwar zur grossen Ueberraschung
des Betreffenden auf. Der Magen war wieder „geschlossen“ und
blieb so.

Wenn wir uns fragen, wie dieser Erfolg zu erklären ist, so
unterliegt es keinem Zweifel, dass die energisch und quasi durch
Ueberrumpelung in die Psyche des Patienten eingeführte und
widerstandslos aufgenommene Vorstellung des Aufhörenmüssens

---

[1]) Charcot bemerkte schon, dass man den Arzt nicht genug warnen
könne, selbst bei unzweifelhaften psychischen Lähmungen die Rolle eines
Thaumaturgen zu übernehmen, da der Erfolg eines Befehles abgesehen von
dem Bereiche der Hypnose nicht zu berechnen sei.

oder Könnens den Drang zu der fraglichen Bewegung hemmte.
Eine längere Darlegung des Sachverhaltes hätte wahrscheinlich eine
derartige Wirkung nicht gehabt.

Die Heilsuggestion in Befehlsform kann auch sozusagen
à échéance i. e. für eine gewisse Zeit gegeben werden, wie folgende
Beobachtung zeigen wird. Ich behandelte eine Hysterische aus der
Provinz, welche in Folge eines Unfalles erkrankt war, einige Zeit
mit sehr wechselndem Erfolge; jedes neue Verfahren führte
anfangs eine entschiedene Besserung herbei, die sich jedoch alsbald
wieder verlor. Da ich die Ueberzeugung hatte, dass lediglich das
psychische Verhalten der Patientin, i. e. von Zeit zu Zeit immer wiederkehrende schädliche Vorstellungen (Zweifel und Befürchtungen wegen
der Heilbarkeit ihres Leidens, Erwägungen über die möglichen
Folgen desselben für die Zukunft etc.) diese Hartnäckigkeit ihres
Zustandes bedingten, so erklärte ich ihr eines Tages, dass sie binnen
14 Tagen gesund werden müsse, und ich sie nach Ablauf dieser Zeit
unter allen Umständen nach Hause schicken werde. Diese Erklärung wirkte ganz wunderbar: das Leiden besserte sich von
diesem Tage an ganz stetig, Rückfälle blieben aus, und die Patientin
konnte nach Ablauf der angegebenen Zeit, abgesehen von einigen
geringen Beschwerden, als gesund entlassen werden; sie ist auch
nach den mir zugegangenen Berichten gesund geblieben. Die
durch meine Erklärung bei der Patientin energisch geweckte Vorstellung des Gesundwerdenmüssens hat hier offenbar die Heilung
dadurch angebahnt, dass sie alle entgegenstehenden Vorstellungen
unterdrückte und das ganze Vorstellen in eine der Gesundung
förderliche Bahn lenkte.[1]

Die Beseitigung von Krankheitserscheinungen durch rein verbale Heilsuggestion im wachen Zustande setzt einen Grad
von Gläubigkeit voraus, welchen wir bei nicht sehr vielen Menschen
finden. In der Mehrzahl der Fälle ruft diese Eingebung eine Reihe
von Gegenvorstellungen hervor, durch welche deren Annahme und

---

[1] Die Beeinflussung durch das Wort (verbale Suggestion) spielt auch,
wie wir hier erwähnen wollen, eine grosse Rolle bei der in den Glaubens-
(oder Gebets-) Heilanstalten der Schweiz, Englands und anderer Länder geübten Behandlung.

Wirksamkeit verhindert wird. Deshalb sind wir zumeist genöthigt. die Vorstellung der Heilung durch ein associatives Vehikel in den geistigen Organismus des Kranken einzuführen, ein Vehikel. welches das Haften und Unbekämpftbleiben dieser Vorstellung in gewissem Maasse sichert oder wenigstens erwarten lässt. Es geschieht dies. indem wir Mittel in Anwendung ziehen, welche den Kranken allgemein als Heilmittel bekannt sind oder im speciellen Falle als solche betrachtet werden. Das benützte Mittel braucht durch seine chemischen oder physikalischen Eigenschaften keine Wirkung auf das zu bekämpfende Symptom auszuüben, seine Beschaffenheit ist überhaupt nebensächlich, sofern es nur geeignet ist. bei dem Kranken die Erwartung einer Heilwirkung hervorzurufen. resp. die in dieser Richtung gegebene ärztliche Suggestion zu unterstützen (larvirte. maskirte. materielle Suggestion). Es kann daher auch ein zufällig und nicht in therapentischer Absicht angewandtes Mittel unter Umständen einen Heilerfolg herbeiführen. So erzählt Sobernheim von einem mit Zungenlähmung behafteten Kranken. dessen Arzt nach vielen vergeblichen Bemühungen. die Lähmung zu beseitigen. ein neues Instrument seiner Erfindung versuchen wollte. zuvor jedoch ein Thermometer in den Mund einführte. Der Kranke glaubte, dass dieses das heilbringende Instrument sei. und war einige Minuten nach der Einführung von seiner Lähmung befreit. Da die grosse Mehrzahl der Menschen an die Heilkraft von Medikamenten glaubt, so liegt es nahe. dass sehr häufig die Heilsuggestion in medikamentöser Form gegeben wird. Die Wirkungen, welche durch Brotpillen. Aqua colorata. Milchzuckerpulver. homöopathische und Mattei'sche Tinkturen und Kügelchen in manchen Fällen erreicht werden, sind bekannt. Ebenso können äusserlich. in Form von Einreibungen. Pflastern. Ueberschlägen etc. angewandte Mittel und subcutane Injection von Aq. dest. oder indifferenten Lösungen in geeigneten Fällen gute Dienste leisten. Natürlich kommt es auch und zwar nicht selten vor. dass Aerzte in dem Glauben an die physiologische Wirksamkeit eines Mittels dasselbe darreichen, während dasselbe in den betreffenden Fällen. wenn überhaupt. nur auf suggestivem Wege nützt.

Die Gruppe der physikalischen Heilmittel liefert uns ebenfalls sehr geeignete, oft sogar viel brauchbarere Vehikel für die therapeutische Suggestion als die Apotheke. Dazu kommt in Betracht, dass viele Gebildete zu den physikalischen Agentien (den sogenannten Naturheilmitteln) mehr Vertrauen haben als zu den pharmaceutischen Präparaten. Die verschiedenen Elektrisationsmethoden, hydriatische Proceduren, Mineralquellbäder und Bäder mit verschiedenen Zusätzen, Magnete, Massage, Handgriffe, Suspension können je nach den Umständen des Falles, dem zur Verfügung stehenden Heilapparate und den Neigungen des Patienten in Gebrauch gezogen werden. Besonders ausgedehnte Verwerthung gestattet die Elektricität, weil dieselbe an den verschiedenen Körperstellen in beliebiger Intensität von der Stufe des noch nicht Fühlbaren bis zu sehr schmerzhafter Stärke sich anwenden lässt. Ich möchte jedoch nicht unterlassen, hier vor unnöthiger elektrischer Misshandlung der Kranken, speciell allzu liberalem Gebrauche des von manchen Beobachtern besonders empfohlenen faradischen Pinsels bei nervösen Störungen zu warnen. Ich habe manche Fälle gesehen, in welchen durch sehr schmerzhafte Elektrisirung lediglich geschadet wurde, obwohl die Art des Leidens für eine suggestive elektrische Behandlung ganz geeignet war. Es giebt viele Kranke, welche einen Heilerfolg nur von einer Elektrisation erwarten, die deutliche Empfindungen bei ihnen hervorruft, dagegen nur wenige, welche a priori ein besonderes Vertrauen zu sehr schmerzhaften Proceduren haben. Jedenfalls ist aber der Arzt zumeist im Stande, den nur mässige Empfindungen hervorrufenden Proceduren die gleiche Suggestivwirkung zu verleihen wie den sehr unangenehmen Applicationen, so dass man thatsächlich zur Verwerthung solcher nur in wenigen Fällen genügenden Grund hat. Die statische Elektricität bietet den besonderen Vortheil, dass sie in einer dem Kranken imponirenden Weise sich anwenden lässt, ohne nennenswerthe Schmerzen zu verursachen.

Zu suggestivem Zwecke können ferner verschiedene Arten der Lokalbehandlung (Pinselungen des Rachens z. B. bei hysterischem Husten, Sondeneinführung bei hysterischem Oesophaguskrampf, Magenausspülungen bei nervösen Magenbeschwerden und

insbesonders bei hysterischem Erbrechen [1]). Gebrauch farbiger
Gläser bei hysterischer Achromatopsie [2]), auch Schein-Operationen
dienen. Dass bei der Beseitigung nervöser Beschwerden durch
gynäkologische Behandlung geringfügiger Sexualleiden bei Frauen
die Suggestion die Hauptrolle spielt, wird heutzutage auch von
den Gynäkologen mehr und mehr anerkannt. Nach meinem Dafürhalten sind aber auch die wunderbaren Erfolge, welche manche
Aerzte durch Localbehandlung der Pars prostat. urethrae. Einführen medicamentöser Stäbchen oder Einspritzung von adstrin-
girenden Lösungen etc. in dieselbe, erzielt haben wollen, zum
grossen Theile auf Suggestivwirkung zurückzuführen [3]).

Es ist leicht verständlich, dass seitens der Aerzte die Vehikel
der Heilsuggestion gewöhnlich dem Arsenal der regulären Therapie
entnommen werden. Bei gläubigen (speciell religiös-gläubigen) und
zum Mysticismus neigenden Gemüthern können jedoch auch durch
reine Phantasieheilmittel. i. e Mittel, welche an sich keinerlei
Heilwerth besitzen und lediglich auf die Phantasie, zum Theil auch
auf die religiösen Vorstellungen des Kranken wirken. Heilresultate
herbeigeführt werden. In diese Kategorie gehören: die Amulette,
die Perkin'schen Traktoren (kleine Metallplatten), die sogenannten [4]) Heilmystikartikel, Lourdeswasser, geweihte Oele, Reliquien,

[1]) Bei der Hyperemesis gravidarum, deren hysterische Natur in neuerer
Zeit von Kaltenbach, Alt und Keil nachgewiesen wurde, nahmen erstere
Beobachter die Magenausspülung vor und suggerirten nach dieser, dass nunmehr alles Schädliche aus dem Magen entfernt sei und das Erbrechen aufhören müsse. Diese Suggestion erwies sich auch als wirksam, und die Kranken
erholten sich alsbald.

[2]) In einigen von Féré beobachteten Fällen von Hysterie mit Achromatopsie für Violett stellte sich nach Durchsehen durch ein rothes Glas
während mehrerer Minuten die Empfindung für Violett wieder ein. Zugleich
erfuhr die centrale Sehschärfe eine Besserung, und das Gesichtsfeld zeigte eine
Erweiterung.

[3]) Vgl. Löwenfeld, Nervöse Störungen sexuellen Ursprungs. I. Aufl.,p. 169.

[4]) Vor mehreren Jahren ging mir von einem Leipziger Verleger eine
kleine Schrift über Heilmystikartikel und deren Gebrauch zu. Nach derselben
soll ein kleiner runder Spiegel, in der Hand verborgen getragen, (noch besser
ein Spiegel in jeder Hand) bei Aengstlichkeit, Schwindel, nervösem Zittern,
Trübsinn etc., ein Spiegelwürfel bei allerlei Kopfleiden grosse Dienste leisten.
Das Verzeichnis führt eine Anzahl derartiger „Heilartikel" auf, deren Gebrauch
„Heilmystikärzten" empfohlen wird.

die verschiedenartigsten Sympathiemittel und allem Anscheine nach
auch die von Burq in die Praxis eingeführte „externe Metallo-
therapie“. Durch alle diese Mittel sind schon Krankheitserscheinungen beseitigt worden, welche anderen, anscheinend rationellen
therapeutischen Einwirkungen getrotzt hatten.

Die Wichtigkeit der larvirten Suggestivtherapie für die alltägliche ärztliche Praxis veranlasst uns hier noch einige Bemerkungen über dieselbe anzufügen. Je grösser das Vertrauen,
welches der Patient dem Arzte entgegenbringt, und je grösser
dessen Gläubigkeit im Allgemeinen ist, um so einfachere Mittel
genügen zur Erzielung eines Heilerfolges. So habe ich bei hysterischen Kindern wiederholt heftige Schmerzanfälle, gegen welche
verschiedene Medikamente vergeblich angewendet worden waren,
durch kalte Waschungen der betreffenden Theile zu unterdrücken
vermocht. Bei Erwachsenen würde man mit einem derartigen
Verfahren wohl nur sehr selten reüssiren. Der Arzt, der überhaupt irgend ein Mittel zu suggestivem Zwecke verwendet, darf
bei einigermaassen verständigen Personen in keiner Weise merken
lassen, dass er die Art und Gebrauchsweise desselben für gleichgiltig hält. Je eingehender und präciser die Vorschrift für die
Anwendung des gewählten Mittels gestaltet wird, um so bedeutendere Suggestivwirkung ist zu erwarten. Der Arzt thut auch
immer gut, wenn er darauf achtet, dass die Beschaffenheit des
gewählten Mittels und dessen Applikationsweise eine leicht ver-
ständliche Beziehung zu dem zu beseitigenden Symptome zeigt, so
dass der Patient kein besonderes Sacrificium intellectus zu leisten hat, um an eine Heilwirkung zu
glauben, vielmehr die Vorstellung der Heilung in
ihm durch das Mittel an sich schon, unabhängig von
der ärztlichen Suggestion, erweckt wird. Das Tragen
eines Amuletts als Mittel gegen Schlaflosigkeit zu empfehlen,
dürfte nur bei einer sehr beschränkten Kranken zu riskiren sein
und Erfolg haben, während die Darreichung eines indifferenten
Pulvers, dessen Inhalt der Patient nicht controlliren kann, auch
bei intelligenten Personen den vermissten Schlaf herbeiführen
kann. Die hysterische Anurie ist öfters durch Pillen aus Mica
panis mit entsprechender Suggestion behoben worden; solche

leisten auch bei nervösem Husten, Schmerzen und Krämpfen nicht
selten gute Dienste; bei hysterischen Lähmungen und Anästhesien
wird man dagegen meist mit Pillen viel schwerer zu einem Resultate
gelangen als mit Elektrisation und Massage, welche Proceduren
örtlich auf den funktionsgestörten Theil einwirken.

Soweit es sich um innerlich zu nehmende Mittel handelt, ist
die Verordnung lediglich indifferenter Substanzen für die Zwecke
der Suggestivbehandlung nicht immer rathsam und durchführbar.
Bekanntlich haben viele Kranke und insbesonders Nervenleidende
eine Neigung, vom Arzte gewisse Aufschlüsse über die Art der
verordneten Mittel zu verlangen und die Recepte zu studiren.
Wollte der Arzt hier jede Aufklärung verweigern, so würde er
doch nicht verhindern können, dass sich der Patient solche auf
anderen Wege (z. B. durch den Apotheker) verschafft. Um etwai-
gem Misstrauen bezüglich der Wirksamkeit der gegebenen Verord-
nungen vorzubeugen, empfiehlt es sich daher häufig, statt ganz
indifferenter Substanzen sehr geringe, selbst ganz minimale Dosen
von Mitteln zu verschreiben, welche auf rein chemischem Wege
nur in grösserer Menge die im betreffenden Falle erforderliche
Wirkung herbeiführen könnten, oder Mittel, durch welche im besten
Falle nur eine Erleichterung, keine Beseitigung der betreffenden
Beschwerden ohne Mitwirkung der Suggestion zu erreichen wäre,
so bei Schlafmangel $\frac{1}{2}$—1 Decigr. Sulfonal oder Trional, einige
Esslöffel Bromwasser, wenige Tropfen Baldriantinktur oder
Baldrianthee, bei Schmerzen minimale Gaben von Antipyrin,
Phenacetin u. dergl., bei Obstipation einige Tropfen Sagradawein
oder einen Theelöffel voll Tinct. Rhei. aq., bei Schwächezuständen
einige Tropfen von Fellow's Syrup. Bei dieser Art von Sug-
gestionsbehandlung wird die von dem Arzte ausgehende Suggestion
durch die Vorstellungen, welche der Patient von der Heilkraft des
verordneten Mittels hat, sehr wesentlich unterstützt und das dar-
gereichte Mittel kann, soweit dasselbe überhaupt auf somatischem
Wege eine Wirkung äussert, nur die intendirte psychische fördern.
Ich habe durch Durchlesen vieler mir vom Patienten übergebener
Recepte von Aerzten, welche dieselben früher behandelten, die
Ueberzeugung gewonnen, dass das in Frage stehende Suggestiv-
verfahren von den Praktikern häufig ohne Absicht geübt wird.

Es werden nämlich sehr oft differente Arzneistoffe in ganz unzulänglichen Dosen verschrieben, die aber zum Theil doch nicht unwirksam bleiben, weil die Suggestion ersetzt, was an der Stoffgabe fehlt.

Dass der larvirten Suggestion, in welcher Form dieselbe auch angewendet werden mag, eine verbale beigefügt wird, ist durchaus nicht immer nothwendig, mitunter nicht einmal wünschenswerth. Wenn wir es dem Patienten überlassen, sich selbst die betreffende Suggestion zu geben, seine Phantasie in dieser Richtung frei walten lassen und nur durch unser Vorgehen die erwünschten Suggestionen ihm nahe legen, so kommt es gelegentlich vor, dass derselbe in seinen Autosuggestionen über das hinausgeht, was wir ihm verbal suggeriren könnten oder würden. So sonderbar die ungünstigen Wirkungen sind, welche manche Patienten in Folge sogenannter Idiosynkrasien, in Wirklichkeit von Autosuggestionen beim Gebrauche ganz harmloser Arzneien und Proceduren an sich beobachten, ebenso sonderbar und unerwartet sind auch die günstigen Wirkungen, von welchen andere berichten. Namentlich in Bezug auf Appetit, Schlaf und Allgemeinbefinden äussern die Autosuggestionen der Patienten mitunter einen fördernden Einfluss, welchen man nach der Art des angewandten Mittels nicht erwarten kann.

Wir dürfen nicht glauben, dass in unserer Therapie der Einfluss der Suggestionen sich auf diejenigen Fälle beschränkt, in welchen wir von der directen verbalen Suggestion oder larvirten Suggestivbehandlung Gebrauch machen. Die Anwendung eines jeden somatischen Mittels und Heilverfahren's kann sich mit Suggestionen verknüpfen, die der Arzt durch irgend welche Aeusserungen bei dem Patienten anregt, oder die dieser unabhängig von solchen sich bildet. Die Suggestionen können je nach ihrem Inhalte die Wirkung des gebrauchten Mittels unterstützen, aber auch abschwächen und selbst hemmen. Die schmerzstillende Wirkung eines narkotischen Mittels wird durch die zuversichtliche Erwartung einer Erleichterung durch die angewandte Arznei wesentlich verstärkt. Auf der anderen Seite habe ich öfters gesehen, dass Schlafmittel in an sich genügender Dosis bei Patienten völlig wirkungslos blieben, welche sich suggerirt hatten, dass das Mittel bei ihnen versagen werde. Da wir die Wirkungsweise vieler Medicamente und mancher physikalischer Heilfaktoren nicht genauer kennen, so ist begreiflicherweise die Frage oft schwer zu entscheiden, was bei erzielten therapeutischen Resultaten auf Rechnung der somatischen Wirkung des Mittels und was etwaigen suggestiven Einflüssen zuzuschreiben ist. Diese Unsicherheit hat manche Aerzte verleitet, die Leistungen einzelner Heilmethoden, an deren somatischer Wirksamkeit früher nicht gezweifelt wurde, ohne genügende Grundlage gänzlich oder in der Hauptsache auf suggestive Einflüsse zurückzuführen. Seitens der Vertreter der Nancy'er Schule (Bernheim und Forel insbesonders) wurde diese suggestive Umwerthung speciell bezüglich der Electro- und Hydrotherapie versucht. In Deutschland bekannte sich Möbius zuerst zu der Auffassung, dass die bei Anwendung der Elektricität beobachteten Heilwirkungen zum weitaus grössten Theile lediglich psychischen Ursprungs seien, weshalb er auch die Elektrotherapie geradezu auf eine Stufe mit der Homöopathie und Magnetotherapie stellen zu dürfen glaubte. Die Möbius'schen Ansichten fanden manche Anhänger, aber weitaus mehr Gegner, insbesonders unter den Elektrotherapeuten von Fach. Dies zeigte sich namentlich bei den Verhandlungen der Elektrotherapeutenversammlung in Frankfurt a. M. im September 1891, wo sich, abgesehen von Bruns und Rosenbach, sämmtliche Redner gegen die suggestive Umwerthung der Elektrotherapie aussprachen (so Erb, Eulenburg, Benedict, Laquer, C. W. Müller (Wiesbaden), Lehr, Hecker). Erb hat den Standpunkt, welcher auf dem Congresse zum Ausdrucke kam, präcisirt, indem er erklärte, es könne wohl die Möglichkeit zugegeben werden, dass ein Theil der elektrotherapeutischen Erfolge auf Suggestion beruht: „für den grösseren Theil derselben", bemerkte Erb weiter, „ist diese Erklärung unzutreffend, und es scheint auch, dass die grosse Mehrzahl der erfahrenen, praktischen Elektrotherapeuten sich dieser Erklärung gegenüber vollkommen ablehnend verhält." Ich habe ebenfalls auf dem erwähnten Congresse Gelegenheit genommen, meine auf langjährige elektrotherapeutische Erfahrung beruhende Auffassung in der Angelegenheit mit Entschiedenheit darzulegen, und es ist das, was ich zu Gunsten einer physikalischen Wirksamkeit der Elektricität bei verschiedenen Krankheitszuständen anführte, von keiner Seite widerlegt worden. Meine Auffassung in der Frage der Elektrotherapie ist bis zum heutigen Tage im Wesentlichen die gleiche geblieben. Möbius hat unleugbar das Verdienst. die Elektrotherapeuten zu einer kritischen Sichtung ihrer Erfahrungen veranlasst zu haben, die nicht ohne Früchte bleiben konnte. Es hat sich herausgestellt, dass zweifellos ein grosser Theil der bei Anwendung der Elektricität insbesonders bei den Neurosen erzielten Heilresultate auf suggestive Einflüsse zurückzuführen ist. Es verbleibt aber auch bei sorgfältiger Prüfung noch ein recht beträchtliches Residuum von Heilerfolgen. die lediglich der physikalischen Wirkung des Stromes zugeschrieben werden können. Aehnlich verhält es sich mit der Hydrotherapie. Die verschiedenen Formen der Wasseranwendung sind zweifellos geeignet. bei vielen Personen Heilsuggestionen zu erwecken. und ein Theil der bei Anwendung hydriatischer Proceduren eintretenden günstigen Veränderungen in den bestehenden Krankheitszuständen mag daher auch von suggestiven Momenten herrühren. Allein jeder auf dem Gebiete der Hydrotherapie erfahrene Arzt weiss. dass durch die Anwendung hydriatischer Proceduren ebenso leicht. ja noch leichter geschadet als genützt werden kann und die Erzielung günstiger Resultate sorgfältige Auswahl der einzelnen Maassnahmen und deren Anpassung an die Individualität des Kranken erheischt. Ich habe mich davon in ungezählten Fällen überzeugt, andererseits aber auch oft genug gesehen. dass durch die schablonenmässige Wasserkur. wie sie in den Sommermonaten in vielen Anstalten geübt wird. die gewünschten Erfolge nicht erreicht wurden. Alles dies weist mit Entschiedenheit darauf hin. dass an den Heilerfolgen die Hydrotherapie die Suggestion bei weitem nicht in dem Maasse Antheil hat. wie dies von den Vertretern der Nancyer Schule angenommen wird.

Wer die therapeutischen Bestrebungen im letzten Jahrzehnt einigermaassen verfolgt hat, kann sich der Wahrnehmung nicht verschliessen. dass die Rolle der Suggestion bei unseren Heilverfahren zwar nicht mehr in dem Maasse wie früher sich der Kenntnis und Beachtung der Aerzte entzieht. aber doch noch vielfach übersehen oder wenigstens unterschätzt wird. So hat Nägeli für die Behandlung von Neuralgien und anderen nervösen Affectionen eine Reihe von Handgriffen angegeben, mit welchen er zweifellos

in zahlreichen Fällen Erfolge erzielte. Die Idee, dass die Heilwirkungen seines Verfahrens auf Suggestion beruhen könnten,
glaubte er mit Entschiedenheit zurückweisen zu können, obwohl
die bei einzelnen Affectionen, so z. B. bei hysterischer Aphonie erzielten Resultate gar keine andere Deutung zulassen. Mit den
Nägeli'schen Handgriffen auf einer Stufe steht die noch von
einem grossen Theile der Gynäkologen bei Lageanomalien des
Uterus geübte Localbehandlung, welcher, wie unser hiesiger College
Theilhaber gezeigt hat, lediglich eine suggestive Wirkung
zukommt, die Anwendung der Massage und der schwedischen
Maschinengymnastik bei verschiedenen Nervenleiden, sicher auch
ein grösserer Theil der Badekuren. Auch die von dem Suspensions-
verfahren berichteten Heilerfolge beruhen wenigstens zum Theil
auf Suggestion. Was von den therapeutischen Leistungen der
Ueberfülle neuerer pharmaceutischer Präparate auf Rechnung der
Suggestion zu setzen ist, ist schwer zu taxiren. Dass manche derselben lediglich als Suggestivmittel anzusehen sind, unterliegt
keinem Zweifel. Es sei hier nur an die Didymintabletten erinnert,
die bei hysterischem Erbrechen und hysterischer Anorexie vorzügliche Dienste geleistet haben sollen. Mit den glycerinphosphor-
sauren Präparaten, die für verschiedene nervöse Leiden empfohlen
wurden, verhält es sich wohl ähnlich. Auf der anderen Seite begegnen wir aber auch einem zu weitgehenden Skepticismus, so
namentlich in Bezug auf die organo-therapeutischen Präparate.
Der Umstand, dass wir auf Grund unserer bisherigen physiologischen
und pharmakologischen Kenntnisse die bei Anwendung eines Mittels
eintretenden Heilwirkungen nicht erklären können, berechtigt uns
noch keineswegs, dieselben der Suggestion zuzuschreiben. Der
Uebereifer, welcher überall suggestive Einflüsse wittert, schadet
dem Fortschritte der wissenschaftlichen Erkenntnis in der Medicin
ebenso sehr als die Kritiklosigkeit jener, welche bei Beurtheilung
therapeutischer Resultate die Frage nach dem etwaigen Antheile
psychischer Momente ganz ausser Betracht lassen. Die Suggestion
darf nicht zu einem leeren Schlagworte werden, welches einen
Deckmantel für die Denkträgheit bildet, indem sie eine Scheinerklärung für alles Unverstandene liefert. Die Anhänger der Suggestionslehre übersehen vielfach, dass die Schwierigkeiten, welche

unsere mangelhafte Kenntnis des natürlichen Verlaufes der Krankheiten der Ermittelung des wahren Werthes unserer Heilbemühungen bereitet, für die Suggestion in gleichem Maasse bestehen wie für jedes andere therapeutische Verfahren. Wenn ich heute bei einem Kranken die Suggestion in irgend einer Form anwende und morgen eine Besserung in dem Zustande desselben finde, so bleibt die Frage offen, ob diese Besserung Wirkung der Suggestion oder die Folge anderer Einflüsse, z. B. der Meidung gewisser Schädlichkeiten, ist oder einfach im natürlichen Verlaufe der Krankheit lag. Diese Frage ist zweifellos häufig nicht mit Sicherheit zu entscheiden, und der Suggestionstherapeut hat ebenso auf der Hut zu sein, dass er nicht der so vielfach gerügten Neigung der Aerzte zu einem post hoc ergo propter hoc Schlusse zum Opfer fällt, wie der Praktiker, der auf seine mit somatischen Mittel erzielten Erfolge stolz ist. Einem derartigen Trugschlusse hat sich auch F o r e l, der die Kritiklosigkeit der Aerzte in therapeutischen Angelegenheiten mit so scharfen Worten geisselt, nicht zu entziehen vermocht, wenn er glaubt, dass man aus der Gleichartigkeit der Resultate, die man mit ganz verschiedenartigen Mitteln bei einzelnen Krankheiten erreicht, auf eine gleichartige, i. e. psychische Verursachung schliessen müsse. Wenn bei einer Erkrankung unter Anwendung ganz verschiedenartiger Mittel Besserung oder Heilung eintritt, so kann dies einfach daher rühren, dass der zu Grunde liegende pathologische Process an sich die Neigung zur Rückbildung besitzt; die scheinbare Wirksamkeit verschiedener Mittel nöthigt daher durchaus nicht zu der Annahme, dass die günstige Wendung im Krankheitsverlaufe durch psychische Momente herbeigeführt wurde. Man sieht, wer die Anerkennung der Suggestionslehre fördern will, muss mit nüchternster Kritik bei der Annahme von Suggestionswirkungen zu Werke gehen; man darf in die Denkfehler, die man der grossen Masse der Aerzte vorhält, nicht selbst verfallen. D i e S u g g e s t i o n i s t k e i n Allheilmittel, und was man ihr Gutes n a c h r ü h m t, m u s s m i n d e s t e n s p l a u s i b e l gemacht werden.

Die Hypnose kann auch, wie schon von B e r n h e i m hervorgerufen wurde, für diagnostische Zwecke Dienste leisten.

Die Unterscheidung zwischen organischen und functionellen, resp. psychisch bedingten Störungen stösst mitunter aus dem einen oder anderen Grunde auf Schwierigkeiten, und da kann die Beeinflussbarkeit der bestehenden Symptome durch die hypnotische Suggestion die Diagnose ihres psychischen Ursprungs sichern. Ein von Ernould mitgetheilter Fall zeigt dies in vortrefflicher Weise.

Dr. Ernould berichtet über den Fall eines jungen Mannes, bei dem in der Reconvalescenz von schwerer Blatternerkrankung Parese beider Beine mit Anästhesie bis zu den Knieen, Taubheitsgefühl in den beiden Händen und Unfähigkeit zu schreiben sich einstellte. Die klinischen Erscheinungen sowie der Vorhergang einer infectiösen Erkrankung legten zuerst die Annahme einer Myelitis nahe. Eine hiegegen gerichtete mehrwöchentliche Behandlung blieb jedoch ohne jeden Erfolg. Mit Rücksicht auf die Möglichkeit eines psychischen Ursprungs der Symptome wurde nunmehr eine hypnotische Behandlung eingeleitet, welche in 6 Sitzungen vollständige Heilung herbeiführte.

Nicht selten begegnen wir auch einer Combination organisch und psychisch bedingter (hysterischer) Symptome; so können sich z. B. organische Rückenmarkskrankheiten mit verschiedenen hysterischen Erscheinungen vergesellschaften. In diesen Fällen mag die hypnotische Suggestion die Sonderung der hysterischen von den organisch bedingten Funktionsstörungen wesentlich erleichtern, wenn erstere unter der Suggestiveinwirkung rasch und vollständig weichen, während letztere persistiren. Dass die Ausnützung der hypnotischen Hypermnesie auch für diagnostische Zwecke verwerthbar ist, wurde schon an früherer Stelle angedeutet. Durch die Eruirung der psychischen Momente, welche z. B. Krampfanfälle von epileptiformem Charakter verursachen, kann die Diagnose der hysterischen Natur derselben gesichert werden.

Endlich lässt sich auch die hypnotische Anästhesie für diagnostische Zwecke verwerthen, da dieselbe bei genügender Entwicklung ähnlich der Chloroform- oder Aethernarkose die schmerzlose Vornahme von Eingriffen gestattet, welche wegen ihrer Schmerzhaftigkeit im Wachzustande dem Patienten nicht zugemuthet werden können. Ueber einen hieher gehörigen Fall meiner Beobachtung, der an früherer Stelle schon berührt wurde, sei im Folgenden kurz berichtet: Frau O., Fabrikantensgattin, Mitte der 40er Jahre, leidet seit einer Anzahl von Jahren bereits an der in neuerer

Zeit als chronische ankylosirende Entzündung der Wirbelsäule
(Spondylosis rhizomyelica Marie) bezeichneten Affection, bei welcher
in der Regel auch einzelne Extremitätengelenke erkrankt sind.
Bei der Patientin befinden sich seit längerer Zeit beide Kniee in
mässiger dauernder Flexionsstellung, welche zur Erschwerung des
Gehens wesentlich beiträgt. Da eine genügende Streckung der
Kniee bei der hochgradigen Schmerzhaftigkeit der Gelenke im
Wachzustande sich nicht versuchen liess und mir daran lag, fest-
zustellen, ob und inwieweit die Flexionsstellung durch organische
Gelenkveränderungen bedingt war, beschloss ich, die Patientin zu
hypnotisiren und in der Hypnose den Streckversuch vorzunehmen.
Die Einschläferung geschah nach der fractionirten Methode in 4
Absätzen und war trotz störender Aussenverhältnisse von genügen-
dem Erfolge. Neben Herabsetzung der allgemeinen Empfindlichkeit für Bewegungen wurde der Patientin speciell Gefühllosigkeit
der Kniee suggerirt. Es gelingt hierauf, beide Kniee ohne Schwierigkeit völlig zu strecken, nur ist dazu bei dem linken Knie ein
erheblicher Druck erforderlich. Die Streckung verursacht nicht
die geringste Schmerzäusserung oder Abwehrbewegung seitens der
Kranken. Die Kniee kehren jedoch alsbald nach Aufhören des
Druckes in die frühere Stellung zurück. Die Patientin war, wie
sich nach dem Erwachen herausstellte, nicht somnambul geworden;
sie berichtete, dass sie sich des zu ihr Gesprochenen wohl erinnere
und mit Erstaunen bemerkt habe, wie sich ihre Kniee ohne
Schmerzempfindung strecken liessen.

Von anderer Seite, Brunon, Delboeuf und Ernould,
wurden Fälle veröffentlicht, in welchen die hypnotische Anästhesie
zur Feststellung chirurgischer Erkrankungen Verwerthung fand.
Ich glaube, dass von der hypnotischen Anästhesie in der Chirurgie
und insbesonders in der Gynäkologie sich häufig für Untersuchungs-
zwecke Gebrauch machen liesse und die Verwendung der Hypnose
in dieser Richtung bisher sehr mit Unrecht vernachlässigt wurde.
Hiedurch könnte manche den Aerzten unangenehme und den
Patienten nachtheilige Narkotisirung erspart werden.

XVI. Kapitel.

Hypnose und Suggestion in ihrer Bedeutung für die Rechtspflege.

Bei Beurtheilung der forensen Bedeutung der Hypnose kommt zunächst die Frage in Betracht, ob die Versetzung in den Zustand der Hypnose an sich, auch wenn dadurch dem Hypnotisirten kein gesundheitlicher Nachtheil erwächst, eine strafbare Handlung bilden kann. Die Ansichten der Juristen über diesen Punkt lauten nicht ganz einhellig. Da jedoch die Hypnose einen Zustand darstellt, in welchem das Individuum über seine Körper- und Geisteskräfte nicht frei verfügt und an der Fortsetzung seiner Geschäfte verhindert ist, — dies gilt jedenfalls für die tieferen Grade der Hypnose — so kann, wie schon Heberle dargelegt hat, kein Zweifel darüber bestehen, dass durch die Hypnotisirung einer Person ohne deren Zustimmung der Thatbestand eines Vergehens gegen die persönliche Freiheit nach § 239 des Str. G. B. gegeben ist. Wir haben an früherer Stelle gesehen, dass die Hypnotisirung einer Person gegen deren ausgesprochenen Willen jedenfalls sehr schwierig ist und nur ausnahmsweise gelingen dürfte. Dagegen lässt sich unter Umständen eine Hypnose sehr leicht herbeiführen, wenn das Subject keine dahin zielenden Wünsche hegt, ja überhaupt keine Ahnung von dem Zustande hat, in welchen es versetzt werden soll. Nothwendig ist nur, dass das Subject sich der Einwirkung der angewandten hypnosigenen Procedur ohne Rückhalt unterwirft. Die Zustimmung des Subjectes zur Anwendung einer solchen Procedur genügt daher nicht, um die Widerrechtlichkeit der Hypnotisirung und damit den Thatbestand eines Vergehens nach 239 des Str. G. B. auszuschliessen. Das Individuum muss vor der Hypnotisirung über die voraussichtliche Wirkung der be-

treffenden Procedur Aufklärung erhalten und in der Lage sein,
zu entscheiden, ob es sich derselben aussetzen will oder nicht.
Die Zustimmung des Subjectes zur Hypnotisirung muss nicht ausdrücklich gegeben werden; sie lässt sich als stillschweigend ertheilt erachten, wenn ein Individuum, bei welchem Kenntnisse
über die Wirkung hypnosigener Proceduren vorauszusetzen sind,
sich einer solchen unterzieht. Zur Strafbarkeit der Hypnotisirung
gehört auch der sogenannte Dolus, im concreten Falle die Absicht
des Hypnotiseurs, die Hypnose herbeizuführen. Diese dürfte nur
dann auszuschliessen sein, wenn, was gewiss selten vorkommen
wird, der Hypnotiseur keinerlei Kenntnis über die Wirkungen der
von ihm gebrauchten einschläfernden Procedur besitzt. Wenn eine
Hypnotisirung ohne Zustimmung des Subjectes öffentlich geschieht
und eine Mehrzahl von Personen daran Aergernis nimmt, könnte
auch der Thatbestand des groben Unfuges angenommen werden.
Ein hiehergehöriger Fall kam im Jahre 1891 vor dem Landgerichte
Nürnberg zur Verhandlung. Der Commis L. P. brachte eine Kellnerin
des Café Orient dadurch in Hypnose, dass er dieselbe veranlasste,
ihm längere Zeit in die Augen zu schauen. Bei der zweiten Hypnotisirung gerieth die Person in einen Zustand der Ermattung,
so dass sie sich nur noch in das nächste Zimmer schleppen konnte,
wo sie in einen so festen Schlaf verfiel, dass es ihren Wirthsleuten
nicht möglich war, sie zu erwecken, und ein Arzt herbeigerufen
werden musste. Diesem gelang nach längeren vergeblichen anderen
Bemühungen das Erwecken durch suggestive Einwirkungen. Bei
der gerichtlichen Verhandlung des Falles beantragte der Staats-
anwalt Bestrafung des angeklagten Commis wegen Freiheits-
beraubung; das Gericht erkannte jedoch auf Freisprechung, weil
nach seiner Auffassung dem Beschuldigten das Bewusstsein der
Widerrechtlichkeit seines Handelns fehlte. Da er im Beisein der
Kellnerin öfters hypnotische Experimente gemacht hatte, konnte
er nach der Ansicht des Gerichtes glauben, dass diese von den
Folgen des Hypnotisirens Kenntnis besitze. Das Gericht nahm
demnach hier stillschweigende Zustimmung des Subjectes an.

Bei der forensen Beurtheilung der Gesundheitsschädigungen,
welche auf Hypnotisirungen zurückgeführt werden, ist vor Allem
die Frage eingehend zu prüfen, ob der angenommene ursächliche

Zusammenhang besteht. Bei der therapeutischen Verwerthung der Hypnose kommt es wie bei Anwendung irgend welcher anderer Heilmittel vor, dass Verschlimmerungen im Krankheitszustande, insbesonders das Auftreten neuer Erscheinungen, der ärztlichen Behandlung zugeschrieben werden, ohne dass hiefür die geringste Berechtigung besteht. Wir haben einen Fall dieser Art, in welchem während der Anwendung der Hypnose sich eine Geistesstörung entwickelte, an früherer Stelle kennen gelernt Auch in der Literatur finden sich manche Fälle angeblich hypnotischer Gesundheitsschädigungen berichtet, bei welchen der Causalnexus zwischen Erkrankung und Hypnotisirung mindestens sehr fraglich ist. Es muss daher vor Allem die Untersuchung darauf gerichtet sein, festzustellen, ob nicht neben der Hypnose andere Momente einwirkten, welche geeignet waren, die fragliche Gesundheitsstörung oder Krankheitsverschlimmerung zu veranlassen, und im letteren Falle, ob dieselbe nicht auch durch den natürlichen Verlauf des Krankheitsprocesses bedingt sein konnte. Des Weiteren ist zu berücksichtigen, dass nach den Erfahrungen der competentesten Beobachter bei sachgemässer Einleitung und Ueberwachung der Hypnose sich zwar gewisse hysterische Zufälle (Krampf- und Schlafanfälle) nicht ganz vermeiden lassen, die jedoch in der Regel ohne nachtheilige Folgen bleiben, ausgesprochene und andauernde Gesundheitsschädigungen jedoch nicht vorkommen. Es muss daher, wenn ein ursächlicher Zusammenhang zwischen der Hypnotisirung und der dieser folgenden Gesundheitsstörung mit Recht angenommen werden soll, sich ein fehlerhaftes Vorgehen seitens des Hypnotiseurs nachweisen lassen. Ob der Hypnotiseur Arzt oder Laie ist, kann in dieser Beziehung keinen Unterschied machen. Das Vorgehen des Hypnotiseurs muss die Merkmale des sogenannten Kunstfehlers aufweisen, d. h. gegen die anerkannten Regeln der hypnotischen Technik verstossen. So einfach dieser Satz theoretisch klingt, so schwierig mag sich dessen praktische Verwerthung gestalten. Wir wissen, dass sich für Hypnotisirungszwecke verschiedene Proceduren verwenden lassen. Wenn dieselben auch bezüglich der Harmlosigkeit durchaus nicht gleichwerthig sind, so kann man doch aus der Anwendung des einen oder anderen Verfahrens allein schon einen Kunstfehler nicht construiren. In den

meisten Fällen, in welchen in neuerer Zeit Gesundheitsstörungen
nach Hypnotisirungen beobachtet wurden, wurde von der Fixation
Gebrauch gemacht. Auf der anderen Seite wissen wir aber, dass
in ungezählten Fällen die Anwendung dieses Verfahrens keinen
Schaden verursachte. Man kann deshalb die Anwendung der
Fixation an sich, wenn dieselbe auch erfahrungsgemäss an Harmlosigkeit hinter der rein suggestiven Einschläferung zurücksteht,
doch nicht als den Regeln der hypnotischen Technik zuwider-
laufend bezeichnen. Das Fehlerhafte bei den von Dilettanten
und ärztlich nicht gebildeten Magnetiseuren angewendeten Verfahren, die zu Gesundheitsschädigungen führten, ist weniger in
dem Gebrauche der einen oder anderen Einschläferungsmethode an
sich, als in der Art und Weise des Gebrauches und in Nebenumständen zu suchen, die sich nicht immer genau eruiren lassen. So
kann z. B. allzu lange Ausdehnung der Fixation schädigend
wirken. Nebenumstände verschiedenster Art, so z. B. die Gegenwart einer Mehrzahl von Personen, vor denen die Hypnotisirung
geschehen soll, die mit anderen Subjecten vorgenommenen Experimente, brüskes Auftreten des Hypnotiseurs, Furcht vor üblen
Folgen der Hypnotisirung, diese und andere Momente können zu
gemüthlichen Erregungen führen, deren nachtheilige Wirkungen
sich nach der Hypnose geltend machen. Der Umstand, dass die
grosse Mehrzahl der durch Hypnotisirung herbeigeführten Gesundheitsstörungen dem Gebiete der Hysterie angehört, spricht schon
dafür, dass bei der Verursachung derselben gemüthliche Erregungen
eine grosse Rolle spielen. Solche können aber zweifellos nicht
nur durch die Umstände, unter welchen die Einschläferung stattfindet, sondern auch durch Einwirkungen während der Hypnose
(Suggestionen, welche den Neigungen und dem Charakter des Individuums zuwiderlaufen, Hervorrufung schreckhafter Hallucinationen u. s. w.) veranlasst werden. Endlich kommt auch das
Verhalten des Hypnotiseurs beim Erwecken in Betracht. Ungeeignetes Vorgehen, z. B brüske Unterbrechung des Schlafes, kann
wie wir schon sahen, ungünstige Folgen für das Befinden des
Hypnotisirten nach sich ziehen, ängstliches und ungeschicktes Benehmen des Hypnotiseurs bei den Erweckungsversuchen auch den
Hypnotisirten in Erregung versetzen, sofern hiedurch bei ihm die

Vorstellung geweckt werden mag, dass bei ihm das Erwecken schwierig oder nicht möglich ist. Diese Vorstellung kann, wie wir schon erwähnten, bewirken, dass die auf Unterbrechung des Schlafzustandes abzielenden Maassnahmen ganz versagen oder nur unvollständiges Erwachen herbeiführen. Es ist endlich auch Pflicht des Hypnotiseurs, vor dem Erwecken alle Erscheinungen, die in der Hypnose durch Suggestion hervorgerufen wurden, durch Gegensuggestionen wieder vollständig zu beseitigen und darauf hinzuwirken, dass bei dem Hypnotisirten keine schädlichen Autosuggestionen sich bilden. Die Verabsäumung dieser Maassnahmen kann ebenfalls gesundheitliche Nachtheile zur Folge haben. Ist in der einen oder anderen Richtung ein fehlerhaftes Vorgehen des Hypnotiseurs nachweisbar, mit dem sich die in Frage stehende Gesundheitsstörung in Verbindung bringen lässt, so ist hiemit in der Regel der Thatbestand einer fahrlässigen Körperverletzung gegeben, da nicht anzunehmen ist, dass ein Hypnotiseur durch absichtliches Abweichen von den Regeln der hypnotischen Technik sein Subject zu schädigen unternimmt. Dagegen muss die Möglichkeit zugegeben werden, dass ein Hypnotiseur in verbrecherischer Absicht durch entsprechende Suggestionen Krankheitszustände zu produciren versucht. Forel, der auf diesen Umstand aufmerksam macht, glaubt auch, dass man auf diesem Wege indirect, ja vielleicht sogar direct den Tod herbeizuführen vermag. Indess ist zu berücksichtigen, dass der Hypnotisirte einem Versuche, ihm eine Krankheit anzusuggeriren, erfolgreich Widerstand leisten kann. Ein Beispiel dieser Art theilt Gilles de la Tourette mit. Eine von diesem Autor beobachtete Hysterische liess sich in der Hypnose nicht dazu bestimmen, die Eingebung anzunehmen, dass sie für einen Tag die Sprache verlieren solle; die Hypnotisirte nahm diese Störung nur für eine Viertelstunde auf sich. Gefährlicher als directe Krankheitssuggestionen sind meines Erachtens indirecte Suggestionen dieser Art, i. e. Einwirkungen, durch welche bei dem Hypnotisirten Autosuggestionen von Krankheitszuständen angeregt werden. Auch lässt sich nicht bezweifeln, dass namentlich bei Verstimmungszuständen sich die Idee des Selbstmordes in der Hypnose mit Erfolg suggeriren lässt. Mir ist jedoch von einem absichtlichen Missbrauche der hypnotischen Suggestion in der hier in Rede stehenden Richtung nichts bekannt geworden. Dagegen habe ich, wie ich hier nebenbei bemerken will, verschiedene Fälle von fahrlässiger Gesundheitsschädigung durch ärztliche Wachsuggestionen, insbesonders solche in der Form falscher Diagnosen, beobachtet. Ich will hier nur einen Fall anführen. Ein Geschäftsmann auf dem Lande wird von einem Arzte veranlasst, sich wegen seines Aussehens untersuchen zu lassen. Hiebei wird ihm von dem Arzte erklärt, dass er mit einem erheblichen Herzleiden (Herzverfettung) behaftet sei. Der Mann, welcher vorher sich ganz wohl befunden hatte und bei dem keine organische Veränderung des Herzens bestand, ging nach Hause, erklärte seiner Frau, dass es mit ihm ganz schlimm stehe, liess sich einen Priester holen und litt in der Folge längere Zeit an schweren nervösen Herzstörungen. Man könnte wünschen, dass derartige fahrlässige Gesundheitsschädigungen nicht ganz straflos bleiben. Auf der anderen Seite ist es aber kaum angängig, einen Arzt für die zufälligen Folgen von Aeusserungen verantwortlich zu machen, die zwar nicht begründet, aber nicht in widerrechtlicher Absicht gemacht wurden.

Abgesehen von der suggestiven Verursachung von Gesundheitsschädigungen kann der Zustand der Hypnose zu verbrecherischen Zwecken in verschiedener Weise missbraucht werden. Hiebei kann der Hypnotisirte selbst das Object des criminellen Actes bilden, aber auch als Instrument zur Ausführung von verbrecherischen Plänen benützt werden. Wir wollen zunächst ersteren Fall in Betracht ziehen. Von den verschiedenartigen Verbrechen, die an Hypnotisirten naturgemäss verübt werden können, beanspruchen hier nur die Sittlichkeitsdelicte nähere Berücksichtigung, da bisher nichts davon bekannt geworden ist, dass Hypnotisirte Gegenstand anderer Verbrechen wurden. Der Zustand der Hypnose erleichtert auf der einen Seite die Verübung von Sittlichkeitsverbrechen bei weiblichen Personen, auf der anderen Seite bedingt er aber auch, dass ein geschlechtlicher Verkehr, welcher mit einer wachen Person geübt ceteris paribus völlig straffrei bleibt, sich als Verbrechen charakterisirt. Dies ergiebt sich aus den hier einschlägigen Bestimmungen der §§ 176 und 177 des St. G. B., welche den ausserehelichen Beischlaf mit einer im Zustande

der Willenslosigkeit befindlichen weiblichen Person mit Zuchthaus-
strafe bedrohen. Wie weit diese Bestimmungen auf die Hypnose
anwendbar sind, hierüber sind die Juristen nicht völlig einer
Meinung. v. Lilienthal hat sich, beeinflusst durch Charcot-
sche Ideen, zu der Auffassung bekannt, dass zwar in der lethargischen Form des hypnotischen Zustandes der vom Strafgesetze
postulirte Zustand der Willenslosigkeit gegeben sei, aber nicht im
Somnambulismus, in welchem das Individuum frei umhergeht etc.
Diese Auffassung ist, wie schon Forel bemerkte, zweifellos unhaltbar. Meines Erachtens kann man im Zweifel darüber sein, ob
in den leichteren Graden hypnotischer Beeinflussung in Bezug auf
Bewusstsein und Wille jener Grad psychischer Veränderung vorliegt, den die Bestimmungen der §§ 176 und 177 des St. G. B.
voraussetzen. Für den Somnambulismus kann ein derartiger
Zweifel nicht bestehen. Auch bei dem Somnambulen, der mit
offenen Augen umhergeht, spricht, auf Geheiss die complicirtesten
Handlungen unternimmt, besteht, wie wir gesehen haben, eine bedeutende Bewusstseinsveränderung und eine hochgradige Herabsetzung der Willensfähigkeit, so dass jedenfalls, wenn nicht ein
Zustand der Bewusstlosigkeit, ein Zustand der Willenslosigkeit im
Sinne des Strafgesetzes bei demselben angenommen werden kann.
Von den meisten Strafrechtslehrern ist auch der Ausdruck
„Willenslosigkeit“ des Gesetzes in so weitgehendem Sinne interpretirt worden, dass die Anwendung desselben auf den Zustand
der Hypnose keine Schwierigkeit hat und nicht zu befürchten ist,
es könnte in der Praxis geschlechtlicher Verkehr mit einer Somnambulen nach v. Lilienthal's Auffassung beurtheilt werden.
Den einschlägigen Bestimmungen des Strafgesetzes gegenüber
machen die Modalitäten, unter welchen der geschlechtliche Verkehr
mit einer Hypnotisirten (Somnambulen) statt hat, für die forense
Beurtheilung des Falles an sich keinen Unterschied. Ob die Hypnotisirte der sexuellen Annäherung Widerstand entgegensetzte
oder sich derselben gegenüber entgegenkommend verhielt, bleibt
für die strafrechtliche Auffassung des in Rede stehenden Actes
belanglos. Trotzdem ist es für den Mediciner wie für den Juristen
von Interesse, die Umstände zu kennen, welche den geschlechtlichen Missbrauch Hypnotisirter in besonderem Maasse erleichtern.

Vor Allem kommt hier die hypnotische Anästhesie in Betracht. Diese kann sich auf die äusseren Theile und die Schleimhäute des Geschlechtsapparates erstrecken, in welchem Falle, wie durch klinische Untersuchungen festgestellt ist, Berührung und selbst instrumentelle Untersuchung der betreffenden Theile keine Empfindung hervorruft. Mesnet, welcher den Sittlichkeitsverbrechen an Hypnotisirten ein besonderes Werk gewidmet hat, beschäftigt sich eingehend mit diesem Umstande. Er unternahm an mehreren Hypnotisirten gynäkologische Untersuchungen mit Hilfe des Speculums, bei welchen er vollständige Unempfindlichkeit der Sexualorgane feststellen konnte. In einem der von ihm mitgetheilten Fälle handelte es sich um ein junges, mit Metritis behaftetes Mädchen, welches im Wachzustande die Untersuchung consequent verweigerte und auch in der Hypnose sich anfänglich dagegen energisch sträubte, durch das autoritative Vorgehen Mesnet s jedoch dahin gebracht wurde, sich der Untersuchung ohne Widerstand zu unterziehen. In einem Falle meiner Beobachtung konnte bei einer jungen Hypnotisirten die Digitalexploration (Untersuchung mit dem Finger) des Genitalapparates vorgenommen werden, ohne auf irgend einen Widerstand zu stossen. Diese Beobachtungen legen die Annahme nahe, dass unter Umständen geschlechtlicher Missbrauch einer Hypnotisirten möglich ist, ohne dass dieselbe etwas hievon empfindet. Neben der Anästhesie kommt die Herabsetzung der Willensenergie, insbesonders jener Zustand, den wir in der passiven Form des Somnambulismus finden, in Betracht. Wir sahen, dass bei letzterer Form der Hypnose active Bewegungen hochgradig erschwert sind, so dass von einem physischen Widerstand gegen sexuelle Annäherungen keine Rede sein kann. Die Fähigkeit zu psychischem Widerstande ist andererseits auch im activen Somnambulismus, wie Mesnet's Beobachtung zeigt, herabgesetzt. Es ist ferner möglich, dass ein Hypnotiseur ein weibliches Subject dadurch zur Zulassung des Beischlafes bestimmt, dass er in ihr die Illusion hervorruft, der sich ihr Nähernde sei ihr Gatte oder Geliebter. Endlich ist nicht in Abrede zu stellen, dass eine Hypnotisirte in Folge ihrer gesteigerten Suggestibilität durch Liebeserklärungen bestimmt werden kann, sich sexuell hinzugeben, während sie im wachen Zustande eine derartige Willfährigkeit nicht zeigen würde. Alle diese Modalitäten können nur als mildernde oder erschwerende Umstände in Betracht kommen, an dem Thatbestande eines Sittlichkeitsverbrechens nach §§ 176 und 177 jedoch nichts ändern. Dagegen ist die Frage noch offen, ob dieser Thatbestand dadurch gegeben sein kann, dass der Hypnotiseur durch posthypnotische Suggestion eine im Wachzustande sich geltend machende Willensschwächung bei der Hypnotisirten herbeiführt und diese zur Erlangung geschlechtlichen Verkehrs ausnützt. Anlass zur Erörterung dieser Frage bot der seiner Zeit vielbesprochene Fall des polnischen Berufsmagnetiseurs Ceslav Lubicz Czynski, der unter der Anklage eines Sittlichkeitsverbrechens und der Urkundenfälschung 1893 vor dem oberbayrischen Schwurgerichte stand. Die Anklage wegen ersteren Delicts fusste auf folgenden Umständen: Czynski hatte der in den 30er Jahren stehenden Baronin v. Z., einer neuropathischen Dame, die sich in seine Behandlung gegeben hatte und von ihm öfters hypnotisirt worden war, in der Hypnose eine feurige Liebeserklärung gemacht, angeblich ihr auch Gegenliebe suggerirt. Schon 3 Tage nach diesem Vorgange gab sich die Baronin. eine Virgo. Czynski im Wachzustande geschlechtlich hin, und der sexuelle Verkehr zwischen Beiden wurde etwa 3 Monate lang fortgesetzt. Nach der Ansicht der Staatsbehörde wurde die Baronin durch die hypnotisch-suggestive Beeinflussung, welche Czynski durch seine Liebeserklärung und andere Momente auf sie ausübte, in einen permanenten Zustand der Willensunfreiheit versetzt, in Folge dessen allein es Czynski gelang. sie zu ausserehelichem Geschlechtsverkehr mit ihm zu bestimmen. Die beigezogenen Sachverständigen waren verschiedener Ansicht. Fuchs und Hirt negirten die hypnotische Beeinflussung der Freiin. Nach Hirt's Auffassung war das. was dieselbe veranlasste, sich Czynski hinzugeben. der gewöhnliche Zustand der Verliebtheit, der bei ihr schon vor Czynski's Liebeserklärung in ausgesprochenem Maasse bestand. Hirt war in der Lage seine Ansicht durch den Hinweis auf verschiedene Aeusserungen und Handlungen der Baronin. auf die wir hier nicht näher eingehen können, zu stützen. Die übrigen Sachverständigen, Grashey, v. Schrenk-Notzing und Preyer. traten dagegen für eine hypnotische Beeinflussung der Freiin ein.

Die Geschworenen konnten jedoch von der Begründetheit letzterer Ansicht nicht überzeugt werden und sprachen Czynski von der Beschuldigung wegen eines Sittlichkeitsverbrechens frei. Seine Verurtheilung erfolgte wegen Urkundenfälschung. Ich selbst konnte, nachdem ich Czynski gesehen und der Vernehmung der Baronin angewohnt hatte, mich nur auf Hirt's Seite stellen. Czynski, eine schlanke, elegante Erscheinung mit dunklem Haar und dunklen Augen ist Repräsentant eines männlichen Typus, der erfahrungsgemäss auf viele Damen, insbesonders neuropathische, Eindruck macht, und manche Standesgenossinnen der Freiin haben ohne jede hypnotische Beeinflussung bei der Wahl ihres Herzens grössere Geschmacksverirrungen bekundet als diese. Nach meinem Dafürhalten wäre es Czynski durch keine suggestive Kunst gelungen, bei der Freiin zärtliche Gefühle für seine Person zu erwecken, wenn er um 25 Jahre älter oder sehr hässlich gewesen wäre.

Obwohl, wie wir sahen, der hypnotische Zustand wenigstens in seinen tieferen Graden die Verübung von Sittlichkeitsverbrechen an weiblichen Personen ausserordentlich erleichtert, ist die Zahl der Delicte dieser Art, die in den letzten 50 Jahren zur gerichtlichen Aburtheilung gelangten, sehr gering, und die in Frage stehenden Fälle treffen fast ausschliesslich auf Frankreich. Wir wollen hier nur ganz kurz die interessantesten hiehergehörigen Vorkommnisse anführen.

1. Fall Castellan 1865, berichtet von Jules Roux. Verhandlung vor den Assisen in Var; Verurtheilung des Attentäters zu 12 Jahren Zuchthaus.

2. Fall des Zahnarztes Lévy 1878, berichtet von Brouardel. Verhandlung vor den Assisen des Departement Seine-Inferieure; Verurtheilung des Angeklagten zu 10jähriger Haft. Der Fall ist dadurch besonders bemerkenswerth, dass der geschlechtliche Missbrauch der Hypnotisirten in Anwesenheit ihrer Mutter geschah, die hievon nichts bemerkte.

3. Fall der Marie F. in Chaux de Fonds (Schweiz) 1882, begutachtet von Ladame; Freisprechung des Beschuldigten, weil die Gemissbrauchte nach einer Zeugenaussage einen unordentlichen Lebenswandel führte.

Ausführlicheres über die hieher gehörige Casuistik findet sich in den Arbeiten von Liégeois, Gilles de la Tourette und Mesnet.

Dass ausser Nothzucht auch andere Sittlichkeitsdelicte (unzüchtige Handlungen) an Hypnotisirten verübt werden können, unterliegt keinem Zweifel. Doch sind Fälle dieser Art meines

Wissens bisher nicht zu gerichtlicher Aburtheilung gelangt. Nach unseren strafgesetzlichen Bestimmungen sind die in Frage stehenden Handlungen auch nur strafbar, sofern dieselben von Personen in autoritativer Stellung, Eltern, Vormündern, Lehrern, Beamten, Anstaltsärzten etc. an Pflegebefohlenen oder Untergebenen oder an Personen unter 14 Jahren verübt werden (§ 174 und § 176,³ des St G. B.). Falsche Anschuldigungen gegen Aerzte und andere Hypnotiseure, an hypnotisirten weiblichen Personen Nothzucht begangen zu haben, mögen öfters vorgekommen sein, doch ist darüber nichts Näheres bekannt. Dagegen berichtete v. Schrenk-Notzing in den letzten Jahren ausführlich über einen Fall, in welchen gegen einen hiesigen Arzt (Dr. K.) die allem Anscheine nach fälschliche Beschuldigung erhoben wurde, ein Delict nach § 174 oder 176,³ begangen zu haben. Der Betreffende, Assistenzarzt an einer hiesigen Krankenanstalt, hypnotisirte ein 13jähriges Mädchen, Tochter eines Taglöhners, welches auf seiner Abtheilung behandelt wurde, in seinem Zimmer ohne Zeugen. In der Folge wurde er von der Kleinen beschuldigt, an ihr unzüchtige Handlungen vorgenommen zu haben, auf deren Details wir hier nicht näher eingehen. Dr. K. bestritt mit Entschiedenheit, was das Mädchen gegen ihn aussagte. v. Schrenk-Notzing, welcher in der gegen Dr. K. eingeleiteten Voruntersuchung um Erstattung eines Gutachtens angegangen wurde, versuchte das Mädchen zu hypnotisiren, um Klarheit über den Werth ihrer Angaben zu gewinnen; doch scheiterten seine Bemühungen an dem Widerstand der äusserst schlecht erzogenen Kleinen. In seiner gutachtlichen Darlegung bemühte sich v. Schrenk-Notzing, nachzuweisen, dass die Aussagen des Mädchens bezüglich der von Dr. K. angeblich an ihr vorgenommenen unsittlichen Handlungen der Glaubwürdigkeit entbehren und auf einen hypnotischen Traumzustand zurückzuführen sind, in welchem Reminiscenzen an ein früheres Erlebnis — ein Sittlichkeitsattentat, das an ihr verübt wurde — eine gewisse Rolle spielten. Das Gutachten hatte die Folge, dass die Untersuchung gegen Dr. K. eingestellt wurde. Es ist jedoch nicht zu verkennen, dass v. Schrenk-Notzing den Sachverhalt in dem Falle nicht vollständig, aufzuklären vermochte und bei seinen Ausführungen einen für Dr. K. entschieden wohlwollenden

Standpunkt einnahm. Ein anderer ärztlicher Sachverständiger wäre vielleicht weniger entschieden für Dr. K.'s Unschuld eingetreten, was für diesen unter Umständen üble Consequenzen nach sich ziehen konnte. Der Fall lehrt recht eindringlich, dass nicht nur bei Hypnotisirung erwachsener weiblicher Personen, sondern auch von Kindern die Beiziehung eines Zeugen eine nicht zu vernachlässigende Vorsichtsmaassregel bildet.

Der hypnotische Zustand einer Person kann Seitens des Hypnotiseurs auch zur widerrechtlichen Erlangung von Vermögensvortheilen dadurch missbraucht werden, dass der Eingeschläferte durch hypnotische oder posthypnotische Suggestion veranlasst wird, einen Wechsel, Schuldschein, Contract, eine testamentarische Verfügung etc. zu unterschreiben. Alles dies ist durch Laboratoriumsversuche klar und schön bewiesen worden, hiehergehörige Fälle sind jedoch in der gerichtlichen Praxis nicht vorgekommen. Wir werden die in Frage stehenden Handlungen bei Besprechung der civilrechtlichen Bedeutung der Hypnose nach ihrer criminalrechtlichen Seite hin würdigen.

Die Frage der criminellen Suggestionen bildete im letzten Decennium den Gegenstand zahlreicher Erörterungen und ist von manchen Autoren mit einem Eifer und einer Gründlichkeit behandelt worden, dass man glauben könnte, dieselbe hätte ein eminentes praktisches Interesse. Thatsächlich ist jedoch die Bedeutung dieser Frage wesentlich theoretischer Natur; es ist noch kein Fall bekannt geworden, in welchem ein schweres Verbrechen erweislich durch hypnotische Suggestion angestiftet wurde, und auch nicht wahrscheinlich, dass sich in dieser Hinsicht in Zukunft viel ändert. Die Verbrecher schwereren Schlages, die Mörder und Diebe insbesondere, sind glücklicherweise zum weitaus grössten Theile zu wenig intelligent und zu träge, um psychologische Studien zu betreiben und sich mit den Finessen des Hypnotismus für ihre Zwecke bekannt zu machen. Auch würden sie hiebei zu der Ueberzeugung gelangen müssen, dass der Hypnotismus kein leicht zu handhabendes und sicheres Werkzeug für die Ausführung verbrecherischer Absichten bildet. Selbst die Schwindlernaturen von der Sorte eines Czynski, welcher öffentliche Vorträge über den Hypnotismus, den er angeblich in Paris studirt hatte. hielt und mehrere Arbeiten über denselben in polnischer Sprache [1]) veröffentlichte, sind jedenfalls sehr selten.

Die Ansichten von der Tragweite crimineller Eingebungen gehen sehr erheblich auseinander und hängen wesentlich von der Auffassung ab, welcher die einzelnen Autoren bezüglich der Fähigkeit des Hypnotisirten. Eingebungen Widerstand zu leisten, zuneigen. Die Vertreter der Nancyer Schule sind der Anschauung, dass der Hypnotisirte zwar gegen ihm unliebsame oder seinem Charakter widerstrebende Eingebungen einen gewissen Widerstand leisten kann, der Hypnotiseur jedoch im Stande ist, denselben durch Energie und Geschick. unter Umständen auch durch eine längere Dressur zu überwinden. Das Individuum soll dergestalt dahin gebracht werden können. Handlungen zu begehen, die seinen Neigungen und seiner Moral ganz und gar nicht entsprechen. Am prononçirtesten ist der Standpunkt, welchen Beaunis und Liégeois in dieser Angelegenheit einnehmen. Beaunis bemerkt: „In jedem Falle ist es, selbst wenn das Individuum Widerstand leistet. immer möglich, durch Drängen und Betonen der Suggestion die gewollte Handlung zur Durchführung zu bringen.“ Der Hypnotisirte behält nach Beaunis nur so viel Selbständigkeit und Willensfreiheit, als ihm der Hypnotiseur zu lassen beliebt; er verhält sich wie der Stock in der Hand des Wanderers. Auch Liégeois ist der Anschauung, dass im tiefen Somnambulismus das Individuum in moralischer wie in physischer Hinsicht dem Hypnotiseur willenlos überliefert ist. Aehnlich lautet Liébeault's Auffassung. Bernheim gesteht dem Hypnotisirten mehr Widerstandsfähigkeit insbesonders gegen unmoralische Eingebungen des Hypnotiseurs zu und glaubt, dass hiedurch die Realisirung crimineller Eingebungen bei moralischen Individuen verhindert werden kann. Er erklärt jedoch, dass in einzelnen Fällen durch die hypnotische Suggestion ein Zwangstrieb zur suggerirten That hervorgerufen wird und in Folge dieses Umstandes selbst bei moralisch hochstehenden Somnambulen criminelle Handlungen vorkommen können. Nach Forel giebt es eine Anzahl von Somnambulen, welche in Folge ihrer hohen Suggestibilität

---

[1]) Ich habe die betreffenden Publicationen selbst gesehen.

ganz der Willkür des Hypnotiseurs preisgegeben sind; diese Somnambulen können einen ordentlichen Charakter besitzen und lassen sich trotzdem in Folge ihrer Suggestibilität in der Hypnose zu schweren Verbrechen bestimmen.

Während die erwähnten und manche andere Autoren in dem Charakter des Individuums keinen oder wenigstens keinen genügenden Schutz gegen die Annahme und Realisirung crimineller Eingebungen erblicken und demgemäss die criminelle Suggestion als eine der Hauptgefahren des hypnotischen Zustandes auffassen, vertritt eine Anzahl anderer Autoren, vor Allem Delboeuf, ferner Gilles de la Tourette, Motet, Ballet, P. Janet, Desplats u. A., die Ansicht, dass man durch hypnotische Suggestionen nicht im Stande ist, ein Individuum zu seinem Charakter widersprechenden Handlungen zu veranlassen, und daher die criminellen Suggestionen nicht die Bedeutung besitzen, die ihnen von der anderen Seite zugeschrieben wird. Beide Parteien haben zu Gunsten ihrer Ansichten experimentelle Beobachtungen angeführt. Auf die Einzelheiten dieser Versuche einzugehen, müssen wir uns versagen. Man hat Hypnotisirte in der Hypnose und posthypnotisch zur Ausführung von Mordattentaten auf ihnen bezeichnete Individuen mit theils imaginären Mordwerkzeugen, z. B. einem Lineal oder Federhalter, den man als Dolch reichte, oder ungeladenen Schusswaffen, auch zur Darreichung von vermeintlich Gift enthaltenden Getränken veranlasst. Ebenso wurde die Ausführung von Diebstählen intra- und posthypnotisch durch Suggestion bewirkt. Die betreffenden Hypnotisirten haben bei den Versuchen mit Mordsuggestionen zum Theil mit der Scrupellosigkeit eines italienischen Bravo, sozusagen kaltlächelnd, zum Theil aber auch nach einem mehr oder minder starken inneren Kampfe die ihnen suggerirten ungeheuerlichen Handlungen ausgeführt. Aehnlich verhielt es sich bei der Realisirung der Diebstahlssuggestionen. Diesen gewiss bemerkenswerthen Thatsachen, welche an sich zu Gunsten der Nancyer Auffassung zu sprechen scheinen, steht jedoch eine weitaus grössere Reihe von Beobachtungen gegenüber, welche in unzweideutiger Weise lehren, dass Hypnotisirte im Stande sind, nicht nur criminelle und ausgesprochen unmoralische, sondern auch an sich harmlose, aber ihren Gefühlen und Grundsätzen oder auch ihren Interessen zuwiderlaufenden Eingebungen erfolgreich Widerstand zu leisten. Ich begnüge mich hier, eine beschränkte Anzahl von Beispielen anzuführen.

Delboeuf berichtet von mehreren weiblichen Somnambulen, die sich weigerten, einen Herrn zu umarmen. Eine Hypnotisirte konnte nicht einmal dazu gebracht werden, einen Haubenstock zu umarmen. Eine Patientin Pitres's, welche die posthypnotische Suggestion erhalten hatte, einen jungen Mann zu umarmen, unterliess es, obwohl sie einen lebhaften Trieb zu dieser Handlung fühlte. Eine andere von Pitres beobachtete Frau, welche die verschiedensten Eingebungen realisirte, war nicht zu bestimmen, Jemanden zu schlagen, und verfiel in Lethargie, wenn man mit diesem Ansinnen heftig in sie drang. Eine der Versuchspersonen Delboeuf's (ein Dienstbote des Autors) erhielt in der Hypnose den Befehl, einem Herrn eine Ohrfeige zu geben, versetzte demselben jedoch nur einen unmerklichen Stoss mit dem Ellbogen und erklärte nach dem Erwachen, dass sie derartigen Weisungen nie mehr Folge leisten werde. Eine Kranke Féré's, welche das Opfer eines jungen Mannes geworden war, konnte in der Hypnose nicht dazu gebracht werden, irgend eine Handlung zum Schaden ihres Verführers zu unternehmen. Eine weibliche Versuchsperson Delboeuf's wollte nicht zugeben, dass sie verheirathet, eine andere, dass sie verlobt sei; die erstere floh bei jeder Annäherung des angeblichen Gatten. Von zwei weiblichen Versuchspersonen Gilles de la Tourette's, denen im Somnambulismus suggerirt worden war, ein Bad zu nehmen, kleidete sich die eine sofort vollständig aus, während die andere nur ihr Corsett öffnete und dann plötzlich steif wurde, eine Erscheinung, womit sich bei ihr in der Regel die hysterischen Anfälle einleiteten. Letztere war ein Mädchen von schamhaftem Charakter, bei dem das Schamgefühl offenbar gegen die zugemuthete Entkleidung sich empörte. Auch die religiösen Gefühle des Hypnotisirten können eine Quelle des Widerstands gegen hypnotische Eingebungen bilden. Ein junges, von Delboeuf beobachtetes Dienstmädchen weigerte sich in der Hypnose, eine Blume von einem Muttergottesaltar wegzunehmen. Ein Somnambuler, mit welchem Ch. Richet experimentirte, liess mit sich ohne jeden Widerstand verschiedene Persönlichkeitsmetamorphosen vornehmen: er konnte in einen Offizier. Matrosen etc. verwandelt werden. sträubte sich dagegen hartnäckig gegen die Umwandlung in einen Priester, die er mit seinen religiösen Gefühlen offenbar nicht in Einklang bringen konnte. Dr. de Jong berichtet von einer orthodoxen Jüdin, die in der Hypnose sich weigerte. am Samstag ein Goldstück anzunehmen. Ein 15 jähriger Knabe. den Delboeuf in der Hypnose veranlassen wollte. eine Uhr von einem Tische wegzunehmen. floh mit Entsetzen und versteckte sich. Eine Patientin Pitres's. welche im Somnambulismus die posthypnotische Suggestion erhalten hatte. ein Geldstück von einem Tische wegzunehmen. that dies zwar. nahm jedoch das Geldstück sofort wieder aus der Tasche und übergab es Pitres. Von ganz besonderem Interesse ist eine von Dr. Cocke (Boston) mitgetheilte Beobachtung: dieser Autor gab einer Somnambulen eine Karte als Dolch in die Hand und befahl ihr. ihn zu stechen: der Befehl wurde ohne jedes Zögern ausgeführt. Cocke überreichte hierauf der Hypnotisirten ein offenes Taschenmesser und wiederholte den Befehl. ihn zu stechen: die Folge war. dass die Hypnotisirte die Hand erhob und in einen hysterischen Anfall verfiel.

Dass auch rein materielle Interessen des Hypnotisirten denselben zum erfolgreichen Widerstand gegen eine hypnotische Eingebung veranlassen können. lehrt ein von Dr. de Jong berichteter Fall: dieser Beobachter suggerirte einer jungen Dame im Somnambulismus. Tinte über ihren eleganten Anzug auszugiessen: die Eingebung erweckte auch einen starken Impuls zu dieser Handlung. den die Hypnotisirte jedoch schliesslich überwand.

Ich selbst habe keine Versuche mit criminellen Eingebungen gemacht. weil ich dieselben. soweit es sich um hypnotische Suggestionen handelt. für hart an der Grenze des Zulässigen stehend erachte und posthypnotische criminelle Suggestionen als einen entschieden unerlaubten Eingriff in die persönliche Freiheit des Individuums ansehe.[1]) Dagegen hatte ich verschiedenfach Gelegen-

---

[1]) Eine andere Auffassung dürfte nur für den Fall zulässig sein. dass die Versuchsperson ihre Zustimmung zu dem in Frage stehenden Experimente gegeben hat. Es liegt aber nahe. dass eine derartige Zustimmung den Werth des Experiments a priori äusserst fraglich macht.

heit, mich von der Fähigkeit Hypnotisirter zu überzeugen, Eingebungen, die ihrem Charakter oder ihren ausgesprochenen Neigungen zuwiderlaufen, mit Erfolg sich zu widersetzen. Zwei Beispiele mögen genügen. Ich suggerire einer Somnambulen, die ich wegen ihrer Gefügigkeit mehrfach zu Demonstrationen benützte, nachdem sich dieselbe durch Suggestion in die verschiedensten Situationen ohne jeden Anstand hatte versetzen lassen: „Sie sind jetzt am Starnbergersee und nehmen ein Bad." Die Somnambule erwiderte hierauf: „Es ist jetzt April, und da ist es noch zu kalt, im See zu baden." Ich erkläre hierauf mit Entschiedenheit: „Sie irren sich, es ist Juli und ein sehr heisser Tag, Sie freuen sich ordentlich, ein Bad im See nehmen zu können." Es war umsonst, die Hypnotisirte beharrte bei ihrer Erklärung, dass es April und zu kalt sei, um im Freien zu baden, und liess sich hievon durch alle meine Gegeneinwendungen nicht abbringen. Was die Hypnotisirte bestimmte, meine Eingebung so consequent zurückzuweisen, war offenbar nicht die Scheu vor dem imaginären kalten Bade, sondern vor der Entkleidung, welche an die Annahme meiner Eingebung sich hätte knüpfen müssen. Dabei handelt es sich durchaus nicht um eine besonders prüde Person. Eine andere Somnambule meiner Beobachtung weigerte sich, auf meine Eingebung hin eine imaginäre Unterhaltung mit einer Person anzuknüpfen, mit welcher dieselbe in Feindschaft lebte. Es kommt aber auch vor, — wir haben an früherer Stelle S. 217 einen Fall dieser Art erwähnt, — dass Somnambule auf ganz belanglose Eingebungen ohne ersichtlichen Grund nicht eingehen.

Wir haben im Vorstehenden zwei Reihen von Thatsachen kennen gelernt, die bezüglich der Macht der hypnotischen Suggestion anscheinend unvereinbare Schlüsse ergeben. Auf der einen Seite haben wir Fälle, in welchen scheinbar ganz ungeheuerliche Thaten auf entsprechende Suggestion hin ohne jeden inneren Kampf verübt wurden, auf der anderen Seite Fälle, in welchen selbst harmlose Eingebungen wirkungslos blieben, wenn dieselben den Gefühlen oder Grundsätzen des Individuums zuwider liefen. Die Vertreter der Allgewalt der Suggestion, wie ihre Gegner haben sich bemüht, den scheinbaren Gegensatz der vorliegenden

Beobachtungen zu beseitigen und eine einheitliche Erklärung derselben in einen ihrer Auffassung günstigem Sinne zu geben. So wurde von ersterer Seite gegen Delboeuf geltend gemacht, dass seine Hypnotisirten sich nicht im tiefen Somnambulismus befanden, in dem die Suggestibilität die höchste Steigerung erfährt. Dieser Einwand trifft jedoch für die Beobachtungen einer Anzahl anderer Autoren und meine eigenen sicher nicht zu. Von der anderen Seite wurde hinwiederum gegen die Nancy'er in's Feld geführt, dass die von ihnen durch Suggestion angestifteten Laboratoriumsverbrechen jeder Beweiskraft ermangeln, da es sich bei denselben nur um eine mehr oder minder geschickt gespielte Comödie handeln konnte. Der Hypnotisirte musste wissen, dass der Hypnotiseur von ihm nicht ernsthaft die Ausführung eines Verbrechens verlangen könne. Ausserdem wurde betont, dass von dem Vorkommen von durch hypnotische Suggestion veranlassten Verbrechen ausserhalb der Laboratorien fast nichts bekannt geworden ist. Es ist klar, dass bei dem so auffällig abweichenden Verhalten verschiedener Hypnotisirter bei gleichartigen oder verwandten suggestiven Einwirkungen es sich nicht um Zufälligkeiten handeln kann, vielmehr in den scheinbar gegensätzlichen Erscheinungen das gleiche psychische Gesetz zum Ausdruck gelangen muss. Wenn im tiefen Somnambulismus in einem Falle eine irgendwie anstössige, aber an sich nicht unmoralische Eingebung zurückgewiesen, im anderen Falle der Aufforderung zu der grässlichsten That, die ein Mensch begehen kann, mit oder ohne Bedenken Folge geleistet wird, so dürfen wir nicht annehmen, dass dieses verschiedene Verhalten auf verschiedene Macht der Suggestion in beiden Fällen zurückzuführen ist. Entweder ist die Annahme der Mordsuggestion nur eine scheinbare, oder die intellektuellen und moralischen, der Suggestion entgegentretenden Kräfte sind in beiden Fällen ungeheuer verschieden. In dem einen Falle stösst die Eingebung offenbar auf tief wurzelnde psychische Elemente, an denen sie abprallt, in dem anderen dagegen mangeln derartige Widerstände. Es ist sohin die verschiedene moralische und intellektuelle Constitution (insbesonders erstere) der Hypnotisirten, was die verschiedenen Erfolge gleichartiger Eingebungen bedingt. Was auch von der Gewalt der Suggestion behauptet wurde, es liegt kein zwingender Beweis dafür vor, dass selbst im tiefsten Somnambulismus ein Individuum zu Handlungen veranlasst werden mag, die den Grundzügen seines Charakters widersprechen, dass Menschen mit tiefwurzelnder, unzweifelhafter und nicht scheinbarer und äusserlicher Moralität zur hypnotischen oder posthypnotischen Realisirung crimineller Suggestionen gebracht werden können. Sehen wir uns in dieser Beziehung zunächst die Laboratoriumsverbrechen etwas näher an.

Bei einem Theile derselben handelt es sich zweifellos um Comödie. Ein moralisch sehr empfindliches Individuum weist auch in der Hypnose die Idee eines Mordes mit Entsetzen zurück; ein moralisch weniger sensibler Mensch geht auf die Idee scheinbar ein, zumal er glauben mag, hiemit einen Wunsch des Hypnotiseurs zu erfüllen; weil es sich hiebei eben nur um einen Schein handelt, schreitet er ohne Bedenken zur Ausführung der That. Der von Dr. Cocke mitgetheilte Fall zeigt dies besonders deutlich. In anderen Fällen hat sich jedoch die Realisirung der criminellen Suggestion nicht ohne inneren Kampf vollzogen. Auch diese Fälle beweisen keineswegs die Ueberwältigung einer festsitzenden Moral durch die Allgewalt der Suggestion. Wir wollen dies nur an einer von Forel mitgetheilten Beobachtung zeigen. Dieser Autor sagte einem 70 jährigen Manne, den er in tiefen Schlaf versetzt hatte: „Sie B.! Gerade vor uns steht ein böser Kerl, ein schlechter Hallunke; den wollen wir umbringen; da haben Sie ein Messer (Forel gab ihm ein Stückchen Kreide in die Hand); er steht gerade vor Ihnen, stechen Sie ihn in den Bauch!" Der Hypnotisirte fasst, wie der Autor berichtet, grosse innere Aufregung verrathend, krampfhaft und mit verzerrten Zügen die Kreide mit der rechten Hand, steht plötzlich auf und sticht mit grosser Wucht zweimal hintereinander in die Luft. Er zeigt sich auch nachher noch in der Hypnose sehr erregt. An die Vorgänge in der Hypnose kann er sich nach dem Erwachen nicht mehr erinnern, doch meint er, „es müsse etwas Gefehltes passirt sein."

Was lehrt uns dieser Fall? Aus der Mittheilung Forel's lässt sich nur soviel mit einer gewissen Sicherheit entnehmen, dass der Hypnotisirte die Gestalt eines Individuums hallucinatorisch vor sich sah und die Absicht hatte, auf dieselbe mit dem imaginären

Messer einzustechen. Welche Gedanken ihn jedoch bei diesem Acte beherrschten, hierüber sind wir ganz im Unklaren, da der Autor es unterliess, über diesen Punkt sich Auskunft zu verschaffen. Der Hypnotisirte zeigte eine ausgesprochene Erregung Ob diese durch moralische oder religiöse Scrupel, Furcht vor den gesetzlichen Folgen der That, Mitleid mit dem Anzugreifenden oder Angst vor demselben bedingt war, wir wissen es nicht; wir wissen auch nichts Näheres über die Art der Vision, welche der Hypnotisirte hatte. Der Wortlaut der gegebenen Suggestion lässt es keineswegs unmöglich erscheinen, dass der Hypnotisirte sich von der unmittelbar vor ihm auftauchenden Gestalt bedroht hielt und einer Gefährdung seiner Person durch dieselbe durch einen Angriff vorbeugen wollte. Will man diese Vermuthung nicht gelten lassen, so kommt in Betracht, dass wir über den Charakter der Versuchsperson nichts Näheres wissen. Ein moralisch hochstehender Mensch wird zweifellos, den Fall der Nothwehr abgerechnet, einen Hallunken ebensowenig als einen unbescholtenen Menschen umbringen und jedes Ansinnen dieser Art zurückweisen. Für ein rohes, zu Gewaltthätigkeiten geneigtes Individuum bildet dagegen die Aufforderung, einen schlechten Kerl zu beseitigen, einen mächtigen Anreiz zur That, der im Wachen durch die Furcht vor Strafe zurückgedrängt wird, in der Hypnose dagegen keine genügende Hemmung finden mag. Es kann dem Hypnotisirten mit seinem eingeschränkten geistigen Horizont sogar verdienstlich erscheinen, einen solchen Menschen zu beseitigen. Wir können daher aus der in Frage stehenden Beobachtung im ungünstigsten Falle nur schliessen, dass es in der Hypnose möglich ist, Menschen von zweifelhafter Moralität zu criminellen Handlungen durch Suggestionen zu bestimmen, welche die criminelle Bedeutung der zu verübenden Handlung verschleiern oder wenigstens verringert erscheinen lassen. Forel hätte zweifellos für die Klarstellung der Tragweite crimineller Eingebungen ungleich mehr gethan, wenn er dem alten Manne im obigen Falle gesagt hätte: „Hier ist ein harmloser Mensch, der uns Beiden nichts zu Leide gethan hat, allein sein Gesicht gefällt mir nicht, stechen Sie ihn nieder." Es ist natürlich sehr zweifelhaft, ob das Individuum auch auf eine derartige Eingebung eingegangen wäre. Die bisher be-

kannt gewordenen, ausserhalb des Bereiches der Laboratorien verübten Delicte, die auf hypnotische Suggestion zurückzuführen sind,
beweisen bezüglich der Widerstandsunfähigkeit Hypnotisirter gegen
criminelle Eingebungen ebenfalls nicht mehr als der angeführte
Forel'sche Versuch. Die hier in Betracht kommende Casuistik
beschränkt sich auf die sehr bescheidene Zahl von 2 Fällen.

Liébeault berichtet, dass er im Jahre 1887 auf Andrängen
eines Collegen mit einem vorzüglichen Somnambulen von 17 oder
18 Jahren folgendes Experiment anstellte. Gleichzeitig mit dem
betreffenden jungen Menschen besuchte ein älterer Herr Namens F.
Liébeault's Poliklinik; dieser wurde zum Opfer eines suggerirten Diebstahls ausersehen, bezüglich der Angelegenheit jedoch
nicht in's Vertrauen gezogen. Herr F. empfing seine Besuche gewöhnlich in einem Zimmer, auf dessen Kamin 2 sehr in die
Augen fallende Statuetten standen. Mit Rücksicht auf diesen
Umstand suggerirte Liébeault dem in Somnambulismus versetzten
jungen Menschen Folgendes: „Sie werden morgen um 11 $\frac{1}{2}$ Uhr
Herrn F. einen Besuch machen. Sie werden in seinem Zimmer
empfangen werden, dort auf dem Kamin zwei Statuetten sehen;
die werden Sie geschickt fortnehmen, nachdem Sie von dem und
jenem geplaudert haben, und werden Sie unter ihren Kleidern verborgen mitnehmen. Zwei Tage später aber werden Sie Ihre That
bereuen und voller Gewissensbisse Herrn F. die Statuetten um dieselbe Zeit zurückbringen." Nachdem L. dies deutlich gesagt und eindringlich wiederholt hatte, sagte Dr. X., der sich mit dem Somnambulen
in Rapport gesetzt hatte, während L. im Begriffe war, den Schläfer
aufzuwecken, noch energisch zu ihm, ohne L. vorher zu fragen:
„Und Sie werden stehlen, hören Sie? Sie werden stehlen!" Herr
F., der durch Unpässlichkeit einige Zeit am Ausgehen verhindert
worden war, berichtete Liébeault, als er wieder in dessen
Poliklinik kam, dass der junge N., den er bei Liébeault öfters
gesehen hatte, ihn eines Tages besucht und bei dieser Gelegenheit
ihm zwei Statuetten entwendet hatte. Tag und Stunde des Diebstahls entsprachen genau der gegebenen Suggestion. Herr F.
fügte bei, dass am zweitfolgenden Tage kurz vor Mittag die
beiden Kunstwerke ein Kind zurückbrachte, das nach seiner Angabe von einem vor dem Hause stehenden jungen Manne geschickt

worden war. „Etwa 2 Monate später“, berichtet Liébeault weiter, „hatte dieser Somnambule einen Auftrag im zweiten Stockwerk eines Hauses auszuführen und nahm dabei am hellen Tage und ganz offen einen Ueberzieher an sich, der an dem Kleiderständer des unteren Stockwerks hing: er nahm ihn auf den Rücken, ging ruhig hinaus und brüstete sich noch mit dem Kleidungsstück. Da er aber gesehen worden war, wurde er verfolgt, angezeigt und schliesslich ins Verbrecheralbum aufgenommen. Man fand bei ihm ein Notizbuch, worin er dummer Weise eine Reihe jüngst begangener kleiner Diebereien verzeichnet hatte, u. A. den ganz sinnlosen Diebstahl von Visitenkarten.“ Der junge Mann wurde, obwohl sein Vertheidiger geltend machte, dass derselbe das Opfer unvorsichtiger Eingebungen geworden sei, von dem Gerichte in Nancy, das die Beiziehung eines Sachverständigen für unnöthig erachtete, zu zwei Monaten Gefängniss verurtheilt. Liébeault, welcher längere Zeit geneigt war, die Verübung der späteren Entwendungen als indirecte Folge der von ihm gegebenen Diebstahlssuggestion zu betrachten, ermittelte gelegentlich einer späteren Hypnotisirung des jungen N., dass dieser zur Zeit des Ueberzieherdiebstahls von Dr. X. in einem Caféhause hypnotisirt worden war und von demselben in der Hypnose den Befehl erhalten hatte, Kleinigkeiten zu stehlen, und dass er auch die Entwendung des Ueberziehers nur auf Geheiss des Dr. X. ausführte. Liébeault nimmt zweifellos mit Recht an, dass in diesem Falle der Trieb zum Diebstahl durch das Experiment, das er mit Dr. X. anstellte, geweckt wurde. Ob die in Frage stehenden Eingebungen diese Folge aber auch gehabt hätten, wenn der junge N. ein Mensch mit festwurzelnden moralischen Grundsätzen gewesen wäre, diese Frage lässt Liébeault unberührt. Wir wissen von dem Charakter des jungen N. nichts Näheres. Der Umstand, dass er früher nicht mit den Strafgesetzen in Conflict kam, beweist nichts für seine Moralität. Wir können daher aus dem Falle nur folgern, dass ein Individuum von zweifelhafter Moralität criminellen Eingebungen sich zugänglich erweisen mag, und müssen daher Liébeault beipflichten, wenn er erklärt, dass man bei manchen Somnambulen mit derartigen Eingebungen ebensowenig spielen darf wie mit dem Feuer. Ein weiterer hieher gehöriger Fall wurde von Voisin

mitgetheilt. Dieser Autor berichtet von einer Frau. welche in
einem grossen Laden zahlreiche Diebstähle in einem Zustande von
Automatismus und unter dem Einflusse von Suggestionen verübt
hatte. die ihr in der Hypnose gegeben worden waren. Voisin
gelang es in diesem Falle die Unzurechnungsfähigkeit der Thäterin
nachzuweisen, so dass deren Freisprechung erfolgte. Die Anstifter
entgingen dagegen der Strafe nicht. Auch in diesem Falle sind
wir bezüglich der Moralität der suggestiv beeinflussten Person im
Unklaren, so dass wir aus demselben keine anderen Schlüsse als
aus Liébeault's Beobachtung ziehen können.

Wenn wir das gesammte derzeit vorliegende Beobachtungsmaterial überblicken, das sich für die Beurtheilung der Widerstandsfähigkeit Hypnotisirter gegen suggestive Einwirkungen im
Allgemeinen und criminelle Eingebungen im Besonderen verwerthen lässt, so ergiebt sich zweifellos, dass die Suggestion keine
Macht ist, welche alle in uns ruhenden intellektuellen und sittlichen Kräfte zu überwältigen vermag. Die Suggestion ist ebensowenig im Stande. die aus einem festbegründeten moralischen
Charakter oder tief wurzelnden Gefühlen entspringenden Widerstände zu überwinden, als sie andererseits die in einem originär
schlechten Charakter begründeten unmoralischen und criminellen
Neigungen zu beseitigen vermag. Dagegen muss zugegeben werden.
dass criminelle hypnotische Suggestionen nicht nur bei Menschen
mit ausgesprochen unmoralischen Inclinationen. sondern auch bei
solchen, denen es an festbegründeten sittlichen Grundsätzen fehlt.
wirksam werden können. Wenn Forel glaubt. dass auch Leute
von ordentlichem Charakter lediglich in Folge ihrer hohen Suggestibilität durch hypnotische Suggestion zur Verübung von Verbrechen bestimmt werden können. so muss ich dem gegenüber bemerken. dass dies nur bei Individuen von scheinbar ordentlichem
Charakter der Fall sein dürfte. Einen solchen zeigen auch viele
Personen. die sich eines Verbrechens schuldig machen. bis zum
Begehen des Delictes. Es ist äusserst schwer. einen Einblick in
die Tiefen des Seelenlebens eines Menschen zu gewinnen und die
letzten Triebfedern seines Handelns zu erkennen. Diejenigen, die
nach ihren Handlungen zu schliessen. einen ordentlichen Charakter
besitzen. können moralisch auf sehr ungleichem Niveau stehen.

Die Ehrlichkeit vieler Menschen z. B. beruht einerseits zweifellos auf Mangel an genügenden Motiven zur Unehrlichkeit, andererseits auf Furcht vor Strafe und sonstigen üblen Folgen. Die Zahl derjenigen, deren Rechtschaffenheit durch feste moralische Grundsätze bedingt ist, ist wahrscheinlich viel geringer. Die praktische Ehrlichkeit ist daher vom moralischen Standpunkt aus betrachtet bei den einzelnen Individuen eine sehr ungleichwerthige Eigenschaft und leistet dementsprechend der hypnotischen Eingebung bald mehr und bald weniger, unter Umständen auch keinen Widerstand. Diese ist dergestalt im Stande, wie Beaunis treffend bemerkte, „das moralische Ich, das im tiefsten Grunde unseres Innern schlummert, in seiner ganzen Nacktheit an die Oberfläche zu bringen und das dem Individuum selbst Verborgene zu enthüllen." Den posthypnotischen criminellen Suggestionen gegenüber besitzt ein Individuum von ausgeprägt moralischem Charakter einen doppelten Schutz. Der Hypnotisirte kann derartige Eingebungen in der Hypnose zurückweisen; sollte es aber dem Hypnotiseur in Folge irgendwelcher besonderer Umstände gelingen, dem Eingeschläferten die ihm widerstrebende Eingebung aufzudrängen, so hat dieser nach dem Erwachen beim Auftauchen der betreffenden Vorstellung noch immer Gelegenheit, derselben mit der ganzen Macht seines sittlichen Ego's entgegenzutreten und die Umsetzung derselben in Handlung zu verhindern.

Die Auffassung, zu der wir uns hier bezüglich der Tragweite der criminellen Suggestionen bekennen, erhält eine bedeutende Stütze durch Erfahrungen auf pathologischem Gebiete. Ich habe anderen Orts[1]) gezeigt, dass selbst in dem Tumulte der grossen hysterischen Anfälle (hystero-epileptischen Anfälle), in welchen eine tiefer gehende psychische Veränderung als in der Hypnose vorliegt, die Kranken die fundamentalsten Eigenschaften ihres Charakters nicht verleugnen. Den posthypnotischen Suggestionen gleichwerthige Erscheinungen sind die so häufigen Zwangsvorstellungen mit Impulsen zu den verschiedenartigsten Handlungen. Unter

---

[1]) Siehe Loewenfeld: Ueber einen Fall von hysterischem Somnambulismus nebst einleitenden Bemerkungen über den Geisteszustand der Hysterischen. Zeitschrift f. Hyp. B. VI H. 3.

diesen sind auch die Impulse zu bedenklichen und direkt criminellen Akten häufig vertreten: Pyromanie (Trieb Feuer anzulegen). Kleptomanie (der Trieb zu stehlen), Impulse zu unzüchtigen Handlungen, suicidale Impulse, endlich Impulse, andere Personen, insbesonders nahe Angehörige körperlich zu schädigen oder zu tödten. Es ist begreiflich, dass diesen Impulsen von moralischen Individuen hartnäckig Widerstand geleistet wird, und dieser ist auch in den weitaus meisten Fällen erfolgreich. Was speciell die homicidalen Impulse anbelangt, so flössen dieselben selbst bei geringerer Intensität dem Patienten zumeist Entsetzen ein. Bei stärkerer Intensität werden dieselben in der Regel von den Befallenen mit dem ganzen Aufgebot ihres Willens bekämpft, in manchen Fällen auch besondere Vorsichtsmassregeln ergriffen, um eine Ueberwältigung durch den Impuls zu verhüten. Gewöhnlich gelingt es auch dem Kranken, selbst bei grösster Intensität des Triebes erfolgreich Widerstand zu leisten.[2])

Eine weitere Reihe hier in Betracht kommender Momente liefert uns der Rauschzustand. Unsere Studirenden sind bekanntlich wenigstens zu einem sehr grossen Theile dem Gambrinusdienste ergeben, und es ist daher keine Seltenheit, dass sie im bezechten Zustande Krakehle anfangen oder in solche verwickelt werden: hiebei kommt es zuweilen zu Prügeleien; dagegen ist mir kein Fall bekannt geworden, dass ein Student in der Trunkenheit seinen Gegner mit einem Messer niedergestochen oder ihm mit einem Prügel den Schädel zertrümmert hätte, Vorkommnisse, die bei den in der Trunkenheit verübten Raufexcessen unserer altbayrischen ländlichen Jugend durchaus keine Seltenheit bilden. Dieses verschiedene Verhalten kann nur darauf zurückgeführt werden, dass bei den Studirenden auch im Rauschzustande durch den Einfluss der Erziehung und Gewöhnung festbegründete Ehr- und Anstandsbegriffe noch immer einen gewissen Einfluss geltend machen. während bei einem Theile der bäuerlichen Jugend im Rausche die rohen Triebe, die im nüchternen Zustande durch die Furcht vor dem Gesetze niedergehalten werden, sich unverhüllt äussern.

---

2) v. Krafft-Ebing (Nervosität und Neurasthenie) erwähnt, dass er bei Durchsicht der Literatur über sogenannte Mordmanie keinen Fall auffinden konnte, bei welchem die blos im Rahmen einer Neurose bestehende Zwangsvorstellung zu einer homicidalen Handlung geführt hätte.

Bei der geringen praktischen Bedeutung, welche den criminellen Suggestionen nach dem im Vorstehenden Dargelegten zukommt, brauchen wir bei den Modalitäten nicht lange zu verweilen, durch welche ein Verbrecher versuchen mag die Spuren seiner hypnotischen Beeinflussung zu verwischen. Die Amnesie des Hypnotisirten gewährt ihm nur einen zweifelhaften Schutz, da dieselbe, wie wir sahen, im Wachsein wie in einer neuen Hypnose zu beseitigen ist und auch spontan schwinden kann. Auch mit der Suggestion, dass der Hypnotisirte von keinem Anderen eingeschläfert werden kann, verschafft er sich keine Sicherheit, da die Wirksamkeit dieser Eingebung zu beseitigen ist. Forel glaubt, dass der Verbrecher seinem Opfer durch Suggestion selbst den Glauben beibringen mag, aus eigenem Antriebe gehandelt zu haben. Diese Suggestion könnte höchstens bei Verbrechernaturen etwas nützen, denen criminelle Ideen etwas Gewohntes sind. Dem moralisch intacten Menschen muss der in ihm auftauchende Antrieb zu einer Handlung, die seinem Charakter ganz zuwider läuft, als etwas Fremdartiges, Aufgezwungenes und Abnormes erscheinen, wenn ihm auch die Quelle des Antriebes gänzlich entgeht. Keine Eingebung vermag diesen Eindruck zu verwischen. Für die forense Beurtheilung der durch hypnotische Suggestion veranlassten criminellen Handlungen kommt zunächst § 51 des deutschen St. G. B. in Betracht, welcher lautet:

Eine strafbare Handlung ist nicht vorhanden, wenn der Thäter zur Zeit der Begehung der Handlung sich in einem Zustande der Bewusstlosigkeit oder krankhafter Störung der Geistesthätigkeit befand, durch welchen seine freie Willensbestimmung ausgeschlossen war.

Da ein im medicinischen Sinne Bewusstloser überhaupt unfähig zur Ausführung einer Handlung ist, können mit dem Ausdrucke „Bewusstlosigkeit" nur Zustände gemeint sein, in welchen das normale Bewusstsein mangelt. Dass zu diesen die Hypnose zu zählen ist, unterliegt keinem Zweifel. Auch das weitere Postulat des § 51 des St. G. B., dass der fragliche Zustand die freie Willensbestimmung ausschliesst, muss bezüglich der Hypnose als gegeben erachtet werden. Für die Beurtheilung der Handlungen, die durch posthypnotische Suggestion veranlasst sind, ist ebenfalls § 51 des St. G B. massgebend, wenn die Realisirung der Eingebung sich mit dem Eintritt einer neuen Hypnose verknüpfte. Für die Fälle dagegen, in welchen die Realisirung der Eingebung im Wachzustande statthat, bildet, sofern § 51 nicht als anwendbar angesehen werden sollte, § 52 des St. G. B. die erforderliche Grundlage, um den Thäter der Verantwortlichkeit für die Handlung zu entkleiden. § 52 besagt:

„Eine strafbare Handlung ist nicht vorhanden, wenn der Thäter durch unwiderstehliche Gewalt . . . zu der Handlung genöthigt worden ist."

Wenn wir auch der Ueberzeugung sind, dass criminelle Eingebungen nur bei sittlich defecten Personen wirksam werden können, so darf dieser Umstand doch bei Beurtheilung der Verantwortlichkeit eines Individuums, das unter dem Einflusse posthypnotischer Suggestionen eine criminelle Handlung beging, nicht in Betracht gezogen werden. Die Suggestion kann für dasselbe thatsächlich eine unwiderstehliche Gewalt bilden, und die Folgerungen, welche sich aus diesem Momente ergeben, werden dadurch nicht hinfällig gemacht, dass die Unwiderstehlichkeit im betreffenden Falle durch Eigenthümlichkeiten seines geistigen Naturells bedingt ist.

Das im Vorstehenden Bemerkte muss mit Rücksicht auf die verschiedenen Abstufungen des hypnotischen Zustandes und des Zwangscharakters posthypnotischer Suggestionen gewisse Einschränkungen erfahren. Als ein Zustand der Bewusstlosigkeit, der die freie Willensbestimmung aufhebt, lassen sich nur die tieferen Grade hypnotischer Beeinflussung betrachten. Die Willensfähigkeit eines in oberflächlicher Hypnose Befindlichen kann nicht als derart herabgesetzt angesehen werden, dass derselbe ausser Stande wäre, criminellen Eingebungen sich zu widersetzen. Bei den posthypnotischen Suggestionen ist es andererseits sehr schwierig, die Intensität des Zwangscharakters zu taxiren. Es ist hier natürlich auch möglich, dass die suggerirte Handlung Neigungen des Individuums entspricht und diese erst den durch die Suggestion gegebenen Impuls so verstärken, dass es zur Ausführung der That kommt. Von Wichtigkeit ist hier das Bestehen oder Fehlen von Amnesie für die criminelle Suggestion sowie das Verhalten bei Ausführung der That und nach derselben. Weiss der Hypnotisirte nach dem Erwachen, dass ihm von dem Hypnotiseur das Begehen einer criminellen Handlung suggerirt wurde, so gelingt es ihm leichter, dem Antriebe zu dieser Handlung Widerstand zu leisten, als wenn derselbe erst später plötzlich in ihm auftaucht und seinen fremdsuggestiven Ursprung durch nichts verräth. Personen, die unter dem Einflusse eines unwiderstehlichen Impulses handeln, treffen ferner gewöhnlich, wenn es sich um eine criminelle That handelt, bei und nach Verübung derselben keine umständlichen Vorsichtsmaassregeln, um die Entdeckung ihrer Thäterschaft zu verhindern. Der junge Mensch, von dem Liébeault berichtete, nahm, wie wir sahen, am hellen Tage einen Ueberzieher weg und brüstete sich noch mit seiner Beute. Bei Diebstählen kommt ferner in Betracht, ob der Thäter das Entwendete zu seinem Vortheile verwerthet oder nicht, und ob derselbe schon früher ohne hypnotischen Einfluss eine Neigung, fremdes Gut sich anzueignen, bekundete.

Was den Hypnotiseur betrifft, der durch criminelle Suggestionen sein Subject zur Ausführung eines Verbrechens veranlasst, so kann derselbe, wenn der Hypnotisirte als unzurechnungsfähig angesehen wird, nach den bei uns bestehenden Rechtsgrundsätzen nicht als Anstifter, sondern nur als Thäter betrachtet werden. Ein Unzurechnungsfähiger ist nämlich nach juristischer Auffassung unfähig, ein Verbrechen zu begehen, und wer einen solchen, z. B. einen Geisteskranken zur Verübung eines Verbrechens bestimmt, gilt daher nicht als Anstifter, sondern als Thäter.

Viel Aufhebens wurde ferner von der forensen Bedeutung des Umstandes gemacht, dass durch Suggestion in der Hypnose sich beliebige Erinnerungsfälschungen herbeiführen lassen, die posthypnotisch andauern und in Processfällen falsche Zeugenaussagen vor Gericht veranlassen können. Durch Laboratoriumsversuche ist diese Möglichkeit in evidentester Weise dargethan worden, allein die Rechtspraxis weiss nichts von dem Vorkommen hypnotischer Zeugenbeeinflussung, so dass wir uns bei derselben nicht weiter aufzuhalten brauchen. [1])

Von einigen Seiten wurde vorgeschlagen, die Hypnose in Criminalfällen zur Erlangung von Geständnissen von hartnäckig leugnenden Angeschuldigten zu verwerthen. Diese Idee beruht auf irrthümlichen Voraussetzungen, und deren praktische Durchführung könnte, wenn dieselbe zulässig wäre, der Rechtspflege

---

[1]) Wie mir von juristischer Seite erklärt wird, wäre auch auf die Beeinflussung von Zeugen durch hypnotische Erinnerungsfälschung kein Paragraph unseres Strafgesetzbuches anwendbar.

keinen Dienst leisten. Vor Allem kommt hier in Betracht. dass
ein Verbrecher, der nichts gestehen will, sich nicht freiwillig einer
Hypnotisirung unterziehen wird und das Gesetz zwangsweise
Hypnotisirung eines Angeschuldigten nicht gestattet. Nach den
bestehenden Rechtsnormen dürfte auch den Aussagen eines Hypnotisirten als einen Unzurechnungsfähigen seitens des Richters
keine Bedeutung beigemessen werden. Ein Geständnis in der
Hypnose wäre demnach werthlos: die Erlangung eines solchen
dürfte auch nur ausnahmsweise gelingen. Ein Hypnotisirter mag
sich in Folge der Einschränkung seines geistigen Horizontes über
Gegenstände von nicht erheblicher Tragweite rückhaltsloser
äussern, als er dies im wachen Zustande thun würde: in vereinzelten Fällen wurde auch beobachtet, dass Personen in der
Hypnose Dinge ausplauderten. an deren Geheimhaltung ihnen
liegen musste: derartige Vorkommnisse bilden jedoch lediglich
Ausnahmen. Wir wissen, dass der Hypnotisirte im Stande ist.
sich Eingebungen. die seinen Neigungen oder wichtigen persönlichen Interessen zuwiderlaufen, mit Erfolg zu widersetzen und
absichtlich die Unwahrheit zu sagen. Der Verbrecher. der nicht
überführt ist. hat ein sehr bedeutendes Interesse daran. seine
Thäterschaft in Abrede zu stellen. Dieses Moment genügt, denselben in der Hypnose zur consequenten Zurückweisung jeder Eingebung zu bestimmen. die ihn zu einem Geständnis bewegen soll,
eventuell ihn auch zur Ersinnung mehr oder minder geschickter
Lügen zu seiner Entlastung zu veranlassen. Lombroso konnte
sich in einem Falle davon überzeugen, wie wenig einem nicht
geständigen Verbrecher in der Hypnose beizukommen ist. Er
versuchte. von einem hypnotisirten Delinquenten. dessen Thäterschaft erwiesen war, ein Geständnis zu erlangen: er wurde jedoch
von dem Hypnotisirten mit denselben Lügen bedient. wie sie
dieser im wachen Zustande vorbrachte.

Eine Verwerthung der Hypnose zu Gunsten eines Angeklagten mag dagegen in einzelnen Fällen der Rechtspflege er-
spriessliche Dienste leisten; durch die Ausnützung der hypnotischen
Hypermnesie kann bei einem unschuldig Angeklagten z. B. die
Erinnerung an Thatsachen geweckt werden, die zu seiner Entlastung dienen. deren er sich im Wachen aber nicht entsinnen

kann. Es ist denkbar, dass auf diese Weise einem Angeschuldigten z. B. ein Alibibeweis ermöglicht wird. Die Hypnose ist auch schon mit Erfolg zur Klarstellung der Unschuld Angeklagter verwerthet worden. Ein interessanter Fall dieser Art, über welchen Dr. Dufay berichtete, findet sich bei Liégeois (De la suggestion et du Somnambulisme dans leurs rapports avec la jurisprudence et la médecine légale 1889) mitgetheilt. Ein junges Mädchen wurde von einem Dr. Dufay bekannten Arzte, bei welchem dasselbe bedienstet war, öfters hypnotisirt. Dr. Dufay, damals Gefängnisarzt in Blois, traf eines Tages zu seiner Ueberraschung die junge Person unter den Gefängnisinsassen und erhielt von derselben auf Befragen die Auskunft, dass sie inzwischen in die Dienste einer Dame in Blois getreten sei, die sie unter der Beschuldigung eines Diebstahls habe verhaften lassen. Da das Mädchen unter Thränen seine Unschuld betheuerte, kam Dr. Dufay, welcher gesehen hatte, dass eine an spontanem Somnambulismus leidende Dame in ihren Anfällen öfters Gegenstände von ihrem Aufbewahrungsorte wegnahm und dieselben nach dem Erwachen nicht mehr finden konnte, auf die Idee, dass im Falle der Angeklagten etwas Aehnliches vorliegen möge. Er fragte das Mädchen, ob es sich nicht etwa in Folge der häufigen Magnetisirungen die Eigenthümlichkeit des Nachtwandelns angeeignet habe. Das Mädchen konnte hierüber nichts angeben; die dienstthuende Schwester berichtete jedoch, dass die Angeklagte jede Nacht aufstehe, sich ankleide und im Schlafraume umhergehe. Auf Grund dieser Mittheilung schläferte Dr. Dufay das Mädchen ein, welches in der Hypnose auf Befragen mittheilte, dass es niemals einen Diebstahl beabsichtigt habe, eines Nachts ihm aber der Gedanke gekommen sei, dass gewisse seiner Herrin gehörige Werthgegenstände sicherer an einem anderen Orte aufbewahrt würden als da, wo sie sich zur Zeit befanden. Sie habe sie deshalb an den anderen Ort gebracht und beabsichtigt, ihre Herrin davon zu unterrichten. Da der Vorgang nach dem Erwachen ihrem Gedächtnis entschwunden war und ihre Herrin sie nie im noctambulen Zustande gesehen hatte, wurde sie von dieser des Diebstahls beschuldigt. Dr. Dufay theilte das von der Hypnotisirten Erzählte dem Untersuchungsrichter mit, welcher Nachforschungen im Hause ihrer

Dienstherrin anstellte und die vermissten Gegenstände an dem von der Hypnotisirten bezeichneten Orte fand.

Nach v. Lilienthal soll die richterliche Vernehmung eines Angeschuldigten in der Hypnose gesetzlich unzulässig sein. Sollte diese Ansicht juristischerseits auch als begründet erachtet werden, so würde dies unseres Erachtens eine Berücksichtigung der in der Hypnose gemachten Aussagen eines Angeklagten seitens des Untersuchungsrichters nicht ausschliessen, da dieser berechtigt ist, jede von irgend einer Seite erhaltene Mittheilung zum Ausgangspunkte von Recherchen zu machen Für den Beschuldigten mag es gleichgiltig sein, ob seine Aussagen protokollirt und den Acten einverleibt werden oder nicht. Von Bedeutung für denselben ist lediglich, wie der eben mitgetheilte Fall zeigt, dass seine Angaben zur Kenntnis des Untersuchungsrichters gelangen und von diesem die hiedurch veranlassten Nachforschungen zur Klärung des Sachverhaltes angestellt werden

Die Hypnose ermangelt auch in civilrechtlicher Hinsicht nicht der Bedeutung. Bentivegni. der sich in einer eingehenden Arbeit mit der Erörterung der civilrechtlichen Tragweite des Hypnotismus beschäftigte, unterschied Geschäftsfähigkeit und Delictsfähigkeit des Hypnotisirten. Gegenwärtig ist Geschäftsunfähigkeit im juristischen Sinne bei den Hypnotisirten nicht mehr anzunehmen. da nach den Definitionen des neuen bürgerlichen Gesetzbuches Geschäftsunfähigkeit einen dauernden Zustand bildet. Dagegen ist § 105 des bürgerlichen Gesetzbuches zweifellos auf die Hypnose anwendbar. welcher besagt:

„Nichtig ist auch eine Willenserklärung. die im Zustande der Bewusstlosigkeit oder vorübergehender Störung der Geistesthätigkeit abgegeben wird."

Demnach ist der Hypnotisirte nicht im Stande, einen rechtsverbindlichen Act vorzunehmen. Er kann Wechsel. Schuldscheine und beliebige andere Urkunden unterzeichnen, dieselben sind ausnahmslos in rechtlicher Hinsicht ungiltig, auch wenn das betreffende Schriftstück in Bezug auf Form, Inhalt und Unterschrift den gesetzlichen Anforderungen entspricht. Es ist daher ganz zwecklos. die einzelnen theoretisch möglichen Fälle dieser Art hier weiter zu erörtern. Was für die in der Hypnose vorgenommenen geschäftlichen Handlungen bemerkt wurde, gilt auch für die Acte, die unter dem Einflusse posthypnotischer Suggestionen geschehen. Es unterliegt keinem Zweifel, dass das Individuum, welches unter dem Einflusse einer posthypnotischen Suggestion steht, auch wenn die Realisirung dieser sich nicht mit dem Auftreten einer neuen Hypnose verknüpft, sich in einem Zustand gestörter Geistesthätigkeit nach § 105 befindet. Das Individuum wird in seinem Handeln durch einen ihm von aussen beigebrachten, seinem normalen geistigen Wesen fremden Impuls bestimmt, hiemit ist nicht blos juristisch, sondern auch medicinisch ein Zustand vorübergehender geistiger Störung gegeben. Es dürfte nur schwer sein, im concreten Falle, wenn Amnesie für die hypnotischen Vorgänge besteht, den hypnotischen Ursprung des betreffenden Handlungsantriebes nachzuweisen.

Wie wir sehen, schützen die Bestimmungen des bürgerlichen Gesetzbuches den Hypnotisirten in weitgehendem Maasse gegen eine widerrechtliche Vermögensschädigung durch hypnotische Suggestionen. Wer z. B. von einem Hypnotisirten sich einen Schuldschein unterzeichnen lässt, hat ein juristisch werthloses Schriftstück in der Hand. Versucht er die Schuld von dem Hypnotisirten einzutreiben, so dürfte er in den meisten Fällen keinen Erfolg haben, da der Hypnotisirte von der Entstehung der Schuld nichts weiss und leicht auf den suggestiven Ursprung der von ihm ausgestellten Urkunde kommt; dabei würde der Hypnotiseur überdies riskiren, dass auf Anzeige des Hypnotisirten auf Grund gewisser strafgesetzlicher Bestimmungen gegen ihn gerichtlich eingeschritten wird. Der Hypnotisirte, welcher lediglich einem suggestiven Befehle folgend, nicht auf Grund eines erhaltenen Darlehens, in der Hypnose oder posthypnotisch einen Schuldschein unterzeichnet, wird in seinem Handeln durch eine Gewalt bestimmt, der er sich nicht entziehen kann; in dem Vorgehen des Hypnotiseurs, welcher die Suggestion als Mittel der Gewalt anwendet, um die Ausstellung oder Unterzeichnung eines Schuldscheines zu erlangen, kann daher der Thatbestand der Nöthigung nach § 240 des Str.-G.-B. als gegeben erachtet werden. Versucht der Hypnotiseur, durch Androhung einer gerichtlichen Klage von dem Hypnotisirten Zahlung zu erlangen, so kann er wegen Erpressung nach § 253 des Str.-G.-B. verfolgt werden. Sollte er endlich es wagen, gerichtlich Klage auf Grund seines Scheines zu stellen, so hätte er zu gewärtigen, dass sein Unternehmen nach § 263 des Str.-G.-B. als Betrug beurtheilt würde. Es sind dies jedoch nur Möglichkeiten. In unseren Strafgesetzen ist auf die Verhältnisse, welche die Hypnose darbietet, nicht speciell Rücksicht genommen, und unsere Rechtsprechung hat noch keine Veranlassung gehabt, sich mit denselben in der hier in Rede stehenden Richtung praktisch zu befassen. Allein an dem guten Willen unserer Richter, jeden Versuch einer widerrechtlichen Vermögensschädigung Hypnotisirter zu ahnden, darf nicht gezweifelt werden: dieser gute Wille bürgt dafür, dass man gegebenen Falles den einen oder anderen der erwähnten Paragraphen unseres Str.-G.-B. anwendbar finden wird.

Was nun die Delictsfähigkeit in civilrechtlichem Sinne anbelangt, so sind die Voraussetzungen derselben die nämlichen wie die der strafrechtlichen Zurechnungsfähigkeit. Gegenwärtig kommt für die Hypnose § 827 des bürgerl. G.-B. in Betracht, welcher lautet:

Wer im Zustande der Bewusstlosigkeit oder in einem die freie Willensbestimmung ausschliessenden Zustande krankhafter Störung der Geistesthätigkeit einem Anderen Schaden zufügt, ist für den Schaden nicht verantwortlich."

Die Fassung dieses Paragraphen ist bekanntermaassen keine sehr glückliche, doch kann die Anwendung desselben wenigstens auf die Zustände tieferer hypnotischer Beeinflussung keine Schwierigkeiten machen, da, wie wir schon erwähnten, man berechtigt ist, die tiefere Hypnose als einen Zustand der Bewusstlosigkeit wegen Mangels des normalen Bewusstseins aufzufassen. Für die im Wachzustande unter dem Einflusse posthypnotischer Suggestionen vorgenommenen Handlungen ist dagegen Delictunfähigkeit nach § 827 des bürgerl. G.-B. nur unter der Voraussetzung zu statuiren, dass man bei dem Thäter einen die freie Willensbestimmung ausschliessenden Zustand „krankhafte Störung der Geistesthätigkeit" annimmt. Ich glaube, dass der

Ausdruck des Gesetzes „krankhafte Störung der Geistesthätigkeit" hier kaum eine Schwierigkeit bilden dürfte, da zweifellos bei dem unter dem Einflusse einer posthypnotischen Suggestion stehenden Individuum ein die freie Willensbestimmung ausschliessender Zustand von Störung der Geistesthätigkeit vorliegt, der, wenn auch künstlich erzeugt und deshalb nicht im eigentlichen Sinne krankhaft, so doch einem krankhaften Zustande völlig gleichwerthig ist.

Ungleich wichtiger in forenser Hinsicht als die hypnotische Suggestion ist nach den derzeit vorliegenden Erfahrungen die Wachsuggestion. Eine Reihe Aufsehen erregender Processe, die sich in den letzten Decennien in verschiedenen Ländern abspielten, hat in evidentester Weise dargethan, dass durch Wachsuggestion nicht nur Verbrechen angestiftet, sondern auch falsche Zeugenaussagen vor Gericht herbeigeführt werden können, wodurch die Ermittlung der Wahrheit in ausserordentlich hohem Maasse erschwert werden mag. Von den Vertretern der Suggestionslehre ist auf diesen Sachverhalt seit einer Reihe von Jahren bereits nachdrücklich hingewiesen worden. Von juristischer Seite hat derselbe jedoch keineswegs gebührende Würdigung gefunden. Was zunächst die Anstiftung von Verbrechen anbelangt, so kommt es lediglich auf den Grad der Gläubigkeit, i. e. Suggestibilität desjenigen an, der zu einer criminellen Handlung von dritter Seite bestimmt wird, ob die psychische Einwirkung, welcher er Folge leistet, sich als Suggestion charakterisirt oder nicht. Die Idee eines Mordes z. B. kann selbst bei einem moralisch gänzlich verkommenen Individuum auf sehr energische Gegenvorstellungen stossen, welche die Zurückweisung derselben zur Folge haben. Die gleiche Idee kann andererseits bei einem moralisch nicht so nieder stehenden, nur der festen sittlichen Grundsätze entbehrenden Individuum Wurzel fassen, weil dasselbe in Folge allgemeiner hochgradiger Suggestibilität suggestiven Beeinflussungen jeder Art leicht zugänglich ist oder in Folge einer speciell dem Anstifter gegenüber bestehenden erhöhten Suggestibilität (geistigen Abhängigkeit) den von diesem ausgehenden Eingebungen keinen genügenden Widerstand leisten kann. Wir haben an früherer Stelle gesehen, dass viele Menschen eine gesteigerte Empfänglichkeit lediglich für die von gewissen Personen ausgehenden Eingebungen besitzen. Diese elective Suggestibilität kann sehr leicht von denjenigen, denen gegenüber sie besteht, zu selbstsüchtigen und selbst criminellen Zwecken ausgebeutet werden und wird auch thatsächlich oft genug missbraucht, so von den Eltern die Suggestibilität der Kinder, von den Vorgesetzten die der Untergebenen, von geistig höher Stehenden die ihrer geistig schwächeren Freunde oder Anhänger, von herrschsüchtigen Frauen die ihrer Männer. Die aus irgend einem Grunde entspringende Gewohnheit, die von gewisser Seite kommenden Vorstellungen ohne jede Kritik einfach gläubig hinzunehmen, verbindet sich, wie wir schon sahen, öfters mit einer Unzugänglichkeit für von anderer Seite kommende Eingebungen. Hierdurch wird für den Betreffenden die Gefährlichkeit von Wachsuggestionen unmoralischen oder verbrecherischen Inhalts, die von der ihn beherrschenden Person ausgehen, wesentlich gesteigert.

Forense Bedeutung kann jedoch nicht nur die von einem Einzelnen ausgehende und auf ein Einzelindividuum einwirkende Eingebung, sondern auch die suggestive Beeinflussung der Massen, wie sie durch die Presse und von der Rednerbühne aus geschieht, und umgekehrt die Suggestivwirkung der Masse auf den einzelnen in ihr Befindlichen erlangen. Für den von fanatischem Parteigeist erfüllten, wie für den in Folge geistiger Beschränktheit gänzlich urtheilslosen Zeitungsleser bildet das Parteiorgan (unter Umständen auch der Parteiredner) ein Orakel, dessen Aussprüche ohne jede Kritik hingenommen werden und deshalb suggestiv wirken können. Die staatliche Ueberwachung der Presse und unser Pressgesetz sorgt dafür, dass durch die Presse in suggestiver Anstiftung ungesetzlicher Handlungen nicht zu viel geleistet werden kann; doch sind zweifellos manche Massenausschreitungen, die bei uns und in Oesterreich in den letzten Jahren statthatten, insbesonders solche antisemitischer Tendenz zum Theil auf den Einfluss einer gewissen Presse zurückzuführen. In anderen Ländern hat der suggestive Einfluss der Presse noch schlimmere Früchte gezeitigt. An den in den letzten Decennien verübten anarchistischen Verbrechen, welche die Welt mit Abscheu erfüllten, hat sicher die anarchistische Presse einen wesentlichen Antheil. In Frankreich hat sich anlässlich der Dreyfus-Affaire in geradezu erschreckender Weise die Macht des suggestiven Einflusses der Presse auf die Massen gezeigt. Die von der Anti-Dreyfuspresse aufgestellte Behauptung: „Dreyfus ist Verräther“ wurde von einem grossen Theile der französischen Nation ohne jeden Beweis einfach gläubig hingenommen und erlangte dadurch für die Betreffenden die Bedeutung einer Suggestion, die sie blind und taub für jedes Gegenargument machte, den Sinn für Recht und Gesetzlichkeit in ihnen ausser Kraft setzte und selbst den Anstoss zu einem Verbrechen abscheulichster Art (Mordversuch auf den Vertheidiger Labori) gab. Bei der Suggestivwirkung der Masse auf die einzelnen ihr angehörenden Individuen kommen mehrere Umstände in Betracht. Die sich zusammenrottende Menge befindet sich zumeist in gemüthlicher Erregung über irgend einen Vorfall, wodurch bei derselben in gewissem Maasse ein hypnoider Zustand mit gesteigerter Suggestibilität hervorgerufen wird. In diesem Zustande erlangen sowohl verbale Eingebungen (Aufforderungen) als die Wahrnehmung gewisser Acte seitens Anderer den Charakter der Suggestion, die unter Umständen die sinnlosesten und abscheulichsten Handlungen veranlasst. Der Einzelne wird von dem, was er sieht, angesteckt, fortgerissen, da Gegenvorstellungen gegen die in ihm geweckten Impulse sich nicht geltend machen. Es ist daher völlig gerechtfertigt, dass man bei Massenausschreitungen die Rädelsführer, d. h. diejenigen, welche durch suggestive Beeinflussung die Menge verleiten, mit besonderer Strenge behandelt. Zweifellos wird ein verständiger Mensch, der gewohnt ist, in seinem Thun lediglich durch sittliche Grundsätze sich bestimmen zu lassen, der von der Menge ausgehenden Ansteckung nicht erliegen, sondern eher seinen Einfluss geltend machen, ungesetzliche Handlungen zu verhindern. Allein in den unteren Volksschichten sind derartige Individuen nicht reichlich vertreten, und so ist es begreiflich, dass der Pöbel aller Orten unschwer zu Ausschreitungen leichter oder schwererer Art zu verleiten ist.

Sehr bedeutende Entwicklung der Wachsuggestibilität ist immer der Ausfluss einer abnormen geistigen Constitution und findet sich insbesonders bei Hysterischen, Geistesschwachen und anderen psychopathisch Minderwerthigen (Degenerirten). Bei einem Theile dieser Individuuen besteht in Folge ihrer angeborenen

abnormen Veranlagung auch Mangel oder sehr geringe Entwicklung der moralischen Gefühle und Begriffe (moralische Imbecillität):
diese sind criminellen Suggestionen in Folge ihrer psychischen
Artung ganz besonders zugänglich und daher auch die gefügigsten
Werkzeuge zur Ausführung verbrecherischer Pläne. Der geistig
völlig normale Mensch andererseits wird selbst, wenn er ethisch
nicht auf hoher Stufe steht, durch criminelle Wachsuggestionen
wohl nur ausnahmsweise[1] zu Verbrechen veranlasst. Criminelle
Eingebungen erwecken bei ihm Gegenvorstellungen, die zumeist
die Zurückweisung der Eingebung zur Folge haben. Wenn er
der auf ihn einwirkenden Verführung erliegt, so ist die von ihm
verübte verbrecherische That das Resultat bestimmter Motive,
welche in dem durch die verbrecherische Idee angeregten Kampfe
von Motiven und Gegenmotiven schliesslich obsiegten, nicht die
unmittelbare Folge eines in seiner Wirksamkeit durch Gegenvorstellungen unbeeinflussten Impulses. Auch für das geistig nicht
völlig normale Individuum bietet der Besitz fest wurzelnder sitt-
licher Grundsätze einen ausreichenden Schutz gegen criminelle
Eingebungen.

Für die psychologische Auffassung besteht zwischen der hypnotischen und der Wachsuggestion kein Unterschied, und müssten
deshalb gerichtsärztlich Delicte, die durch Wachsuggestion herbeigeführt wurden, in gleicher Weise wie die durch hypnotische
Suggestion veranlassten beurtheilt werden. Bei dem heutigen
Stande der Gesetzgebung und der juristischen Anschauungen besteht jedoch kaum eine Aussicht, dass bei dem unter dem Einflusse einer Wachsuggestion Handelnden die Voraussetzungen der
Unzurechnungsfähigkeit nach § 51 des Strafgesetzbuches ohne
Weiteres als gegeben erachtet werden. Es ist auch nicht zu verkennen, dass die Verhältnisse, die bei der Wachsuggestion ob-
walten, die Anwendung des § 51 auf dieselbe erschweren.

Ob die Anstiftung zu einem Vergehen oder Verbrechen im
concreten Falle den Charakter einer Suggestion annahm, ist nicht

---

[1] Eine solche Ausnahme kann das Bestehen einer electiven höheren
Suggestibilität einer bestimmten Person gegenüber oder der suggestive Einfluss der Masse bei leidenschaftlicher Erregung bedingen.

ohne Weiteres evident, da hiefür nicht die Form der Anstiftung, sondern lediglich das geistige Naturell des Subjectes ausschlaggebend ist. Auch ist es natürlich nicht leicht, festzustellen, ob der aus der Suggestion hervorgegangene Impuls von einer solchen Intensität war, dass er als unwiderstehlich bezeichnet werden kann. Der Gerichtsarzt wird daher bei den hier in Frage stehenden Fällen in erster Linie es sich angelegen sein lassen, die bei dem Angeschuldigten vorliegenden geistigen Anomalien aufs Genaueste festzustellen und den Einfluss derselben auf die Suggestibilität darzulegen. Ist ein hoher Grad von Wachsuggestibilität in dieser Weise zu ermitteln oder wenigstens wahrscheinlich zu machen und zugleich ein geistiges Abhängigkeitsverhältnis des Thäters von dem Anstifter nachzuweisen, so wird sich auch die Unzurechnungsfähigkeit des Beschuldigten für die incriminirte Handlung genügend plausibel machen lassen.

Ungleich häufiger als verbrecherische Handlungen werden falsche Zeugenaussagen vor Gericht durch suggestive Einflüsse herbeigeführt. Bei fast allen Criminalprocessen in neuerer Zeit, welche das lebhafte Interesse weiterer Kreise erregten, hat sich die auffällige Erscheinung geltend gemacht, dass eine Reihe von Zeugenaussagen, die unter Eid und allem Anscheine nach nicht wider besseres Wissen abgegeben wurden, offenbar nicht der Wahrheit entsprachen. Dieser auf den ersten Blick befremdliche Umstand erklärt sich aus der Thatsache, dass Erinnerungsfälschungen ungleich leichter und häufiger durch suggestive Einwirkungen veranlasst werden als verbrecherische Acte. Zur Zurückweisung einer criminellen Eingebung kann ein Individuum durch sittliche Grundsätze, Furcht vor der Entdeckung und andere Ueberlegungen bestimmt werden; gegen eine suggestive Verfälschung seiner Erinnerung kann sich dasselbe dagegen durch keine moralische oder praktische Erwägung schützen. Bei den Processen von grösserem allgemeinem Interesse spielt, wie wir zunächst hervorheben müssen, gewöhnlich die Presse eine grosse Rolle in Bezug auf die suggestive Erzeugung von Erinnerungsfälschungen; dies gilt namentlich für die Fälle, bei welchen politische Leidenschaften sich geltend machen. Die Tageszeitungen, welche alle Details des verbrecherischen Vorganges mittheilen und fortwährend bemüht sind, ihre

Leser über den Stand der Untersuchung zu unterrichten, dabei jedes Gerücht, jede entfernte Spur der Thäterschaft verzeichnen, üben auf weitere Kreise einen Einfluss, welcher unter Umständen die Ermittlung der Wahrheit eher erschwert als fördert. Sie versetzen und erhalten einen grösseren oder geringeren Theil der Bevölkerung in einer gewissen Erregung, welche die Suggestibilität desselben steigert und dessen Urtheilsfähigkeit herabsetzt; zugleich erwecken sie in zahlreichen Personen den Wunsch, zur Ermittlung des Thäters beizutragen. Dieser Wunsch bleibt bei Individuen von erheblicher Suggestibilität unter den obwaltenden Verhältnissen nicht ohne Wirkung auf das Gedächtnis. Irgend etwas zufällig Vernommenes erweckt in ihnen die dunkle oder deutliche Erinnerung an einen Vorgang, der in Bezug zu dem Verbrechen stehen könnte. Von dem Bestreben erfüllt, zur Aufklärung desselben beizutragen, forschen sie in ihrem Gedächtnis weiter, und da tauchen Reminiscenzen von Gehörtem, Gelesenem und Gedachtem auf, die mehr und mehr die Gestalt reeller Erlebnisse annehmen und schliesslich in der Erinnerung die volle Lebhaftigkeit und Deutlichkeit solcher erlangen: hat sich dergestalt die retroactive Hallucination völlig ausgebildet, so trägt das Individuum begreiflicherweise kein Bedenken, über seine imaginären Erlebnisse Jedermann zu berichten und die Wahrheit seiner Angaben vor Gericht zu beschwören. Ist das Individuum ausserdem persönlich von Hass oder Furcht einem Angeschuldigten oder nach seiner Meinung Verdächtigen gegenüber erfüllt, so erfolgt die Verwechslung von Gedachtem und Gehörtem mit Erlebtem besonders leicht.

Bernheim hat, angeregt durch die Vorgänge in dem Tisza Eslaer Processe, welcher seiner Zeit ganz Europa in Aufregung versetzte, eine Reihe von Versuchen bei anscheinend völlig geistesgesunden Personen angestellt, indem er denselben im Wachzustande die Erinnerung an Vorgänge suggerirte, die sie nie erlebt hatten. Der Erfolg dieser Experimente war in mehrfacher Beziehung merkwürdig und lehrreich. Es zeigte sich nicht nur, dass die betreffenden Versuchspersonen fest glaubten, das, was ihnen suggerirt worden war, gesehen und gehört zu haben, und sich bereit erklärten, ihre vermeintlichen Wahrnehmungen vor Gericht unter Eid zu bezeugen: dieselben knüpften auch an die ihnen suggerirten

Facta die Erzählung lediglich ihrer eigenen Phantasie entnommener Details, von deren Thatsächlichkeit sie ebenfalls völlig überzeugt waren [1]).

Manche der Bernheim'schen Versuchspersonen acceptirten sofort die ihnen suggerirte Erinnerungsfälschung, andere erst nach kurzem Zögern. Hatte aber einmal die retroactive Hallucination sich bei ihnen gebildet, so waren dieselben durch die eindringlichsten Vorstellungen von dem Glauben an die Richtigkeit der ihnen suggerirten Erinnerungen nicht mehr abzubringen, und manche derselben brachten, wie Bernheim berichtet, einen unglaublichen Reichthum von Einzelheiten in ihre Erzählungen, die sie mit der „Miene der gesichertsten Ueberzeugung" vortrugen.

Wenn man berücksichtigt, dass die Versuchspersonen Bernheim's bei der suggestiven Beinflussung ihrer Erinnerung sich in voller Gemüthsruhe befanden und von ihren Aussagen keinen Gewinn zu erhoffen hatten, der Experimentator ausserdem, wie er ausdrücklich versichert, sich jeden gewaltsamen Vorgehens enthielt, so kann man sich ungefähr vergegenwärtigen, welches Maass von Erinnerungsfälschungen bei aufgeregten Zeugen und Angeklagten unabsichtlich durch drängende suggestive Einwirkungen seitens staatlicher Functionäre (recherchirender Criminalbeamter, Staatsanwälte und Untersuchungsrichter) herbeigeführt werden mag. Am schlimmsten erweist sich natürlich der Einfluss jener behördlichen Organe, die sich in einem unaufgeklärten Criminalfalle eine bestimmte Meinung über die Thäterschaft gebildet haben und nun um jeden Preis bemüht sind, Beweise für ihre vorgefasste Meinung beizuschaffen. Der erwähnte Tisza Eslaer Process bildet, wie Bernheim dargelegt hat, ein erschreckendes Beispiel dieser Art. Die Erzählung des kleinen Moriz Scharf, der den Mord der verschwundenen Esther S. in der Synagoge mit angesehen haben wollte, und bei seinen Angaben den eindringlichsten Gegenvorstellungen gegenüber so lange stehen blieb, ist kaum auf etwas anderes denn eine suggerirte Erinnerungsfälschung zurückzuführen, welche durch die mit der Voruntersuchung betrauten Beamten bei

[1]) Liégeois u. A. haben ähnliche Versuche mit gleichen Resultaten angestellt.

demselben zu Stande gebracht wurde. Zweifellos ist auch in zahlreichen anderen Processen durch den Uebereifer und die Unüber-
legtheit der mit den Voruntersuchungen betrauten staatlichen
Organe die Wahrheit eher verdunkelt als aufgeklärt worden, und
es wäre sehr an der Zeit, dass Staatsanwälte und Untersuchungsrichter sich klar machten, wie leicht sie durch ungeeignetes Vorgehen Beschuldigte und Zeugen dahin bringen können, ohne jede
widerrechtliche Absicht die Unwahrheit zu sagen[2]).

Ein Untersuchungsrichter z. B., der einen eingeschüchterten Inquisiten von erheblicher Suggestibilität mit der Ueberzeugung von
dessen Schuld ins Verhör nimmt, kann denselben durch suggestive
Fragen und Unterstellungen dahin bringen, dass derselbe ein reue-
volles Geständnis bezüglich einer That ablegt, die er nie begangen
hat, und dabei sogar Details angibt, um welche er gar nicht gefragt wird. In Folge der von dem Untersuchungsrichter ausgeübten suggestiven Einwirkungen entwickeln sich bei dem Inquisiten
mehr und mehr retroactive Hallucinationen, welche denselben
wenigstens temporär an seine Schuld glauben lassen.

Noch leichter gelingt es natürlich im Allgemeinen bei suggestiblen und aufgeregten Zeugen durch Fragen und Erklärungen
das Gedächtnis in einer Weise zu verfälschen, dass sie die gewünschten Angaben machen. Am leichtesten sind in dieser Richtung Kinder, hysterisch veranlagte und hysterische Frauen mit
lebhafter Phantasie, ferner Schwachsinnige und die ziemlich verbreitete Kategorie von Individuen zu beeinflussen, bei denen ein
schwaches Gedächtnis mit reicher Einbildungskraft verknüpft ist.
Letztere Individuen verwechseln fortwährend oder sehr häufig in
Folge ihres geistigen Naturells Gedachtes, Gehörtes oder Gelesenes
mit Erlebtem. Man bezeichnet dieselben, je nachdem bei ihnen die
fragliche Geisteseigenthümlichkeit in geringerem oder stärkerem

[2]) Sehr beherzigenswerth in dieser Beziehung ist, was der Untersuchungsrichter in dem traurigen Xantener Ritualmordprocesse, der seiner Zeit so viel
Aufsehen erregte, constatirte. Nach dem Berichte desselben wussten die
Zeugen mit jedem Verhör mehr und Ausführlicheres zu berichten und schliesslich kam beinahe bei Allen die „weisse Hand" zum Vorschein, welche sich
aus dem Fenster des Hauses herausgestreckt haben sollte, um nach dem
Kinde zu greifen.

Maasse, in gutartiger oder bösartiger Form sich geltend macht. als Aufschneider und Fabulisten oder als Gewohnheitslügner und Schwindler.

Der Hang zur Verwechslung von Wahrheit und Dichtung und zur Uebertreibung kann auch eine nationale Charaktereigenthümlichkeit bilden. In Europa findet sich dieselbe bei den Südfranzosen, insbesonders in der Gascogne. Die Gascogner galten in Frankreich von Alters her als Lügner. Die betreffenden Individuen glauben zum Theil wenigstens selbst die Producte ihrer Phantasie und sind natürlich auch in Folge ihres Naturells Erinnerungsfälschungen durch Fremdsuggestionen in hohem Maasse zugänglich. Diese Personen sind in Criminalfällen wenig gefährlich, weil ihre Neigung zur Uebertreibung und Lüge sich gewöhnlich alsbald offenbart uud dadurch die Unzuverlässigkeit ihrer Aussagen dargethan wird.

Nach den vorliegenden experimentellen Beobachtungen und den Erfahrungen in einer Reihe vou Processen können jedoch die Personen, bei welchen sich suggestive Erinnerungsfälschungen erzielen lassen. auch einen wahrheitsliebenden, zuverlässigen Charakter haben und den Anschein durchaus normalen geistigen Verhaltens bieten. Wie verbreitet diese Classe von Individuen ist, wissen wir gegenwärtig nicht: sie ist aber wahrscheinlich ebenso zahlreich als die der Fabulisten und Gewohnheitslügner und verdient insbesonders in Meineidsfällen richterliche Beachtung.

Wir müssen hier schliesslich noch der öffentlichen hypnotischen Schaustellungen gedenken. Diese Productionen sind in Anbetracht der übleu Folgen, welche dieselben in zahlreichen Fällen für die Versuchspersonen, mitunter auch für einzelne Zuschauer nach sich zogen, in Deutschland bereits seit einer Reihe von Jahren seitens der Polizeibehörden (in Preussen auf ministerielle Verordnung) verboten worden. Auch in den meisten anderen Kulturländern sind zum Theil durch Polizeiverordnungen, zum Theil durch gesetzliche Bestimmungen öffentliche hypnotische Vorführungen untersagt. In Deutschland hat jedoch die bisherige Anwendung der betreffenden polizeilichen Verfügungen sich nicht als ausreichend zum Schutze des Publikums erwiesen. Die Laienmagnetiseure, welche früher ihre Künste öffentlich zeigten, haben seit einer Reihe von Jahren das Polizeiverbot dadurch zu umgehen gewusst, dass sie in Privatgesellschaften und Vereinen sich ein grösseres Publikum für ihre Vorführungen verschafften. Von Schrenk-Notzing hat erst jüngst darauf hingewiesen, dass noch gegenwärtig in Berlin unter dem Schutze von Vereinen hypnotische Schaustellungen stattfinden, bei denen Jedermann sich Zutritt verschaffen kann. Wie weit einzelne Laienmagnetiseure die übelangebrachte Nachsicht der Behörden auszunützen verstehen, erhellt aus der Thatsache, dass der Magnetiseur R. Gerling 1894 232 Experimentalvorträge über den Hypnotismus halten und seinen eigenen Mittheilungen zu Folge mit 7000 Personen hypnotische Experimente anstellen konnte.

XVII. Kapitel.

Hypnotismus und Psychologie.

Der Hypnotismus, ursprünglich ein Zweig der Psychologie, hat sich im Laufe der Jahre von dem Stamme, dem er entsprossen, mehr und mehr abgelöst und zu einer selbständigen Disciplin entwickelt. Die Bedeutung dieser für ihre Mutterwissenschaft ist bisher sehr verschieden beurtheilt worden. Während die Forscher, welche sich die Förderung des Hypnotismus in besonderem Maasse angelegen sein liessen, zum Theil in diesem die wichtigste neuere Errungenschaft auf psychologischem Gebiete erblickten und von demselben eine mächtige Förderung, wenn nicht geradezu eine Umgestaltung der Psychologie erhofften, haben sich die Fachpsychologen zumal in Deutschland in ihrer grossen Mehrzahl dem Hypnotismus gegenüber sehr kühl verhalten und der Hypnose nur eine Bedeutung ähnlich der des Traumzustandes zugestanden. Diese reservirte Haltung mag sich durch verschiedene Umstände erklären: ein erheblicher Theil der durch die hypnotischen Experimente zu Tage geförderten Thatsachen ist verschiedener Deutungen fähig, und die Theorien, durch welche man dieselben zu erklären versuchte, sind zum Theil so minderwerthig, dass sie das Interesse der Psychologen für den Gegenstand nicht erwecken konnten. Hiezu kommt, dass die exacten messenden Methoden der neueren Psychologie bei einem sehr erheblichen Theile der hypnotischen Phänomene nicht zur Anwendung gelangen können und der Werth der Beobachtungsresultate zum grossen Theile von der Glaubwürdigkeit der Versuchsindividuen abhängt. Indess lässt sich, wenn man das derzeit auf dem Gebiete des Hypnotismus gewonnene Erfahrungsmaterial auch mit nüchternster Kritik überblickt, nicht verkennen, dass hiedurch die Psychologie nicht nur um ein neues

Kapitel bereichert, sondern auch unsere Erkenntnis in verschiedenen, seit längerer Zeit wissenschaftlich cultivirten psychologischen Gebieten erheblich gefördert wurde.

Im Bereiche der normalen Psychologie haben hiedurch die Sinnespsychologie, die Lehre von der Willensthätigkeit, vom Gedächtnis, von den un- oder unterbewussten psychischen Thätigkeiten, sowie unsere Kenntnis von den körperlichen Wirkungen seelischer Zustände werthvolle Bereicherungen erfahren.

Für die pathologische Psychologie (Psychopathologie) hat der Hypnotismus sich vielleicht noch fruchtbarer erwiesen; wir erinnern hier nur an die durch den Hypnotismus gewonnene Erkenntnis des auto-suggestiven Ursprungs zahlreicher hysterischer und anderer nervöser Symptome. Endlich hat auch die Massen- und Völkerpsychologie, wie insbesonders aus den Arbeiten von Stoll, Sighele, Bechterew und Friedmann hervorgeht, aus dem Hypnotismus (resp. der Suggestionslehre) reichen Nutzen gezogen.

In den letzten Jahren ist speciell von O. Vogt für die Zwecke psychologischer Forschung die Anwendung der directen psychologischen Experimentalmethode in gewissen hypnotischen Zuständen empfohlen worden [1]). Nach Vogt bieten die zwei Zustände, die er als partiellen systematischen Dissociationszustand und partielles hypnotisches Wachsein bezeichnet, für das psychologische Experiment besondere Vortheile. Der partielle systematische Dissociationszustand stellt nach dem Autor ein normales Wachsein mit einer einzelnen realisirten Suggestion dar. Nur eine (oder einzelne) associativ zusammenhängende Gruppe von Bewusstseinselementen zeigt einen suggestiv erzeugten abnormen Erregungsgrad. Da es sich abgesehen von den der realisirten Suggestion angehörenden Bewusstseinselementen um ein völlig normales Wachsein handelt, ist das Versuchsindividuum der Selbstbeobachtung, so fern es überhaupt dazu geeignet ist, in vollem Maasse fähig.

---

[1]) Vogt hat über diesen Gegenstand sowohl auf dem 3. internationalen Congresse für Psychologie in München (1896), als auch auf dem 2. internationalen Congresse für Hypnotismus in Paris (1900) Vorträge gehalten, denselben auch in einer sehr eingehenden Arbeit im 5. Bande der Zeitschrift für Hypnotismus besprochen.

Dabei können durch suggestive Einwirkungen Bewusstseinserscheinungen hervorgerufen werden, die im gewöhnlichen Wachsein nicht zur Beobachtuug kommen.

Ungleich wichtiger für die psychologische Forschung ist nach Vogt das partielle hypnotische systematische Wachsein, da dasselbe nach seiner negativen wie nach seiner positiven Seite einen für die Selbstbeobachtung in ganz besonderem Maasse geeigneten Zustand bildet. Dem Wachsein gegenüber unterscheidet sich dieser Bewusstseinszustand dadurch, dass derselbe einerseits eine Schlafhemmung für alle nicht zum Beobachtungsobjecte und dessen Analyse gehörigen Bewusstseinselemente aufweist, andererseits für die zu analysirenden psychischen Erscheinungen ein völliges Wachsein repräsentirt, in welchem die Selbstbeobachtung durch grössere Lebhaftigkeit der Erinnerungsbilder, erhöhte Concentrationsfähigkeit der Aufmerksamkeit und gesteigerter Suggestibilität wesentlich erleichert wird.

Als weitere Vortheile, welche der Zustand für das psychologische Experiment darbietet, erwähnt Vogt grössere Gleichmässigkeit des Gemüthszustandes, geringere Ablenkbarkeit und Ermüdbarkeit, und somit constantere psychophysische Constellation. Das partielle systematische Wachsein lässt sich erzielen: a) durch partielles Erwecken aus einem allgemeinen Schlafe durch Ansprechen des Schläfers, resp. dadurch, dass man sich mit ihm in Verbindung setzt; b) durch ein partielles Einschläfern. Die Herbeiführung einer vollständigen Schafhemmung für alle nicht zum Versuche gehörigen Bewusstseinselemente ist nicht immer und vielfach sehr schwer erreichbar.

Eine solche intensive Schlafhemmung ist aber nach Vogt auch nicht immer für die Versuchszwecke erforderlich; es genügt ein Zustand eingeengten Bewusstseins, der sich nur in einer ausgesprochenen Abstumpfung gegen jede Störung äussert.

Von den angeführten Zuständen können wir weder den systematischen partiellen Dissociationszustand, noch das eingeengte Bewusstsein als dem Gebiete der Hypnose zugehörig betrachten. Dass Vogt den erstgenannten Zustand als einen hypnotischen

bezeichnet, erklärt sich daraus, dass er als hypnotische Bewusstseinszustände alle psychischen Zustände auffasst, welche realisirte
affectlose Suggestionen aufweisen.

Wir können dieser Erweiterung des Begriffs der Hypnose,
welche die Unterscheidung zwischen Wach- und hypnotischer Suggestion hinfällig machen würde, nicht beistimmen, da wir an der
an früherer Stelle begründeten Annahme festhalten müssen, dass
die Hypnose einen partiellen Schlaf darstellt, welchem eine mehr
oder minder weitgehende, aber immer ausgebreitetere Functionshemmung corticaler Elemente zu Grunde liegt. Die Beobachtungen
Vogt's bezüglich des partiellen systematischen Dissociations-
zustandes zeigen uns nur, dass durch die Wachsuggestion psychische
Phänomene hervorgerufen werden können, welche ohne diese Einwirkung im Wachbewusstsein nicht auftreten. Zur Herbeiführung
des als „eingeengtes Bewusstsein“ bezeichneten Zustandes hat sich
der Autor darauf beschränkt, die Versuchsperson aufzufordern, ihre
Aufmerksamkeit auf ein selbstgewähltes Erinnerungsbild zu richten,
also lediglich einseitige Concentration der Aufmerksamkeit zu bewirken. Auch dieser Zustand, der allerdings der Selbstbeobachtung
sehr förderlich ist, kann nicht als ein hypnotischer angesehen
werden. Dagegen unterliegt es keinem Zweifel, dass es sich bei
dem zu den psychologischen Experimenten benutzten „systematischen
partiellen Wachsein“ mit ausgeprägter Schlafhemmung um Hypnose
handelte, zumal Vogt zur Erzielung des Zustandes bei sich und
anderen Versuchspersonen Fixation neben Suggestionen benützte.

Der Autor hat durch seine Versuche an in den Zustand des
partiellen systematischen Wachseins versetzten Personen eine Reihe
sehr bemerkenswerther Resultate erhalten. Es gelang ihm, um
nur einige Beispiele anzuführen, neben dem Angenehmen und Unangenehmen in der Gefühlsbetonung der Empfindungen weitere
gegensätzliche Gefühlselemente (ein Gefühl des „Erhebenden, Er-
heiternden, Leichtermachenden“ und ein Gefühl des „Erschlaffen-
den, Verstimmenden“ zu ermitteln), was ihn zur Unterscheidung
einer sthenischen und hedonistischen Gefühlsreihe veranlasste. Er
war ferner im Stande, die Gefühlsqualität einer Empfindung von
den intellectuellen Elementen zu trennen und gesondert zum Be-

wusstsein zu bringen, 12 verschiedene wohlcharakterisirte Stimmungen bei einer Versuchsperson und bei einer anderen 22 Intensitätsabstufungen einer Schmerzempfindung hervorzurufen.

Aus dem Angeführten ergibt sich, welche bedeutsame Förderung die psychologische Experimentalforschung durch die Verwerthung der Hypnose erfahren mag. Auch Paul Farez hat in einem auf dem 2. internationalen Congresse für experimentellen und therapeutischen Hypnotismus gehaltenen Vortrage die grossen Vortheile des hypnotischen Zustandes für psychologische Untersuchungen dargelegt. Indess ist zu berücksichtigen, dass die Resultate psychologischer Experimente in hypnotischen Zuständen sehr wesentlich von der geistigen Qualität der Versuchsperson abhängen. Diese muss mit der Fähigkeit kritischer Selbstbeobachtung, welche an einen höheren Grad von Intelligenz gebunden ist, eine erheblichere Suggestibilität verknüpfen, wenn die Ergebnisse von Belang sein sollen. Ob aber bei derartigen im Ganzen nicht zahlreichen Individuen im Wachzustande durch Schulung nicht ähnliche Resultate sich erzielen lassen wie in der Hypnose, dies ist eine Frage, die noch zu lösen ist, deren Berechtigung aber nach den Erfahrungen Vogt's über die Vortheile des eingeengten Bewusstseins sich vorerst jedenfalls nicht in Zweifel ziehen lässt.

XVIII. Kapitel.

Die Suggestion in ihrer Bedeutung für das geistige Leben der Massen.

Die Suggestion ist ein psychischer Factor, dessen Einfluss im geistigen Leben nicht nur des Einzelindividuums, sondern auch der Massen zu allen Zeiten und an allen Orten sich offenbart. In den Vorgängen, von welchen die Geschichte uns berichtet, wie in den Erscheinungen des öffentlichen Lebens der Gegenwart tritt uns die gewaltige Bedeutung der Suggestion in gleicher Weise entgegen. Bei der Entstehung und Ausbreitung religiöser und politischer Ideen und Bewegungen, bei den Schwankungen der wirthschaftlichen Verhältnisse (finanziellen und Handelskrisen insbesonders), in den Richtungen und Strömungen auf den Gebieten der Kunst und Literatur, ebenso bei Allem, was der Mode oder Sitte unterworfen ist, stossen wir auf die Wirkungen der Suggestion wie bei der epidemischen Verbreitung nervöser und geistiger Störungen. Man hat deshalb gewiss mit Recht in neuerer Zeit der Suggestion in der Völkerpsychologie eine ganz hervorragende Rolle zugewiesen.

Das Hervortreten von Suggestionserscheinungen im geistigen Leben der Massen setzt eine gewisse Empfänglichkeit derselben für Einwirkungen von suggestivem Charakter, i. e. Suggestibilität voraus. Da diese, wie wir sahen, eine allgemeine seelische Eigenschaft ist, so dürfen wir a priori annehmen, dass jede Menschenmasse, ob organisirt oder nicht, ob zufällig versammelt oder zu einem bestimmten Zwecke zusammengekommen, eine gewisse Suggestibilität besitzen muss. Die Erfahrungen auf dem Gebiete der Massen- und Völkerpsychologie haben jedoch gelehrt, dass die Suggestibilität der Massen nicht einfach die Resultante der

Suggestibilität der in ihr vereinigten Einzelindividuen bildet, d. h. nicht dem Durchschnitt der in ihr vertretenen individuellen Suggestibilitäten entspricht, sondern von diesem wesentlich verschieden ist Die Abweichung liegt immer in einer und derselben Richtung und zwar in der der Steigerung. Die Suggestion vermag nicht nur in der Masse Vorstellungen, Gefühle und Leidenschaften leichter zu erwecken als bei dem isolirten Individuum, sie ist auch im Stande. die Masse zu Handlungen zu bestimmen, vor welchen das Einzelindividuum zurückschrecken würde. Wenn wir die Masse als eine geistiger Thätigkeit fähige Einheit betrachten. so lässt sich sagen, dass die Massenpsyche (die Volksseele) in der Regel suggestibler ist als die Einzelpsyche, und zwar gilt dies für jede Art von Vereinigung von Menschen. Die erhöhte Suggestibilität der Masse ist in neuerer Zeit von allen Schriftstellern, die sich mit Problemen der Massenpsychologie beschäftigten, hervorgehoben und als ein für das öffentliche Leben äusserst wichtiger Factor erkannt worden. Eine befriedigende Erklärung für die Entstehung dieser erhöhten Suggestibilität wurde jedoch noch von keiner Seite gegeben.

Sidis erachtet die Beschränkung der willkürlichen Bewegung des Einzelindividuums in der Masse als ein die Suggestibilität steigerndes Moment. „Wenn irgend etwas". bemerkt der Autor. „uns ein starkes Gefühl der Individualtität giebt. so ist es sicher unsere willkürliche Bewegung. Man kann sagen, dass das individuelle Ich, wächst und sich ausbreitet mit der Zunahme der Verschiedenartigkeit, und umgekehrt das Leben des individuellen Ich sinkt und schrumpft mit Abnahme der Verschiedenartigkeit und Stärke der willkürlichen Bewegungen. Wir finden dementsprechend, dass die Einschränkung der willkürlichen Bewegungen von grosser Wichtigkeit für die Suggestibilität im Allgemeinen ist. und diese Bedingung ist um so bedeutungsvoller, da dieselbe in der That eine Verengerung des Bewusstseinsfeldes bedeutet. deren Folgezustände die Suggestibilität durchaus begünstigen. Nirgends sonst, ausgenommen vielleicht in der Einzelhaft, ist der Mensch in der Freiheit seiner Bewegungen so beschränkt als in der Menge, und je grösser die Menge, um so grösser ist die Beschränkung. um so mehr sinkt die individuelle Persönlichkeit. Die Stärke der Persönlichkeit steht im umgekehrten

Verhältnis zur Zahl der versammelten Menschen. Dieses Gesetz gilt nicht nur für Volksmengen, sondern auch für hochorganisirte Massen.‘ Nach Sidis enthält die Masse in Folge der Hemmung der Willkürbewegung des Einzelindividuums alle die Elemente und Bedingungen, welche eine Dissociation des Bewusstseins begünstigen. „Hiezu ist nur erforderlich, dass irgend ein interessantes Object oder ein plötzlicher mächtiger Eindruck die Aufmerksamkeit der Menge stark fesselt und dieselbe in jenen Zustand versetzt, in welchem die wache Persönlichkeit ihrer Würde und Macht beraubt ist und das nackte unterbewusste Ich allein der äusseren Umgebung gegenüber verbleibt.‘

Als Momente, welche die Suggestibilität der Masse erhöhen. kommen nach Sidis ferner die Verhältnisse der Monotonie und Hemmung, die in der Masse gegeben sind, in Betracht. Von der Menge. welche mit ahnungsvollem Schweigen und gespanntester Erwartung dem Auftreten des Predigers. Wahlredners. Helden etc. entgegensieht. werden alle störenden Gedanken und Eindrücke abgewiesen; die Menge geräth dergestalt in eine Art Verzückung. Die von dem Helden des Augenblicks gegebene Suggestion wird von ihr widerstandslos aufgenommen und findet in ihr einen mächtigen Widerhall von Mann zu Mann. In der hingerissenen Menge beeinflusst Einer den Anderen suggestiv, und die Welle der Suggestion schwillt auf diese Weise allmählich zu furchtbarer Höhe an. Wir können der Hemmung der Bewegungen des Einzelindividuums nicht jene Bedeutung beimessen, welche Sidis derselben zuschreibt. Wenn ich durch Zufall in ein Gedränge gerathe, das mich an der Weiterbewegung hochgradig behindert. so verliere ich dadurch nichts von meiner Persönlichkeit, im Gegentheile, ich mache dieselbe energisch geltend, indem ich mich bemühe, durch die sich aneinander drängenden Menschen mich hindurch zu arbeiten. Auch in den Versammlungen ist die Beschränkung der Willkürbewegung zumeist nicht von einer Art. dass sie die energische Geltendmachung der individuellen Persönlichkeit verhindert, wie die häufig vorkommenden lärmenden Auftritte. Zänkereien und selbst Thätlichkeiten zur Genüge zeigen.

Sighele glaubt, dass die Psychologie. i. e. erhöhte Suggestibilität der Masse sich durch das von Espinas aufgestellte

Gesetz erklären lasse, nach welchem im ganzen Bereiche des intelligenten Lebens die Aeusserung eines emotionellen Zustandes den gleichen Zustand bei dem Wahrnehmenden hervorruft[1]. Eine Erregung verbreitet sich in der Masse durch das blosse Sehen und Hören ihrer Aeusserung, ehe ihre Ursache bekannt ist. Für die Handlungen der Masse hat daher nach Sighele die Gelegenheit, ein Wort, ein Ruf eine unvergleichlich grössere Bedeutung als für die Handlungen eines Einzelnen.

„Das für sich stehende Individuum ist ziemlich schwer entzündlich, die Masse dagegen verhält sich wie ein Haufe trockenen Pulvers.“

Auch das Espinas'sche Gesetz ist jedoch meines Erachtens nicht im Stande, für die Suggestibilität der Massen eine genügende Erklärung zu liefern und zwar aus zwei Gründen: die Aeusserung eines bestimmten Affectes muss in einer Masse nicht die Entstehung des gleichen Affectes zur Folge haben, und andererseits bedarf es zur Erweckung eines Affectzustandes in einer Masse nicht der directen Wahrnehmung einer Aeusserung der betreffenden gemüthlichen Erregung. Der einfache Zeitungsbericht über einen Vorgang, der mit Rücksicht auf gewisse Personen von keinerlei Erklärungen begleitet ist, kann in weiten Kreisen die ausgesprochenste Entrüstung hervorrufen und die Rede eines Agitators, der bei seinen Zuhörern Entrüstung über gewisse Verhältnisse hervorrufen will, die ihm lauschende Menge kalt lassen.

Binet fand bei seinen Versuchen an Schulkindern, dass die Suggestibilität bei Kindern, die in Gruppen von drei vereinigt waren, sich als grösser erwies als bei isolirt den Versuchen unterstellten Kindern. Während bei den isolirten Kindern nur 8 von 13 Eingebungen Erfolg hatten, leisteten die in Gruppen vereinigten Kinder nur einer von 13 Eingebungen Widerstand. B. führt diese erhöhte Suggestibilität der in Gruppen untersuchten Kinder darauf zurück, dass dieselben weniger disciplinirt waren und

---

[1] Das von Espinas formulirte Gesetz ist schon den Alten bekannt gewesen. Horaz bemerkt (Liber de arte poetica Vers 102): „Si vis me flere dolendum est primum ipsi tibi.“ Wenn du mich zum Weinen bringen willst, musst du zuerst Schmerz entsprechend äussern.

häufiger lachten und deshalb ihre Aufmerksamkeit weniger concentrirten als die isolirten. Binet fand ferner, dass die Imitation (psychische Contagion) bei den Gruppenkindern geringer ist als die Suggestibilität, nur bei der Hälfte der Kinder zeigte sich Imitation.

Die von Binet ermittelte Thatsache, dass selbst bei sehr kleinen Gruppen schon eine Suggestibilitätssteigerung sich geltend macht, ermangelt nicht des Interesses. Die Erklärung, welche B. für diese Thatsache giebt, gestattet jedoch keine Verwerthung für die Suggestibilität der Massen im Allgemeinen.

Wenn man bisher für die erhöhte Suggestibilität der Massen keine befriedigende Erklärung fand, so liegt dies meines Erachtens lediglich daran, dass die Art dieser Suggestibilität nicht näher untersucht wurde. Wenn die Masse auch suggestiven Beeinflussungen in höherem Masse zugänglich ist als das Einzelindividuum, so gilt dies doch nicht für Suggestionen jeder Art, sondern im concreten Falle immer nur für gewisse Suggestionen. Die Suggestibilität der Massen ist keine allgemein gesteigerte, sie geht nur in gewissen Richtungen über die Durchschnittssuggestibilität der sie bildenden Einzelindividuen hinaus, sie ist mit anderen Worten im Wesentlichen electiver Natur. Dieser Satz gilt für Menschenvereinigungen jeder Art, organisirte wie unorganisirte, zufällige wie beabsichtigte, auch für alle Klassen der Gesellschaft. Die Erfahrung jeden Tages bestätigt denselben aufs Neue. Eine zu religiösen Zwecken vereinigte Masse, sei es ein katholischer Wallfahrerzug oder eine im Prayermeeting vereinigte Methodistengemeinde, wird Suggestionen, die mit ihren religiösen Vorstellungen in Harmonie sind, sich immer zugänglich erweisen, dagegen Eingebungen, die diesen zuwiderlaufen, aufs Entschiedenste zurückweisen. Ein Freigeist, der es unternehmen wollte, einer derartigen Masse atheistische Ansichten zu suggeriren, dürfte nicht auf einen Erfolg, sondern eher auf schlimme Behandlung seitens seiner Hörer rechnen. In einer Versammlung von Conservativen oder Centrumsanhängern wird ein Hoch auf Bebel oder Singer kaum Anklang finden und andererseits hat man wohl noch nicht von Socialistenversammlungen gehört, die mit einem Hoch auf den

Kaiser eröffnet oder geschlossen wurden. Das Publikum, welches einer Theatervorstellung anwohnt, mag unter Umständen zu einer politischen Demonstration veranlasst werden, dagegen dürfte es kaum gelingen, dasselbe zu einer Andachtsübung zu bestimmen. Am deutlichsten zeigt sich die elective Suggestibilität in den Parlamenten und Volksversammlungen, in welchen verschiedene Parteien vertreten sind. Der Führer einer bestimmten Partei wird bei seinem Auftreten auf der Rednerbühne von seinen Parteigenossen mit lebhaftem Beifalle, von den Angehörigen anderer Parteien mit eisigem Schweigen empfangen. Seine Ausführungen rufen bei seinen Parteigenossen die lebhafteste Zustimmung, bei den anderen Parteien Missfallsäusserungen, Proteste, hönische Zwischenrufe u. dergl. hervor. Die Worte des Redners haben eben nur für seine Gesinnungsgenossen und einzelne nicht durch den Parteizwang beherrschte Hörer suggestiven Charakter, an den anderen prallen sie wirkungslos ab. Es kommt wohl vor, dass ein Conservativer in das socialistische Lager übergeht und umgekehrt ein Socialist in das conservative, aber die Macht der Rede in irgend einer Versammlung bewirkt derartige politische Gesinnungsveränderungen nicht. Unsere Conservativen zeigen in der Regel für die socialistischen Eingebungen nicht die geringste Empfänglichkeit und ebenso die Socialisten für die von conservativer Seite ausgehenden. Selbst bei rein zufälligen Zusammenrottungen gibt sich in der Menge der elective Charakter ihrer Suggestibilität in deutlichster Weise kund. Einige Rohlinge, zu deren Verhaftung Polizeiorgane schreiten, leisten diesen Widerstand und finden dabei Unterstützung durch Kameraden; es findet ein Zusammenlauf statt. In der durch den Vorfall angezogenen Menge finden Suggestionen, die auf Thätlichkeiten gegen die ihres Amtes waltenden Polizeiorgane abzielen, einen sehr günstigen, solche, die zur Ruhe oder Unterstützung der Polizei auffordern, einen sehr ungünstigen Boden. Es bedarf nur einiger kecker, ermunternder Zurufe, und die Menge stürzt sich auf die Polizeiorgane und entreisst ihnen die Gefangenen. An der Suggestibilität der Masse haben wir ferner zwei Elemente zu unterscheiden, die nicht immer die gleiche Richtung einhalten: a) die Suggestibilität der Masse einzelnen Personen, Parteiführern, Agitatoren etc. gegenüber; b) die Suggestibilität der Einzelindividuen in der Masse für die von dieser kommenden Eindrücke. Letztere können die von einzelnen leitenden Personen ausgehenden Eingebungen unterstützen und verstärken. aber auch denselben entgegenwirken. In einer leidenschaftlich erregten Versammlung von Arbeitern z. B. mögen einzelne besonnene Elemente zur Ruhe und Ordnung mahnen, während die grosse Mehrzahl tobt und zu Ausschreitungen auffordert. Das Einzelindividuum unterliegt hier verschiedenen Eingebungen, und es hängt von der Art seiner Suggestibilität ab, welchen es folgt. Ist bei demselben die Suggestibilität gewissen Führern gegenüber sehr entwickelt, so wird es sich lediglich durch diese und nicht durch die Masse bestimmen lassen: im anderen Falle wird es durch den Einfluss der Masse fortgerissen.

Wenn wir uns nun fragen, von welchen Umständen die gesteigerte Massen-Suggestibilität abhängt, so weist uns die Art derselben schon auf ein bestimmtes Moment hin. Der Mensch. welcher sich an einer Versammlung betheiligt oder mit Anderen zu einem bestimmten Zwecke vereinigt. nimmt nicht mit seiner ganzen Persönlichkeit an der betreffenden Vereinigung Theil. Wer sich in eine politische Versammlung begibt. lässt sein Familien- und Geschäftsich zu Hause: wer einer Zusammenkunft zu religiösen Zwecken anwohnt. lässt sein politisches und geschäftliches Ich zurück. Die eingeschränkte geistige Persönlichkeit. die an der Versammlung theilnimmt, hat auch einen eingeengten geistigen Horizont. Die Gegenvorstellungen, die aus gewissen Gebieten des Totalegos hervorgehen würden, fallen weg, wodurch die Suggestibilität des Individuums nothwendig gesteigert wird. Hiezu gesellt sich der Umstand, dass die Theilnehmer an einer Versammlung oder Vereinigung zu derselben sehr häufig schon mit einer gewissen Präoccupation in Betreff gewisser Persönlichkeiten, welche ihre Suggestibilität diesen gegenüber erhöht, kommen. Unzweifelhaft wird die Menge durch die Rede eines Mannes, welcher ihr bekannt ist und ihr Vertrauen und ihre Sympathie besitzt, leichter bewegt und fortgerissen als durch die Worte eines Unbekannten. Der Ruf. welcher dem Redner vorhergeht. der Enthusiasmus oder die Verehrung, die ihm entgegengebracht werden. erzeugen in der Seele der Menge eine gewisse Gläubigkeit demselben gegenüber, welche für die von seiner Seite ausgehenden Eingebungen einen sehr günstigen Boden bildet.

Als weiteres die Suggestibilität der Masse erhöhendes Moment kommt deren Gemüthsverfassung in Betracht. Die meisten Anlässe, welche das Zusammentreten und Agiren einer Masse veranlassen, sind von einer Art, dass sie lebhaftere gemüthliche Erregungen verursachen: diese wechseln je nach dem Anlasse oder Zwecke der Vereinigung. In den religiösen Zusammenkünften kommt der religiöse Eifer, in den politischen Versammlungen und Zusammenrottungen die politische Leidenschaft, bei dem Theaterpublikum ästhetischer Enthusiasmus zum Vorschein. Bei Versammlungen zu wohlthätigen Zwecken machen sich Aufwallungen echter Humanität, bei Unglücksfällen oder drohenden Gefahren Angst und Schrecken geltend u. s. w. Bei stärkerer Entwicklung der gemüthlichen Erregung geräth die Menge in eine Art hypnoiden Zustandes, der, wie wir wissen, mit einer Suggestibilitätssteigerung verknüpft ist. Die durch die emotionellen Vorgänge bedingte erhöhte Suggestibilität ist aber ebenfalls electiver Natur und betrifft nur Vorstellungen, die im Einklang mit den vorherrschenden Gefühlen stehen. Bei einer in religiöser Exaltation verzückten Menge finden Eingebungen politischen Inhalts keinen Boden, und bei einer von politischer Leidenschaft erfassten Masse andererseits bleiben Eingebungen rein religiösen Inhalts wirkungslos. Die von einer Panik ergriffene Menge ist Eingebungen, die ihre Angst zu erhöhen oder zu beseitigen geeignet sind, zugänglich, dagegen taub für Eingebungen jeder anderen Art.

Ein weiteres nicht zu unterschätzendes Moment liegt darin, dass bei dem einer Masse angehörenden Einzelindividuum der Einfluss der hemmenden psychischen Elemente durch das Zurücktreten des Gefühls persönlicher Verantwortlichkeit verringert wird. Hiezu kommt die bei dem Einzelindividuum mehr oder minder ausgesprochene Neigung und Gewohnheit, sich der Masse unterzuordnen oder anzupassen, i. e. die Tendenz zur Imitation. Dieser jedem Menschen angeborenen Neigung Widerstand zu leisten, wird dem Einzelindividuum in der Masse ungleich schwerer als im isolirten Zustande, weil von der Masse Hunderte von Eindrücken ausgehen, die mit Wucht den Nachahmungstrieb anregen.

Wie wir sehen, ist die gesteigerte Suggestibilität der Masse auf eine Reihe von Factoren zurückzuführen, von welchen im concreten Falle bald mehr die eine. bald mehr die andere Gruppe sich geltend macht. Die Art der electiven gesteigerten Suggestibilität, welche sich in den als Mob (Pöbel) bezeichneten Massen kundgibt. erheischt jedoch zu seiner Erklärung noch ein Moment. welches wir bereits berührt haben. Im vorhergehenden Kapitel wurde erwähnt, dass es nicht schwer hält, den Pöbel aller Orten zu Ausschreitungen zu bestimmen. Wir haben dies darauf zurückgeführt, dass in den unteren Volksschichten die Individuen, welche in ihrem Handeln lediglich durch festwurzelnde sittliche Grundsätze bestimmt werden. nicht reichlich vertreten sind. Dabei kommt noch in Betracht, dass der verständige und moralisch höher stehende Bürger. namentlich in unruhigen Zeiten, Zusammenrottungen und Aufläufen sich zumeist fernhält und daher bei diesen fast nur die des festen sittlichen Haltes entbehrenden und deshalb schlimmen Einflüssen zugänglichen, sowie die positiv schlechten Elemente vertreten sind [1]).

Wenn wir nunmehr zur Betrachtung der Suggestiverscheinungen im geistigen Leben der Massen übergehen, so müssen wir vor Allem bemerken, dass wir hier nur einen kurzen Streifzug durch dieses weite Gebiet unternehmen können. Eine eingehendere Darstellung desselben nach seiner psychologischen, historischen und ethnologischen Seite würde ein besonderes, sehr umfängliches Werk erheischen.

Ziehen wir zunächst das religiöse Gebiet in Betracht, so finden wir zu allen Zeiten hier die reinsten und prägnantesten Suggestiverscheinungen. Da glauben im religiösen Sinne heisst: für wahr

---

[1]) Sighele geht soweit, dass er die Masse als einen Nährboden betrachtet. auf dem der Bacillus des Bösen sich sehr leicht entwickelt und der des Guten fast immer zu Grunde geht, weil er darin nicht seine Lebensbedingungen findet. Der Autor führt das Ueberwiegen der bösen Tendenzen in der Masse in der Hauptsache darauf zurück. dass die Bösen mehr active, die Guten mehr passive Naturen sind und deshalb leicht sich fortreissen lassen. — Wir können die Annahme Sigheles nicht als für jede Masse. sondern nur für die den unteren Volksschichten angehörenden, als zutreffend erachten.

halten, was sich nicht beweisen lässt, so ist es auch begreiflich, dass der religiöse Glaube eine sehr fruchtbare Quelle von Suggestiverscheinungen bildet. Die Gestaltung dieser wechselt natürlich mit den religiösen Anschauungen der Zeiten und Völker. Berücksichtigen wir die Verhältnisse der drei christlichen Hauptkirchen. so finden wir, dass entsprechend der Verschiedenheit ihrer Lehren und Gebräuche auch die Art der bei ihren Anhängern auftretenden Massensuggestionserscheinungen in gewissem Maasse variirt. Dem Katholicismus eigenthümlich sind die Massenhallucinationen von Muttergotteserscheinungen, Massenillusionen in Bezug auf Heiligenbilder und die Wunderheilungen durch Berührung von Reliquien und Aehnliches. Den Protestantismus, speciell dem englisch-amerikanischen, gehören die Epidemien von Revivals[1]) und die Heilsarmee mit ihrer possenhaften, lärmenden Gottgefälligkeit, der russisch-griechischen Kirche die Bildung von Secten mit ausgesprochen selbstquälerischen und sogar selbstmörderischen Tendenzen an. Dabei sehen wir, dass die gleichen Ursachen die gleichen Wirkungen zu verschiedenen Zeiten und an den verschiedensten Orten hervorrufen. Ein schwärmerisch veranlagtes und religiös exaltirtes Kind oder eine dem Mariencultus besonders ergebene Hysterische sieht an einem gewissen Orte die Himmelskönigin in dem Glanze, den ihr der Glaube und die übliche bildliche Darstellung verleiht. Die Kunde von der wunderbaren Erscheinung verbreitet sich in der Umgebung, eine Menge Gläubiger strömt alsbald zusammen und harrt des Sichtbarwerdens der Erscheinung. Die religiöse Erregung in der Masse schwillt mehr und mehr an, einer beeinflusst den andern, und die gläubige Erwartung (Autosuggestion) des Eintritts der Erscheinung verstärkt sich mehr und mehr. Es

---

[1]) Unter „Revival" (englisch, wörtlich Wiederaufleben) ist eine Bekehrungsversammlung zu verstehen; solchen Versammlungen werden in Amerika sowohl in Kirchen als im Freien (camp meetings) abgehalten. Epidemien von Revivalisme herrschten, wie Sidis berichtet, zeitweilig sehr stark in den Vereinigten Staaten, um rasch wieder zu verschwinden. „Irgend ein Jonathan oder Sankey oder Woody wird von dem religiösen Wahn befallen, geräth in Delirium und fängt an von Religion zu rasen. Der Fall steckt Tausende an, die stürmisch in Kirchen und Kapellen beten, in religiöses Delir gerathen und schliesslich in Krämpfe verfallen" (Sidis).

ist begreiflich, dass unter diesen Verhältnissen die Erscheinung alsbald auch von einem grösseren Theile der Versammelten gesehen wird. Derartige Vorkommnisse haben sich wie in früheren Jahrhunderten noch in neuerer Zeit in verschiedenen katholischen Ländern zugetragen und öfters zum Einschreiten der Polizei Veranlassung gegeben [1]).

Während sich die Massenhallucinationen von Muttergotteserscheinungen und ähnliche Vorkommnisse als gewissermaassen natürliche Folgen des von der Kirche geforderten Wunderglaubens von dem Boden der kirchlichen Lehre nicht entfernen, haben noch im letzten Jahrhundert in verschiedenen Ländern unter gläubigen Christen auch religiöse Suggestionen eine Ausbreitung erlangt, die von den herrschenden kirchlichen Lehren ganz und gar abweichen. Besonders bemerkenswerth ist, dass mehrfach religiös Verrückte psychisch-religiöse Epidemien veranlassten und auf ihre Anhänger auch in Hinsicht ihrer materiellen Verhältnisse den verderblichsten Einfluss ausübten. Es kommen hier insbesonders die Millermanie in Amerika, der Lazarettismus in Italien und der Maljöwannismus in Russland in Betracht. Von diesen drei psychischen Epidemien stehen die erste und letztgenannte in ihren Erscheinungen einander sehr nahe. Bei beiden Epidemien handelt es sich um Ausbreitung ähnlicher Wahnideen, die auch auf die Lebensführung der Befallenen den gleichen Einfluss äusserten. Die Millermanie in Amerika nahm, wie Sidis berichtet, ihren Ausgang von den Prophezeiungen eines gewissen William Miller vom Staate New-York, der im Jahre 1840 das Erscheinen des Herrn am Himmel und das Ende aller Dinge für eine bestimmte Zeit ankündigte. Miller wusste seine Wahnideen anderen Personen mit

---

[1]) Aus neuerer Zeit berichtet z. B. Verga über das Auftreten der Massenhallucination einer Muttergotteserscheinung in dem Dorfe Korano bei Neapel. Einwohner des genannten Ortes sahen in dem Cholerajahre 1885 auf einem der benachbarten Hügel, auf dem sich eine Kapelle befand, die Madonna in schwarze Gewänder gehüllt für die Errettung der Menschheit betend. Die Kunde von diesem Ereignisse zog alsbald solche Menschenmassen nach Korano, dass die italienische Regierung sich veranlasst sah, zur Verhütung weiterer Ausbreitung der Hallucinationsepidemie den Hügel polizeilich abzusperren und die Kapelle zu beseitigen.

Erfolg zu suggeriren, und der Eifer seiner Anhänger brachte es
alsbald dahin, dass sie eine grössere Ausbreitung erlangten. Die
Proselyten Miller's gaben lange schon vor der angekündigten Zeit
ihre Geschäfte auf, ihre Familien zum Theil dem Elend überlassend,
um in Versammlungen zu beten und zu predigen und sich dergestalt für den grossen Tag vorzubereiten. Das Beten und die
Aufregung nahm mit dem Nahen des Tages zu, und als an diesem
nichts Bemerkenswerthes eintrat, tröstete man sich mit der Autosuggestion, dass die Berechnung des Datums falsch war und die
Prophezeihung sich an einem bestimmten Tage des Jahres 1844
nach jüdischem Kalender erfüllen werde. Manche Anhänger der
Millersecte verfielen in Folge der andauernden religiösen Exaltation in unheilbare Geisteskrankheit, sie waren bereits im Himmel;
andere verzichteten auf Nahrung, weil sie nur noch die Kost der
Engel benöthigten. Auch die zweite Enttäuschung am 22. November
1844 machte dem Wahnsinn kein Ende.

Stifter des Maljöwanismus, welcher in den 80er Jahren
im südlichen Russland erhebliche Verbreitung fand, ist Kondrat
Maljöwanni, dessen Geisteszustand von Ssikorski und von
Bechterew untersucht und geschildert wurde.

Maljöwanni, zur Zeit der Untersuchung durch Bechterew
48 Jahre alt, ist Kleinrusse, Rademacher von Profession und gänzlich ungebildet (Analphabet); seine Eltern waren Potatoren und
er selbst bis zum 40. Lebensjahre dem Trunke ergeben. Nach den
Feststellungen der genannten Autoren besteht bei ihm Mania
religiosa. In seiner Lehre spielt ebenfalls der nahende Weltunter-
gang eine grosse Rolle. Seine Anhänger erwarten von diesem
Ereignisse eine günstige Wendung ihres Schicksals und haben mit
Rücksicht auf dasselbe (ähnlich den Millerianern in Amerika) ihre
Arbeit aufgegeben und ihr Eigenthum verkauft oder verschenkt.
Bei den allgemeinen Andachtsübungen der Maljöwannisten kommt
es unter den Versammelten häufig zu hysterischen Zufällen, welche
an die Vorkommnisse bei den hysterischen Dämonopathien in früheren Jahrhunderten erinnern: „Unter allgemeinem Lärm, Geschrei
und Durcheinander sieht man die einen hinstürzen wie vom Blitze
getroffen, andere entzückt oder kläglich schreien, weinen, springen,
in die Hände klatschen, sich selbst gegen die Stirn oder vor die

Brust schlagen, an den Haaren reissen, mit den Füssen stampfen, tanzen, alle möglichen Töne und Rufe von sich geben, entsprechend den verschiedenen Emotionszuständen wie Freude, Glück, Verzweiflung, Furcht, Entsetzen, Erstaunen, Andacht, dem Ausdrucke psychischen Schmerzes, der Geruchs- oder Geschmackswahrnehmung u. s. w. Noch andere ahmen Hundegebell, Pferdegewieher und sonstige Thiere nach" (v. Bechterew). Abgesehen von dem Auftreten dieser hysterischen Erscheinungen, die auf die religiöse Exaltation und wechselseitige Suggestion zurückzuführen sind, ist, wie v. Bechterew hervorhebt, bei den Maljöwannisten die grosse Aehnlichkeit der psychopathischen Erscheinungen, speciell der Wahnideen und Hallucinationen mit den Krankheitssymptomen des Sectenstifters auffällig. Das ganze Wahnsystem Maljöwanni's kehrt bei seinen Anhängern mit geringen Abänderungen wieder. Dass ein Individuum wie Maljöwanni im Stande war, seine krankhaften Ideen auf weite Kreise zu übertragen und eine psychische Epidemie zu erzeugen, der nur durch das Einschreiten der russischen Regierung Einhalt gethan werden konnte, betrachtet von Bechterew mit Recht für einen Beweis von der Macht der Suggestion. Maljöwanni suggerirte zunächst Personen aus seiner Umgebung, welche eine gewisse Neigung zu religiöser Exaltation besassen, seine Wahnideen, und diese sorgten wiederum für deren Weiterverbreitung, so dass schliesslich die psychopathische Epidemie bedrohlichen Umfang annahm. Während die Millermanie und der Maljöwannismus in Bevölkerungskreisen sich entwickelten, in welchen eine ausgesprochene Neigung zur Sectenbildung besteht, erstand der Lazzarettismus auf einem Boden, auf welchem die Macht der katholischen Kirche bis in die Neuzeit jeder derartigen Neigung energisch entgegen zu wirken wusste. David Lazzaretti, ein religiös Verrückter, geboren 1834 in dem italienischen Orte Arcidosso, von Profession Karrenführer, gründete zunächst in Monte Amiata die „Gesellschaft der christlichen Familien", welche 80 Familien umfasste und eine Art Productivgenossenschaft auf religiöser Basis bildete. Die Mitglieder der Gesellschaft leisteten für Lazzaretti Frohndienste, weil der Mann, den sie als Propheten und Heiligen verehrten, keine Arbeit verrichten sollte. Als auf seinen Wunsch auf Monte Labbero ein

Thurm errichtet werden sollte, betheiligten sich von seinen Anhängern Jung und Alt, Männer und Frauen an der Bauarbeit.
Bei Lazzaretti mengten sich im Laufe der Jahre mit den religiösen Wahnideen mehr und mehr Grössenideen. Auf eine Stelle
im Nicäischen Glaubensbekenntnisse sich stützend, in welcher die
Wiederkehr Christi angekündigt wird, theilte er sich die Rolle
Christi als Richter und Heerführer zu. Er erliess Manifeste an den
König von Italien und andere gekrönte Häupter und suchte Christus
dadurch, dass er sich mit 12 Aposteln umgab, sowie durch verschiedene religiöse Anordnungen zu copiren. Mehrfaches Einschreiten
der italienischen Regierung gegen ihn verhinderte nicht, dass die
Zahl seiner Anhänger mehr und mehr wuchs und der Fanatismus
derselben gegen alle Andersgläubigen, die sie als gottlose Heiden
bezeichneten, sich steigerte. Der jähe Tod des Propheten, der
gelegentlich eines Umzugs, den er mit seiner Gemeinde veranstaltet
hatte, von der Kugel eines Soldaten getroffen fiel, machte erst
der religiösen Epidemie ein Ende.

Die religiöse Gläubigkeit bildet lediglich eine besondere Seite
der allgemeinen menschlichen Suggestibilität, auf deren Entwicklung
in den Massen in allen Kulturländern durch Erziehung, Schule
und zum Theil auch das Milieu fördernd eingewirkt wird. Die
Empfänglichkeit für politische Suggestivideen, erfährt im Allgemeinen keine derartige Pflege, und doch sehen wir, dass gewisse
politische Ideen noch rascher und mächtiger sich ausbreiten, als
irgend welche religiöse Vorstellung und zu Handlungen den Anstoss
geben, welche über das durch religiöse Suggestionen Angestiftete noch
weit hinausgehen. Was bei der Menge den Mangel an ursprünglicher Empfänglichkeit für politische Suggestionen ausgleicht, ist
die politische Erregung, die von bescheidenem Enthusiasmus bis
zum blindesten Fanatismus sich steigern kann. Für die Ausbreitung
politischer Suggestivideen ist die Erzeugung einer politischen Erregung in gewissem Maasse Vorbedingung; neue und wichtige
politische Gedanken finden in der Masse durch logische Darlegungen
keinen Eingang, sie bedürfen der gemüthlichen Erregung als
eines Bodens, auf dem sie sich in Form der Suggestion einpflanzen.

Auch die sogenannten politischen Ideale der Völker, d. h. jene Ideen, welche für ihr politisches Verhalten nach innen und aussen von mächtigstem Einflusse sind, die Ideen der Freiheit, politischen Unabhängigkeit, der nationalen Würde etc., sind bei näherer Betrachtung lediglich von intensiven Gefühlen begleitete Suggestionen, die zu irgend einer Zeit den Völkern eingepflanzt wurden und allmählich den Charakter unveränderlicher Autosuggestionen angenommen haben. Es sind z. B. gewiss nicht kühle, logische Erwägungen, was das kleine Burenvolk in jüngster Zeit zu dem ihm den Untergang bereitenden Kampf mit England ermuthigt hat; die Idee der politischen Unabhängigkeit konnte das Volk nur dadurch zu dem ihm verhängnisvollen Kampfe begeistern, dass sie gänzlich unbeeinflusst von irgend welchen logischen Gegenvorstellungen blieb, d. h. den Charakter und damit auch die impulsive Kraft der Suggestion annahm.

Man sollte bei der derzeitigen Höhe der Kultur der europäischen Staaten und dem mächtigen Einflusse, den von Russland und der Türkei abgesehen, die Völker selbst auf die Leitung ihrer politischen Angelegenheiten ausüben, annehmen, dass wenigstens für die Politik der Grossmächte lediglich kühle Erwägungen ihrer verschiedenartigen materiellen Interessen bestimmend seien, und doch zeigt sich bei näherer Betrachtung der politischen Beziehungen der Mächte zu einander, dass nicht die Erwägung ihrer materiellen Interessen allein ihr politisches Verhalten regelt, ja nicht einmal den ausschlaggebenden Factor für dasselbe bildet, sondern, dass ganz Europa unter der Wirkung einer Suggestion steht, die zunächst allerdings nur unsere französischen Nachbarn beherrscht. Die Gloiresuggestiv-Idee, die unter dem ersten wie dem zweiten Kaiserreiche den französischen Volksgeist berauschte und von traurigen inneren Verhältnissen ablenkte, konnte den Ereignissen der Jahre 1870/71 gegenüber nicht Stand halten. Sie schwand jedoch nicht spurlos, sondern wurde durch eine analoge Idee ersetzt, die Hoffnung auf künftige Wiederherstellung der geschädigten Gloire durch einen neuen Krieg, i. e. die Revancheidee. Diese Idee, ursprünglich durch das Gefühl des schwerverletzten Nationalstolzes suggerirt, wäre vielleicht im Laufe der Zeit mehr und mehr zurückgetreten, wenn sie nicht durch fanatische Hohlköpfe immer wieder angefacht

und genährt würde. Diese Idee hat Frankreich bekanntlich nicht
nur zu unerhörten Rüstungen veranlasst und dadurch die Militär-
last heraufbeschworen, unter deren Druck ganz Europa seufzt.
sondern auch das unnatürliche Bündnis mit Russland herbeigeführt.
das geeignet ist, den Revanchegedanken zu nähren. Auch in der
Politik der kleineren Staaten ist der suggestive Factor zeitweilig
von verhängnisvoller Bedeutung. Hat nicht das kleine Griechen-
land vor wenigen Jahren, für alle Vernunftgründe taub. durch
autosuggestive Nationalideen (Grossmannsucht) sich verleiten lassen,
sich in den ihm verhängnisvollen Krieg mit der Türkei zu stürzen?
Wie in der äusseren Politik sind auch in den innerpolitischen
Verhältnissen Suggestionen von grösster Bedeutung. Sehr mit
Recht betont Friedmann mit Rücksicht auf die Gestaltung der
Parteiverhältnisse in Deutschland, dass geistige Massenwirkungen
sich nicht durch planvolle Ueberlegungen, wohl aber durch Ideen
von suggestivem Charakter. Ideen von starker Gefühlsbetonung
und plastischer Klarheit erzielen lassen. In der That sind auch
die politischen Schlagwörter. mit welchen die Parteien gegeneinander
operiren und die Massen für sich zu gewinnen suchen. zumeist
nicht die Resultate logischer Erwägungen, sondern Suggestionen,
die den Gefühlen und Instinkten der Masse Rechnung tragen. so
die nothleidende Landwirthschaft der Agrarier, die Bedrängnis
oder Gefährdung der Kirche, die Kulturfeindlickkeit des Centrums.
das Mastbürgerthum, die Principien des Liberalismus u. s. w.

Auf wirthschaftlichem Gebiete tritt der Einfluss der Suggestion
auf die Massen bald mehr, bald minder auffällig zu Tage, und
zweifellos bildet auch hier die Suggestion einen Factor von weit-
tragender Bedeutung. „Am Golde hängt, nach Golde drängt doch
Alles“, wie Altmeister Goethe sagt: diese dem Menschengeschlechte
innewohnende Neigung erklärt es, dass die Suggestion mühelosen
und raschen Gewinnes in geschickter Form und mit der nöthigen
Energie gegeben auf die Mengen nie ihre Wirkung versagte. Die
als „Tulpenmanie“ bezeichnete sinnlose Speculationssucht. welche
in Holland 1634 grassirte, der John Lawschwindel 1717—1719 in
Frankreich und der South Sea Company Actienschwindel 1720 in
England sind Beispiele von durch phantastische Gewinnsuggestionen
in weiten Volkskreisen angeregten Speculationsepidemien, die mit

dem wirthschaftlichen Ruin vieler Tausender endeten. Diesen lassen sich aus der zweiten Hälfte des letzten Jahrhunderts die Speculationsseuche der berüchtigten Gründerjahre 1872/73 mit ihrem für viele Existenzen verhängnisvollen Ausgange, die Bontoux- und Panamaaffaire in Frankreich und als ein Beispiel kleineren Maassstabes das sogenannte Dachauerbankunternehmen der Adele Spitzeder in München anreihen.

Die Börsen der Jetztzeit bilden ein überaus günstiges Feld für die Beobachtung von Suggestivwirkungen, und die gegeneinander an denselben operirenden Parteien, die Baissiers und Haussiers, sind ständig bemüht, in der einen oder anderen Form durch Suggestionen die Kurse zu beeinflussen. Es wird z. B. von einer Speculantengruppe, um den Kurs der Actien eines Unternehmens zum Fallen zu bringen, eine grössere Anzahl derselben verkauft; dieser Vorgang suggerirt anderen Börsenbesuchern die Idee, dass bezüglich des Unternehmens etwas Ungünstiges vorliegen möge, sie verkaufen ebenfalls, wodurch der Kurs des Papieres heruntergedrückt wird. Die Mittheilung von diesen Vorgängen in den Zeitungen wirken suggestiv auf eine weitere Anzahl von Besitzern des fraglichen Papiers, sie bringen ihre Actien ebenfalls auf den Markt und führen dadurch ein weiteres Sinken des Kurses desselben herbei, während in den Verhältnissen des Unternehmens für einen Kursrückgang kein Grund vorliegt. Dass die allgemeine Geschäftslage, Handel und Wandel nicht lediglich durch die zur Zeit vorhandenen concreten Verhältnisse, sondern zum Theil auch durch suggestive Momente bestimmt werden, zeigt sich in Amerika deutlicher als in Europa, wo die politischen Beziehungen der Staaten zu einander Schwankungen unterliegen, die auf das wirthschaftliche Gebiet grossen Einfluss ausüben. Vertrauen in die Zukunft, i. e. die Erwartung — Autosuggestion — einer günstigen Gestaltung der Geschäftslage wirkt zweifellos hebend, Misstrauen bezüglich der Zukunft lähmend auf Handel und Industrie.

Sehen wir uns nach weiteren Suggestiverscheinungen in unserem Volksleben um, so tritt uns vor Allem der Einfluss der Mode auf Kleidung und häusliche Einrichtung in allen Culturstaaten entgegen. Hiebei handelt es sich im Wesentlichen nicht um suggestive Wirkungen, welche durch die lebendige Rede oder das gedruckte Wort ausgeübt werden, sondern um eine Anregung der Imitation durch Wahrnehmung von Objecten, also Beeinflussung durch Objectsuggestion. Dabei ist es nicht oder wenigstens nicht in erster Linie das ästhetische Gefallen an einer bestimmten Form der Kleidung oder gewisser Einrichtungsgegenstände, was die Imitation anregt, sondern der suggestive Zwang der von der Masse ausgeübt wird. Die Erfahrung zeigt, dass die Mode ansteckt, ob sie als schön oder unschön gilt, und erst eine gewisse Gewöhnung an dieselbe die Folge hat, dass wir unseren ästhetischen Sinn derselben accommodiren und das von ihr auffallend Abweichende unpassend oder unschön finden. Der Mode unterliegen aber nicht nur unsere äussere Erscheinung und die Einrichtung unserer Behausungen, sondern auch die verschiedensten Lebensgewohnheiten und Genüsse. Die Spiele, mit denen sich unsere Jugend amüsirt, die Uebung der verschiedenen Sportsarten, die Betheiligung an gemeinnützigen und humanitären Bestrebungen sowie an ästhetischen Genüssen, die Gestaltung des Verkehrs mit Freunden (Einladungen) die Formen der Höflichkeit, all dies ist von der Mode mehr oder minder abhängig. Dabei zeigt sich hier überall der suggestive Einfluss einerseits der Masse auf den Einzelnen, andererseits Einzelner, die als tonangebend erachtet werden, auf die Masse. Auf den Gebieten der Literatur und Kunst endlich offenbaren uns die wechselnden Richtungen und Strömungen, wie sehr auch die Production der literarisch und künstlerisch Schaffenden suggestiven Einwirkungen unterliegt. Kaum haben einzelne hervorragendere Geister einen neuen Weg betreten, so folgt ihnen auch schon ein Schwarm von Nachtretern mit mehr oder weniger Geschick; dass dabei auch entschiedene Geschmacksverirrungen ansteckend wirken können, zeigen uns in der Literatur der aus fanatischen Klopstockverehrern gebildete Hainbund im 18. Jahrhundert, in der Neuzeit neben den aufgeblähten Nietzscheanern insbesondere die Symbolisten und Satanisten, in der Kunst die Vertreter des extremen Impressionismus.

Schlussbemerkungen.

Manchem mag es scheinen, dass wir mit den Ausführungen des letzten Kapitels die Grenzen des Hypnotismus verlassen und lediglich eine Abschweifung in das Gebiet der Völkerpsychologie unternommen haben. Die psychisch-religiösen Epidemien in älterer und neuerer Zeit, die politischen Ideen eines Volkes oder einer Partei, die Richtungen in der Literatur und Kunst, alle diese Erscheinungen haben auf den ersten Blick mit der Hypnose und der hypnotischen Suggestion nichts gemein. Dass sie aber trotzdem dem Gebiete des Hypnotismus angehören, wird dem Leser zur Genüge verständlich werden, wenn wir hier zum Schlusse an die Beantwortung der Frage gehen, was wir gegenwärtig unter Hypnotismus zu verstehen haben und welche Bedeutung dieser Disciplin im Kreise der Wissenschaften zukommt.

Seit geraumer Zeit ist man bereits zu der Einsicht gelangt, dass der Hypnotismus sich nicht auf die Lehre von den hypnotischen Erscheinungen beschränken lässt. An die Erkenntnis von der Bedeutung der hypnotischen Suggestion hat sich das Studium der Wachsuggestion in ihren verschiedenen Formen und Wirkungssphären angeschlossen; mit der Aufnahme letzterer in sein Forschungsgebiet hat sich der Hypnotismus zur Suggestionslehre erweitert und umgestaltet. Hiedurch hat der Hypnotismus nicht nur selbst enorm an Interesse gewonnen, er ist auch zu einer Leuchte geworden, welche dunkle Gebiete einer Reihe anderer Wissenschaften aufgeklärt hat. Wie die Medicin, die Rechtswissenschaft und die Pädagogik, so haben auch die Geschichte, die Ethnologie und Psychologie dem Hypnotismus bedeutendere Förderungen zu verdanken, und diese über sein eigenes Gebiet hinausgehende Wirkung ist es, die dem Hypnotismus eine Bedeutung sichert, welche durch Missgunst und Skepticismus nicht mehr herabgedrückt und verdunkelt werden kann.

Die Wahrheiten, die uns der Hypnotismus kennen gelehrt hat, sind von grösstem allgemeinem Interesse, aber nicht durchwegs erfreulicher Art. Man mag es bedauerlich, ja selbst niederdrückend finden, dass bei der gegenwärtigen geistigen Entwicklung des Menschengeschlechtes ein von unserer Intelligenz und unserem Willen unabhängiger psychischer Faktor wie die Suggestion einen so ungeheuren Einfluss im öffentlichen wie privaten Leben äussern soll. So wenig schmeichelhaft diese Thatsache uns auch erscheinen mag, wir müssen sie um ihrer Tragweite willen auf das Ernsteste im Auge behalten. Kreuzzüge und Geisslerfahrten werden heutzutage nicht mehr unternommen, der Hexen- und Dämonenwahn heischt nicht mehr ungezählte blutige Opfer, der grosse Veitstanz sucht nicht mehr Tausende heim, selbst eine Wiederholung der Tulpenmanie ist unwahrscheinlich geworden. Indes, wenn wir von diesen auffälligen und z. Th. grässlichen Erscheinungen verschont bleiben, so ist es nicht der Höhe der geistigen Cultur unserer Volksmassen, sondern nur der Aufklärung der Regierungen und dem Einflusse der Gebildeten zuzuschreiben. Die Keime zu all' diesen Erscheinungen sind noch, wie vereinzelte Ausbrüche mit fast erschreckender Deutlichkeit zeigen, fast überall vorhanden, sie sind verborgen in der Suggestibilität der Massen, und eine Aussicht, dass dieselben absterben und verschwinden, besteht erst dann, wenn Bildung und echte Gesittung ungleich mehr Eingang in allen Kreisen unserer Bevölkerung gefunden haben, als dies gegenwärtig der Fall ist. Bis dahin können wir uns nur mit dem Gedanken trösten, dass die Suggestion eine Macht ist, die wie zum Bösen auch zum Guten sich gebrauchen lässt und eine Bethörung der Massen doch nur stattfinden kann, wenn die auf sie ausgeübte suggestive Gewalt nicht durch entsprechende Gegensuggestionen paralysirt wird.

Literatur-Uebersicht.

Die Literatur des Hypnotismus ist in den beiden letzten Decennien so gewaltig angeschwollen, dass wir uns aus räumlichen Gründen hier darauf beschränken müssen, die wichtigeren seit dem Jahre 1890 publicirten Arbeiten anzuführen. Eine Ausnahme wurde nur bezüglich einiger Hauptwerke gemacht, auf welche im Texte öfters Bezug genommen ist. Den nach weiteren Literaturangaben Suchenden müssen wir bezüglich der Literatur der 80er Jahre in erster Linie auf Dessoir's „Bibliographie des modernen Hypnotismus" (Berlin 1888), in welcher 812 Arbeiten verzeichnet sind, verweisen. Für die Literatur der 90er Jahre finden sich weitere Angaben in den Zusammenstellungen in Buschan's „Bibliographischen Semesterberichten der Erscheinungen auf dem Gebiete der Neurologie und Psychiatrie", sowie in L'année psychologique, zum Theil auch in den Arbeiten v. Schrenk-Notzing's, welche in den encyclopädischen Jahrbüchern, 4., 5. und 7. Band, und Eulenburgs Real-Encyclopädie, III. Auflage, veröffentlicht sind (an letzterer Stelle insbesonders Zusammenstellung der therapeutischen Literatur). Ich muss noch beifügen, dass unter dem Titel „Allgemeines" nicht nur Gesammtdarstellungen, sondern auch Arbeiten verzeichnet sind, in welchen eine Mehrzahl von Fragen aus dem Gebiete des Hypnotismus behandelt ist.

I. Allgemeines.

Bernheim: De la suggestion et de ses applications à la thérapeutique. II. Ed. Paris 1888. (Deutsche Ausgabe von Freud 1890.)

- Neue Studien über Hypnotismus, Suggestion und Psychotherapie. Deutsch von Freud, Leipzig und Wien 1892.

— Hypnotismus und Suggestion. Zeitschr. f. Hypn. Bd. I, S. 115.

Beaunis: Der künstlich hervorgerufene Somnambulismus. Physiologische und psychologische Studien. Deutsch von L. Frey. Leipzig u. Wien 1889.

Preyer: Der Hypnotismus. Leipzig u. Wien 1890.

Lehmann: Die Hypnose und die verwandten Zustände. Leipzig 1890.

Pitres: Leçons cliniques sur l'hystérie et l'hypnotisme, faites à l'hopital Saint André de Bordeaux. Paris 1891.

Minde: Ueber Hypnotismus. Vortrag, geh. im ärztl. Verein zu München 1891.

Schmidkunz: Der Hypnotismus. Stuttgart 1892.

Wundt: Suggestion und Hypnotismus. 1892.

M. Hirsch: Suggestion und Hypnose. Leipzig 1893.

Obersteiner: Die Lehre vom Hypnotismus. Leipzig u. Wien 1893.

Azam: Hypnotisme et double conscience. Paris 1893.

Vincent: Die Elemente des Hypnotismus. Jena 1894.

Benedict: Hypnotismus und Suggestion. Leipzig u. Wien 1894.

Vogt: Zur Kenntnis des Wesens und der psychologischen Bedeutung des Hypnotismus. Zeitschr. f. Hypn. Bd. III.

Moll: Der Hypnotismus. 3. Aufl. Berlin 1895.

Forel: Der Hypnotismus, seine psycho-physiologische, medicinische, strafrechtliche Bedeutung und seine Handhabung mit Adnotationen von O. Vogt. 3. Aufl. Stuttgart 1895.

Gessmann: Magnetismus und Hypnotismus. 2. Aufl. 1895.

Crocq fils: L'hypnotisme scientifique. Paris 1896.

Döllken: Beiträge zur Physiologie der Hypnose. Zeitschr. f. Hypn. Bd. IV.

Schütz: Der Hypnotismus. Philosophisches Jahrbuch 1896, Heft 1, 2 u. 4. 1897, Heft 2 u. 3.

Agathon de Potter: Étude sur l'hypnotisme. Journ. de Neurologie et d'hypnologie 1896.

Alvarez: Hypnotisme et suggestion. Rev. du monde invisible No. 11 u. 12, 1899.

M. Bramwell: Personally observed Hypnotic Phenomena. and what is Hypnotism? Proc. of the Society for Psychical Research. Dec. 1896. S. 84.

Ochorowitz: Magnetismus und Hypnotismus. Leipzig 1897.

Lipps: Suggestion und Hypnose. Sitzungsbericht der bayr. Akademie der Wissenschaften 1897, Bd. II. Heft 3.

Boirac: Suggestion et Mesmérisme. Rev. de psychol. Mai 1898.

Belfiore: Magnetismo e ipnotismo. Mailand 1898.

Marcinowski: Selbstbeobachtungen in der Hypnose. Zeitschr. f. Hypn. Bd. IX. Heft 1.

Hirschlaff: Kritische Bemerkungen über den gegenwärtigen Stand der Lehre vom Hypnotismus. Zeitschr. f. Hypn. Bd. VIII u. IX.

Lloyd Tukey: Treatment by Hypnotism and Suggestion or Psychotherapeutics. Fourth Edition, Revised and enlavged. London 1900.

II. Geschichtliches.

Regnier: Hypnotisme et croyances anciennes. Paris 1891.

Brugsch-Pascha: Die Hypnose im Alterthum. Zeitschr. f. Hypn. Bd. II.

Stoll: Suggestion und Hypnotismus in der Völkerpsychologie. Leipzig 1894.

Van Renterghem: Liébeault et son école. Zeitschr. f. Hypn. Bd. IV.

Fr. Björnström: Der Hypnotismus, seine Entwicklung und sein jetziger Standpunkt. Populäre Darstellung nach der 2. Aufl. des Originals. Deutsch von M. C. Larochelle. Wiesbaden.

III. Suggestion.

Schmidkunz: Psychologie der Suggestion. Mit ärztlich-psychologischen Ergänzungen von Dr. F. C. Gerster. Stuttgart 1891.

Grossmann: Die Suggestion, speciell die hypnotische Suggestion, ihr Wesen und ihr Heilwerth. Zeitschr. f. Hypn. Bd. I. S. 355 u. 398.

v. Schrenk-Notzing: Ueber Suggestion und suggestive Zustände. Zeitschr. f. Hypn. Bd. 1. S. 351.

Mavroukakis: La suggestion indirecte. Rev. de l'hypn. 1894. S. 266.

Lanoitte: La suggestion et le fonctionnement du système nerveux. Rev. de l'hypn. 1896. No. 9.

W. Hirsch: Was ist Suggestion und Hypnotismus? Eine psychologisch-klinische Studie. Berlin 1896.

Bernheim: Auto-suggestion et contre-suggestion. La suggestion thérapeutique. Revue de l'hypn. Bd. X. S. 70.

Wichmann: Ueber Suggestion und Autosuggestion Verletzter. Wiener med. Presse 1896.

Lipps: Psychologie der Suggestion. Zeitschr. f. Hypn. Bd. VI. S. 94.

Vogt: Die Zielvorstellung der Suggestion. Zeitschr. f. Hypn. Bd. V. S. 332.

Minde
Offner | Zur Psychologie der Suggestion. Zeitschr. f. Hypn.
Parish | Bd. VI. S. 120.
v. Schrenk-Notzing

Durand: Le problème de la suggestion. Rev. de psychol. März u. April 1898.

Sidis: The Phychology of Suggestion. New-York 1898.

Bechterew: Die Suggestion und ihre sociale Bedeutung. Deutsch v. R. Weinberg. Leipzig 1899.

Hartenberg: Essai d'une psychologie de la suggestion. Rev. de psychol. Juli u. August 1899.

Dubois: Ueber Suggestion und Psychotherapie. Correspondenzblatt für Schweizer Aerzte 1900.

IV. Suggestibilität.

Jong, de: Die Suggestibilität bei Melancholie. Zeitschr. f. Hypn. Bd. 1. S. 178.

Pierre Janet: Etat mental des Hystériques. Les accidents mentaux. Paris 1894. S. 46 u. f.

Romaine Newbold: Suggestibility, automatism and kindred Phenomena. Popular science Monthly. Dezember 1895.

Forel: Der Unterschied zwischen der Suggestibilität und der Hysterie. Was ist Hysterie? Vortrag, geh. auf den 3. intern. Congress für Psychologie in München 1896. Zeitschr. f. Hypn. Bd. V. S. 89.

Vitale Vitali: Studi antropologici. 1896. S. 97.

Bérillon: L'hypnotisme et l'orthopédie mentale. Paris 1898.

Binet: La suggestibilité. Paris 1900.

V. Hypnose und Schlaf.

Bergmann: Ist die Hypnose ein physiologischer Zustand? Zeitschr. f. Hypn. Bd. III. S. 169.

Semal: La psychose hypnotique. Rev. de l'hypnotisme. Bd. III. Heft 3.

Liébeault: Das Wachen ein activer Seelenzustand. Der Schlaf ein passiver Seelenzustand. — Physiologische passive Zustände, beziehentlich pathologische, welche dem Schlaf analog sind. — Suggestion. Zeitschr. f. Hypn.. Bd. III. S. 22 u. 33.

— Veille-Sommeil-Hypnotisme. Revue de l'hypn. 1895, S. 97.

Jolly: Hypnotismus und Hysterie. Münch. med. Wochenschr. 1894, No. 13.

M. Hirsch: Ueber Schlaf, Hypnose und Somnambulismus. Deutsche med. Wochenschr. 1895, No. 36.

— Zur Begriffsbestimmung der Hypnose. Deutsche med. Zeitung 1895, No. 91.

Vogt: Spontane Somnambulie in der Hypn. Bd. VI S. 79.

VI. Hypnotisirbarkeit.

Schmidkunz: Zur Statistik des Hypnotismus. Wiener med. Wochenschr. 1894. No. 23.

v. Schrenk-Notzing: Psychotherapie (Suggestion, Suggestiv-Therapie). Separatabdruck aus der Realencyclopädie der gesammten Heilkunde. 3. Aufl. S. 30.

Hilger: Beitrag zur Frage der Hypnotisirbarkeit. Zeitschr. f. Hypnotismus. Bd. X.

VII. Die Technik der Hypnotisirung.

Brodmann: Zur Methodik der hypnotischen Behandlung. Zeitschr. f. Hypn. Bd. IV, S. 1.

van Straaten: Zur Kritik der hypnotischen Technik. Zeitschr. f. Hypn. Bd. IX. Heft 3 u. 4.

Marcinowski: Selbstbeobachtungen in der Hypnose. II. Zur Technik der hypnotischen Suggestionen. Zeitschr. f. Hypn. Bd. IX, S. 177.

VIII. Erscheinungen der normalen Hypnose.

v. Krafft-Ebing: Eine experimentelle Studie auf dem Gebiete des Hypnotismus nebst Bemerkungen über Suggestion und Suggestionstherapie. 3. Aufl. Stuttgart 1893.

Moll: Der Rapport in der Hypnose. Leipzig 1892.

Grossmann: Suggestion und Milchsecretion, vorläufige Mittheilung. Zeitschr. f. Hypn. Bd. I. S. 71.

Schaffer: Suggestion und Reflex. Jena 1895.

Döllken: Beiträge zur Physiologie der Hypnose. Zeitschr. f. Hypn. Bd. IV S. 65.

v. Schrenk-Notzing: Ein experimenteller und kritischer Beitrag zur Frage der suggestiven Hervorrufung circumscripter vasomotorischer Veränderungen auf der äusseren Haut. Zeitschr. f. Hypn. Bd. IV, S. 209.

— Zur Frage der suggestiven Hauterscheinungen. Zeitschr. f. Hypn. Bd. VII, S. 247.

Köhler: Experimentelle Studien auf dem Gebiete des hypnotischen Somnambulismus. Zeitschr. f. Hypn. Bd. VI, S. 357.

Surbled: La vision dans l'hypnose. Rev. du monde invisible No. 10. 1899.

Bramwell: Personally observed Hypnotic Phenomena, and what is Hypnotism? Proc. of the Soc. for psych. research. Dec. 1896, S. 84.

— On the so-called automatism of the hypnotised subject. Verhandlungen des III. intern. Congr. f. Psychologie in München 1897, S. 358.

Crocq: État de la sensibilité et des fonctions intellectuelles chez les hypnotisés. Bericht des III. intern. Congr. f. Psychologie in München 1897.

Forel: Ueber suggestive Hauterscheinungen. Zeitschr. f. Hypn. Bd. VII. S. 137.

Bérillon: Dissociation des images mentales chez les sujets hypnotisés. Médecine mod. Bd. IX. S. 664.

IX. Pathologische Hypnose.

Brügelmann: Suggestive Erfahrungen und Beobachtungen. Zeitschr. f. Hypn. Bd. V. 256.

Loewenfeld: Hypnotischer oder hysterischer Somnambulismus. Zeitschr. f. Hypn. Bd. VI. S. 73.

Stadelmann: Zu den suggestiven Erfahrungen W. Brügelmann's. Zeitschr. f. Hypn. Bd. VI. S. 48.

Vogt: Spontane Somnambulie in der Hypnose. Zeitschr. f. Hypn. Bd. VI. S. 79 und Bd. VII. S. 285.

X. Weitere besondere Formen.

Walter, H.: Svâtmârâma's Hathayogapradîpikâ. Die Leuchte des Hathayoga. Aus dem Sanscrit übersetzt und als Inaugural-Dissertation der philosophischen Fakultät. Sect. I der Universität München vorgelegt 1893.

Mesnet: Outrages à la Pudeur violences sur les organes sexuels de la femme dans le somnambulisme provoqué et la fascination. Paris 1894. Chap. III. De la fascination en géneral.

XI. Posthypnotische Erscheinungen.

Köhler: Experimentelle Studien auf dem Gebiete des Somnambulismus. Der posthypnotische Ausnahmszustand und seine psychologische Deutung. Zeitschr. f. Hypn. Bd. VI. S. 371.

Bramwell, M.: On the appreciation of time by somnambules. Bericht des III. intern. Congr. für Psychologie. München 1897.

Janet, Pierre: L'influence somnambulique et le besoin de direction. Verhandlungen des III. intern. Congr. für Psychologie in München 1897. S. 143.

XII. Aussergewöhnliche Erscheinungen des Somnambulismus.

Richet: Experimentelle Studie auf dem Gebiete der Gedankenübertragung. Deutsch von Schrenk-Notzing. Stuttgart 1891.

Parish, E.. Ueber die Trugwahrnehmung (Hallucination und Illusion), mit besonderer Berücksichtigung der internationalen Enquête über Wach-hallucinationen bei Gesunden. 1894.

— Zur Kritik des telepathischen Beweismaterials. Vortrag geh. in der „psychologischen Gesellschaft" in München. Leipzig 1897.

Bourru et Burot: La suggestion mentale et les variations de la personnalité. 1895.

Hansen und Lehmann: Ueber unwillkürliches Flüstern. Wundt's Phylos. Studien Bd. XI. 1895.

Ermacora: La telepatia. Padova 1898.

— Esposizione sommaria degli studi attuali sulla transmissione del pensiero.

Braun, P.: Die Erweckung und Entwicklung der höheren Geisteskräfte im Menschen. 5 Vorträge über geistige Heilung, Hypnotismus, Psychometrie, Hellsehen, Fernwirken. Bitterfeld, F. E. Baumann.

Müller, R.: Naturwissenschaftliche Seelenforschung. I Das Veränderungsgesetz. Leipzig.

— Hypnotismus und objective Seelenforschung. Leipzig.

— Hypnotisches Hellsehen, nebst einer Anleitung zur Darstellung des Hellsehexperimentes. Leipzig 1897.

Desbeaux: Trois cas de prémonition. Ann. des sc. psych. Bd. IX, No. 2.

Lanoitte, de: Quelques cas de télépathie et de pressentiments. Ann. des sc. psych. Bd. IX, No. 2.

Bager-Sjögren: Ist es möglich, durch eine internationale Hallucinationsstatistik einen Beweis zu erbringen für die Existenz telepathischer Einwirkungen? Verhandlungen des III. intern. Congr. für Psychologie in München 1897. S. 394.

Morselli: I Fenomeni telepatici e le Allucinazioni veridiche. Osservazioni critiche sul Neo-misticismo psicologico. Firenze 1897.

Sidgwick: Experiments in involuntary whispering and their bearing on alleged cases of thought transference. Verhandlungen des III. intern. Congr. für Psychologie in München 1897. S. 404.

Lapponi: Ipnotismo e spiritismo. Roma., tipogr. Poliglotta 1897.

Lang, A.: Second sight. Caledonian med. Journ. 1898, Bd. III.

— Les visions dans le cristal. Ann. des sc. psychiques. Mai-Juni 1899.

Hodgson, R.. A further record of observations of certain phenomena of trance. Proc. of Soc. of psych. research 1898 Bd. 13.

Lehmann, A.: Aberglaube und Zauberei von den ältesten Zeiten an bis in
    die Gegenwart. Deutsche autor. Ausgabe. Stuttgart 1898. (Mit um-
    fänglicher Literaturübersicht.)
Crocq fils: L'occultisme scientifique. Journ. de neurol. Bd. III. 1899.
Dasté, L.: L'occultisme autrefois et aujourd'hui. Rev. du monde invisible
    N. 15. 1899.
Pappalardo: La telepatia (trasmissione del pensiero). Milano, Hoepli.
Garnault, P.: Ventriloquie, nécromancie, divination, inspiration et prophé-
    tisme. Rev. de l'hypn. September 1900.

XIII. Die der Hypnose verwandten Zustände.

Gilles de la Tourette: Der Hypnotismus und die verwandten Zustände
    vom Standpunkte der gerichtlichen Medicin. Autor. deutsche Ueber-
    setz. Hamburg 1889.
Tokarski: Meriatschenje und maladie des tics convulsifs. Moskau 1890.
    Ref. Neurol. Centralblatt 1890, S. 662.
Breuer und Freud: Ueber den psychischen Mechanismus hysterischer
    Phänomene. Neurol. Centralbl. 1893, S. 4 u. 43.
Böhm, H.: Ueber Narkolepsie. (Inaug.-Dissert. Berlin 1893.)
Forel: Geistesstörung und Suggestion. Zeitschr. f. Hypn. Bd. I, S. 336.
Mesnet: Caractères differentiels des deux somnambulismes: le provoqué et
    le spontané. Rev. de l'hypn. 1894, S. 161.
Schulze, E.: Ueber pathologische Schlafzustände und deren Beziehungen
    zur Narkolepsie. Allg. Zeitschr. f. Psychiatrie 1895. 52. Bd., Hft. 4,
    S. 724.
Byl: Narcolepsie als hoofdsymptoom van verkregen hysterie. Ref. Neurol.
    Centralbl. 1897, S. 1005.
Loewenfeld: Ueber hysterische Schlafzustände, deren Beziehungen zur Hyp-
    nose und zur Grande Hysterie. Arch. f. Psychiatrie Bd. XXII u. XXIII.
    Ueber einen Fall von hysterischem Somnambulismus. Zeitschr. f. Hypn.
    Bd. VI. 1897.
van Renterghem: Ein interessanter Fall von spontanem Somnambulismus.
    Zeitschr. f. Hypn. Bd. VII. S. 329.
Francotte: Du somnambulisme alcoolique. Journ. de neurologie et d'hyp-
    nologie 1897, No. 2.
Lentz: L'automatisme alcoolique. Journ. de neurologie et d'hypnologie
    1897, No. 3.

XIV. Hypnose bei Thieren.

Danilewski: Compte rendu du congrès international de psychologie physio-
    logique de Paris, séance du 9. août 1889, p. 79. Paris 1890.
Dubois: Le sommeil hivernal de la Marmotte. Rev. de l'hypn. 1895, S. 257.
Gley: Étude sur quelques conditions favorisants l'hypnose chez les animaux.
    L'année psychol. J. II. 1896.

Verworn: Die sogenannte Hypnose der Thiere. Beitrag zur Physiologie des Centralnervensystems. Jena 1898.

Regnault: L'hypnotisme chez les animaux. Rev. de l'hypn. Bd. XIII No. 9.

Kerwan, Ch. de: L'hypnotisme chez les bêtes. Rev. de monde visible No. 15, 1899.

XV. Theoretisches.

Myers, F: The Subliminal consciousness. Proc. of the Society for psych. research 1892.

— The psychology of hypnotism. Proc. of the Soc. for psych. research. Dec. 1899.

Kochs: Beiträge zur physiologischen Erklärung der Suggestivwirkungen. Zeitschr. f. Hypn. Bd. I, S. 295.

Landmann: Die Mehrheit geistiger Persönlichkeiten in einem Individuum. Eine psychol. Studie 1894.

Dessoir: Das Doppel-Ich. 2. verm. Aufl. Leipzig 1896.

Lanoitte, van de: La suggestion et le fonctionnement du système nerveux. Rev. de l'hypn. Band X, S. 263, 1896.

Pupin: La théorie hystologique du sommeil. Rev. de l'hypn. Bd. X, 1896, S. 289.

v. Schrenk-Notzing: Ueber Spaltung der Persönlichkeit (Sogenanntes Doppel-Ich.). Wien 1896.

Vogt: Ueber die Natur der suggerirten Anaesthesie. Zeitschr. f. Hypn. Bd. VII, S. 336.

Rosenbach: Der Mechanismus des Schlafes. Verhandlungen des III. intern. Congr. f. Psychologie. München 1897, S. 423.

Bramwell, M. and Myers: The phenomena of hypnotism and the theories of its nature. Journ. of ment. science Bd. 45.

Bérillon: Interprétation physiologique de l'action curative du sommeil provoqué basée sur l'examen de la tension artérielle. Rev. de l'hypn. 1898.

XVI. Hypnose und Suggestion in ihrer Bedeutung für die Medicin.

v. Krafft-Ebing: Zur Verwerthung der Suggestionstherapie bei Psychosen und Neurosen. Wiener klin. Wochenschr. 1891.

— Zur Suggestionsbehandlung der Hysteria gravis. Zeitschr. f. Hypn. Bd. IV. S. 27.

Ringier: Erfolge des therapeutischen Hypnotismus in der Landpraxis. München 1891.

— Einige Betrachtungen zur Suggestivbehandlung. Zeitschr. f. Hypn. Bd. III, S. 237.

— Eine praktische Suggestion à échéance. Zeitschr. f. Hypn. Bd. VII, S. 224.

Wetterstrand: Der Hypnotismus und seine Anwendung in der praktischen Medicin. Wien und Leipzig 1891.

Wetterstrand: Ueber den künstlich verlängerten Schlaf. Zeitschr. f. Hypn.
　　Bd. I, S. 17.
— Die Heilung des chronischen Morphinismus, Opiumgenusses, Cocaïnis-
　　mus und Chloralismus mit Suggestion und Hypnose. Zeitschr. f. Hypn.
　　Bd. IV, S. 9.
— Ueber den künstlich verlängerten Schlaf, besonders bei der Behandlung
　　der Hysterie. Bericht des 3. intern. Congr. für Psychologie. München
　　1897. S. 361.
v. Schrenk-Notzing: Die Suggestivtherapie bei krankhaften Erscheinungen
　　des Geschlechtssinnes. Stuttgart 1892.
— Eine Geburt in der Hypnose. Zeitschr. f. Hypn. Bd. I. S. 49.
— Ein Beitrag zur psychischen und suggestiven Behaudlung der Neuras-
　　thenie. Berlin 1894.
— Psychotherapie (Suggestion, Suggestivtherapie). Separatabdruck aus der
　　Realencyclopädie der gesammten Heilkunde. 3. Aufl.
— Die psychische und suggestive Behandlung der Neurasthenie. Müller's
　　Handbuch der Neurasthenie. Leipzig 1893.
Brunnberg; Den Hypnotiska Suggestionen och dess Anwändning vid Men-
　　struations Rubbningar. Ref. Zeitschr. f. Hypn. Bd. I. S. 434.
Gerster: Beiträge zur suggestiven Psychotherapie. Zeitschr. f. Hypn.
　　Bd. I, S. 319.
Cullerre: La thérapeutique suggestive et ses applications. Paris 1893.
Weil: Die suggestive Wirkung der Prognose. Zeitschr. f. Hypn. Bd. I, S. 395.
van Eeden: Grundzüge der Psychotherapie. Zeitschr. f. Hypn. Bd. I, S. 53.
E. Hecker: Hypnose und Suggestion im Dienste der Heilkunde. Wies-
　　baden 1893.
— Ueber die verschiedenen Methoden der psychischen Behaudlung. Zeit-
　　schrift f. prakt. Aerzte 1896.
— Ueber das Verhältnis der psychischen Behandlung im Wachzustande zur
　　hypnotischen Therapie. Bericht des 3. intern. Congr. für Psychologie.
　　München 1897. S. 364.
Corval: Suggestive Therapie. Zeitschr. f. Hypn. Bd. I, S. 143 u. f.
Delboeuf: Zwei Fälle. in denen die chirurgische Diagnose mit Hilfe der
　　Hypnose gestellt wurde. Zeitschr. f. Hypn. Bd. I, S. 287.
Grossmann: Die Suggestion, spec. die hypnotische Suggestion. ihr Wesen
　　und ihr Heilwerth. Zeitschr. f. Hypn. Bd. I, S. 355.
— Die Erfolge der Suggestionstherapie bei organischen Lähmungen. Zeit-
　　schrift f. Hypn. Bd. III. S. 54.
Hirt: Ueber die Bedeutung der Verbalsuggestion für die Neurotherapie.
　　Zeitschr. f. Hypn. Bd. II. S. 287.
Schmeltz: Operations chirurgicales factes pendant le sommeil hypnotique.
　　Rev. de l'hypn. Juli 1894.
Ernould: De la suggestion hypnotique comme moyen de diagnostic des
　　affectious du systéme nerveux. Rev. de l'hypn. Bd. VIII. 1894, S. 118.

van Renterghem: Psychotherapie. Paris 1894.

— 3. Bericht über die in der psychotherapeutischen Klinik in Amsterdam erhaltenen Resultate. Zeitschr. f. Hypnot. Bd. VIII, S. 1.

van Renterghem und van Eeden: Psychotherapie. Zeitschr. f. Hypn. Bd. III, S. 85.

v. Bechterew: Die Hypnose und ihre Bedeutung als Heilmittel. Therap. Wochenschr. 1895, No. 2, 3 u. 4.

— Die suggestive Behandlung des conträren Geschlechtstriebes und der Masturbation. Centralbl. f. Nervenheilkunde Febr. 1899.

Ranschburg: Beiträge zur Frage der hypnotisch-suggestiven Therapie. Zeitschr. f. Hypn. Bd. IV.

Liebermeister: Suggestion und Hypnotismus als Heilmittel, Psychotherapie. Handbuch der spec. Therapie innerer Krankheiten von Pentzold-Stinzing, Jena 1896.

Didier: Kleptomanie und Hypnotherapie. Halle 1896.

Stark: Heilerfolge durch Hypnotismus. Münchner med. Wochenschr. 1896. No. 32, S. 741.

Stadelmann, Psychotherapie. Würzburg 1896.

Bernheim: La Suggestion thérapeutique. Rev. de l'hypn. Bd. X.

— La thérapeutique suggestive dans les affections pulmonaires. Rev. de l'hypn. Bd. X.

Berillon: Des indications de la suggestion hypnotique en pédiatric. Rev. de l'hypn. Bd. X, S. 1.

— De l'association thérapeutique du massage et de la suggestion. Rev. de l'hypn. Bd. X, S. 47.

— Le traitement psychique de la Kleptomanie chez les enfants dégénerés. Rev. de l'hypn. Bd. X, S. 237.

— Phobies professionelles traitées avec succès par l'hypnose. Rev. de l'hypnotisme 12. Band. S. 9. Paris 1898.

Tissié: Traitement des phobies par la suggestion et par la gymnastique medicale. Rev. de l'hypn. Bd. X.

Wegner, Nervosität und psychische Heilbehandlung. Zeitschr. f. Hypn. Bd. V, S. 249.

Bonjour: Neue Experimente über den Einfluss der Psyche auf den Körper. Zeitschr. f. Hypn. Bd. VI, S. 146.

Voisin: Emploi de la suggestion hypnotique dans certaines formes d'aliénation. mentale. Paris. 1897.

— Traitement de certaines formes d'aliénation mentale par la suggestion hypnotique. Bericht des 3. intern. Congr. für Psychologie in München 1897.

Brodmann: Zur Methodik der hypnotischen Behandlung. Zeitschr. f. Hypn. Bd. VI, S. 1.

Naef: Ein Fall von temporärer, totaler, theilweise retrograder Amnesie. Zeitschr. f. Hypn. Bd. VI, S. 321.

Aimé: Ueber den therapeutischen Werth der suggestiven Behandlung im Wachzustande. Intern. Congr. f. Neurologie, Psychiatrie etc. zu Brüssel 1897. Mitgeth. von Renterghem in Zeitschr. f. Hypn. Bd. VII, S. 169.

Bramwell: Der therapeutische Werth des Hypnotismus und der Suggestion. Intern. Congr. für Neurologie, Psychiatrie etc. in Brüssel 1897. Mitgeth. von Renterghem in Zeitschr. f. Hypn. Bd. VII.

Word, J. F.: The treatment by suggestion with and without hypnosis. Journ. of mental diseases. Bd. XLIII, April 1897.

Janet: Une operation pendant le somnambulisme. Journ. de neurologie et d'hypnologie 1897, No. 2.

Lloyd Tukey: The value of hypnotism in chronic alcoholism. Bericht des 3. intern. Congr. f. Psychologie in München 1897.

Sjöström: Der Hypnotismus und der sogenannte Heilmagnetismus. Köln.

Smith (Schloss Marbach): Ueber objective Veränderungen des Herzens unter dem Einflusse localer und allgemeiner Elektrisation. (Wirkung einer Suggestion auf das Herz S. 619.) Separatabdruck aus den Verhandlungen des XVIII. Congr. f. innere Medicin. Wiesbaden.

Teuscher: Ueber suggestive Behandlung der Kinder. Zeitschr. f. Hypn. Bd. VII, S. 321.

Farez: De la suggestion pendant le sommeil naturel. Rev. de l'hypn. 1898. S. 257.

Abramowicz: Behandlung des chronischen Alkoholismus mittelst Hypnotismus. Gazeta lekarska 1899, No. 79 u. 80.

Switalski: Ueber Suggestivbehandlung des perversen Geschlechtstriebes. Przegled lekarski 1899, No. 22.

Seif: Casuistische Beiträge zur Psychotherapie. Zeitschr. f. Hypn. Bd. IX. S. 275.

v. Muralt: Zur Frage der epileptischen Amnesie. Zeitschr. f. Hypn. Bd. X. S. 75.

Dubois: Ueber Suggestion und Psychotherapie. Schweizer Correspondenzbl. 1900, No. 3.

Gefahren der Hypnose.

Jolly: Ueber Hypnotismus und Geistesstörung. Archiv f. Psychiatrie und Nervenkrankheiten. Bd. XXV, Heft 3, 1893.

— Hypnotismus und Hysterie. Müuchn. med. Wochenschr. 1894, No. 13.

Moll: Hypnotische Schaustellungen in Berlin. Deutsche med. Wochenschr 1894, No. 42.

Friedrich: Die Hypnose als Heilmittel. Annal. d. städt. Krankenhäuser. München 1894, IV.

v. Schrenk-Notzing: Der Hypnotismus im Krankenhause l. d. J. Eine krit. Studie über die Gefahren der Suggestivbehandlung. Leipzig 1894.

Forel: Zur Hypnose als Heilmittel. Münchn. med. Wochenschr. 1894 No. 8.

Muschik-Droonberg: Ist die Hypnose gefährlich? Ein Beitrag zur Volksaufklärung. Leipzig 1895.

Bernheim: Sur un cas d'hypnotisme mortelle. Revue méd. de l'Est. 1. Feb. 1895.

Finkelnburg: Ueber einen Fall evidenter Gesundheitsschädigung durch hypnotisirende Einwirkung. Zeitschr. f. Hypn. Bd. VIII, S. 376.

Higier: Ueber specifischen Dämmerzustand des Bewusstseins in der posthypnotischen Periode. Gazeta lekarska 1899, No. 41 (beschreibt Zustände von unvollständigem Erwachen aus der Hypnose als Dämmerzustände).

Yellowlees, D.: The uses and dangers of hypnotism. Proc. of the Society for psychical research. Dec. 1899.

XVII. Hypnose und Suggestion in ihrer Bedeutung für die Rechtspflege.

Gilles de la Tourette: Der Hypnotismus und die verwandten Zustände vom Standpunkte der gerichtlichen Medicin. Deutsche Uebers. Hamburg 1889.

v. Bentivegni: Die Hypnose und ihre civilrechtliche Bedeutung. Leipzig 1890.

Delboeuf: Einige psychologische Betrachtungen über den Hypnotismus gelegentlich eines durch Suggestion geheilten Falles von Mordmanie. Zeitschr. f. Hypn. Bd. 1, S. 43 u. 84.

— L'hypnotisme et la liberté des representations publiques. Zeitschr. f. Hypn. Bd. II. S. 103.

— Die verbrecherischen Suggestionen. Zeitschr. f. Hypn. Bd. II. S. 177.

Heberle: Hypnose und Suggestion im deutschen Strafrecht. Eine Studie. München 1893.

Jong: Der Hypnotismus und der Widerstand gegen die Suggestion. Zeitschr. f. Hypn. Bd. II, S. 269.

Drucker: Die Suggestion und ihre forense Bedeutung. Wien 1893.

Grossmann: Zum Fall Czynski. Zeitschr. f. Hypn. Bd. III. S. 185.

Liébeault: Criminelle hypnotische Suggestionen. Gründe und Thatsachen, welche für dieselben sprechen. Zeitschr. f. Hypn. Bd. III. S. 193 u. 225.

Crocq fils: L'hypnotisme et le crime. 1894.

Loos: Der Hypnotismus und die Suggestion in gerichtlich-medicinischer Bedeutung. 1894.

Preyer: Ein merkwürdiger Fall von Fascination. Berlin 1894.

v. Schrenk-Notzing: Zum Fall Cynski. Zeitschr. f. Hypn. Bd. III, S. 176.

— Ueber Suggestion und Erinnerungsfälschung im Berchtold-Process. Zeitschr. f. Hypn. Bd. V, S. 128.

— Das angebliche Sittlichkeitsvergehen des Dr. K. an einem hypnotisirten Kinde. Zeitschr. f. Hypn. Bd. VIII, S. 193.

Der Process Czynski, Thatbestand desselben und Gutachten über Willensbeschränkung durch hypnotisch-suggestiven Einfluss; abgegeben vor dem oberbayr. Schwurgericht zu München von Grashey, Hirt, v. Schrenk-Notzing und Preyer. Stuttgart 1895.

Hirsch, W.: Die menschliche Verantwortlichkeit und die moderne Suggestionslehre. Berlin 1896.

v. Krafft-Ebing: Gutachten des k. k. obersten Sanitätsrathes bezüglich der gesetzlichen Regelung des Hypnotismus in Oesterreich. Arbeiten aus dem Gesammtgebiete der Psychologie und Neuropathologie. Leipzig 1897. Heft 2.

Liégeois: Criminelle Suggestionen. Vortrag, geh. auf d. intern. Congr. f. Neurolog., Psychiatrie etc. in Brüssel 1897. Ref. in Zeitschr. f. Hypn. Bd. VII. S. 164.

Bernheim: L'hypnotisme et la suggestion dans leurs rapports avec la médecine légale. Paris 1897.

Leutner: Gesetzliche Stellungnahme gegen missbräuchliche Anwendung des Hypnotismus. Bericht des III. intern. Congr. für Psychologie. München 1897. S. 413.

Bérillon: Les suggestions criminelles envisagées au point de vue des faux témoignages suggérés. Rev. de l'hypn. Bd. XI. S. 70.

Joire: Forensische Studie über den Hypnotismus und die Suggestion. Vortrag gehalten auf dem intern. Congr. für Neurologie, Psychiatrie etc. in Brüssel 1897. Ref. Zeitschr. f. Hzpn., Bd. VII, S. 170.

Sydney Kuh: The medico-legal aspects of hypnotism. The American Journ. of the medical Sciences, Dec. 1898.

Neumeister: Mittelbare Thäterschaft und Hypnotismus. 1900.

Lemesle et Julliot: L'hypnotisme devant la loi du 30. novembre 1892, sur l'exercice de la médecine. — Intervention des pouvoirs publics dans la réglementation de l'hypnotisme.

Joire: Les rapports de l'hypnotisme et de la suggestion avec la jurisprudence.

Referate, erstattet auf dem II. intern. Congr. für Hypnotismus. Paris 1900.

XVIII. Hypnotismus und Psychologie.

Münsterberg: Ueber Aufgaben, Methoden und Ziele der Psychologie. Berlin 1892.

Ach. N.: Ueber geistige Leistungsfähigkeit im Zustand des eingeengten Bewusstseins. Zeitschr. f. Hypn. Bd. IX. S. 1.

Vogt: Die directe psychologische Experimentalmethode in hypnotischen Bewusstseinszuständen. Zeitschr. f. Hypn. Bd. V, S. 7 und Verhandlungen des III. intern. Congr. f. Psychologie. München 1897, S. 256.

Vogt: La valeur de l'hypnotisme comme moyen d'investigation psychologique.

Farez: L'hypnotisme comme moyen d'investigation psychologique.

Regnault: Valeur de l'hypnotisme comme moyen d'investigation psychologique.

Referate, erstattet auf dem II. intern. Congr. für Hypnotismus. Paris 1900.

XIX. Massensuggestion.

Lombroso. C.. Der geniale Mensch. Autor. Uebersetzung v. M. O. Fraenkel. Hamburg 1890.

Stoll: Suggestion und Hypnotismus in der Völkerpsychologie. Leipzig 1894.

Le Bon: Psychologie des foules. Paris 1895.

Sighele: Psychologie des Auflaufs und der Massenverbrechen. Deutsch v. Kurella. Dresden und Leipzig 1897.

v. Bechterew: Die Suggestion und ihre sociale Bedeutung. Deutsch v. Weinberg. Leipzig 1899.

Friedmann: Ueber Wahnideen im Völkerleben. Grenzfragen des Nerven- und Seelenlebens. Wiesbaden 1901.

XX. Varia.

Bérillon: De la suggestion et de ses applications à la pédagogie. Rev. de l'hypn. Bd. II, S. 169.

Luys: Effets physiologiques de la musique sur des sujets en état d'hypnotisme. Annal. de psychol. et d'hypnotisme. 1895, N.o 2.

Durand (de Gros): L'hypnotisme et la morale. Rev. de l'hypn. Bd. X. (Dec. 1895).

Forel: Der Hypnotismus in der Hochschule. Zeitschr. f. Hypn. Bd. IV.

Brunnberg, Tyko: Die Bedeutung des Hypnotismus als pädagogisches Hilfsmittel. Uebers. v. Tatzel. Berlin 1896.

Wetterstrand: Selbstbeobachtungen während des Hypnotischen Zustandes. Zeitschr f. Hypn. Bd. IV, S. 112.

Desplats: L'hypnose fortuite. Rev. de l'hypn. 12. Bd. No. 1.

Regnault: Hypnotisme. Religion. Paris 1897.

Joire: Medium und Hypnose. Annales des sciences psychiques von Dr. Dariex 1897.

Lloyd Tukey: Hypnotism and Free-will. Zeitschr. f. Hypn. Bd. VI, S. 44.

Perry, L. de: Les somnambules extralucides. Leur influence au point de vue du développement des maladies nerveuses et mentales. Paris 1897.

Hirschlaff: Die angebliche Bedeutung des Hypnotismus für die Pädagogik. Zeitschr. f. pädagogische Psychologie 1. 3. Berlin 1899.

Thomas, P. F.: La suggestion, son rôle dans l'éducation. Paris, Alcan.

Autoren-Verzeichnis.

Sachregister.

Wahrträume 276.
Wehenthätigkeit, hypn Beeinflussung ders. 404.
Weissagungen, s. Fernsehen, zeitliches.
Widerstand gegen hypn. Eingebungen 138, 434.
Wille, Bedeutung dess. für die Hypnotisirbarkeit 89.
Willenlosigkeit im forensen Sinne 428.
Willensthätigkeit in der Hypn. 136, 314.
Winterschlaf der Siebenschläfer 303.

Yogaschlaf 4.
Yogis (Yogins) 4.

Zauberspiegel, Anstarren dess. zu Wahrsagezwecken 1.
Zeitsinn 239.
Zeugen, bei Hypnotisirungen 107, 433.
Zeugenaussagen, falsche, in Folge suggest. Beeinflussung 449, 459.
Zoomagnetismus 6.
Zwangshandlungen 446.
Zwangsimpulse 446.
Zwangsvorstellungen, hypn. Behandlung ders. 365, 397.

Lehrbuch
der
gesammten Psychotherapie.

Mit einer
Einleitenden Darstellung der Hauptthatsachen
der
Medizinischen Psychologie

von
Dr. L. Löwenfeld,
Specialarzt für Nervenkrankheiten in München.

Mk. 6.40.

Ein Buch von ganz hervorragender Bedeutung. Es ist das einzige, das diesem Titel entspricht, indem es nicht nur die praktische Verwendung der Hypnose, sondern die Psychotherapie in ihrem ganzen Umfange behandelt. Auf den Kliniken wird dieser Zweig der Therapie noch fast ganz ignorirt, obgleich er, besonders jetzt, wo die durch die Gesetzgebung gezüchteten autosuggestiven Unfallsneurosen zu einer wahren Kalamität geworden sind, wohl so wichtig ist, wie die Pharmakologie oder die chirurgische Behandlung. Verfasser bietet nun dem praktischen Arzt, dem Studirenden, der sich auch in dieser Beziehung auf der Höhe halten will, in sehr hübscher, leicht fassbarer und streng wissenschaftlicher Weise die zur Ausübung der Psychotherapie nöthigen Kenntnisse . .

. . . . An der Zukunft ist es, unsere Kenntnisse der Psychotherapie zu ergänzen und zu erweitern, aber alles Wesentliche, was der vorsichtige Verfasser uns hier bietet, wird eine dauernde Errungenschaft unseres Wissens bleiben.

Bleuler-Rheinau i. d. Münchener med. Wochenschrift.

Obwohl es an Schriften über die Hypnose und über die Behandlung mit der Suggestion nicht mangelt. so fehlte ein Buch, welches das Gesammtgebiet der Psychotherapie umfasste. . . .

. . . Jeder Arzt muss sich des Einflusses der seelischen Vorgänge auf die körperlichen Zustände bewusst werden und darnach sein Handeln einrichten. Je mehr in den Kreisen der praktischen Aerzte die Psychotherapie Eingang findet, um so mehr wird die individualisirende Behandlung Platz greifen und das Selbstbewustsein der Aerzte wachsen, welches unter der Last der Anpreisung neuer Heilmittel und Kurmethoden erstickt.

In diesem Sinne ist das Löwenfeld'che Buch freudig zu begrüs-en und demselben in den Kreisen der Aerzte die weiteste Verbreitung zu wünschen. Es ist einfach und fasslich geschrieben und enthält vortreffliche Bemerkungen über den Verkehr des Arztes mit seinen Kranken, über den Einfluss von Krankheiten auf die Stimmung, über die Untersuchung der Kranken, wie weit der Arzt seine Patienten über ihre Krankheiten aufklären darf, u. v. a. m.

Behr (Riga) i. Centralblatt f. Nervenheilkunde.

Die moderne Behandlung

der

Nervenschwäche (Neurasthenie), der Hysterie und verwandter Leiden.

Mit besonderer Berücksichtigung

Luftkuren, Bäder, Anstaltsbehandlung und der Mitchell-Playfair'schen Mastkur.

Von

Dr. L. Löwenfeld,
Spezialarzt für Nervenkrankheiten in München.
Dritte vermehrte Auflage. — Preis M. 2.80.

Auszug aus dem Inhaltsverzeichniss:

Vorbemerkungen.
   I. Ursachen und ursächliche Behandlung.
  II. Diätetische Behandlung.
      A. Ernährung.
      B. Alkohol und Tabak.
      C. Schlaf, Beschäftigung, Umgebung, sexueller Verkehr.
 III. Arzneiliche Behandlung und Brunnenkuren. Behandlung mit thierischen Stoffen.
  IV. Luftkuren.
      Landaufenthalt. Reisen.
      Seeklima.
      Höhenklima.
   V. Wasserkur.
  VI. Badekuren (Balneotherapie).
      Kalte und warme Seebäder, Soolbäder, Stahlbäder.
      Thermen, Moorbäder
      Fluss- und Binnenseebäder.
 VII. Elektrische Behandlung.
VIII. Metallo- und Magnetotherapie.
  IX. Mechanotherapie.
      a) Massage.
      b) Vibrationsbehandlung.
      c) Nägeli'sche Handgriffe und Suspension.
      d) Gymnastik (Bewegungskuren).
   X. Psychische Behandlung.
      a) Psychische Allgemeinbehandlung.
      b) Symptomatische Psychotherapie ohne Hypnose (Suggestivbehandlung im Wachen.
      c) Hypnose und hypnotische Suggestion.
  XI. Anstaltliche Behandlung.
 XII. Die Mitchell-Playfair'sche Mastkur.

Gehirndurchschnitte

zur

Erläuterung des Faserverlaufes.

XXXIII chromolithographische Tafeln mit ebensovielen Erklärungs-
tafeln und einem kurzen Text

herausgegeben von

Dr. med. Eberhard Nebelthau,

Professor an der Universität Halle u. S.

4°. *Preis M. 54.—*.

Auszug aus Besprechungen:

Nebelthau bringt auf 33 prachtvollen vielfarbigen Tafeln eine gleiche Zahl von
sagittalen, horizontalen und frontalen Hirnschnitten in so naturgetreuer Abbildung, wie
wir sie zweifellos bisher nicht besessen haben. Es sind lauter Weigert-Färbungen
und die Faserung ist bei etwas stärkerer Vergrösserung bearbeitet, als sie in der Zeichnung
sichtbar wird. Dadurch haben die Bilder an Werth und Klarheit noch wesentlich gewonnen. Wir erhalten hier eine Sammlung von Schnittabbildungen, die durch Naturtreue
und vollendete Darstellung sich an die Tafel des grossen, nur der Anatomie der äusseren
Form gewidmeten Retzius'schen Werkes anreihen kann. Ausser den analogen, aber
viel einfacher gehaltenen Abbildungen bei Dejerine ist nichts annähernd so der Natur
nahe Kommendes bekannt. Gewiss wird an der oder jener Stelle die Strichführung, die
der Faserrichtung entspricht, einmal korrigirbar sein, aber im Grossen und Ganzen werden
diese Tafeln besser als alle anderen eine Präparatsansammlung ersetzen. Der Text ist
präcise und völlig ausreichend.- Die Bewunderung auch des Kenners solcher Präparate
wird durch die Diagnosen hervorgerufen, die die beigegebenen Schrifttafeln für alle an-
geschnittenen Gebilde bringen. Soweit der Ref. sie kontrolliren konnte, waren alle
richtig und verlässlich. Eine ungeheuere Nebenarbeit, die im Atlas nicht zu Tage kommt,
ist zweifellos gerade für diese Diagnosen geleistet worden.

Da auch der Text einzelne Uebersichtsbilder bringt, darf das Nebelthau'sche
Werk als eine vollständige Darstellung des Gehirnes angesehen werden, soweit es durch
Lupenvergrösserung erkannt werden kann. Die Klarheit der Diktion, die Trefflichkeit
und die vorzügliche Ausführung der Vorlagen durch Werner und Winter (ein kleines
Meisterstück an sich), die grosse Anzahl der abgebildeten Schnitte, alles das macht das
N.'sche Buch zu einem solchen von bleibendem Werthe, in dem man sich immer gern
Rath holen wird. *Prof. Edinger in Schmidt's Jahrb. d. Medizin.*

Wenn diesem Werk an dieser Stelle eine Anzeige gewidmet werden soll, so ist
das nicht möglich ohne den Ausdruck hoher Bewunderung für den Verfasser. Derselbe
hat von dem Standpunkt des Vertreters der praktischen Medizin — als Oberarzt an der
medizinischen Universitätsklinik zu Marburg — diese Studien gemacht, welche sich
methodisch und in ihrer Sorgfalt und Bedeutung an die berühmten Arbeiten von Gudden
und Flechsig anschliessen. Auf 33 prachtvollen chromolithopraphirten Tafeln — und
daneben stehenden Hülfstafeln, welche die Erklärung enthalten — sind die Bilder der
von N. erzielten Resultate dargestellt. Sie geben eine Uebersicht über den Faserverlauf
und die Lagerung der Kerne im Gehirn und sollen speziell der Aufgabe des Arztes zur
Förderung des Verständnisses klinischer Beobachtungen dienen. Verfasser und Verleger
dürfen auf dieses Werk stolz sein.

Helferich (Greifswald) i. d. Deutschen Zeitschrift für Chirurgie.

Soeben erschien:

Handatlas

der

Hirn- und Rückenmarksnerven,

in ihren sensiblen und motorischen Gebieten.
Zum Gebrauch für praktische Aerzte und Studirende.

Von

Prof. Dr. C. Hasse,

Geh. Med.-Rath und Direktor der Kgl. Anatomie zu Breslau.

Zweite vermehrte Auflage. Vierzig Farbentafeln.

Preis geb. M. 12.60.

Ein ganz ausgezeichnetes Werk, das jedem Arzte zur raschen Orientirung über das Verbreitungsgebiet peripherer Nerven hochwillkommen sein dürfte. Durch die Anwendung von Farbendrucken (es sind sämmtliche Tafeln kolorirt) ist die Uebersichtlichkeit der Abbildungen eine ganz vorzügliche.

Das Werk zerfällt in zwei Abschnitte: Sensible und motorische Territorien. Im ersten, 20 Tafeln umfassenden Theile findet man Abbildungen der psychosensiblen Gehirnterritorien, der sensiblen Hautterritorien des ganzen Körpers, der Verbreitungsbezirke sensibler Nerven in den Schleimhäuten, den serösen Häuten. Knochen und Gelenken. Der Bezirk je eines Nerven ist immer durch je eine Farbe kenntlich gemacht, so dass ein Blick auf die Tafel über die Zugehörigkeit eines Territoriums zu einem bestimmten Nerven informirt. Da jetzt gerade der Knochen- und Gelenksensibilität erhöhte Aufmerksamkeit zugewendet wird. kann man die exakte Durchführung der diese Verhältnisse darstellenden Bilder nur freudig begrüssen.

Auch der zweite Teil giebt eine rasche und vollständige Uebersicht von den Innervationsverhältnissen der gesammten Körpermuskulatur. Vier Abbildungen bringen die psychomotorischen Gehirnterritorien zur Darstellung.

Der Handatlas verdient die weiteste Verbreitung.

Die Ausstattung des Werkes ist mustergiltig.

Hermann Schlesinger (Wien)
in Centralblatt f. d. Grenzgebiete d. Medizin u. Chirurgie.

Der Verfasser, dessen Name für die Genauigkeit der Darstellung volle Gewähr bietet. giebt sehr übersichtliche und deutliche Bilder, welche die Ausbreitung der einzelnen sensiblen Nerven an der Hautoberfläche und den inneren Theilen, sowie die Vertheilung der motorischen Nerven in die einzelnen Muskeln zur Anschauung bringen. Auch die Eintrittsstelle der Nerven in die Haut. resp. in die Muskeln ist durch besondere Zeichen kenntlich gemacht. Besonders dankenswerth sind die Tafeln. welche die sensible Innervation der Gelenkflächen verzeichnen. Mehrere Tafeln sind auch der Vertheilung der motorischen und sensorischen Centren an der Gehirnoberfläche gewidmet.

Ref. zweifelt übrigens nicht, dass der Hasse'sche Atlas in seiner schönen zweckmässigen Ausstattung sich bald bei den Nervenärzten und in den Kliniken einbürgern und sich oft als werthvolles Hilfsmittel bei der Krankenuntersuchung erweisen wird.

Professor Strümpell in der „Zeitschrift für Nervenheilkunde".